Wancura-Kampik
Segment-Akupunktur

Dr. med. Ingrid Wancura-Kampik

Medizinstudium und Promotion in Wien, Ärztin für Allgemeinmedizin. Seit 1965 Beschäftigung mit der Segmentlehre, seit 1970 Akupunkturstudium, niedergelassen seit 1971 in Privatpraxis in Wien und seit 1994 in Bayreuth.

1975/1976 und 1980 als Stipendiatin des Österreichischen Wissenschaftsministeriums Akupunkturstudium an der Universität für Traditionelle Chinesische Medizin in Peking.

Nach Ablegen der chinesischen Sprachprüfung am Sprachinstitut der Universität Peking drei Semester Akupunkturstudium nach dem offiziellen Lehrplan für chinesische Ärzte. Ein Jahr lang Tätigkeit in zwei Akupunkturambulanzen in Peking.

Bearbeitung des in China erworbenen Studienmaterials und damals – erstmals in Europa – Analyse der chinesischen Akupunktur aus Sicht naturwissenschaftlicher Erkenntnisse und der Segmentlehre. Mehrere Buchpublikationen über dieses Thema zusammen mit Georg König.

1980–1990 Lehrauftrag für Akupunktur an der Universität Wien (medizinische Physiologie, Prof. Auerswald). Zahlreiche Kurse und Vorträge in Europa und USA.

Ehrenmitglied mehrerer Akupunkturgesellschaften.

Seit 1994 Gemeinschaftspraxis mit Ehemann Dr. Bernhard Kampik (Neuraltherapie, Akupunktur, Manualtherapie).

Gastvorlesungen und Workshops u.a. an den Universitäten München, Mainz, Münster, Zürich, Madison (Wisconsin), Wien und Essen.

Publikationen

König G. und Wancura I.: Einführung in die chinesische Ohrakupunktur. 9. Auflage (1. Aufl. 1972), Haug, Stuttgart 1982

-: Neue chinesische Akupunktur: Lehrbuch und Atlas mit naturwissenschaftlichen Erklärungen. 6. Auflage (1. Aufl. 1977), Maudrich, Wien – München – Bern 1996 (Übersetzung ins Polnische)

-: Punkte und Regeln der „Neuen chinesischen Akupunktur". 5. Auflage (1. Aufl. 1978), Maudrich, Wien – München – Bern 1994 (Übersetzung ins Russische)

-: Praxis und Theorie der Neuen Chinesischen Akupunktur (Bd. 1 Bewegungsapparat). 3. Auflage (1. Aufl. 1979), Maudrich, Wien – München – Bern 1989

-: Praxis und Theorie der Neuen Chinesischen Akupunktur (Bd. 2 Kopfschmerzen, vegetative Störungen, innere Krankheiten). 3. Auflage (1. Aufl. 1983), Maudrich, Wien – München – Bern 1994

-: Praxis und Theorie der neuen chinesischen Akupunktur (Bd. 3 Ohr-Akupunktur). 3. Auflage (1. Aufl. 1987), Maudrich, Wien – München – Bern 1994

Wancura-Kampik I.: Segment-Anatomie: Der Schlüssel zu Akupunktur, Neuraltherapie und Manualtherapie. 3. Auflage (1. Aufl. 2009). Elsevier, München 2017 (Übersetzung ins Englische)

Ingrid Wancura-Kampik

Segment-Akupunktur

Der wissenschaftliche Hintergrund der chinesischen Akupunktur

Unter Mitarbeit von Prof. Dr. Winfried Neuhuber,
Universität Erlangen-Nürnberg

2., überarbeitete Auflage

KIENER

Hinweis für den Benutzer

Die Erkenntnisse der Medizin unterliegen einem laufenden Wandel durch Forschung und klinische Erfahrung. Herausgeber und Autoren dieses Werkes haben große Sorgfalt darauf verwendet, dass die in diesem Werk gemachten therapeutischen Angaben dem derzeitigen Wissensstand entsprechen. Das entbindet den Nutzer dieses Werkes aber nicht von der Verpflichtung, mithilfe weiterer Informationsquellen zu überprüfen, ob die dort gemachten Angaben von denen in diesem Buch abweichen.

Bibliografische Information

Diese Publikation ist in der Deutschen Nationalbibliothek verzeichnet. Detaillierte bibliografische Angaben sind unter https://www.dnb.de abrufbar.

2. Auflage 2021

Lektorat: Christl Kiener, München
Redaktion: Sophie Kiener, München
Zeichnungen: Henriette Rintelen, Velbert
Herstellung: Kadja Gericke, Herrenberg
Druck und Bindung: Drukarnia Dimograf Sp. z o.o., Bielsko-Biała/Polen
Umschlaggestaltung: SpieszDesign, Neu-Ulm

FSC www.fsc.org
MIX
Papier aus verantwortungsvollen Quellen
FSC® C018236

ISBN 978-3-948442-13-2

www.kiener-verlag.de

Geleitwort

Seit die Akupunktur vor nunmehr etwa einem halben Jahrhundert breiteren Kreisen in Europa und den USA bekannt wurde, gab es verschiedenste Ansätze, ihre auf den ersten Blick paradoxe Wirksamkeit zu verstehen.

Ihre Herkunft aus der TCM legte die Verwendung unorthodoxer, bisweilen ans Mystische grenzender Erklärungsmodelle nahe, zumal der Zeitgeist einer den eurozentrisch naturwissenschaftlichen Standpunkt relativierenden Haltung sehr gewogen war. Nichtsdestoweniger boten sich auch moderne Methoden der Neurowissenschaft zunehmend an, bei der Klärung insbesondere der analgetischen Wirkung der Akupunktur behilflich zu sein. Trotzdem führten die zahlreichen Forschungen auf diesem Gebiet zu keinem befriedigenden kausalen Verständnis des Phänomens.

Nicht selten zeigt das Ablegen aller komplizierten und esoterischen Gedankenhüllen, das heißt die Rückbesinnung auf einfache Prinzipien, einen Weg zur Lösung auf.

Die Idee, die Wirkung der Akupunktur könnte mit Hilfe segmentaler Zusammenhänge erklärt werden, wurde zwar sehr früh verworfen, doch zeigt eine akribische Analyse vor allem der Dermatome und Myotome, dass diese lang bekannten, doch in ihrer Detailliertheit meist wenig durchdrungenen Organisationsprinzipien sehr wohl geeignet sind, auf der Basis konventioneller afferent-efferenter, somato-viszeraler und neuronaler Verbindungen die meisten empirischen Akupunkturphänome plausibel zu machen.

Dies geleistet zu haben, ist das enorme Verdienst des vorliegenden Buches.

Der Autorin gelingt dies durch die Verbindung einer jahrzehntelangen klinischen Erfahrung mit einer stupenden Kenntnis der älteren und vor allem auch neueren Literatur. Sie gibt somit dem Praktiker einen Kompass in die Hand, mit dem er durch den Dschungel vermeintlich rätselhafter, unerklärlicher Symptome und „Nadelungseffekte“ navigieren kann.

Dem Werk ist daher weiteste Verbreitung zu wünschen.

W. Neuhuber
Erlangen, Frühjahr 2021

Vorwort zur 1. und 2. Auflage

Dieses Buch soll zeigen, dass die chinesische Akupunktur einen wissenschaftlichen Hintergrund hat, der am Beispiel der segmentalen Innervation aufgezeigt wird.

Wenn man nämlich die Akupunktur aus ihrem ursprünglich naturphilosophischen Kontext herauslöst und darüber hinaus auch den spirituell-esoterischen Überbau abstreift, den der Westen der Akupunktur übergestülpt hat, wird diese Behandlungsmethode zu einem einfachen, effizienten und wissenschaftlich-plausiblen Diagnose- und Therapieverfahren.

Diese Fokussierung der Akupunktur auf ihren wissenschaftlichen Kern wurde von den Chinesen selbst etwa um 1960 begonnen, um diese Behandlung für die eigenen, wissenschaftlich ausgebildeten Ärzte in China und für die Ärzte im Westen durch einen Paradigmenwechsel hinsichtlich der Erklärung ihrer Wirksamkeit akzeptabel zu machen.

Dieser Paradigmenwechsel bestand darin, dass man das empirische Wissen über die Zusammenhänge und Wechselwirkungen des Körpers zwar erhalten, es aber auf ein wissenschaftliches Fundament stellen wollte.

Ich habe diese von den Chinesen um 1960 begonnene Intention fortgesetzt, indem ich ihr empirisches Wissen der Segment-Anatomie gegenüber gestellt habe. Dabei zeigte sich, dass diese als „Neue Chinesische Akupunktur" bezeichnete Behandlung vor dem Hintergrund der Segment-Anatomie eine wissenschaftliche Interpretation der Zusammenhänge und Wechselwirkungen des Körpers als somato-vegetativ-psychische Abläufe ergab.

Darüber hinaus ermöglichte diese Analyse unter anderem, die unbewusste Gestik und Mimik in der Körpersprache des Patienten besser zu deuten und für Diagnose und Therapie zu nutzen.

Die Segment-Akupunktur entmystifiziert zwar die traditionell-chinesische Akupunktur, macht sie aber gleichzeitig für das wissenschaftlich ausgerichtete 21. Jahrhundert als hervorragende Behandlung von der Körperoberfläche aus attraktiv und akzeptabel.

Für die wissenschaftliche Begleitung dieses Buches, für konstruktive Kritik und Anregungen danke ich ganz herzlich Herrn Prof. Dr. Winfried Neuhuber, Vorstand des anatomischen Institutes der Universität Erlangen-Nürnberg.

Ich möchte aber vor allem auch meinem Mann, Herrn Dr. med. Bernhard Kampik, für seine umfangreiche Hilfe beim Verfassen des Manuskripts und die unzähligen inspirativen Diskussionen über dieses Thema danken. Ohne seine Konstanz und Hartnäckigkeit hätte ich auch dieses Buch nicht begonnen und nicht beendet.

Meinen chinesischen Lehrern der Hochschule für traditionelle chinesische Medizin in Peking – He Shu Hai, Tang Li Ting, Gao Li Shan, Tian Cong He – danke ich für die pragmatische Akupunkturausbildung.

Herrn Dr. med. Rainer Wander danke ich für die hilfreichen Diskussionen bezüglich des Segmentes.

Nicht zuletzt gilt mein Dank auch Frau Martina Nowak für ihre geduldige und perfekte Schreibarbeit.

Frau Henriette Rintelen danke ich für die schönen grafischen Darstellungen, Frau Christl Kiener vom KIENER Verlag für das Lektorat und die schöne Ausstattung des Buches und für das große Engagement im Lektorat und das Interesse an diesem Thema.

Ingrid Wancura-Kampik
Bayreuth, im Frühjahr 2017 und 2021

Inhalt

Traditionelle chinesische Akupunktur und Segment-Akupunktur

Die traditionelle chinesische Akupunktur ist eine viele Jahrhunderte alte Erfahrungsmedizin, deren Theorie auf naturphilosophisch-mystischen Vorstellungen beruht. In dieser Form entspricht sie einer „Phänomenologie der Krankheiten" (Auerswald 1973), indem ihr Diagnose- und Therapiekonzept ausschließlich auf der unmittelbaren Sinneswahrnehmung von Patient und Arzt basiert, z. B. Kälteempfindung – Kältekrankheit – Wärmetherapie.

Der Vorteil eines solchen Konzepts besteht ohne Zweifel in einer Gesprächsführung „in der Sprache des Patienten" und ist mit ausschlaggebend für den besonderen psychologischen Aspekt dieser Therapie, in der sich der Patient voll verstanden fühlt. Damit sind Effizienz und praktischer Wert eines solchen Konzepts von gewisser Bedeutung, sofern es nur um die praktische Anleitung geht, entsprechend der Aussage an chinesischen Universitäten etwa 1965 bis 1970: „Die Theorie dient nur zur Anleitung der Therapie".

Der Nachteil ist, dass die Parameter eines Sinneserlebnisses als Basis der traditionellen chinesischen Akupunktur-Therapie nicht quantifizierbar, nicht objektivierbar und damit nicht allgemein gültig sein können. Die ausschließlich subjektive Wahrnehmung, wie z. B. „mir ist heiß", ist ohne Quantifizierung als Krankheitssymptom trügerisch und kann zu falschen diagnostischen und therapeutischen Konsequenzen führen.

Etwa Mitte der 60er-Jahre entstand vor dem Hintergrund der sich abzeichnenden Öffnung Chinas zum Westen hin das Bestreben der Chinesen selbst, die Akupunktur auf eine wissenschaftliche Basis zu stellen und den naturphilosophisch-mystischen Überbau zurückzudrängen.

Folgt man den Ausführungen von P. Unschuld 2013, so geschah dies durch eine Kommission von naturwissenschaftlich ausgebildeten Ärzten, die das alte Erfahrungswissen der Akupunktur durch ein „naturwissenschaftliches Sieb" filterte. So entstanden z. B. 1975 im Zusammenhang mit Akupunkturpublikationen in China Dermatomtafeln, die Thomas Ots aus Peking mitgebracht hat. Darüber hinaus wurden die Meridiane in ihrer Bedeutung insofern geändert, als sie nicht mehr als „Weg, Bahn, Kanal" zu übersetzen waren, sondern durch Änderung des Schriftzeichens die Bedeutung von „Blutgefäß" erhielten. Die Meridiane Jing-Luo wurden somit nicht mehr als ein „Wegenetz" gesehen, sondern als ein Teil des peripheren Gefäß-Nerven-Stranges, wie mir meine Lehrer in Peking damals erklärten.

Diese „Neue Chinesische Akupunktur“ war offizieller Lehrinhalt am Institut für traditionelle chinesische Medizin der Universität Peking, wo ich in den Jahren 1975, 1976 und 1980 als Stipendiatin des österreichischen Wissenschaftsministeriums insgesamt fast zwei Jahre lang Akupunktur studieren konnte.

Seit dieser Zeit habe ich das Bemühen der chinesischen Ärzte, den naturwissenschaftlich plausiblen Kern der Akupunktur herauszuarbeiten, fortgesetzt, es intensiviert und dem Wissen der großen europäischen Segment-Anatomen der Jahre von etwa 1850 bis 1960 gegenübergestellt. Dabei zeigte sich, dass die „Punkte und Regeln der chinesischen Akupunktur“ den Gesetzen von spinalem und vegetativem Nervensystem entsprechen.

» Ich konnte unter anderem aufzeigen, dass die „Meridiane“ einer Metamerenkette, dass die „Inneren Verbindungen“ unter anderem den parasympathischen Projektionsphänomenen, den Viszero-viszeral-Reflexen und der Grenzstrangverteilung der Rückenmarksimpulse entsprechen, dass die „Basis-Punktkombinationen bei inneren Krankheiten“ der peripheren Projektion sympathischer Ganglien entsprechen, und letztlich, dass die „Oben-Unten-Beziehung“ bereits im Zentralnervensystem angelegt ist.

Erst auf der Basis dieser segment-anatomischen Erkenntnisse wird möglich, das Postulat der **TCM**-Akupunktur bezüglich einer spezifischen Lokalisation von Akupunkturpunkten mit einer spezifischen Wirkung auf ein anderes Areal der Körperoberfläche oder ein inneres Organ wissenschaftlich plausibel zu erklären oder kurz gesagt die Frage zu beantworten: Wie kommt ein Nadelreiz von A nach B?

Welchen Vorteil bietet uns nun in der Praxis die Segment-Akupunktur gegenüber der **TCM**-Akupunktur?

- Zum Ersten wird die **TCM**-Akupunktur mittels Interpretation durch die segmentale Innervation auf ein wissenschaftlich plausibles Fundament gehoben, das auch für andere Segment-orientierte Therapien wie Neuraltherapie und manuelle Therapie gilt.
- Zum Zweiten wird es durch die Kenntnis der segmentalen Innervation möglich, die übergroße Anzahl an überlieferten Akupunkturpunkten auf die wichtigsten, weil wirkungsvollsten und deswegen auch weltweit angewandten ca. 30 bis 40 Akupunkturpunkte zu reduzieren. Diese Punkte sind nach mei-

ner Analyse deswegen so effizient, weil sich in ihnen sowohl Segment-idente als auch Segment-fremde Schichten überlagern, die alle dasselbe Zielgebiet haben. Die meisten dieser wichtigen Punkte sind gleichzeitig auch die bekannten Muskelreizpunkte und Nervenreizpunkte und haben eine besondere Beziehung zum perivaskulären Geflecht der Arterien.
- Zum Dritten bietet die Segment-Akupunktur gegenüber der **TCM**-Akupunktur die Möglichkeit, durch Kenntnis der zum Teil weit verstreut liegenden, aber zum Behandlungsort Segment-identen und damit Funktions-identen Segment-Anteile diese gezielt aufzusuchen und als zusätzliche Therapieansätze miteinzubeziehen.

» Gerade die Möglichkeit der Therapieoptimierung wird in diesem Buch ausführlich dargestellt. Damit wird die alte traditionelle chinesische Akupunktur gerade für den westlich ausgebildeten Arzt auch im 21. Jahrhundert wissenschaftlich plausibel, einfach und effizient und durch die wissenschaftliche Verankerung der somato-vegetativ-psychischen Zusammenhänge als Behandlungsmethode wieder besonders attraktiv.

Wegweiser durch das Buch

Teil 1

Im theoretischen Teil des Buches werden die Segmente in ihrer kranio-kaudalen metameren Ordnung dargestellt und ihre Beziehung zur traditionellen chinesischen Akupunkturtheorie erklärt. Die Meridiane und ihre wichtigsten Punkte werden aus segmentaler Sicht analysiert.

Teil 2

In diesem Teil des Buches werden die Akupunkturpunkte und Akupunkturregeln aus Sicht der Segment-Akupunktur untersucht.

Teil 3

In diesem Teil werden die Basis-Punktekombinationen für bestimmte Krankheitsgruppen aufgeführt und segmental analysiert. Diese Basis-Punktekombinationen wurden um 1975 am Institut für traditionelle chinesische Akupunktur der Universität Peking offiziell gelehrt und haben sich in der Folge auch in den großen Akupunktur-Ambulanzen in Peking bewährt.

Teil 4

Aufgrund der Verbindung zwischen Hirnnerven, Spinalnerven und sympathischen Ganglien können auch die chinesische Pulsdiagnose und die Somatotopien Segment-anatomisch erklärt werden.

1

Die Segmente C2 bis S2 in kranio-kaudaler Anordnung in Analogie zu den Meridianen der Akupunktur

1.1 Der Segmentbereich C1·C2·C3·(C4)

TCM: Kopf, Hals, Nacken mit allen langen Yang-Meridianen

Die oberen Halssegmente stehen als postganglionäres Zielgebiet des *Ganglion cervicale superius* in enger Wechselbeziehung zu den Rückenmarkssegmenten C8 bis Th2, dem *Centrum ciliospinale,* welches von allen inneren Organen Erregungsimpulse bezieht.

Damit stehen die oberen Halssegmente in Beziehung u. a.

- mit allen inneren Organen,
- mit allen Oberflächensegmenten von C2 bis C4 und C8 bis Th2, und
- mit den unteren zervikalen und den lumbalen Segmenten,
- mit weiteren Zielgebieten des *Ganglion cervicale superius* (*A. carotis, A. vertebralis, N. phrenicus* u.a.).

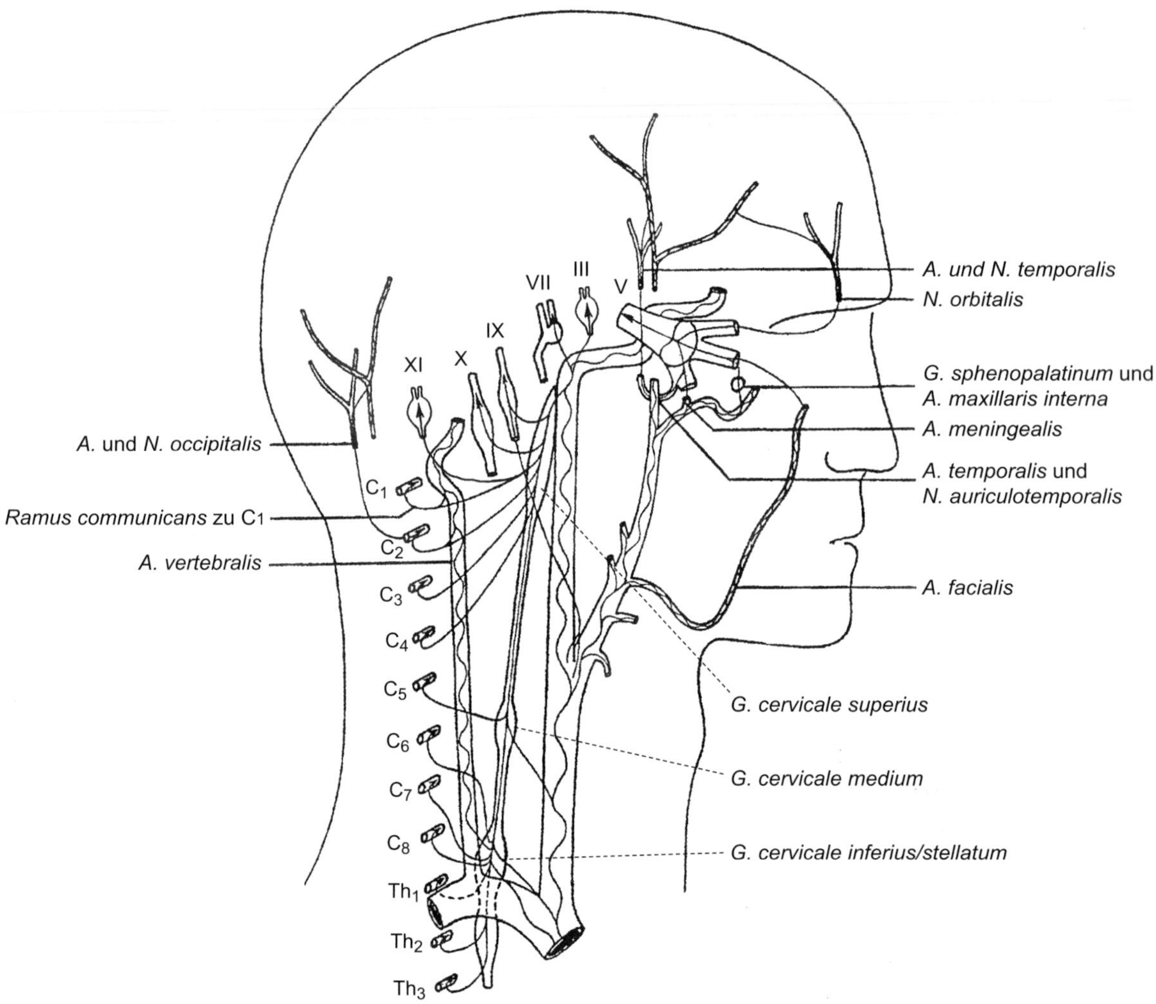

Abbildung 1.1
Darstellung des *Ganglion cervicale superius* mit seinen postganglionären Zielgebieten, den Spinalnerven C1·C2·C3·C4, den Hirnnerven Trigeminus (V), Fazialis (VII), Glossopharyngeus (IX), Vagus (X), Accessorius (XI), Hypoglossus (XII) u. a. Außerdem Darstellung der *A. carotis* und *A. vertebralis* mit ihren Ästen.
[Aus Lazorthes 1949]

Die oberen Halssegmente C1·C2·C3·C4 beeinflussen die ganze obere Körperhälfte (s. Abb. 1.1).

Sie versorgen
- den Hals mit Haut- und Muskelästen,
- den Hinterkopf mit Hautästen (C2·C3),
- den Rücken mit Muskelästen (C3·C4),
- das Zwerchfell in seinem sternalen (C3) und kostalen (C4) Anteil mit Muskelästen im *N. phrenicus.*

Die oberen Halssegmente (s. Abb. 1.2) haben darüber hinaus über das *Ganglion cervicale superius* **Verbindung zu den Hirnnerven** Trigeminus (V), Fazialis (VII), Glossopharyngeus (IX), Vagus (X), Akzessorius (XI) u. a. (s.a. S. 19).

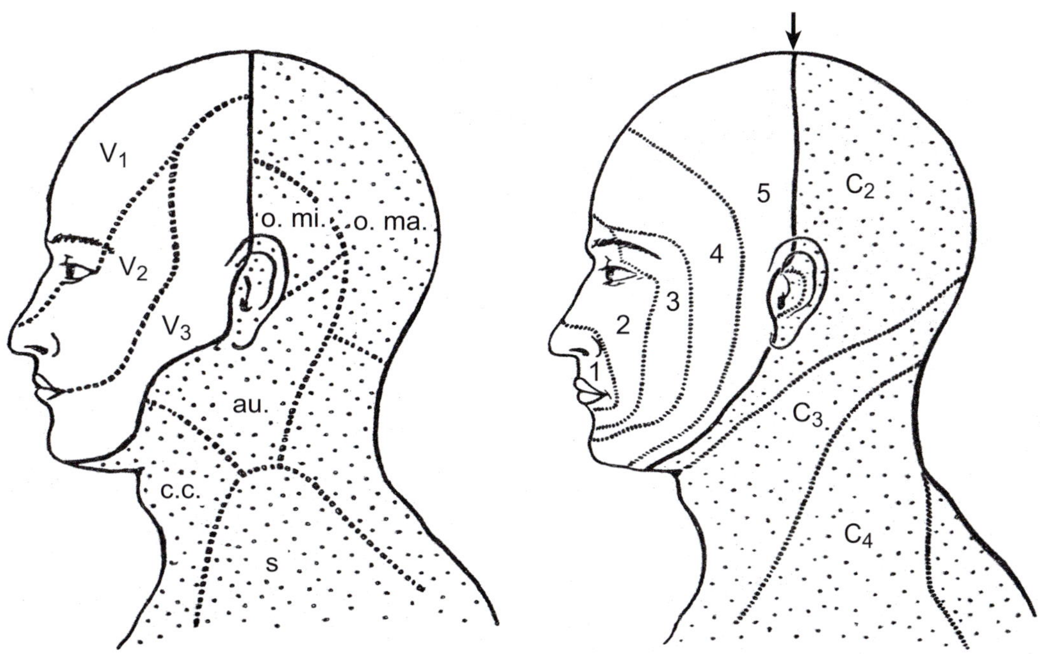

Abbildung 1.2
Schematische Darstellung der Dermatome C2·C3·C4 und der Trigeminusäste.
Links, periphere Innervation: *N. occipitalis major* (o.ma); *N. occipitalis minor* (o.mi); *N. auricularis magnus* (au); *N. cutaneus colli* (cc); *Nn. supraclaviculares* (s); *N. trigeminus I, Ramus ophthalmicus (V1); N. trigeminus II, Ramus maxillaris (V2); N. trigeminus III, Ramus mandibularis (V3).*
Rechts, radikuläre segmentale Innervation: Dermatom C2·C3·C4 und deren Projektion in die Haut des Gesichts (Lähr-Sölder-Linien).
[Aus Clara 1941, zitiert bei Kautzky 1953]

1
C

Die Verbindung zum *N. vagus* (X) ist der anatomische Hintergrund für **Projektionen aller vagusinnervierten inneren Organe in den Kopf,** die in Abb. 1.3 und Tabelle 1.1 dargestellt sind (s. a. S. 333 Kap. Kopfschmerz).

Kopfschmerzen können demnach als Fernprojektion bei Erkrankungen innerer Organe auftreten (s.a. Tabelle 1.1):

- Die Thoraxorgane Herz und Lunge erfassen den ganzen Kopf.
- Die Abdominalorgane Magen, Leber, Gallenblase projizieren sich vor allem in den mittleren (fronto-nasal) und in den seitlichen Stirnbereich (fronto-temporal) sowie in den seitlichen Kopfbereich (temporal-vertikal-parietal).
- Die Beckenorgane (Ovar, Darm) und manchmal auch die Leber projizieren sich vor allem in den Hinterkopf (okzipital).

» Nach meiner Analyse ist diese Verbindung der oberen zervikalen Spinalnerven mit den genannten Hirnnerven auch eine Erklärungsmöglichkeit für die von der **TCM** postulierten **Meridianverläufe am Kopf** und für die **Gesichtssomatotopie** (s. S. 333).
Auch die Systematik der **Ohrakupunktur** findet eine Erklärungsmöglichkeit in der Verbindung der oberen zervikalen Spinalnerven mit den genannten Hirnnerven (s. S. 368).

Tabelle 1.1 Beziehungen zwischen Kopfzonen und inneren Organen. [nach Head 1889]

Zonen	Aorta und Ventrikel	Herz, Vorhöfe	Lungen	Magen	Darm	Leber	Gallenblase	Hoden	Ovar
rostral	■		■						
fronto-nasal	■		■	■		■			
mittel-orbital	■		■	■		■			
fronto-temporal	■	■	■				■		
temporal		■	■	■		■	■		
vertikal		■	■	■	■	■			
parietal		■	■	■	■	■			
okzipital					■			■	■

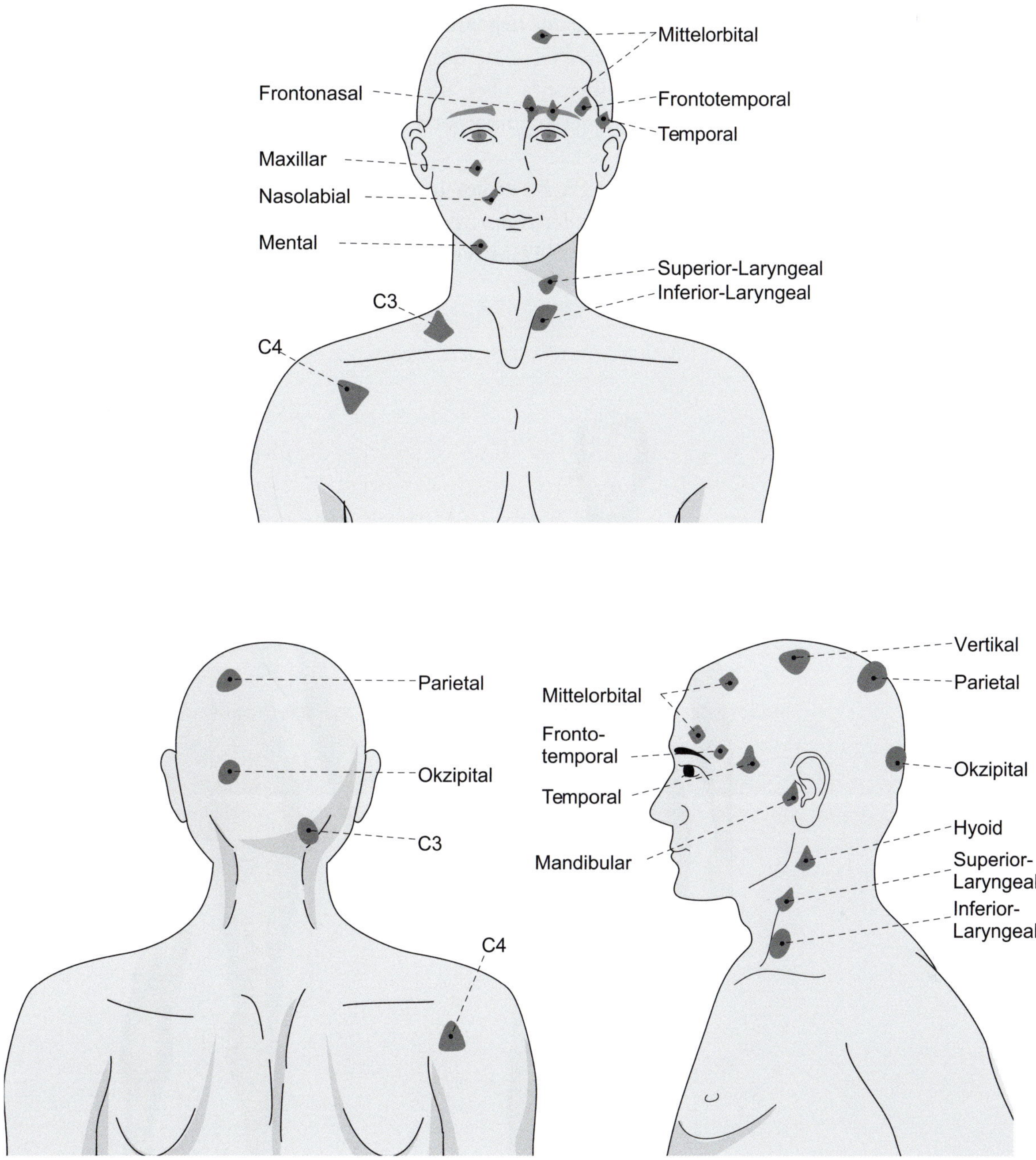

Abbildung 1.3
Projektionszonen im Kopf- und Schulterbereich. Zur Beziehung zwischen diesen Kopfzonen und inneren Organen siehe Tabelle 1.1.
[Nach Head 1898]

Wie aus der Segment-Anatomie bekannt, gibt es auch plausible Erklärungen für **Projektionen von kaudaler liegenden Arealen der Körperoberfläche zum Kopf** (Abb. 1.4):

- Diese erfolgen einerseits über die interspinalen Verbindungen aller *Rami dorsales* der metameren Spinalnerven untereinander (**TCM:** Dorsales Längsdrittel).
- Andererseits erfolgen die Projektionen in Kopf und Hals über die interspinalen Verbindungen aller *Rami ventrales* und *laterales* der metameren Spinalnerven untereinander (**TCM:** Ventrales und laterales Längsdrittel).

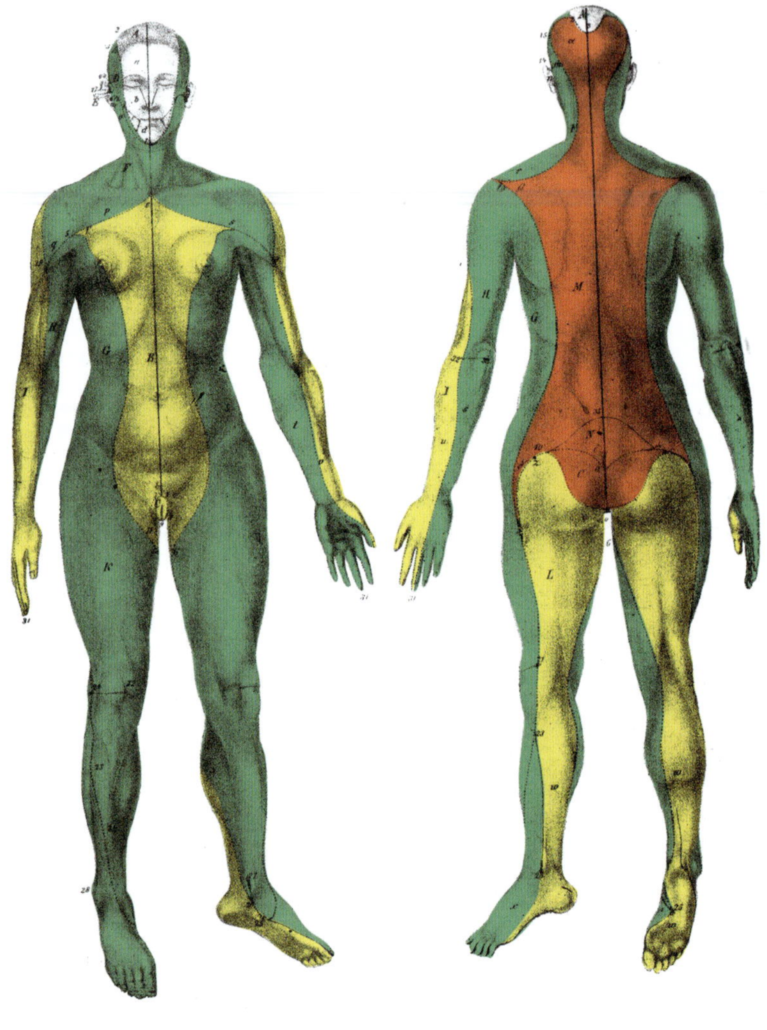

Abbildung 1.4
Die Längsdrittelung des menschlichen Körpers durch die Innervationsareale der *Rami dorsales, ventrales* und *laterales* der Spinalenerven.
[Modifiziert nach Voigt 1851]

1.1.1 Die Dermatome C2·C3·(C4)

Als Dermatom bedeckt C2 die Scheitelhöhe und die obere Hälfte des Hinterkopfes.

C3 bedeckt die untere Hälfte des Hinterkopfes sowie Hals und Nacken.

Der Spinalnerv C1 hat keinen sensiblen Ast, daher gibt es auch **kein Dermatom C1.**

Wie die Abb. 1.5 zeigt, grenzen die Dermatome C2 und C3 in einer breiten Hiatus-Linie, der sogenannten **Scheitel-Ohr-Kinn-Linie,** an das Versorgungsgebiet aller drei Trigeminusäste. Der Bereich dieser Hiatus-Linie ist ein bevorzugter Schmerzort und damit auch Reizort bei Kopfschmerzen.

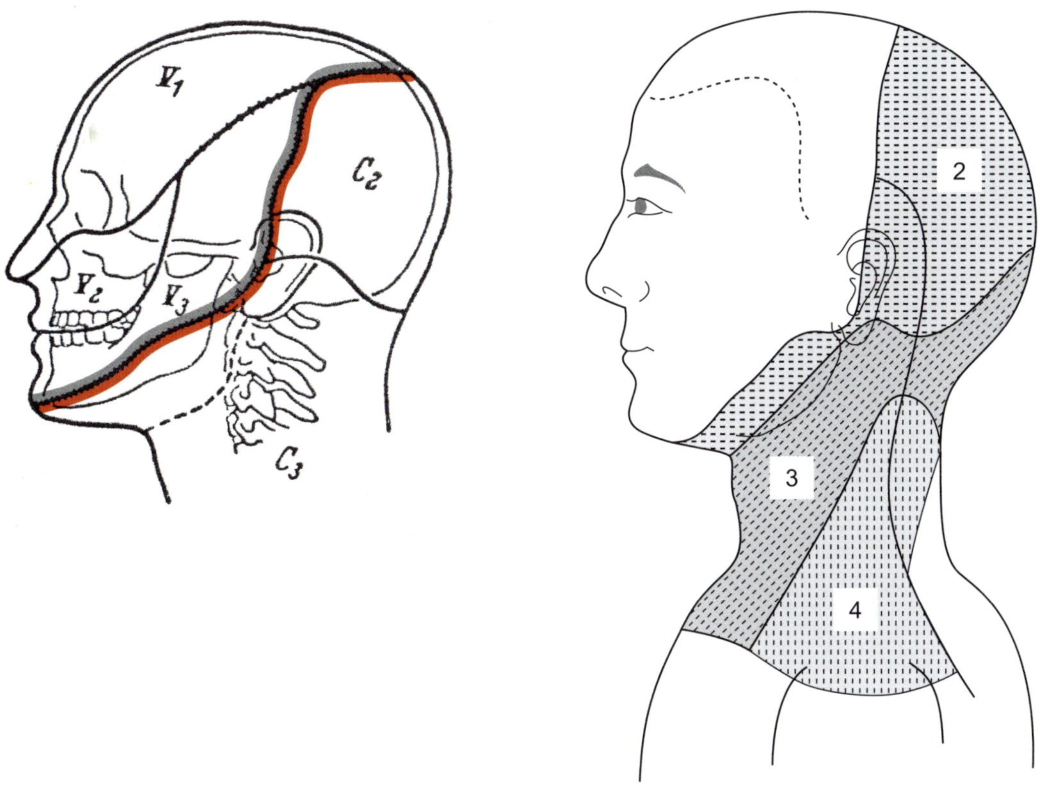

Abbildung 1.5
Das radikuläre Dermatomschema rechts (C2·C3·C4) und seine Beziehung zum peripheren Trigeminusschema links, mit der Scheitel-Ohr-Kinnlinie als Grenzlinie zwischen zervikal und trigeminal innerviertem Gebiet zum Vergleich mit Abbildung 1.2.
[links: nach Hansen-Schliack (1962), rechts: nach Bolk (1890)]

Die exakte Grenze zwischen zervikaler und trigeminaler Innervation wird von den verschiedenen Autoren unterschiedlich weit mehr zum Gesicht hin bzw. mehr zum Hinterkopf hin beschrieben (Bolk 1898 oder Kautzky 1953).

- Das Dermatom C2 liegt nach Hansen-Schliack (1962) „wie eine Skihaube" über Hinterkopf und Unterkiefer („viel Kopf, wenig Hals").
- Das Dermatom C3 liegt nach Hansen-Schliack „wie ein Vatermörder" über vorderem Hals, Nacken sowie unterem Teil des Hinterkopfes.

Wie Abbildung 1.6 von Brügger (1977) zeigt, ist der von *Rami dorsales* innervierte Teil der Dermatome C2·C3·C4 (in der Abb. rot), von dem von *Rami ventrales* innervierten Teil (*Plexus cervicalis,* in der Abb. grau) deutlich getrennt.

Diese Trennungslinie separiert gleichzeitig die Projektionszonen der Beckenorgane (in der Abb. c) und der Abdominalorgane am Kopf (in der Abb. a und b).

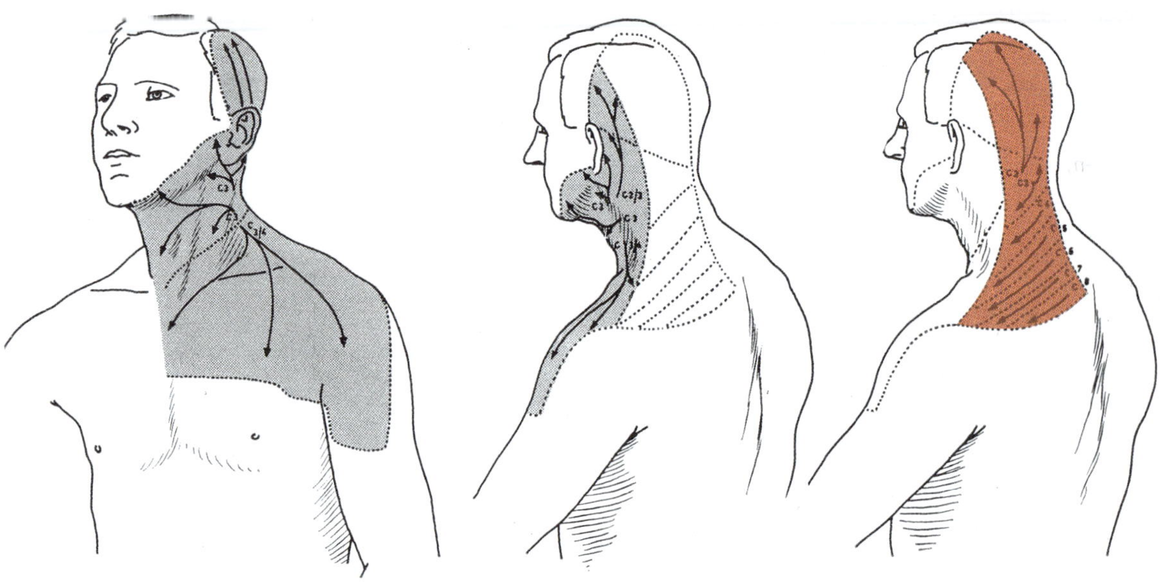

a b c

Abbildung 1.6
Innervationsgebiet des von den *Rami dorsales* innervierten Anteils der Dermatome C2·C3·C4 (in der Abbildung rot). Innervationsgebiet des von den *Rami ventrales* innervierten Anteils der Dermatome C2·C3·C4, dem *Plexus cervicalis* (in der Abbildung grau).
[Nach Brügger 1977]

1.1.2 Die Myotome und Sklerozonen C1·C2·C3·(C4)

Als **Myotome** beteiligen sich die Spinalnerven C1·C2·C3 an

- der subokzipitalen Muskulatur (s. Abb. 1.7),
- der vorderen Halsmuskulatur (s. Tab. 1.2) und
- der vom Kopf auf den Rumpf „eingewanderten“ Muskeln *M. sternocleidomastoideus* und *M. trapezius* (s. Abb. 1.8, Tab. 1.2),
- anteilig an der Bildung des Diaphragma (Abb. 1.9).

Tabelle 1.2 Myotome von Hals und Kopf. [Modifiziert nach Bolk (um 1890)]

Halsmuskulatur	Hypoglossus-myotome	C1	C2	C3	C4	C5	C6	C7	C8
Zungenmuskulatur	X	X							
M. genio-hyoideus	X	X	X						
M. thyreo-hyoideus		X	X						
M. sterno-hyoideus		X	X	X					
M. omo-hyoideus		X	X	X					
M. sterno-thyreoideus		X	X	X	X				
Diaphragma				X	X	(X)			
M. (sterno)-cleido-mastoideus			X						
M. trapezius			X	X	X				
M. rectus capitis anterior		X							
M. rectus capitis lateralis		X							
M. longus capitis		X	X	X	X	(X)			
M. longus colli				X	X	(X)			
M. scalenus medius			X	X	X	(X)	(X)	(X)	(X)
M. splenius capitis			X	X	X	(X)	(X)	(X)	
M. semispinalis			X	X	X	(X)	(X)	(X)	
M. scalenus posterior						(X)	(X)	(X)	(X)
M. scalenus anterior						(X)	(X)	(X)	
M. scalenus minor									(X)
M. subclavius					X	(X)			
M. levator scapulae				X	X				

Die **Sklerozonen** sind die Ansatzstellen dieser Muskeln.

Von besonderer Bedeutung ist dabei die *Linea nuchae* und der Bereich von Klavikula und Sternum.

Während für die Neuraltherapeuten und Manualtherapeuten der Bereich der Kopfgelenke von C1·C2·C3 eine besondere Rolle spielt, ist für die Segment-Akupunktur die Beziehung zwischen diesem Bereich an Kopf und Hals einerseits und den Armen und Beinen andererseits von besonderer Bedeutung: Aus der **TCM** ist bekannt, dass man zur Behandlung von Erkrankungen und Schmerzen im Bereich von Kopf und Hals neben lokalen Punkten immer auch Punkte an den Armen und Beinen einsetzt.

Frage: Wie aber ist der Reflexweg von Armen und Beinen zum Kopf als Voraussetzung für diese Wechselwirkung?

Die Zusammenhänge
- mit der spinalen Trigeminuswurzel
- mit dem *Ganglion cervicale superius*
- mit den zervikalen und lumbalen Segmenten

werden im Folgenden erläutert.

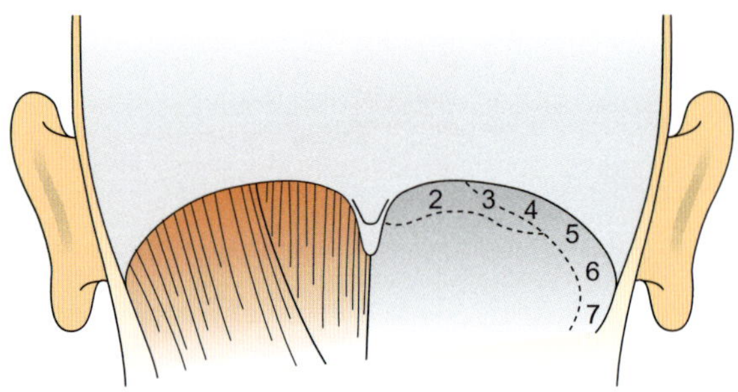

Abbildung 1.7
Die Sklerozonen (Muskelansatzstellen) von *M. splenius capitis* und *M. semispinalis capitis* (Myotome C2 bis C7) an der *Linea nuchae* in streng metamerer Anordnung.
[Nach Christ und Grimm]

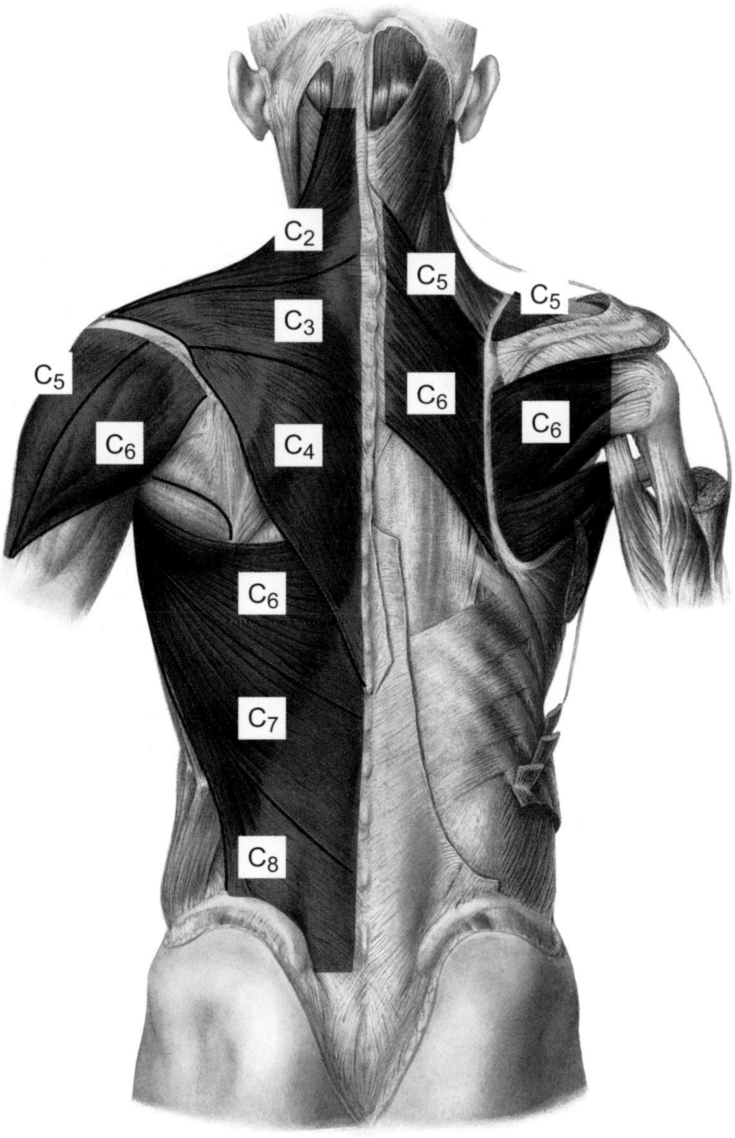

Abbildung 1.8
Schematische Darstellung der zurückgewanderten, oberflächlichen, zervikal innervierten Muskulatur, in metamerer Folge vom Hinterkopf bis zum Beckenkamm angeordnet. Dabei liegt die *Pars ascendens* des *M. trapezius* (C4) über der *Pars vertebralis* des *M. latissimus dorsi* (C6), aber auch über den *Mm. rhomboidei* (C5·C6).
Dadurch erklären sich Schmerzen im Bereich der BWS bei Schulter- und Ellenbogenschmerzen (C4·C5·C6). Aber auch Störungen der Abdominalorgane können über den *N. phrenicus* Projektionsschmerzen im genannten Bereich von Schulter, Ellenbogen und BWS auslösen.
[Modifiziert nach Benninghoff 1977]

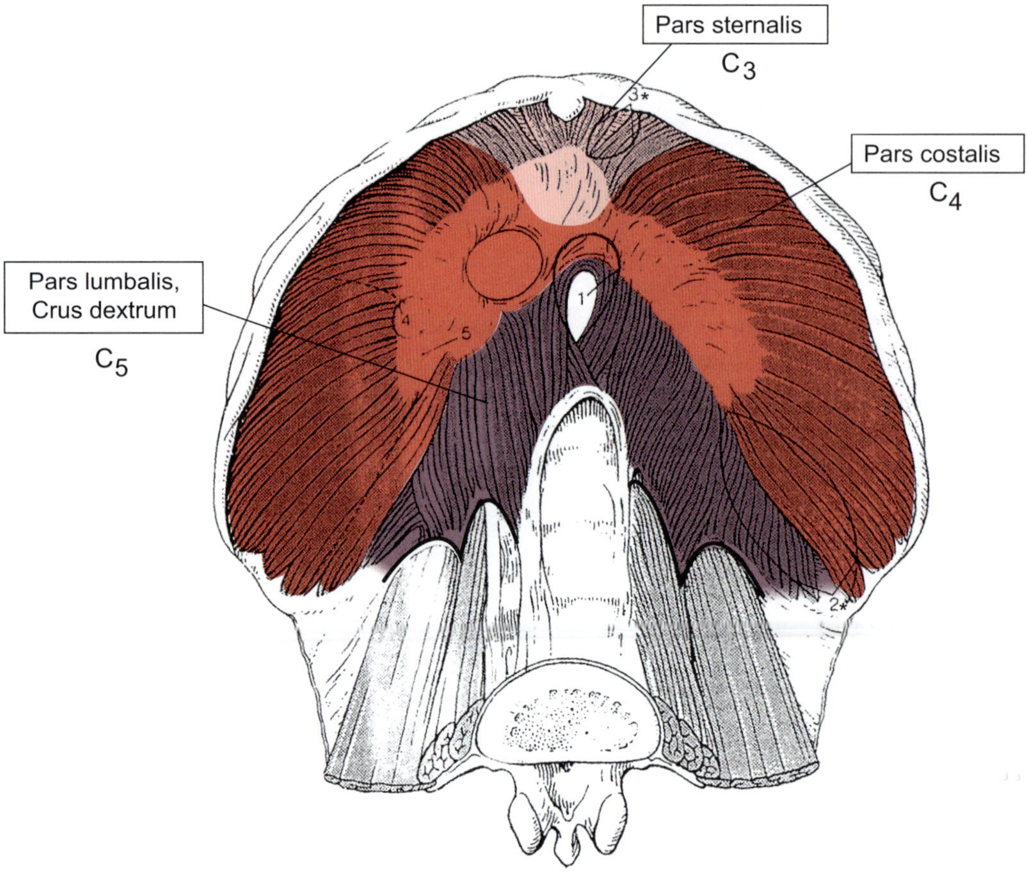

*Die Pars costalis reicht von 3 – dem Trigonum sternocostale – bis 2 – dem Trigonum lumbocostale.

Abbildung 1.9
Die Myotome des Zwerchfells, *Pars sternalis* (C3), *Pars costalis* (C4), *Pars lumbalis* (C5). [Modifiziert nach Platzer 1975]

1.1.3 Wechselwirkungen und Zusammenhänge

Wechselwirkungen und Zusammenhänge von C1·C2·C3·(C4) sind nicht nur von diagnostischer und therapeutischer Bedeutung, sondern führen auch zum besseren Verstehen der Wirkungsweise der bei Störungen in diesem Bereich empfohlenen Punktekombinationen.

Wechselwirkungen und Zusammenhänge mit der spinalen Trigeminuswurzel

Die Segmente C1·C2·C3·(C4) stehen vor allem über eine breite Hiatus-Linie, die **Scheitel-Ohr-Kinn-Linie,** mit dem *N. trigeminus* (V) und dem *N. facialis* (VII) (s. Abb. 1.5, links) in Wechselbeziehung. Darüber hinaus kommt die Verbindung zwischen Kopf und Gesicht auch dadurch zustande, dass sich die oberen zervikalen Segmente C1·C2·C3·(C4) in konzentrischen Arealen, den **Lähr-Sölder-Linien,** in den Trigeminusbereich projizieren (s. S. 329). Grund für diese Projektion ist der spinale Trigeminus-Trakt und -Kern, der bis ins obere Zervikalmark hinunterreicht. Da im spinalen Trigeminus-Kern eine „Verzahnung" von trigeminalen und zervikalen Afferenzen mit dem *N. vagus* (X) stattfindet (Neuhuber 2005), können sich Impulse aller vom *N. vagus* (X) innervierten inneren Organe in den von C2·C3- und trigeminus-innervierten Gesichtsbereich projizieren (s. Abb. 1.5).

» Diese reflektorischen Wechselbeziehungen sind eine wissenschaftlich plausible Erklärung nicht nur für die Verortung der langen Yang-Meridiane am Kopf und im Gesicht, sondern auch für die Somatotopie von Gesichts- und Ohrakupunktur (s. S. 333 und 362).

Wechselwirkungen und Zusammenhänge mit dem *Ganglion cervicale superius*

Die Segmente C1·C2·C3·(C4) stehen außer ihrer oben beschriebenen Wechselbeziehung zu *N. trigeminus, N. facialis* und *N. vagus* aber auch mit den **Körperoberflächensegmenten C8·Th1·Th2** in Verbindung.

Diese Verbindung wird möglich, da die Rückenmarkssegmente C8·Th1·Th2

- einerseits über somatosensible Bahnen mit den **Körperoberflächensegmenten C8·Th1·Th2** in Verbindung stehen,
- andererseits auch über präganglionäre Fasern mit dem ***Ganglion cervicale superius*** und dessen Versorgungsgebiet an Kopf, Hals und Nacken (C1·C2·C3·[C4]) (vgl. Abb. 1.10).

» Diese zuletzt beschriebenen Verbindungen zwischen den Körperoberflächensegmenten C8·Th1·Th2 mit den Versorgungsgebieten des *Ganglion cervicale superius* erklärt die von der **TCM** postulierte Wirkung eines Nadelreizes an den Punkten Di 4 und Dü 3 (C8·Th1) auf Kopf, Hals, Nacken und Gesicht (C1·C2·C3·[C4]).

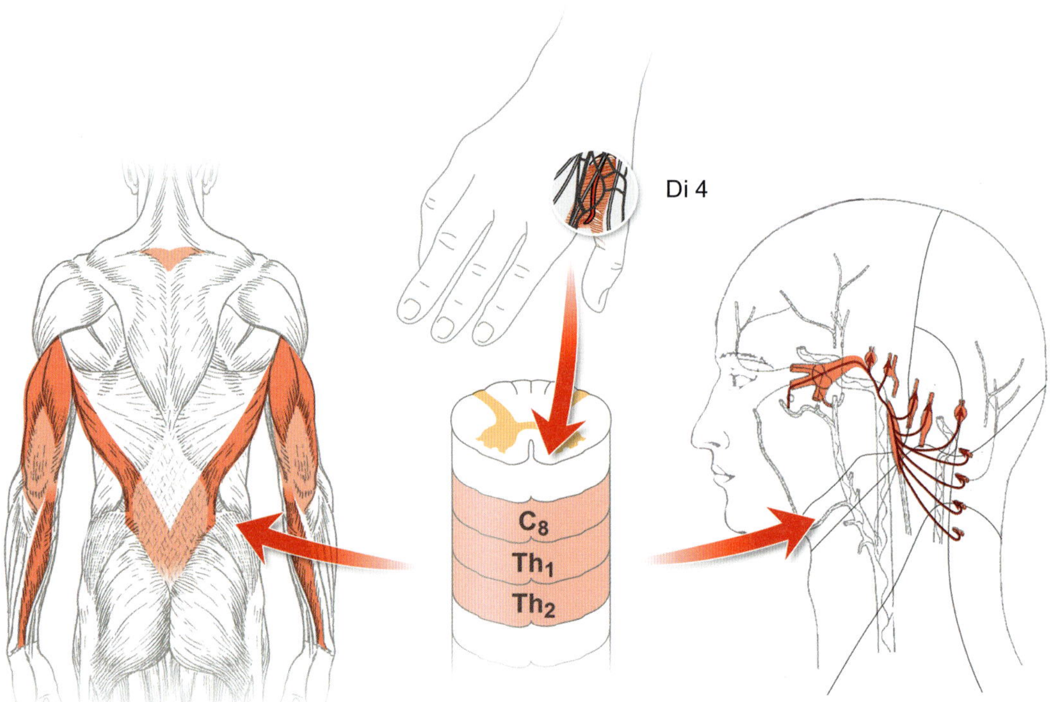

Abbildung 1.10
Verbindungen zwischen den Körperoberflächensegmenten C8·Th1·Th2 mit den Versorgungsgebieten des *Ganglion cervicale superius*.

Wechselwirkungen und Zusammenhänge mit den zervikalen und lumbalen Segmenten

Eine weitere Verbindung der Segmente C1·C2·C3·(C4) besteht zu den **unteren zervikalen** und zu den **lumbosakralen Segmenten.**

Sie wird möglich, weil es im Rückenmark über propriospinale Neurone eine „Erregungsübertragung" von C2·C3 auf die motorischen Kerne der Beugemuskeln im Zervikal- und Lumbosakralbereich gibt (Foerster 1936).

Ein besonders eindrucksvolles Beispiel für diese Beziehung zwischen zervikalen und lumbalen Segmenten findet sich im Tierreich: Will ein Muttertier ihr Junges, aus welchen Gründen auch immer, wegtragen, packt es das Junge mit seinem Maul an den Myotomen C2·C3 im Nacken, woraufhin das Junge „alle Viere" schlaff hängen lässt, also die durch die unteren zervikalen Segmente und die lumbalen Segmente innervierten Myotome an Armen und Beinen. Im übertragenen Sinn findet sich dieser Vorgang auch in der Redewendung „Jemanden am Schlawickel packen" wieder, um ihn am Weglaufen zu hindern.

Die Beziehung von C2 zu den unteren zervikalen und lumbosakralen Segmenten zeigt sich auch im Moro-Reflex und im Jendrassic-Reflex.

Eine weitere besondere Bedeutung hat das Segment C3 in seiner **Beziehung zum ersten Trigeminusast** insofern, als zwar alle Trigeminusäste eine spinale Wurzel haben, die Wurzel des ersten Trigeminusastes im Rückenmark weit nach kaudal reicht, nämlich bis C3. Dort trifft die Wurzel des ersten Trigeminusastes auf die Phrenikuskerne, die ja in C3·C4·C5 liegen.

Daraus ergeben sich weitreichende Wechselbeziehungen:

- Das Innervationsgebiet des ersten Trigeminusastes, also Nasenrücken, Stirn, Scheitelhöhe, kann demnach die C3-Segmente auch an der Körperoberfläche beeinflussen, also den Hals vorn und die Pars horizontalis des *M. trapezius* am Rücken sowie die *Pars sternalis* des Zwerchfells (C3).
- Die *Pars sternalis* des Zwerchfells ihrerseits steht in Beziehung mit dem epigastrischen Winkel und somit den Head-Zonen von Herz und Magen.

Daraus ergibt sich aus Sicht der Segment-Akupunktur eine wissenschaftlich plausible Funktionseinheit, die sich in der oberen Körperhälfte von Scheitelhöhe, Stirn, Nasenrücken über die vordere Halsseite bis zum Oberbauch erstreckt. Diese Funktionseinheit lässt sich aus Sicht der **TCM** unschwer als obere Hälfte des Magen-Meridians erkennen. Die untere Hälfte des Magen-Meridians lässt sich, wie später noch ausführlich beschrieben, durch eine Weiterleitung der Impulse des Magens über den sympathischen Grenzstrang zu den lumbalen Segmenten L4·L5, also zur ventralen Seite des Beins hin, ableiten.

Die obere Funktionseinheit als obere Hälfte des Magen-Meridians wird durch die Klinik als solche bestätigt: Bei Magen- und Herzirritationen können Hautveränderungen besonders an Stirn und Nasenrücken auftreten. Das haben auch Untersuchungen von Hauser (1974) im Bereich der Lähr-Sölder-Linien als Projektionszonen der spinalen Trigeminus-Kerne ergeben (s. S. 328).

An der Körperoberfläche verläuft nach meiner Analyse der **Impulsweg** von lumbalen Segmenten am Bein zunächst über das perivasale Geflecht der *A. tibialis anterior*, der *A. femoralis*, der *A. iliaca* und der Aorta direkt in die **Rückenmarkssegmente** Th8 bis Th12 (Abb. 1.11). Von hier aus verläuft der Impulsweg weiter über die **Spinalnerven** Th8 bis Th12 in die in diesem Bereich entspringende *Pars ascendens* des *M. trapezius* (C4) und weiter über die *Pars horizontalis* (C3) und die *Pars descendens* (C2) des *M. trapezius* in das Segment C2 an Scheitelhöhe und Hinterkopf (Abb. 1.12).

» Auf dem beschriebenen Weg gelangen also auch an der Körperoberfläche Impulse von den lumbalen Segmenten am Bein in den C2- und auch C3-Bereich am Kopf.

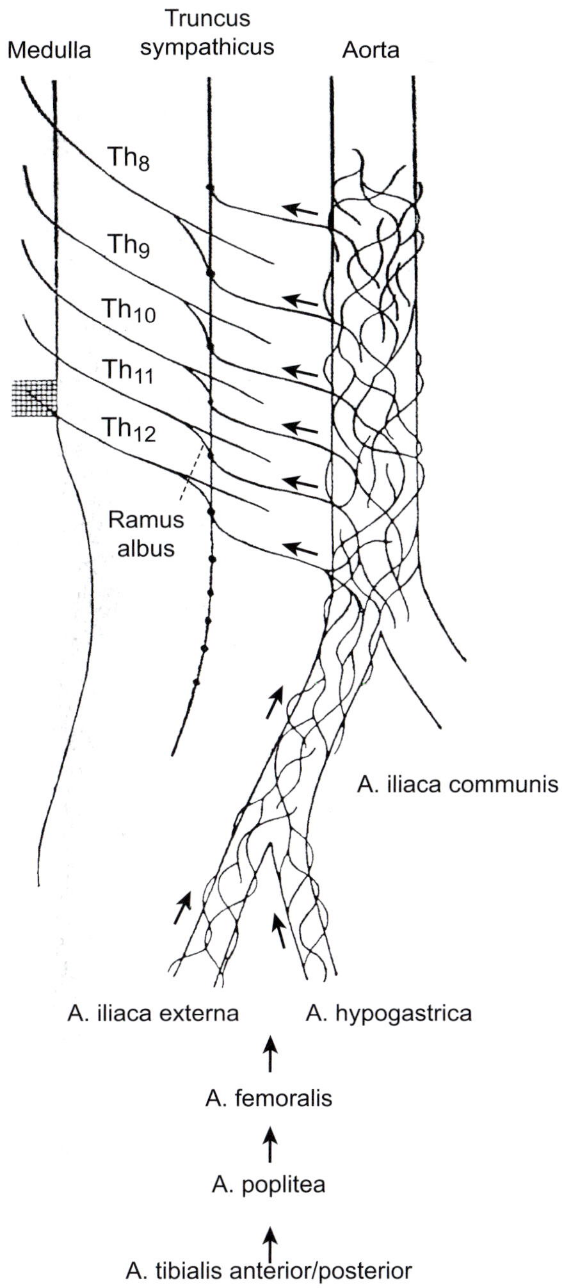

Abbildung 1.11
Die Verbindung der lumbosakralen Segmente mit den thorakalen Segmenten Th8 bis Th12 über das perivasale sympathische Geflecht der Beinarterien zur Aorta.
[Modifiziert nach Foerster 1936]

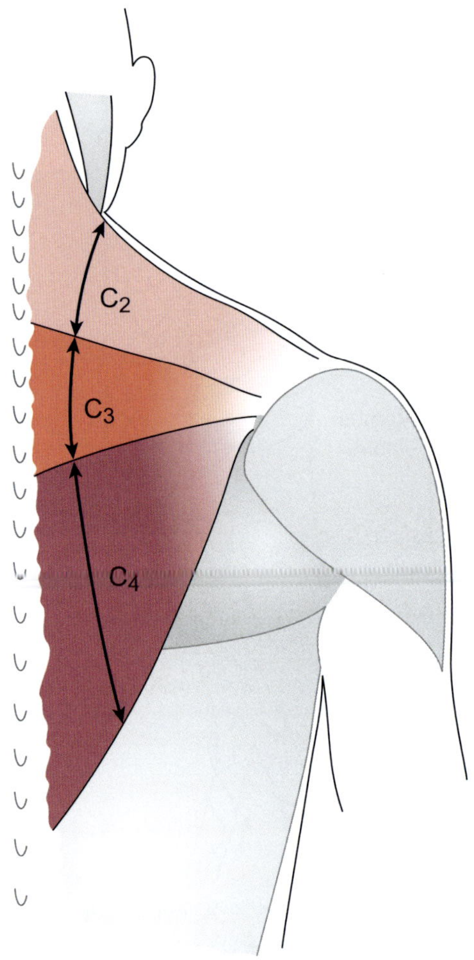

Abbildung 1.12
Schematische Darstellung der Myotome des *M. trapezius, Pars descendens* (C2), *Pars horizontalis* (C3), *Pars ascendens* (C4), in kranio-kaudaler metamerer Anordnung. Beachte: Aus didaktischen Gründen sind in der Abbildung die einzelnen Myotome des *M. trapezius* scharf getrennt dargestellt, während sie in Wirklichkeit gemeinsame Übergangszonen haben. Dies gilt für alle Myotomdarstellungen.

1.1.4 Wichtige Akupunkturpunkte und -areale des Segmentbereichs C1·C2·C3·(C4)

TCM: Gbl 20, Bl 10, LG 20/PaM 1, PaM 9 *(tai yang),* Bl 2

Gemeinsamkeiten hinsichtlich der Lokalisation

Alle wichtigen Punkte und Areale des Segmentbereichs C1·C2·C3·(C4) liegen

- an der Scheitel-Ohr-Kinn-Linie, also der Grenze zwischen zervikal- und trigeminal-innerviertem Bereich, und
- am Hinterkopf an der *Linea nuchae* im Segmentbereich C2 und C3, also an den Sklerozonen von *M. trapezius* und *M. sternocleidomastoideus.*

Gemeinsamkeiten hinsichtlich der Wirksamkeit

Alle wichtigen Punkte und Areale entsprechen den postganglionären Zielgebieten des *Ganglion cervicale superius* und haben somit Wirkung auf die Versorgungsgebiete dieses Ganglions. Diese sind die Innervationsgebiete

- von C1·C2·C3·(C4),
- des *N. facialis* (VII),
- des *N. trigeminus* (V),
- des *N. glossopharyngeus* (IX),
- des *N. hypoglossus* (XII),
- des *N. vagus* (X),
- der spinalen Wurzel des *N. accessorius* (XI),
- der nervalen Versorgung der *A. carotis interna* und der *A. vertebralis,*
- der Speichel- und Tränendrüsen.

Gemeinsamkeiten hinsichtlich der therapeutischen Konsequenz

Bei Störungen im Bereich der Innervationsgebiete der o. g. Nerven können somit die Punkte Gbl 20, Bl 10, LG 20/PaM 1, PaM 9 *(tai yang)* und Bl 2 als Basispunkte eingesetzt werden.

1.2 Der Segmentbereich C4

TCM: Areal der Zustimmungs-Punkte der Organe von Thorax und Abdomen (s. S. 172)

Der Segmentbereich C4 liegt vom Austritt des Spinalnervs C4 oberhalb des 4. Halswirbels mit seinem Dermatom wie ein Sattel auf der Schulterhöhe und reicht mit seinen Myotomen am Rücken bis zum 12. Brustwirbel.

1.2.1 Das Dermatom C4

Das Dermatom C4 liegt wie ein Sattel auf der Schulterhöhe. Es wird vom *Plexus cervicalis* innerviert (*Nn. supraclaviculares ventrales, laterales* und *dorsales*). Da der *Plexus cervicalis* noch keine strenge Trennung in *Rami ventrales* und *Rami laterales* aufweist, wie dies beim *Plexus brachialis* mit seiner Flexoren- und Extensoren-Innervation zu sehen ist, ist im Bereich dieses „Satteldermatoms C4" noch eine einheitliche, radikuläre Innervation durch den Spinalnerv C4 zu erkennen.

- Am **Rumpf dorsal** schieben sich unter das einheitliche „Satteldermatom C4" die subkutanen Dermatome der zervikalen Spinalnerven C4 bis C8 (s. Abb. 1.13).
- Am **Rumpf ventral** grenzen die zu beiden Seiten liegenden Dermatomanteile C4 mittig aneinander. Segmentfremde subkutane Dermatome gibt es am Rumpf ventral nicht (s. dazu Abb. 1.14 und 1.15).

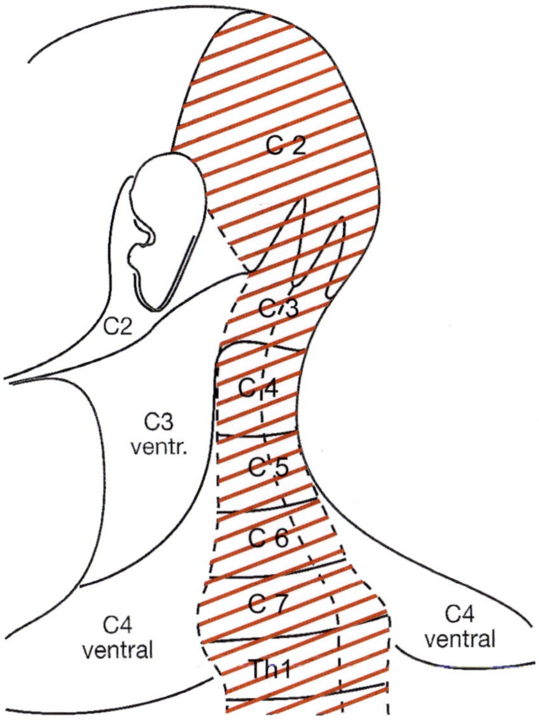

Abbildung 1.13
Die subkutanen Dermatome C2 bis Th1 im dorsalen Längsdrittel.
Zu ergänzen wäre C8 im Bereich zwischen C7 und Th1.
[Nach Kokemohr 1997]

1
C

Zur Erinnerung: Die klinischen Dermatome wurden von Hansen-Schliack über die Ausbreitung lokaler Hautveränderungen kartographiert. Die subkutanen Dermatome wurden von Braus-Elze, Clara u. a. durch anatomische Präparation festgelegt. Durch diese **Überlagerung von klinischem Dermatom C4 und den subkutanen Dermatomen C4 bis C8** kann ein Reiz von der Haut aus das gesamte Innervationsgebiet der unteren Spinalnerven C4 bis C8 erreichen. Die subkutanen Dermatome erklären die aus der Klinik stammende **Kibler-Falte**.

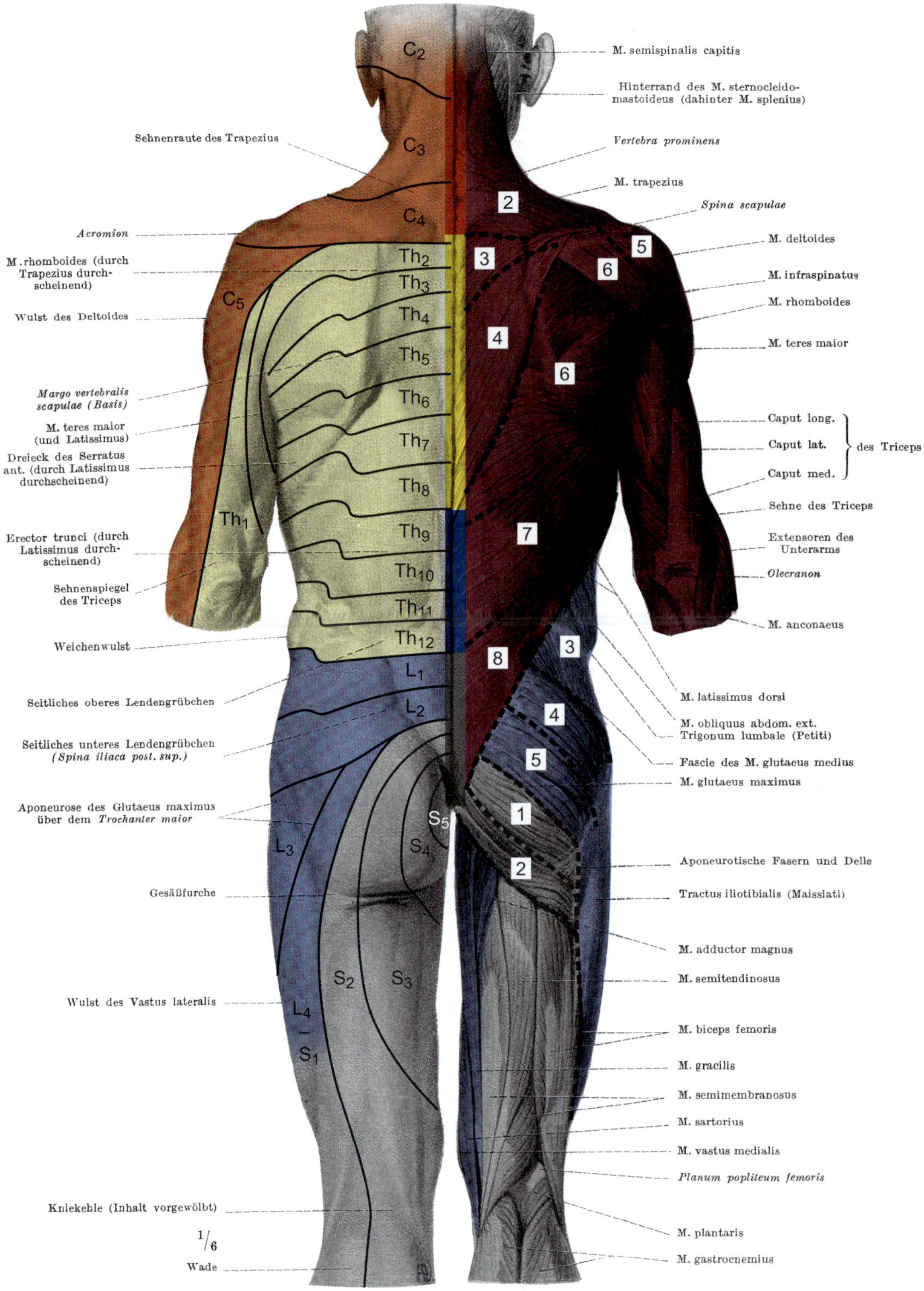

Abbildung 1.14a
Schematische Darstellung der Überschichtung der **Dermatome** und **Myotome** am Rücken.
Rechts: Die Myotome C2 bis S2.
Links: Die Dermatome, zervikal rot, thorakal gelb, lumbal blau, sakral grau.
Mittig: Die Wirbelkörper, HWS rot, BWS gelb, LWS blau, Sakrum grau.
[Modifiziert nach Benninghoff und Braus-Elze 1977 und 1960]

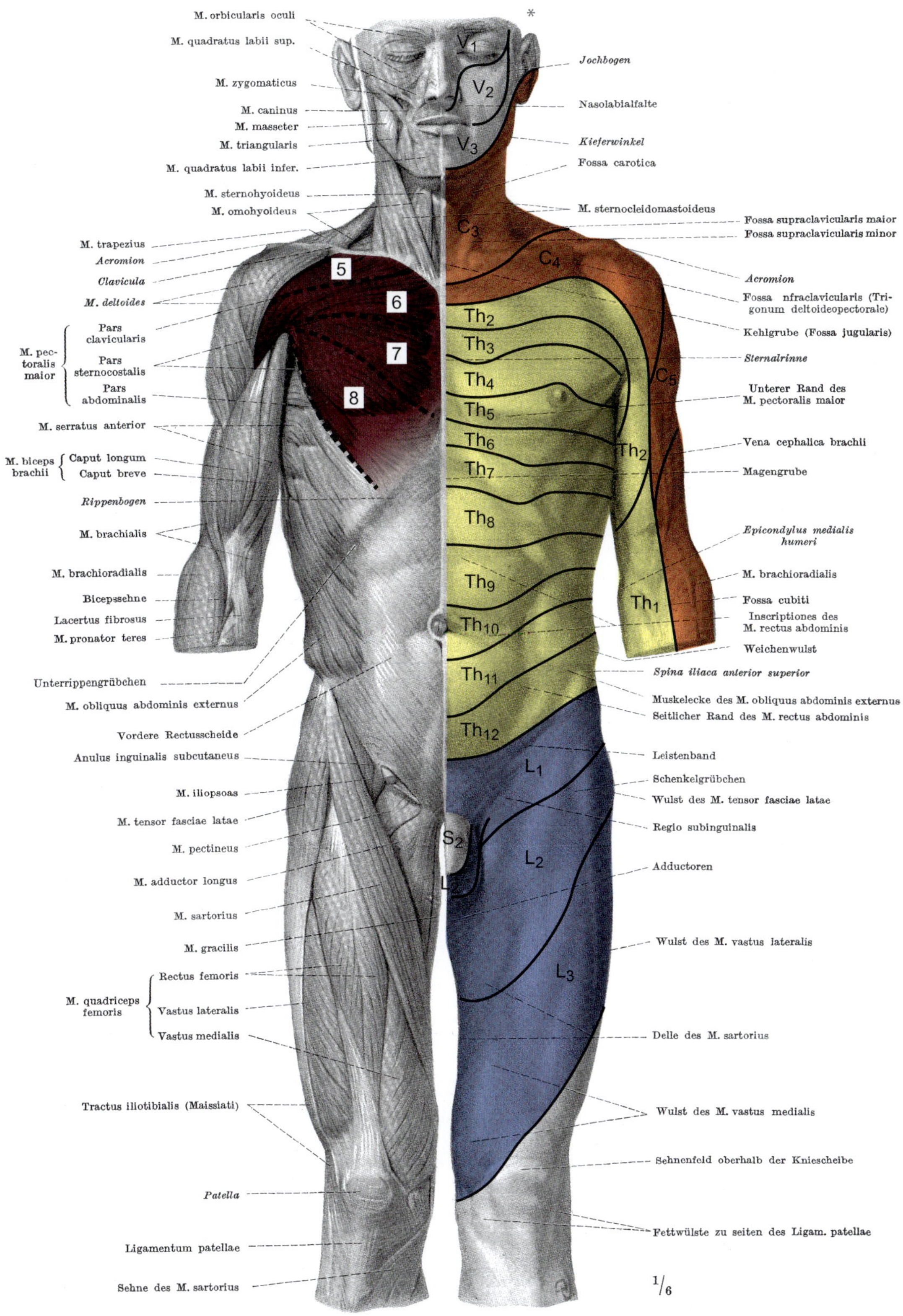

Abbildung 1.14b

Schematische Darstellung der Überschichtung der zervikal innervierten **Myotome** (rot) des *M. pectoralis, Pars clavicularis* (C5), *Pars sternocostalis* (C6, C7), *Pars abdominalis* (C8), mit den thorakalen **Dermatomen** (gelb). [Modifiziert nach Benninghoff und Braus-Elze 1977 und 1960]

* Nach meinen Erfahrungen in der Praxis geht die Grenze von V_1 mittig durch das Auge.

1
C

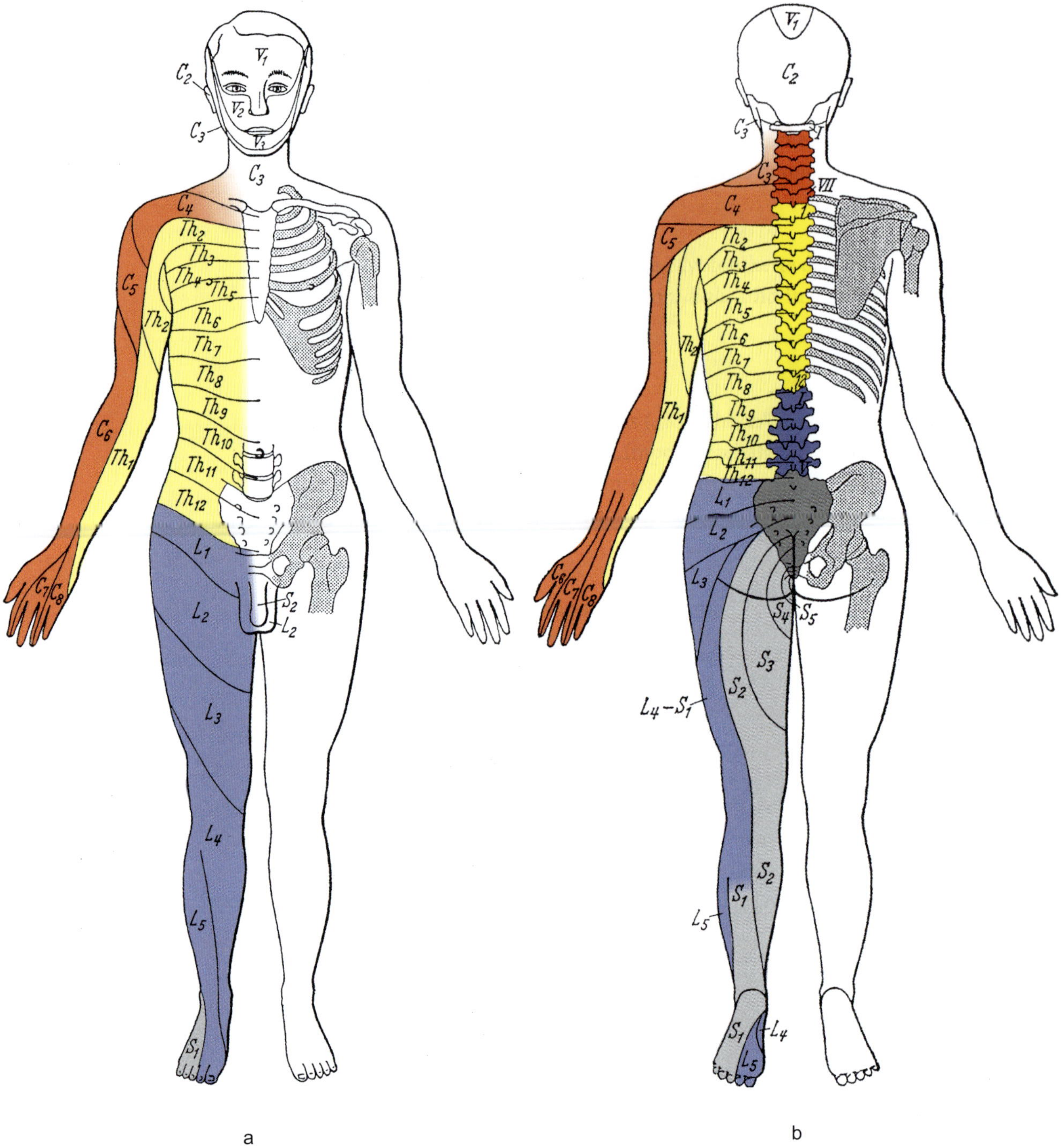

Abbildung 1.15
Schematische Darstellung der Überschichtung der **Dermatome** und **Sklerotome** an Schultergürtel, Beckengürtel, Rücken.
[Nach Kunert 1975]

TCM: Der hustenreizstillende Punkt Neu-Punkt 45 neben der Dornfortsatzspitze C7 liegt zwar im Dermatom C4, aber über dem subkutanen Dermatom C6. Ein Reiz am Neu-Punkt 45 erreicht daher auch das dem Respirationstrakt zugeordnete Segment C5-C6. Dieses entspricht am Arm dem Verlauf des Lungen-Meridians.

Das Dermatom C4 ist am Rumpf sowohl dorsal als auch ventral durch eine Hiatus-Linie nach kaudal begrenzt, d. h. durch eine Linie, an der nichtmetamere Dermatome aneinandergrenzen, hier C4 und Th2. Dieser Segmentsprung ist entstanden durch die Ausstülpung der für die Ausbildung der oberen Extremität verwendeten Segmente C5 bis Th1.

Wie später beim Myotom C4 beschrieben ist für die Praxis auch beim Dermatom C4 von Bedeutung, dass über den *N. phrenicus* (C3, C4, C5) Impulse aller zwerchfellnahen Thorax- und Abdominalorgane im Krankheitsfall in das Dermatom C4 gelangen und in Form von Dermatosen, Hyperkeratosen, Juckreiz, Pigmentanomalien, aber auch Basaliomen in Erscheinung treten können.

1.2.2 Die Myotome und Sklerozonen C4

Am Rumpf dorsal bildet das Myotom C4 die *Pars ascendens* des *M. trapezius* und reicht somit vom 12. Brustwirbel bis zum 7. Halswirbel nach Art eines Dreiecktuches. Kranial reicht die *Pars ascendens* des *M. trapezius* auf beiden Seiten bis zum Akromioklavikulargelenk und kann bei einer Störung im Segment hier an seinen Ansatzstellen Schmerzen auslösen (s. Abb. 1.14 und 1.15).

Am Rumpf ventral ist das Myotom C4 nicht vertreten.

Der laterale Rand der *Pars ascendens* des *M. trapezius* zieht über die *Mm. rhomboidei* (C5·C6) bis zu seinem Ansatz an der *Spina scapulae,* wo auch die Sklerozone des *M. deltoideus* (C5·C6) liegt. Diese Grenze zwischen dem Myotom C4 und den Myotomen C5·C6 kann bei Störungen im Segment als schmerzhafter Bereich imponieren. Gleichzeitig können dabei alle Brustwirbel druck- und/oder klopfempfindlich sein (s. ebenfalls Abb. 1.14). Schmerzen in diesem Bereich können aber auch Projektionsschmerzen zwerchfellnaher innerer Organe sein, die sich über den *N. phrenicus* (C3·C4·C5) nicht nur in den Schulterbereich, sondern auch in den oberen Rückenbereich ausbreiten können.

Myotom und Dermatom C4 sind in dem beschriebenen Bereich nicht deckungsgleich, da hier thorakale Dermatome zervikale Myotome bedecken.

An der oberen Extremität wird nur ein kleiner, kranial gelegener Zipfel des *M. deltoideus* von C4 innerviert.

Sklerozonen sind Ursprungs- und Ansatzstellen der Myotome.

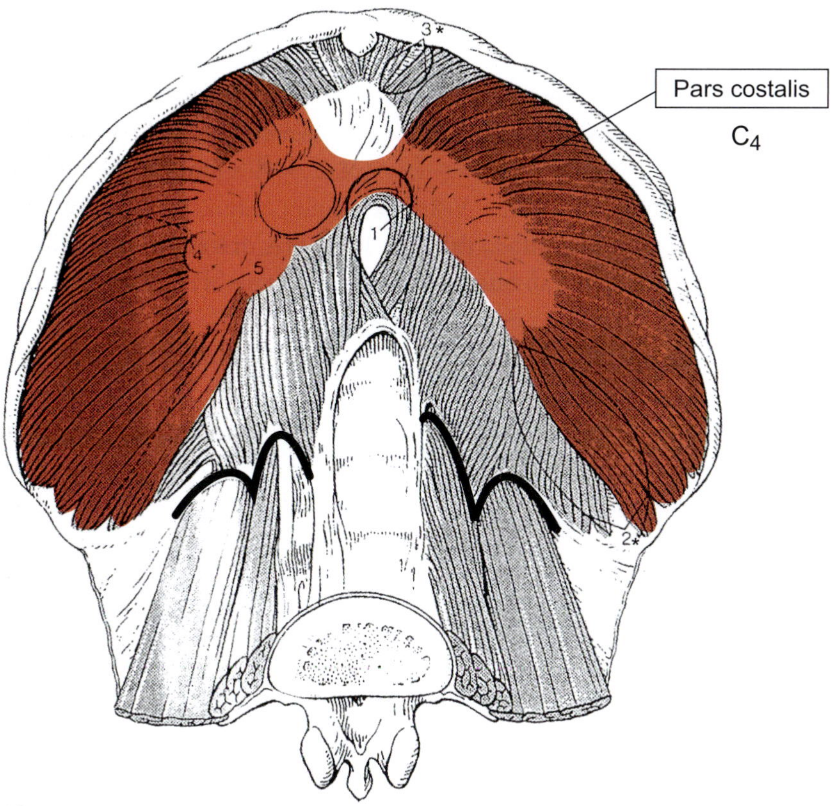

*Die Pars costalis reicht von 3 – dem Trigonum sternocostale – bis 2 – dem Trigonum lumbocostale.

Abbildung 1.16
Darstellung der *Pars costalis* des Zwerchfells, Myotom C4.
[Nach Platzer 1975]

Zum Myotom C4 zählt auch die ***Pars costalis* des Zwerchfells** (s. Abb. 1.16).

Die *Pars costalis* des Zwerchfells (C4) ist daher Segment-ident mit der ***Pars ascendens* des *M. trapezius*** (C4).

Häufige Schmerzareale an Myotomen und Sklerozonen von C4 sind:

- an der Skapula der laterale obere Rand,
- an der Klavikula das ganze kraniale Drittel,
- an der Gelenkverbindung von Skapula und Klavikula, dem Akromioklavikulargelenk.

Da die Unterseiten der *Pars ascendens* und der *Pars horizontalis* des *M. trapezius* von der *Radix spinalis* des *N. accessorius (XI)* innerviert werden, können auf diesem Weg – stark vereinfacht ausgedrückt –auch Vagus-Impulse als „Organ-Sensationen" in den *M. trapezius* gelangen (s. Abb. 1.17).

Dies erklärt nach FANGHÄNEL *(2003)* die aus der Klinik bekannte Tatsache, dass ein verspannter *M. trapezius* Übelkeit, Brechreiz, Tachykardien u. a. auslösen kann.

Die therapeutische Konsequenz zur Behandlung dieser Symptome wäre somit primär eine Lockerung des *M. trapezius,* z.B. durch Akupunktur und/oder Schröpfbehandlung, bevor man sich zu invasiven Untersuchungen entschließt.

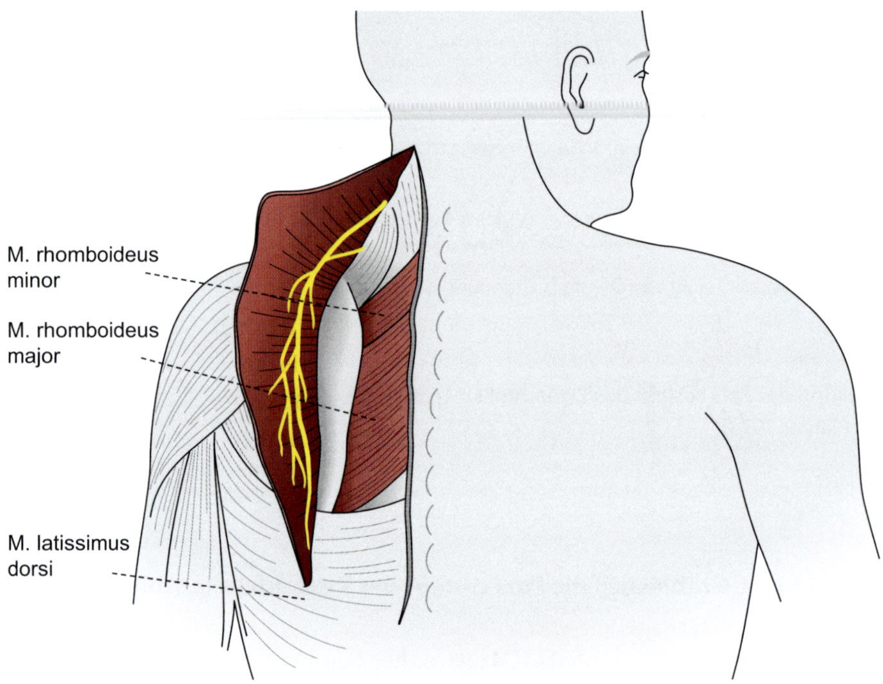

Abbildung 1.17
Schematische Darstellung des Innervationsmodus des *M. trapezius,* der im gesamten Bereich seiner Unterseite vom *N. accessorius* innerviert wird.
[Nach Netter 1987]

Ergänzend muss erwähnt werden, dass der *N. accessorius* auch den *M. sternomastoideus,* den medialen Anteil des gesamten *M. sternocleidomastoideus,* versorgt. Wie beim *M. trapezius* können auf diesem Weg ebenfalls Vagus-Impulse als „Organ-Sensationen" in den Bereich des *M. sternomastoideus* gelangen (s. Abb. 1.18).

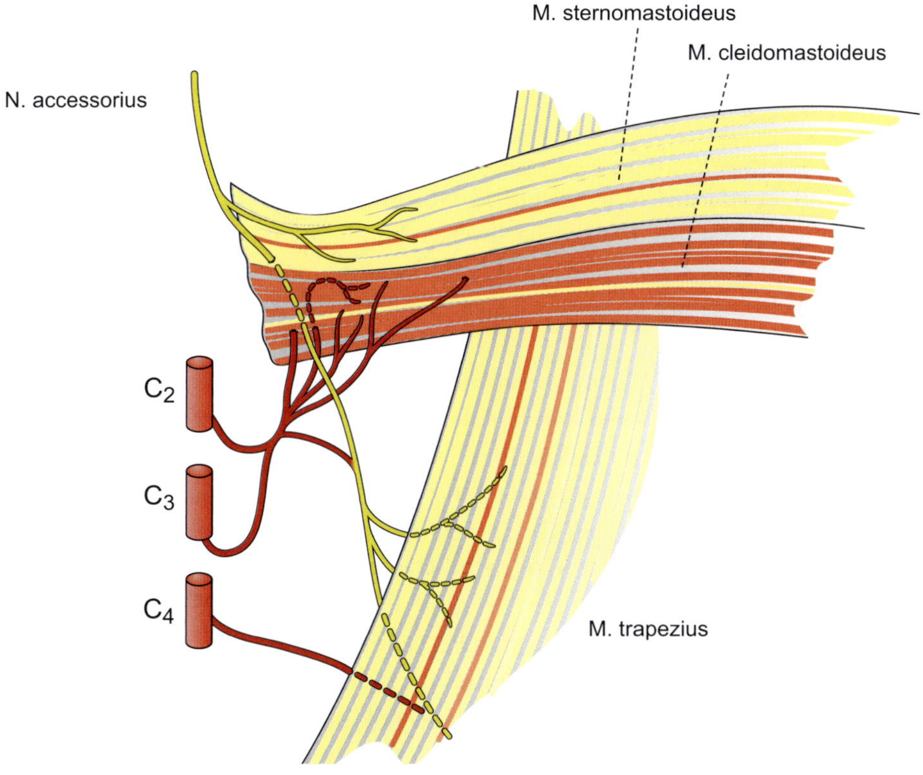

Abbildung 1.18
Darstellung des Innervationsmodus des *M. sternocleidomastoideus*: Der mediale Teil, der *M. sternomastoideus*, in der Abbildung gelb, wird ausschließlich vom *N. accessorius (XI)* innerviert. Der laterale Anteil, der *M. cleidomastoideus*, wird zusätzlich von den Spinalnerven C2 und C3 innerviert, in der Abbildung rot .
[Modifiziert nach Bolk um 1890]

Eine Besonderheit am Segment C4 hinsichtlich seiner Myotome ist die Tatsache, dass

- „zephalo-trunkal“ Myotome vom Kopf zum Rumpf gewandert sind *(M. trapezius, M. sternocleidomastoideus, M. levator scapulae),*
- „trunko-petal“ ein Myotom vom Arm auf den Rumpf gewandert ist (*M. deltoideus* mit seinem kranialen Zipfel),
- „trunko-fugal“ Myotome vom Rumpf auf den Arm gewandert sind (die von C4 innervierten Anteile der *Mm. rhomboidei,* des *M. supraspinatus* und *M. infraspinatus*).

» Die Tatsache, dass hier C4-Myotome miteinander in Verbindung stehen, die vom Kopf zum Rumpf, vom Arm zum Rumpf und vom Rumpf zum Arm gewandert sind, erklärt auch, dass man von jeder dieser Stellen aus therapeutisch auf Kopf, Rumpf und Arm Einfluss nehmen kann.

Eine weitere Besonderheit ist die Sklerozone C1 an der *Linea nuchae* am Hinterkopf, gebildet von den *Mm. splenius capitis* und *semispinalis capitis* (s. Abb.1.7, S. 10). Wie Grimm und Christ nachweisen konnten, inserieren die oberflächlichen *Mm. splenius capitis* und *semispinalis capitis* „in absolut zuverlässiger und strenger Ordnung“ mit ihren zervikalen Myotomen an dieser *Linea nuchae.*

Dabei projizieren sich hier die zervikalen Segmente der Reihe nach von C1 bis C7 in Form einer annähernd horizontalen Linie von kranial medial nach kaudal lateral (Insertions-Punkte nach Sell).
„Diese Punkte liegen also wie Perlen einer Kette auf einer Linie, die mit C2 *neben der Mitte beginnt und mit* C7 *an der Rückseite des Proc. mastoideus endet.“* (Heymann 1979, s.a. Abb. 1.7, S. 10)

Für die Praxis bedeutet dies, dass man bei schmerzhaften Störungen im Bereich der *Pars ascendens* des *M. trapezius* und im Bereich der zugehörigen Sklerozonen Brustwirbelsäule, Akromioklavikulargelenk und 4. Halswirbel *auch* an der *Linea nuchae* nach einem druckempfindlichen Punkt suchen muss, der zwischen Ansatz von *M. sternocleidomastoideus* und *M. trapezius* in einer Vertiefung liegt.

TCM: Gbl 20

1.2.3 Das Neurotom (C3)·C4·(C5·C6)

(Rückenmarkssegmente (C3)·C4·(C5·C6), anteilig *Ggl. cervicale superius* und *medium*, *Plexus cervicalis* und *Plexus brachialis*)

Im Neurotom (C3)·C4·(C5·C6) liegen nicht nur der Ursprung des Spinalnervs C4, sondern auch die Ursprungszellen des *N. phrenicus* (C3)·C4·(C5·C6) und zum Teil die spinalen Wurzeln des *N. accessorius (XI)* (beim Menschen C1 bis C5).

1.2.4 Wechselwirkungen und Zusammenhänge

Wechselwirkungen und Zusammenhänge mit dem *N. phrenicus*

Der *N. phrenicus* enthält motorische, sensible, sympathische und parasympathische Fasern für das Zwerchfell und projiziert, wie schon erwähnt, die Impulse aller zwerchfellnahen Thorax- und Abdominalorgane in sein Ursprungsgebiet, das Neurotom C4 und seine angeschlossenen Nachbarsegmente C3 und C5. Dabei projizieren sich die links gelegenen Organe in die linke Schulterhöhe und die linke radiale Armseite (Herz, Magen, linke Lunge), die rechts gelegenen Organe in die rechte Schulter und die rechte radiale Armseite (rechte Lunge, Leber-Gallenblase, Duodenum, s. auch Abb. 1.19).

Charakteristisch für die **„übertragenen" Schulterschmerzen** ist die Beschreibung der Patienten, die diesen Schmerz als diffuses „quälendes Weh" (Lériche 1958) angeben und nicht wie bei **lokal bedingten Schulterschmerzen** als exakt umschriebenen Schmerzort mit genau definierten Bewegungseinschränkungen. Während dieses „quälende Weh" als „Sympathikusschmerz" (Leriche 1958, Lazorthes 1949 u.a.) immer abhängig ist von zusätzlichen Einwirkungen wie Kälte, Zugluft, psychischer Grundstimmung, Müdigkeit etc. (**TCM:** „Innere und äußere Faktoren"), ist der lokal bedingte Schulterschmerz von solchen Einflüssen unabhängig.

Als therapeutische Konsequenz ergibt sich daraus, dass der lokal bedingte Schmerz eher durch lokale Maßnahmen wie die Neuraltherapie zu erfassen ist, während der übertragene Schmerz zusätzlich durch Nadelreiz an weiteren entsprechenden Projektionszonen am Rumpf und auch am Vagusprojektionsareal zwischen Trigeminus und C2 am Kopf (Scheitel-Ohr-Kinn-Linie) behandelt werden sollte.

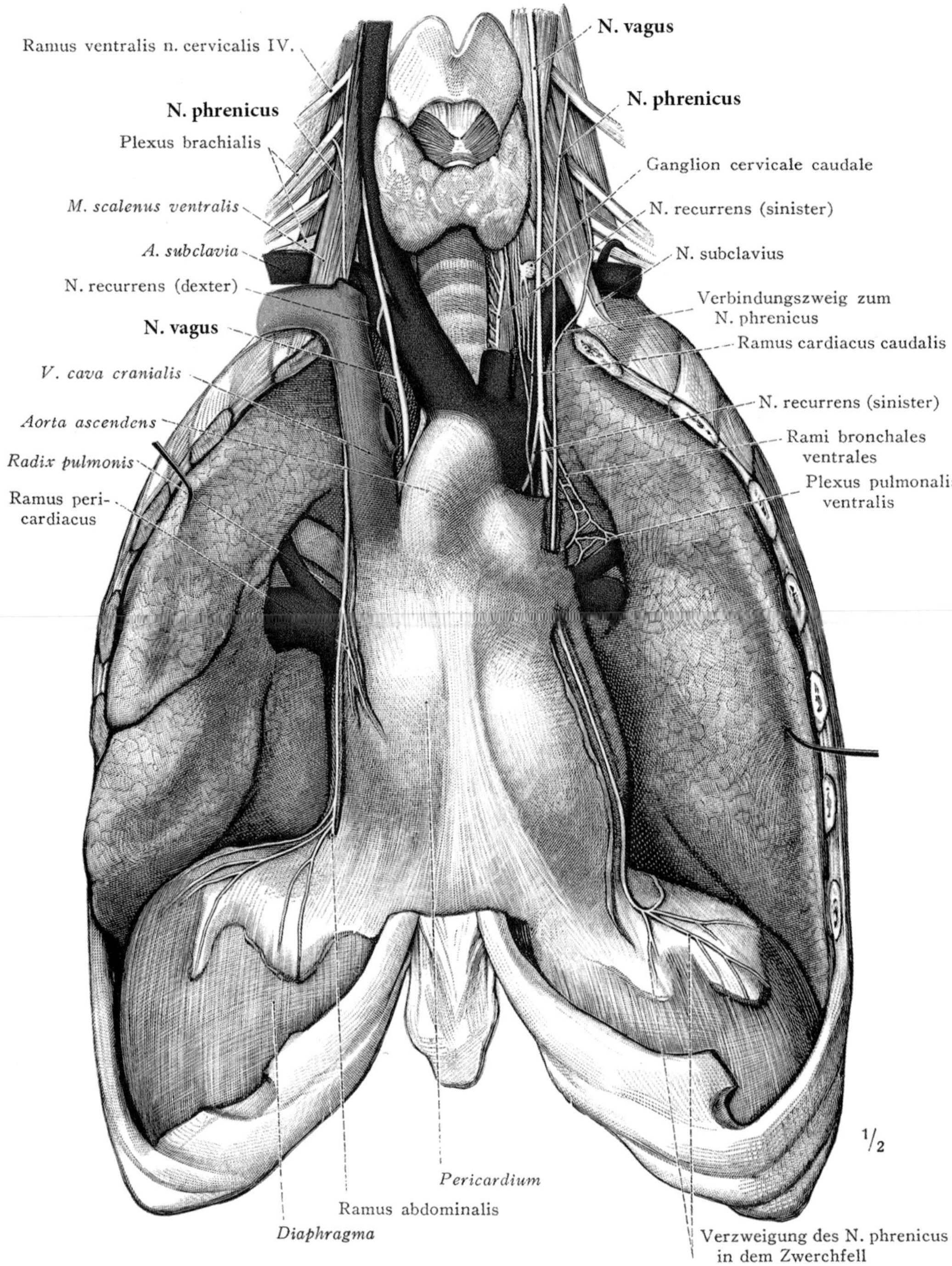

Abbildung 1.19
Der ***N. phrenicus*** und sein Lageverhältnis zum ***N. vagus*** nach seinem Austritt aus dem Segmentbereich (C3)·C4·(C5·C6). Auf seinem Weg zum Zwerchfell gibt er Äste an das Perikard, die Pleura mediastinalis und das Peritoneum ab.
[Nach Toldt 1940]

Wechselwirkungen und Zusammenhänge mit dem *N. accessorius*

Eine weitere Besonderheit des Neurotoms C4 ist die Tatsache, dass der *N. accessorius (XI)* den *M. trapezius* breitflächig von seiner Unterseite her innerviert (s. Abb. 1.12, S. 28). Da die *Pars ascendens* den größten Teil des *M. trapezius* ausmacht, finden sich hier auch die meisten Accessorius-Fasern. Als Accessorius („begleitender Zusatz des Vagus") vermittelt dieser Nerv vasodilatatorische Impulse in den *M. trapezius.* Nach Neuhuber wird die muskuläre Vasodilatation nicht parasympathisch vermittelt, sondern eher durch Nachlassen des sympathischen Vasotonus (persönliche Mitteilung 2015). Das bedeutet, dass

- die *Pars ascendens* des *M. trapezius* Impulse von allen vagusinnervierten Organen bis zur *Flexura lienalis* erhält, und dass
- die vasodilatatorische Vaguswirkung bei Erkrankung dieser Organe die von Mackenzie (1917) beschriebene Überwärmung an den Dornfortsätzen der BWS erklären könnte.

TCM: Die Zustimmungs-Punkte der Thorax- und Abdominalorgane liegen also in einem nerval besonders intensiv versorgten Gebiet, was nach meiner Analyse ihre breite Anwendungsmöglichkeit erklärt.

1.3 Der Segmentbereich C5·C6·(C7)

TCM: Lungen- und Dickdarm-Meridian

Präaxialer Bereich der oberen Extremität

Die Segmente C5·C6 stehen als postganglionäres Zielgebiet des *Ganglion cervicale medium* in enger Wechselbeziehung zu den Rückenmarkssegmenten Th3·Th4, zum Respirationstrakt und zu Larynx, Pharynx und Schilddrüse.

Darüber hinaus haben sie als präaxiale radiale Segmente der oberen Extremität mit den präaxialen tibialen Segmenten der unteren Extremität eine Wechselbeziehung und über die Pars lumbalis (C5) des Zwerchfells Beziehung zu den Beckenorganen.

Außerdem besteht zwischen den Segmenten C5·C6 und dem *N. phrenicus* (C3·C4·C5) eine enge Wechselbeziehung.

1.3.1 Die Dermatome C5·C6

Die Dermatome von C5 und C6 liegen an der oberen Extremität als *funktionell einheitliches Hautareal* von *Rami laterales* und *ventrales* in der radialen Hälfte von Oberarm und Unterarm.

Die Aussagen von Anatomen, Neurologen und Klinikern bezüglich der Dermatomgrenzen von C5 und C6 sind unterschiedlich.

Folgt man der Aussage der *Anatomen,* z. B. Braus-Elze, so liegt

- das Dermatom C5 in der radialen Hälfte des Oberarms,
- das Dermatom C6 in der radialen Hälfte des Unterarms (s. Abb. 1.20).

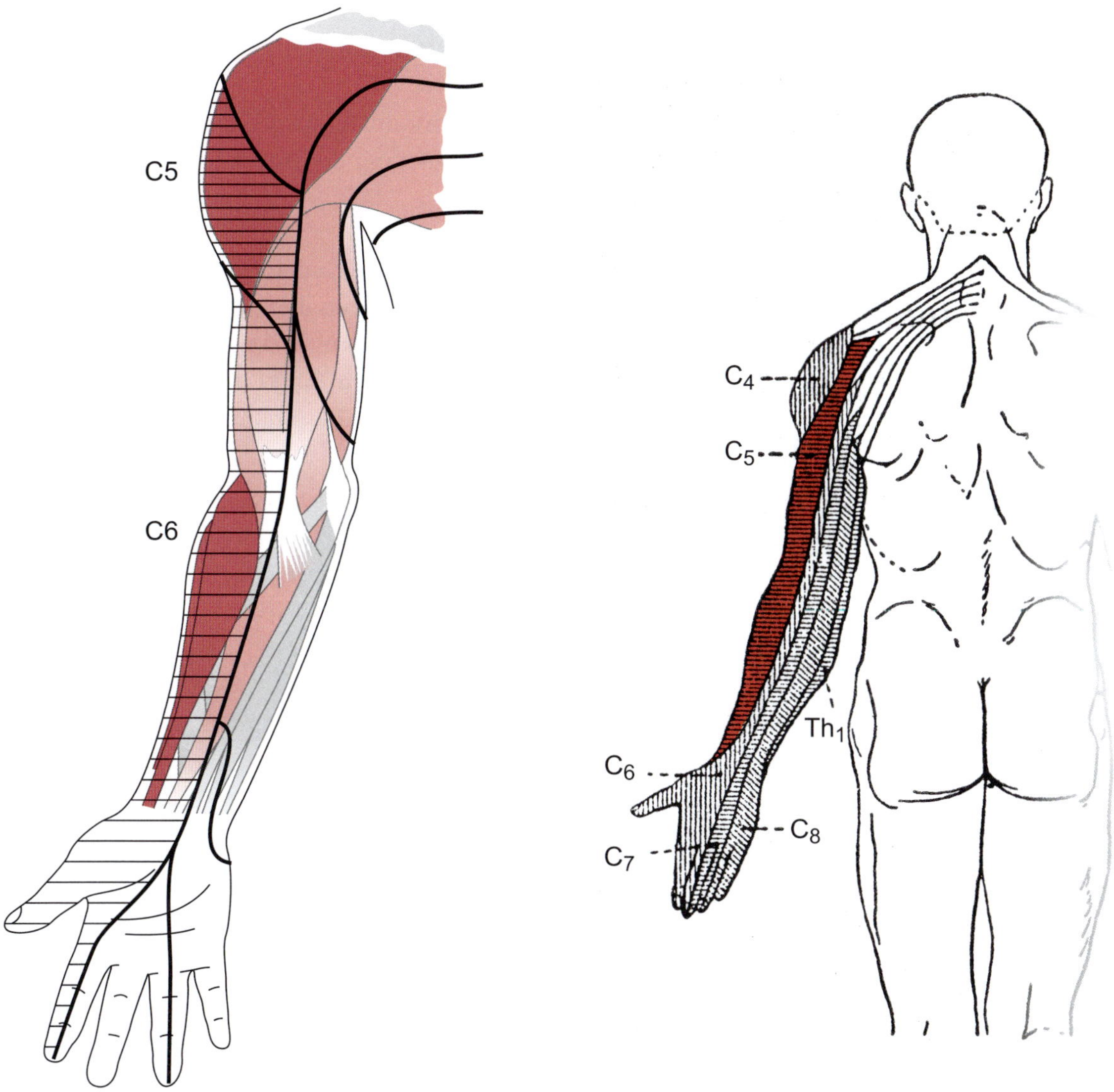

Abbildung 1.20
Links: Darstellung der Dermatome und Myotome C5·C6 in der radialen Hälfte des Arms mit unterschiedlichen Angaben der Dermatomgrenze zwischen C5 und C6 nach den verschiedenen Autoren.
Rechts: Darstellung des C5-Dermatoms von der Schulterhöhe bis zum Daumenballen.
[Nach Foerster 1936 u.a.]

Folgt man der Aussage der Neurologen FOERSTER-BUMKE (1936), so zeigt sich jedoch, dass die Reizung der Hinterwurzel C5 eine Vasodilatation bis zum Handgelenk und zum Daumenballen auslöst (s. Abb. 1.21).

FOERSTER (1936) bezeichnet dies als das vasodilatatorische Dermatom C5, eine Tatsache, die für die Interpretation der Wirkung der Akupunkturpunkte Di 4 und Lu 7 von Bedeutung ist.

Die subkutanen Dermatome C5·C6 liegen im Bereich des dorsalen Längsdrittels in Höhe des Dornfortsatzes des HWK 7. Ein Reiz an dieser Stelle, wie z. B. zwei von beiden Seiten zum Dornfortsatz HWK 7 subkutan vorgeschobene Nadeln, sind nach **TCM**-Theorie „hustenreizstillend" (Neu-Punkt 45), was auf die Beziehung zwischen den Segmenten C5·C6 und dem Respirationstrakt hinweist (s. auch Abb. 1.14a, S. 22).

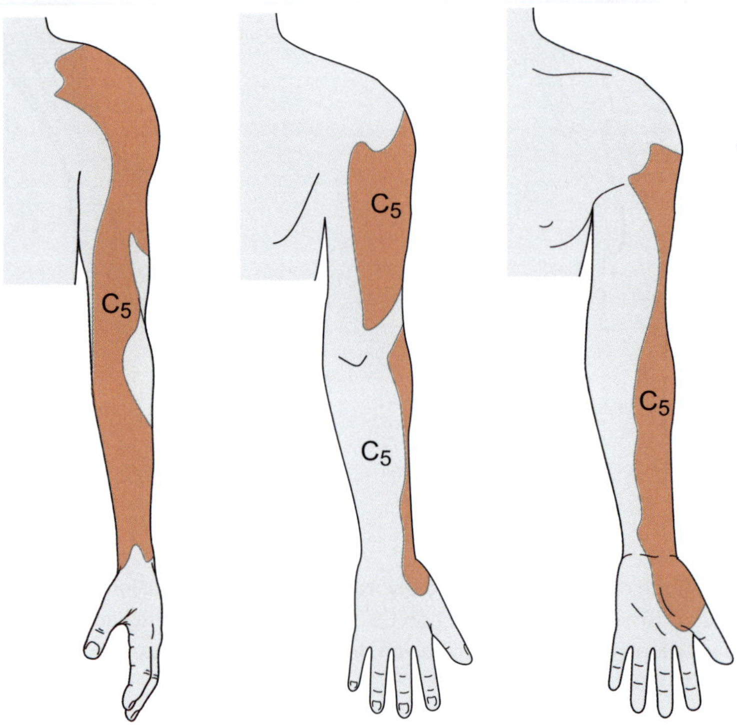

Abbildung 1.21
Darstellung des vasodilatatorischen Dermatoms C5, experimentell durch Reizung der Hinterwurzel von C5 durch Foerster (1936) ausgelöst und dargestellt.

1.3.2 Die Myotome und Sklerozonen C5·C6

Dorsal am Rücken bilden die von den *Rami laterales* innervierten **Extensoren** von C5·C6, also die *Mm. rhomboidei*, ein bei sitzenden Berufen oft schmerzhaftes Rhomboid-Areal zwischen Wirbelsäule und medialem Skapularand (6. HWK bis 4. BWK), wobei gesetzmäßig die *Mm. rhomboidei minores* vor allem aus C5-Myotomen, die *Mm. rhomboidei majores* vor allem aus C6-Myotomen bestehen.

Da beide Muskelgruppen an den Dornfortsätzen der unteren HWS und oberen BWS entspringen, werden diese zu C5·C6-Sklerozonen, die bei Irritation aller Segment-identen Myotome spontan schmerzhaft oder auf Druck schmerzhaft sein können. Ebenso kann der mediale Skapularand, der antagonistisch sowohl von den *Mm. rhomboidei* als auch von den Myotomen des *M. serratus anterior* gebildet wird (C5·C6·C7), irritiert werden (s. Abb. 1.22).

An der Wirbelsäule können die C6-Myotome bis zum 12. BWK Irritationen auslösen, da die *Pars vertebralis* des *M. latissimus dorsi* (C6) vom 6. bis zum 12. Brustwirbel reicht (s. Abb. 1.23).

Ventral am Hals bildet das C6-Myotom den *M. scalenus anterior.* Nach Brügger (1977) ist der *M. scalenus anterior* am Entstehen des Globusgefühls mitbeteiligt.

Die **Sklerozonen am Schulterblatt** zeigt die Abb. 1.24.

1
C

Sklerozonen sind Ursprungs- und Ansatzstellen der Myotome.

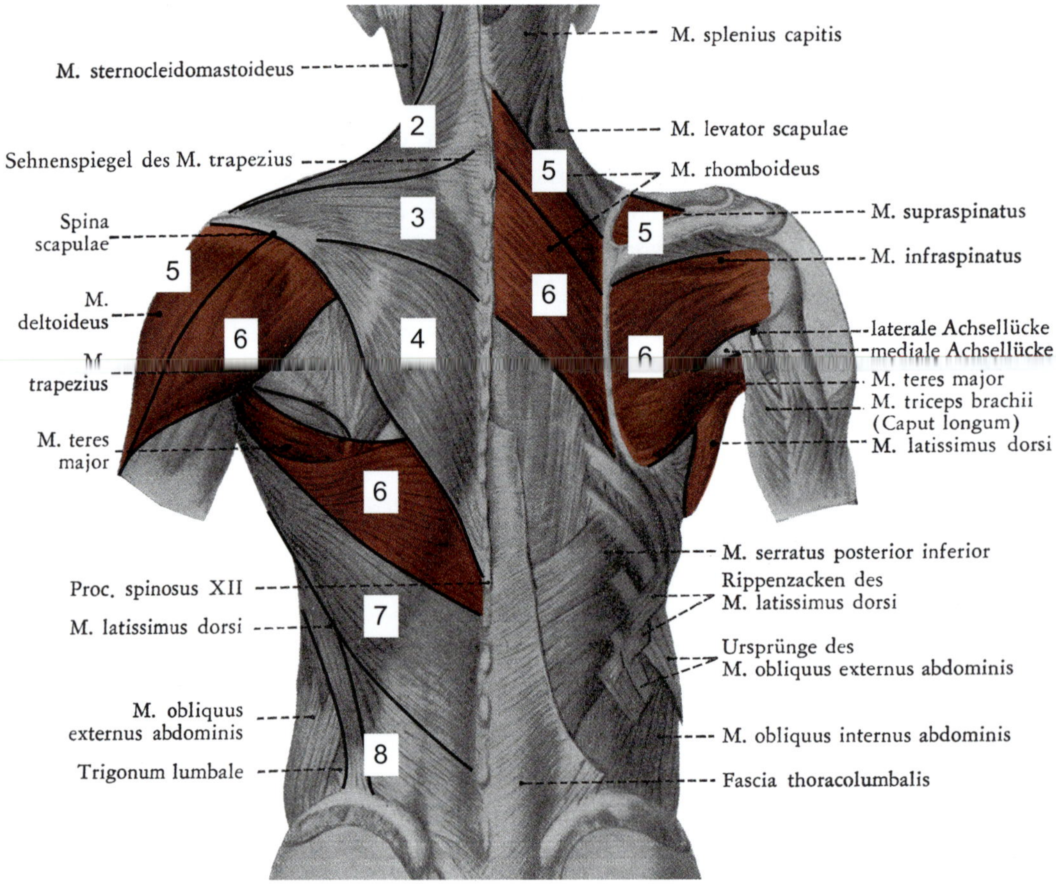

Abbildung 1.22
Die Myotome C5·C6 der oberflächlichen, eingewanderten Rückenmuskulatur im *M. deltoideus*, im *M. latissimus dorsi* und in der Schulterblattmuskulatur. [Modifiziert nach Benninghoff 1977]

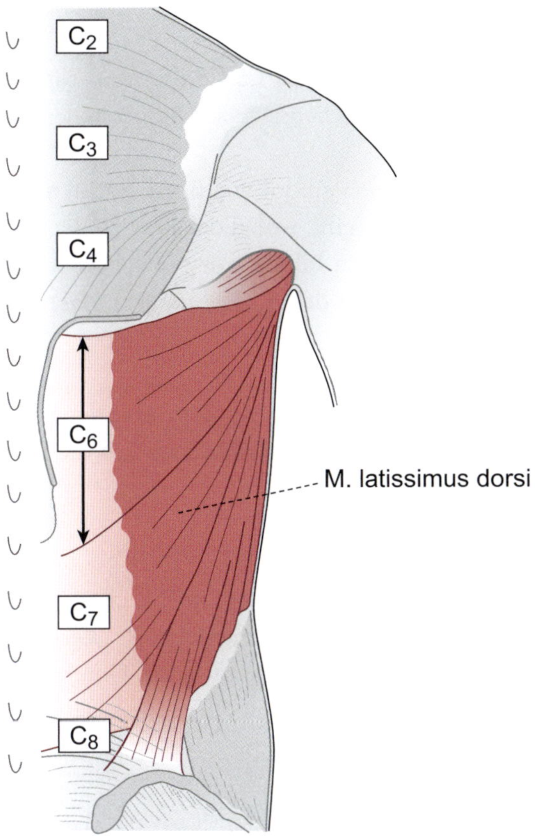

Abbildung 1.23
Die Myotome des *M. trapezius* (C2·C3·C4) und des *M. latissimus dorsi* (C6·C7·C8). Darstellung der Überschichtung der *Pars ascendens* des *M. trapezius* (C4) und der *Pars vertebralis* des *M. latissimus dorsi* (C6). Beide können die untere BWS von Th6 bis Th12 irritieren.

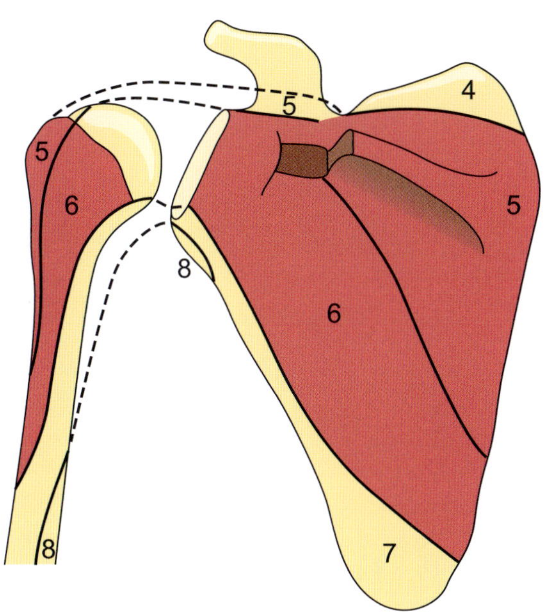

Abbildung 1.24
Die Sklerozonen C4·C5·C6·C7 am Schulterblatt. [Nach Bolk um 1890]

Am Schulterblatt bilden die Myotome C5·C6 die *Mm. supraspinatus* (C5) und *infraspinatus* (C6) mit ihren typischen Druckschmerzstellen.

Diese Myotome und Sklerozonen sind – wie Bolk (1890) aufzeigen konnte – in kranio-kaudaler Anordnung gereiht, wobei der Bereich der *Spina scapulae* einen nach kranial konkaven C5-Bogen bildet, mit typischen Schmerzarealen im lateralen Drittel der Spina (Austritt des *N. dorsalis scapulae*) und am *Tuberculum maius*.

An der oberen Extremität setzt sich die Myotomkette der Extensoren C5·C6 fort in den *M. deltoideus*, in den M. *brachioradialis* und in die Extensoren von Arm und Hand (s. Abb. 1.25).

Die **Extensoren** von C5·C6 bewirken

- eine Streckung des Schultergürtels („Kopf hoch", „Brust raus"),
- eine Abduktion des Oberarms („Imponiergehabe", „Vergrößerung"),
- eine Beugung, Pronation und Innenrotation des Unterarms („Hände in den Hüften", Betätigung der akzessorischen Atemmuskulatur bei forcierter Inspiration).

Die Myotome von C5·C6 demonstrieren damit sowohl die Imponier- und Drohhaltung als auch das „Ausgepowertsein".

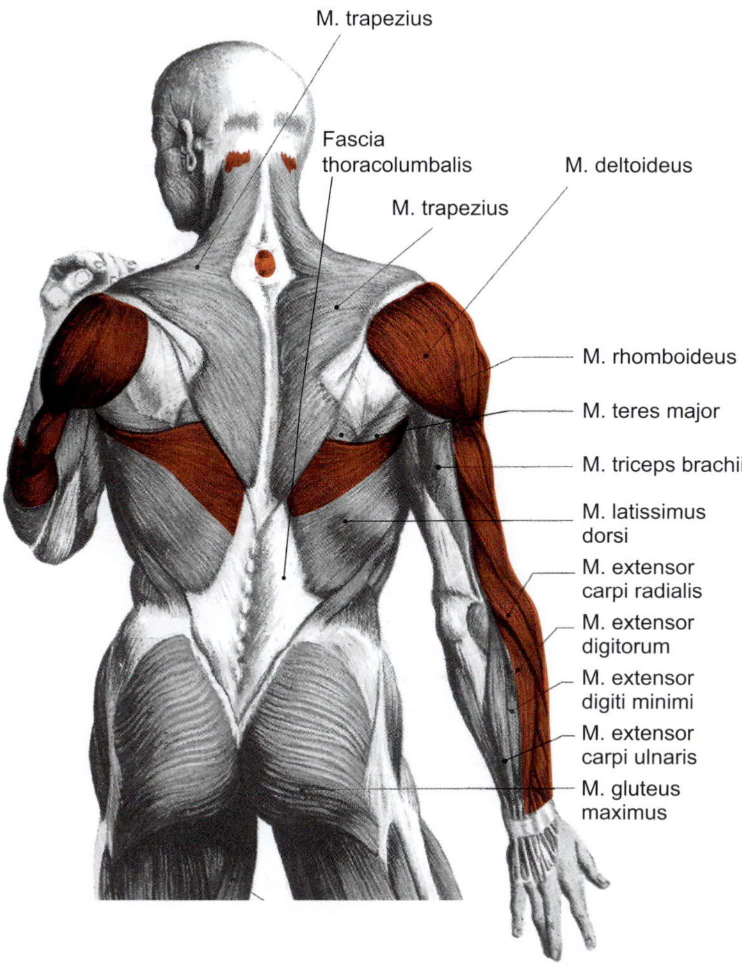

Abbildung 1.25
Darstellung der Myotome C5-C6 in den Extensoren an Arm und Rücken. [Aus einer Reklamesendung von FIF]

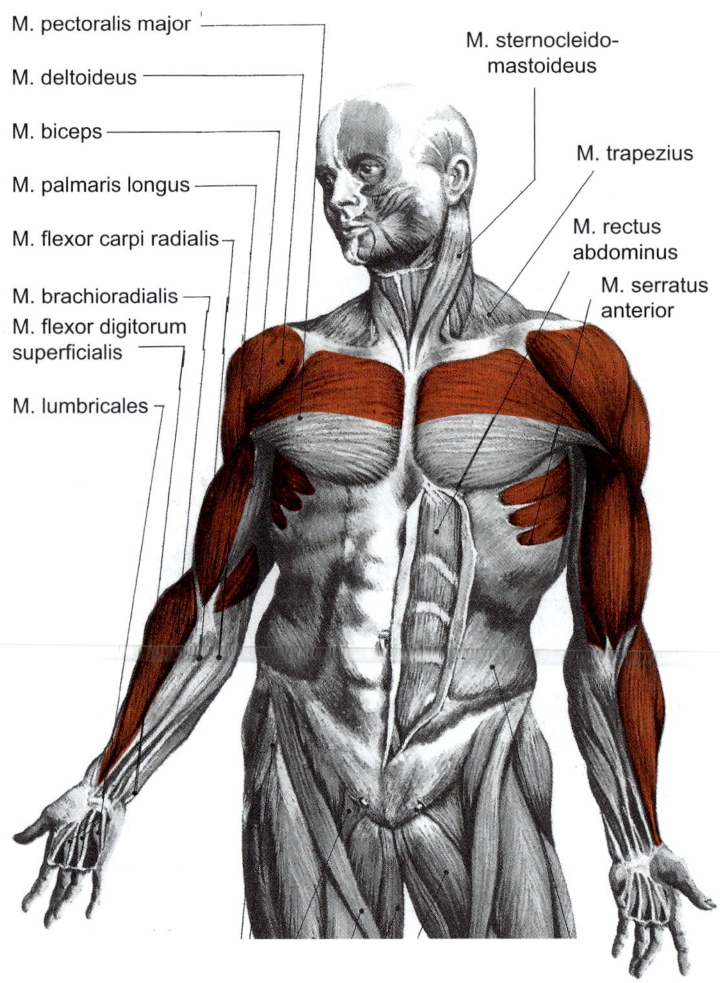

Abbildung 1.26
Darstellung der Myotome C5·C6 in den Flexoren und Adduktoren ventral am Thorax. [Aus einer Reklamesendung von FIF]

Ventral am Brustkorb bilden die von den *Rami ventrales* innervierten **Flexoren** von C5·C6 den Bereich der Klavikula *(M. subclavius)* und die *Pars sternalis* des *M. pectoralis* (in der Ontogenese des Menschen entsprach dieses einer einzigen Muskeleinheit, von der aus die restlichen Myotomanteile des *M. pectoralis* nach kaudal ausgewachsen sind, s. Abb. 1.26).

Eine Verspannung in diesem Areal bewirkt das „Schmalbrüstige" des Unterlegenen, der sich ängstlich klein macht, devot gibt und damit „den Kopf einzieht".

Das Fallenlassen der Schultern sowie die ventral konkave Haltung der BWS bedingen somit ebenfalls den „Kummerrücken" und „Witwenhöcker" der Traurigen, die „den Kopf hängen lassen".

Eine Verspannung in diesem Bereich bewirkt aber auch, wie es Brügger (1977) bei der sternalen Belastungshaltung beschreibt, ein Hitzegefühl bei der Inspiration.

TCM: „Lungen-Hitze"

Die Analyse der Körpersprache des Patienten führt den Therapeuten und den Patienten somit zu einem besseren Verstehen seiner aktuellen somato-vegetativ-psychischen Situation.

» Dies ist für den Patienten häufig der erste notwendige Schritt, durch Änderung seiner Körperhaltung seine somato-vegetativ-psychischen Beschwerden zu lindern.

Am Kopf projizieren sich die Myotome C5·C6 (s. Abb 1.7, S. 10 von Christ und Grimm) an der *Linea nuchae* in der Mitte zwischen den Ansätzen von *M. sternocleidomastoideus* und *M. trapezius*. Dieser Bereich ist immer druckschmerzhaft, wenn Myotome C5·C6 irritiert sind, und bietet daher immer auch einen Therapieansatz.

1.3.3 Beziehung von C5·C6 zum Enterotom Lunge

Die Beziehung von C5·C6 zum Enterotom Lunge besteht über den sympathischen Grenzstrang, vor allem über das *Ganglion cervicale medium* und das *Ganglion stellatum*, die gesetzmäßig Impulse von den kranial gelegenen Thoraxorganen (Respirationstrakt) empfangen und an die Segmente C5·C6 weiterleiten.

Das *Ganglion cervicale medium* existiert nicht immer isoliert. Aus segmentaler Sicht ist es mit seinen präganglionären Fasern aus Th3 und Th4 im *Ganglion stellatum* enthalten, welches ja präganglionäre Fasern aus Th2 bis Th7 erhält.

Durch die oben beschriebene Beziehung entsteht bei Lungenerkrankungen nicht nur ein oberflächenassoziierter Schmerz in den Head-Zonen am Rumpf (algetische Krankheitszeichen), sondern es entsteht auch eine oberflächenassoziierte Empfindungsstörung in den Segmenten C5·C6 an der radialen Hälfte des Arms und am Schultergürtel in Form von veränderter Piloarrektion, Schweißsekretion und Vasomotorenreaktion, was als „Schauerrieseln“ oder Kältesensation empfunden werden kann (vegetativ-reflektorische Krankheitszeichen).

Diese viszerogene Sensibilisierung kann aber auch einen ganzen Körperquadranten erfassen.

Wenn zu einer einseitigen Piloarrektion („Gänsehaut“) noch eine Vasokonstriktion (kalte Hände) und eine homolaterale Pupillenerweiterung hinzukommen, so kann dies auf ein akutes Krankheitsgeschehen von Thoraxorganen auf der gleichen Seite hinweisen (s. Abb. 1.27).

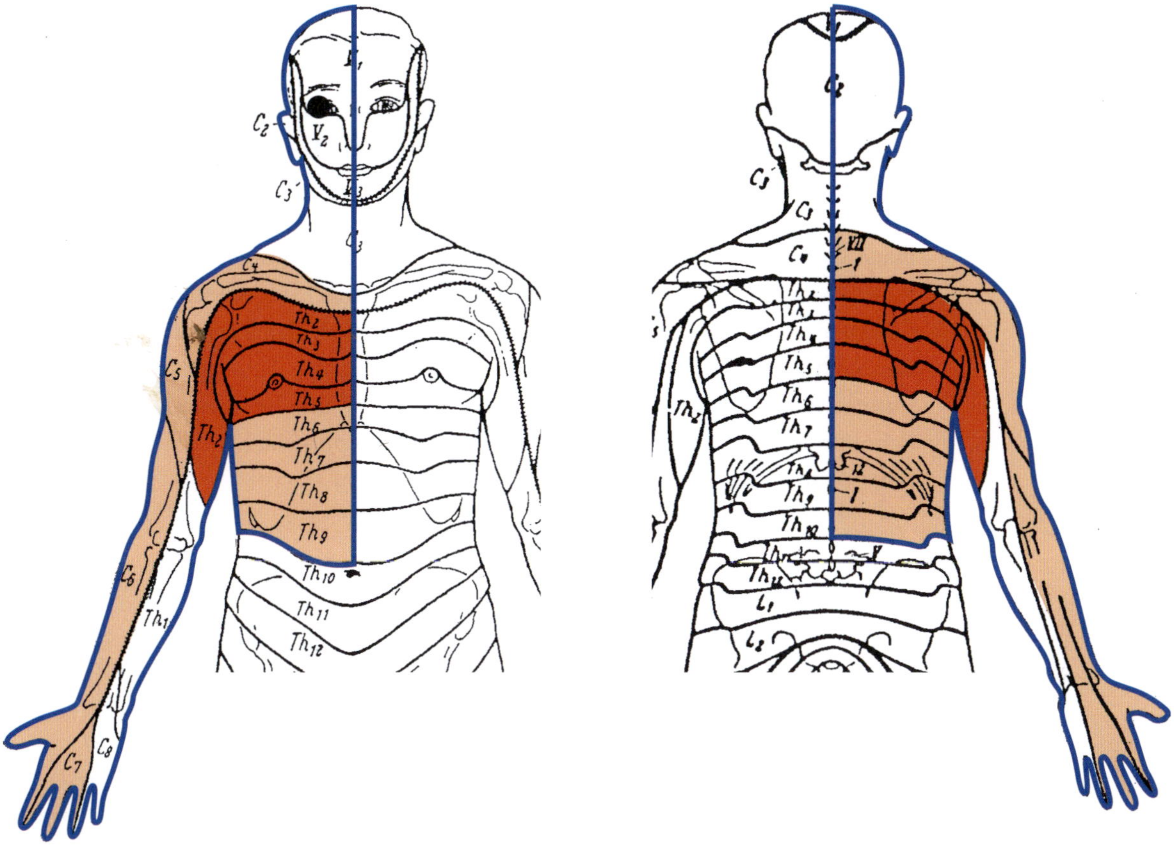

Abbildung 1.27
Die algetischen (rot) und vegetativ-reflektorischen (rosa) Projektionszonen bei Erkrankungen des Respirationstrakts. [Modifiziert nach Hansen-Schliack 1962]

1.3.4 Die Neurotome C5·C6

Rückenmarkssegmente C5·C6, sympathisches *Ganglion cervicale medium*

Aus den Rückenmarkssegmenten (C3)·C4·C5·(C6) entspringt der *N. phrenicus* als Ast des *Plexus cervico-brachialis*. Er innerviert motorisch das Zwerchfell und gelangt beim Deszensus des Diaphragma mit nach kaudal.

Nach Clara (1941) ist „der Ursprung des *N. phrenicus* nach Volksgruppen unterschiedlich." Er kann nämlich aus den Rückenmarkssegmenten C3·C4·C5 und C6 entspringen. Demnach ist auch die Lokalisation der Projektionsschmerzen bei Störungen von zwerchfellnahen Organen in die Schulter-Nacken-Region unterschiedlich. So können bei einer Volksgruppe im Gefolge einer Gallenkolik Schulter-Arm-Schmerzen, bei einer anderen Gruppe Nackenschmerzen auftreten.

Zum Impulsweg des *N. phrenicus*
Da aus allen zwerchfellnahen Oberbauchorganen Impulse in den *N. phrenicus* gelangen, können Störungen dieser Organe Projektionsschmerzen in den Segment-identen Myotomen des *N. phrenicus* im Bereich von Schulter, Arm und Nacken auslösen.

Da Projektionsschmerzen immer seiten- und segmentspezifisch sind, weisen rechtsseitige Schulter-Nacken-Schmerzen auf Störungen von Leber-Galle-Duodenum, linksseitige auf Störungen von Herz-Magen-Pankreas hin. Somit kann die von den Schmerzen an Schulter und Nacken betroffene Seite ein wichtiger differenzialdiagnostischer Hinweis auf ein jeweils betroffenes Organ sein.

1.3.5 Wechselwirkungen und Zusammenhänge

Wechselwirkungen und Zusammenhänge von C5·C6·(C7) sind nicht nur von diagnostischer und therapeutischer Bedeutung, sondern führen auch zum besseren Verstehen der Wirkungsweise der bei Störungen in diesem Bereich empfohlenen Punktekombination.

Hierzu folgende Aspekte:

- Bei Erkrankungen des Respirationstrakts entsprechen der Segmentbereich C5·C6·(C7) und der Segmentbereich Th2 bis Th7 den algetischen und vegetativ-reflektorischen Projektionszonen im oberen Quadranten, in dem folglich auch alle segmentrelevanten Akupunkturpunkte für die Behandlung von Erkrankungen des Respirationstrakts liegen.
- Der Segmentbereich C5·C6·(C7) entspricht aber auch jenem Bereich, der über postganglionäre Fasern mit dem *Ganglion cervicale medium* in Verbindung steht.
- Das *Ganglion cervicale medium* hat seinerseits über präganglionäre Fasern Verbindung zu den Rückenmarks- und Körperoberflächensegmenten Th3·Th4.

» An jenen Arealen der Körperoberfläche, an denen sich C5·C6·(C7)-Segmentanteile mit solchen von Th3·Th4 überschichten, liegen die relevanten Akupunkturpunkte für Respirationstrakt, Larynx, Pharynx und Schilddrüse (s. Abb. 1.28): Bl 13, Bl 14, KG 17, KG 22, Lu 9, Lu 7 sowie 3E 5 und Di 6. Bezüglich Lu 9 und Lu 7 siehe auch unter Gefäßinnervation (s. S. 236; s. a. Abb. 4.1, S. 355).

Der Segmentbereich C5·C6·(C7) entspricht dem präaxialen, radialen Bereich der oberen Extremität und steht in Verbindung mit dem präaxialen, also tibialen Bereich der unteren Extremität (**TCM:** *Yang-Ming*-Achse. Zur Oben-Unten-Beziehung siehe S. 184).

» Diese Beziehung erklärt die in der **TCM** empfohlene Nadelung von Ma 36, Ma 40 an der unteren Extremität in Kombination mit Lu 9, Lu 7, 3E 5 an der oberen Extremität bei Störungen des Respirationstrakts (s. Abb. 1.29).

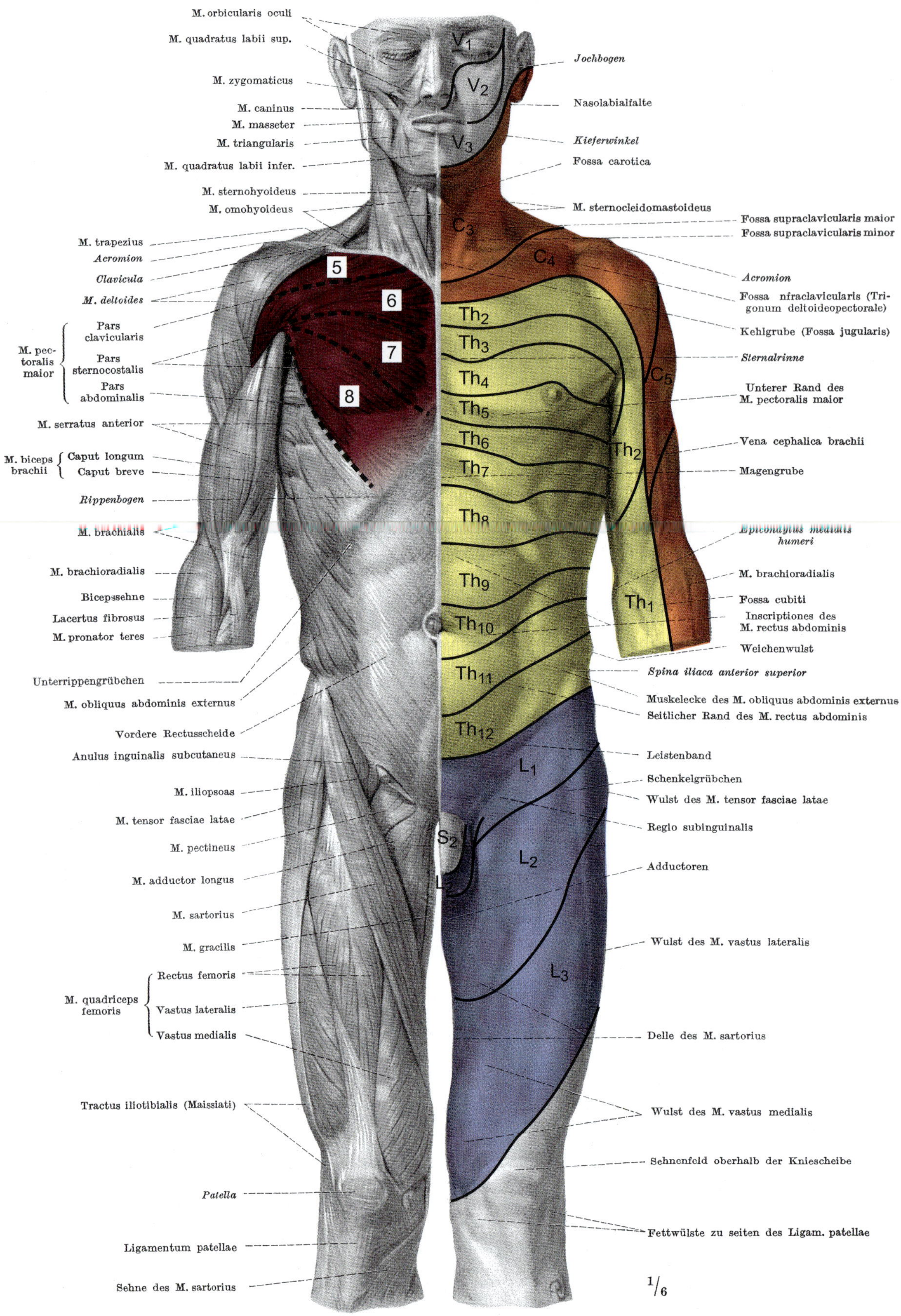

M. orbicularis oculi
M. quadratus labii sup.
M. zygomaticus
M. caninus
M. masseter
M. triangularis
M. quadratus labii infer.
M. sternohyoideus
M. omohyoideus
M. trapezius
Acromion
Clavicula
M. deltoides
M. pectoralis maior
Pars clavicularis
Pars sternocostalis
Pars abdominalis
M. serratus anterior
M. biceps brachii
Caput longum
Caput breve
Rippenbogen
M. brachialis
M. brachioradialis
Bicepssehne
Lacertus fibrosus
M. pronator teres
Unterrippengrübchen
M. obliquus abdominis externus
Vordere Rectusscheide
Anulus inguinalis subcutaneus
M. iliopsoas
M. tensor fasciae latae
M. pectineus
M. adductor longus
M. sartorius
M. gracilis
M. quadriceps femoris
Rectus femoris
Vastus lateralis
Vastus medialis
Tractus iliotibialis (Maissiati)
Patella
Ligamentum patellae
Sehne des M. sartorius
5
6
7
8
V1
V2
V3
C3
C4
C5
Th1
Th2
Th3
Th4
Th5
Th6
Th7
Th8
Th9
Th10
Th11
Th12
L1
L2
L3
S2
Jochbogen
Nasolabialfalte
Kieferwinkel
Fossa carotica
M. sternocleidomastoideus
Fossa supraclavicularis maior
Fossa supraclavicularis minor
Acromion
Fossa nfraclavicularis (Trigonum deltoideopectorale)
Kehlgrube (Fossa jugularis)
Sternalrinne
Unterer Rand des M. pectoralis maior
Vena cephalica brachii
Magengrube
Epicondylus medialis humeri
M. brachioradialis
Fossa cubiti
Inscriptiones des M. rectus abdominis
Weichenwulst
Spina iliaca anterior superior
Muskelecke des M. obliquus abdominis externus
Seitlicher Rand des M. rectus abdominis
Leistenband
Schenkelgrübchen
Wulst des M. tensor fasciae latae
Regio subinguinalis
Adductoren
Wulst des M. vastus lateralis
Delle des M. sartorius
Wulst des M. vastus medialis
Sehnenfeld oberhalb der Kniescheibe
Fettwülste zu seiten des Ligam. patellae
1/6

< **Abbildung 1.28**
Schematische Darstellung der Überschichtung der zervikal innervierten Myotome (rot) des *M. pectoralis, Pars clavicularis* C5, *Pars sternocostalis* C6·C7, *Pars abdominalis* C8, mit den thorakalen Dermatomen (gelb).
S. auch Abbildung 1.14 b. [Modifiziert nach Benninghoff und Braus-Elze 1977 und 1960]

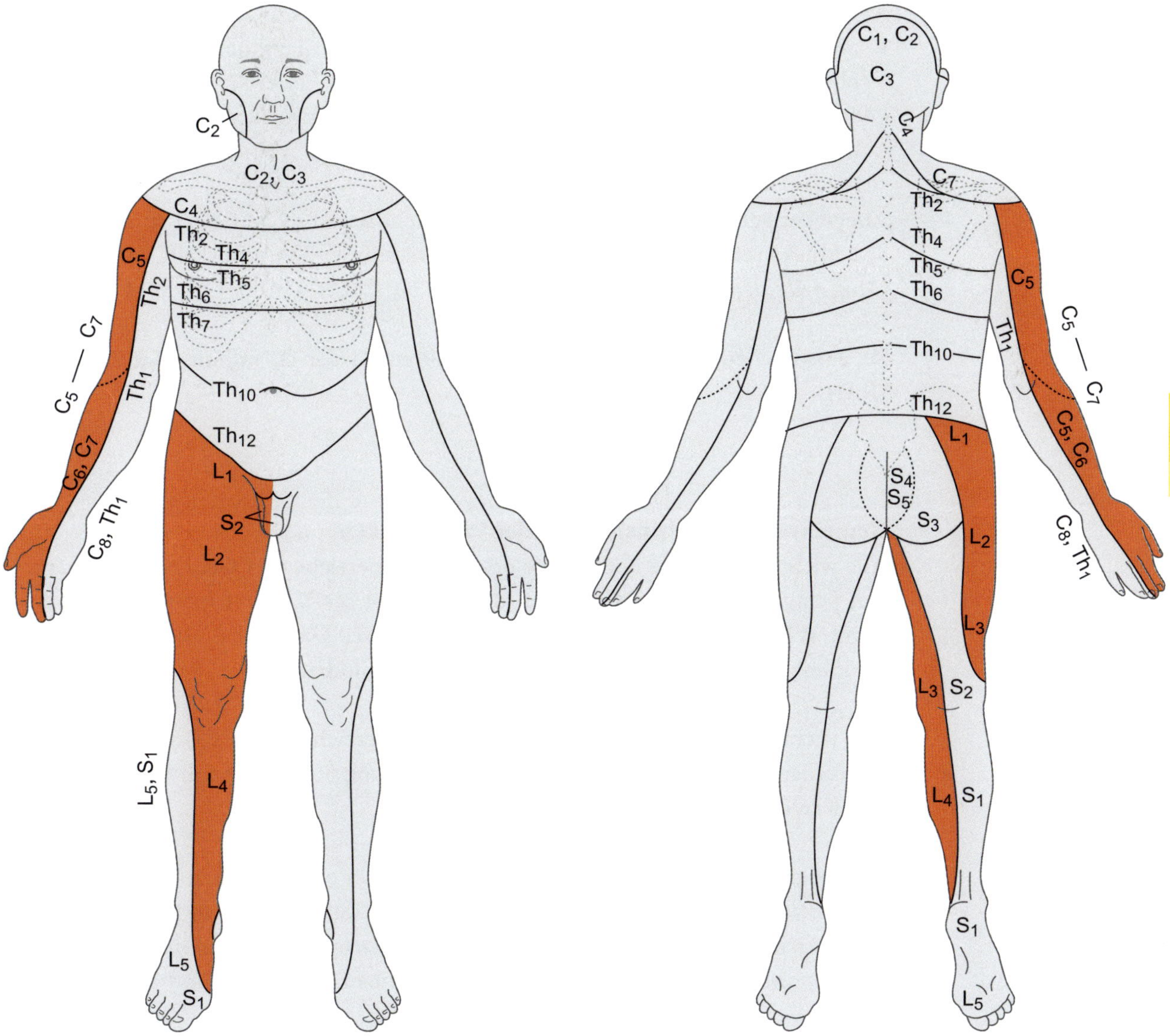

Abbildung 1.29
Darstellung der präaxialen radialen Segmente der oberen Extremität in Beziehung zu den präaxialen lumbalen Segmenten der unteren Extremität, anatomische Basis für die *Yang-Ming*-Achse in der TCM. Beachte: An den Extremitäten sind alle Segment-identen Dermatome und Myotome jeweils deckungsgleich. Beachte die unterschiedlichen Dermatomgrenzen.
[Modifiziert nach Seiffert, zitiert bei Rynberk 1910]

1.3.6 Wichtige Akupunkturpunkte und -areale des Segmentbereichs C5·C6·(C7)

TCM: Di 15, 3E 14, Di 14, 3E 13, Di 11, Di 6, 3E 5, KS 6, Lu 9, Lu 7 und z. T. Di 4, Bl 13, KG 17

Gemeinsamkeiten hinsichtlich der Lokalisation

Alle wichtigen Punkte und Areale des Segmentbereichs C5·C6·(C7) liegen

- an der radialen Armhälfte, am Schulterblatt, im Klavikularbereich und im oberen *M. pectoralis,*
- am Hinterkopf an der *Linea nuchae* zwischen *M. trapezius* und *M. sternocleidomastoideus* (Abb. 1.7, S. 10).

Alle wichtigen Punkte und Areale des Segmentbereichs C5·C6·(C7) entsprechen den Muskelreizpunkten und Nervenreizpunkten der Kennmuskeln von C5·C6 (*Mm. deltoideus, brachioradialis, biceps* und *brachialis,* s. Abb. 1.63, S. 144).

Sie entsprechen außerdem den Gefäßpunkten an der *A. radialis* (Lu 7, Lu 9, Di 11).

Gemeinsamkeiten hinsichtlich der Wirksamkeit

Alle wichtigen Punkte und Areale des Segmentbereichs C5·C6·(C7) entsprechen den postganglionären Zielgebieten des *Ganglion cervicale medium* und haben somit Wirkung auf die Versorgungsgebiete dieses Ganglions. Die Zielgebiete sind Respirationstrakt, Larynx, Pharynx und Schilddrüse.

Alle wichtigen Punkte und Areale des Segmentbereichs C5·C6·(C7) stehen ferner in Wechselwirkung mit allen Myotomen C5·C6 von Schulter, Arm, Schulterblatt und Klavikularbereich.

Außerdem stehen sie als präaxiale Segmente an der oberen Extremität in Wechselwirkung mit der präaxialen lumbalen Myotomkette an Beckengürtel und unterer Extremität (u. a. mit den *Mm. quadriceps, sartorius, gracilis, tibialis anterior* und *posterior,* den Extensoren des Fußes sowie mit der Glutealmuskulatur).

Alle wichtigen Akupunkturpunkte und -areale der C5·C6·(C7)-Segmentanteile liegen also im Bereich der **Ursprungs- und Ansatzstellen der Kennmuskeln** von C5·C6·(C7). Diese sind:

- der *M. deltoideus,*
  - Im Ursprungsbereich des *M. deltoideus* liegen die Punkte Di 15 und 3E 14.
  - Am Ansatzbereich des *M. deltoideus* liegen die Punkte Di 14 und 3E 13.
- der *M. biceps* und *M. brachialis* und
- der *M. brachioradialis.*
  - Im Ursprungsbereich des *M. brachioradialis* liegt der Punkt Di 11.
  - Im Ansatzbereich des *M. brachioradialis* am Muskel-Sehnen-Übergang liegt der Punkt Di 6.

» Die genannten Akupunkturpunkte werden bei Erkrankungen des Bewegungssystems (Oberflächenkrankheiten *Biao*) gereizt. Die Wirkung kommt nach meiner Analyse zustande **„nach Art eines Eigenreflexes“** von Myotom zu Myotom. Auch *Neuhuber* hält diesen Reflexweg aus neuroanatomischer Sicht für plausibel (persönliche Mitteilung 2015).

Reaktionsareale (Akupunkturpunkte) der Segmentanteile C5·C6·(C7) liegen ferner an **Hiatus-Linien** (s. S. 186) und **Grenzlinien** (s. S. 191), an denen nicht-metamere Dermatome aneinandergrenzen. Diese Punkte sind 3E 5 und KS 6. Sie werden sowohl bei Oberflächenkrankheiten *Biao* als auch bei Innenkrankheiten *Li* gereizt. Die Wirkung kommt zustande **„nach Art eines Fremdreflexes“** von Dermatom zu Myotom bzw. als **Kuti-viszeral-Reflex** von Dermatom zu Enterotom.

Reaktionsareale (Akupunkturpunkte) der C5·C6·(C7)-Segmentanteile liegen ferner im **„erweiterten Segment"**. Dieses kommt zustande durch **Überlagerung von relevanten, nicht-Segment-identen Dermatomen und Myotomen.** So werden die Myotome C5·C6·(C7) ventral und dorsal am Rumpf überlagert von den Dermatomen Th2 bis Th5 (s. S. Abb. 1.14a, S. 22). Die Weiterleitung eines Impulses zwischen nicht-Segment-identen Dermatomen und Myotomen erfolgt durch das perivaskuläre sympathische Geflecht der Gefäße, die diese nicht-Segment-identen Schichten miteinander verbinden. So verbinden zum Beispiel Äste der Interkostalarterien (Th2 bis Th5) die autochthone Rumpfmuskulatur mit der eingewanderten Extremitätenmuskulatur (C5·C6-[C7]).

Das „erweiterte Segment" entsteht aber auch, weil gesetzmäßig Impulse innerer Organe im Grenzstrang an die Extremitäten weitergeleitet werden. So wird zum Beispiel ein Impuls aus dem Enterotom Lunge (Th2 bis Th5) über den Grenzstrang an die C5·C6·(C7)-Segmentanteile Dermatom, Myotom und Sklerozone am Arm weitergeleitet (s. S. 44).

Gleichzeitig erreicht ein Impuls aus dem Enterotom Lunge aber immer auch die eingewanderte Extremitätenmuskulatur am Rumpf, in diesem Fall die obere Hälfte vom *M. pectoralis* und die Schulterblattmuskulatur (C5·C6).

Reaktionsareale (Akupunkturpunkte) der Segmentanteile C5·C6·(C7) liegen darüber hinaus im Bereich des **Gefäß-Nerven-Strangs** der *A. radialis* und des *N. radialis* am Handgelenk bzw. der *A. brachialis* am Ellenbogengelenk.

Der Reiz gelangt also vom Vasotom zum Enterotom und umgekehrt vom Enterotom zum Vasotom **„nach Art eines neuro-vaskulären Reflexes"** (Lazorthes 1949).

TCM: Der entsprechende Akupunkturpunkt am Gefäß-Nerven-Strang der *A. radialis* am Handgelenk ist der Punkt Lu 9 (Quell-Punkt).

1.4 Der Segmentbereich C8·Th1·Th2

TCM: Herz- und Dünndarm-Meridian

Postaxialer Bereich der oberen Extremität

Die Segmente C8·Th1·Th2 im Rückenmark liefern die präganglionären Fasern für das *Ganglion cervicale superius* und stehen daher in enger Wechselbeziehung zum postganglionären Zielgebiet dieses Ganglions, nämlich den Segmenten C1·C2·C3·C4, den Hirnnerven Trigeminus (V), Fazialis (VII), Glossopharyngeus (IX), Vagus (X), Akzessorius (XI), Hypoglossus (XII) (nicht im Bild) u. a. (Abb. 1.30).

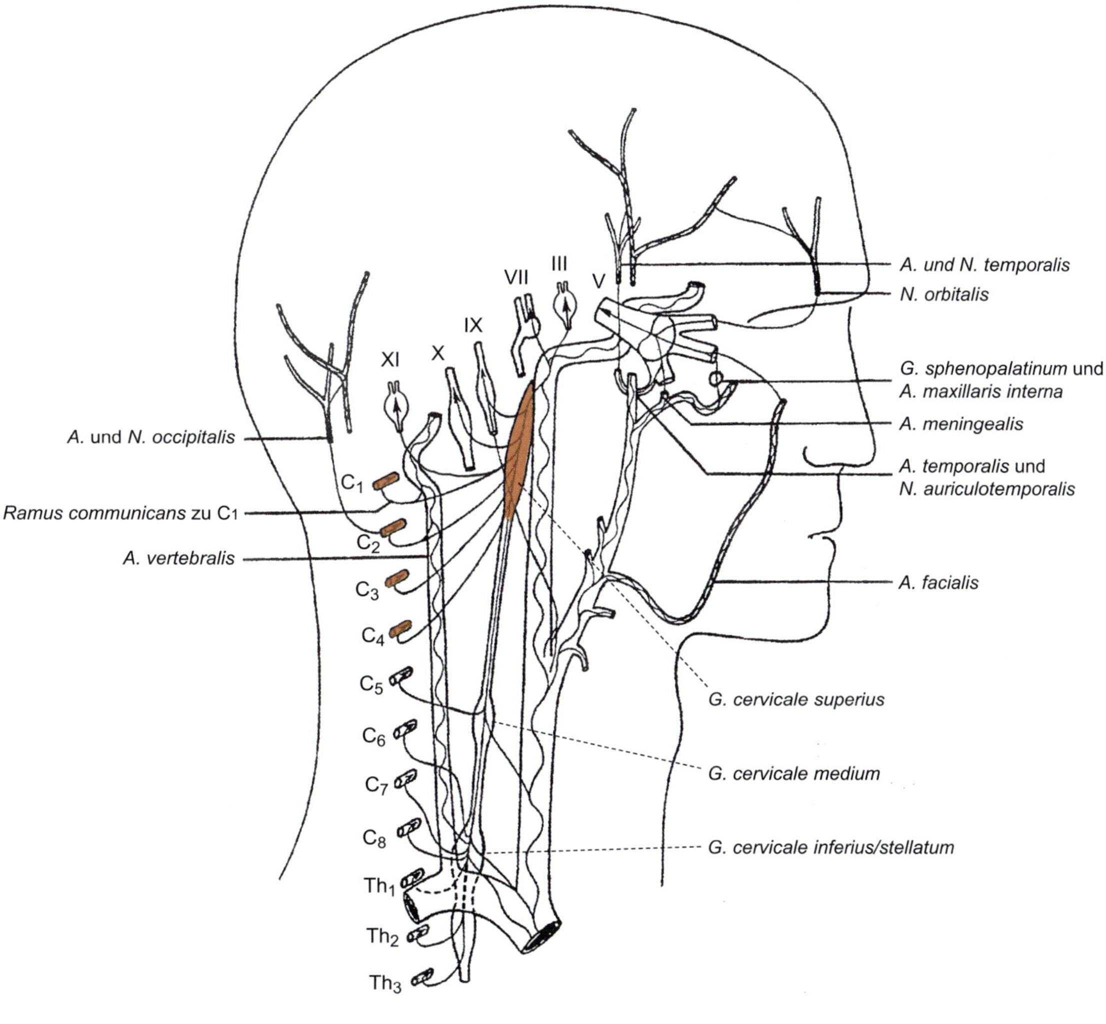

Abbildung 1.30
Das *Ganglion cervicale superius* mit seinen postganglionären Verbindungen zu C1·C2·C3·C4 und Hirnnerven. [Aus Lazorthes 1949]

Darüber hinaus stehen die Segmente C8·Th1·Th2 in enger Wechselbeziehung zum *N. phrenicus* sowie zum perivasalen sympathischen Geflecht der *A. carotis* und *A. vertebralis.*

Außerdem beeinflussen sie alle verstreuten Myotome C8 an der Körperoberfläche*, vor allem die tiefe Handmuskulatur und den kaudalen Anteil des *M. latissimus dorsi.*

Als postaxiale ulnare Segmente der oberen Extremität stehen die Segmente C8·Th1·Th2 ferner mit den postaxialen dorso-fibularen Segmenten der unteren Extremität in Wechselbeziehung.

Desweiteren haben sie Einfluss auf die Thoraxorgane.

---

* Statt von „Körperoberfläche" sollte man besser von Körperwand sprechen, da alle Schichten betroffen sind.

1.4.1 Die Dermatome C8·Th1·Th2

Der oberflächliche Segmentbereich von C8·Th1·Th2 erstreckt sich vom Austritt der Spinalnerven C8·Th1·Th2 am zerviko-thorakalen Übergang bis zum unteren Rücken sowie über die dorso-ulnare Hälfte des Arms bis zur tiefen Handmuskulatur.

Am Rumpf liegen sie als subkutane Dermatome im Bereich der Dornfortsätze C7 bis Th3 (s. Abb. 1.13, S. 21).

An der oberen Extremität liegen sie in der dorso-ulnaren Hälfte von Ober- und Unterarm sowohl beuge- als auch streckseitig.

An der Hand bedecken sie vor allem die Handinnenfläche.
Dies erklärt z.B. die Lokalisation des sog. „Hausfrauenekzems" in der Handinnenfläche bei gleichzeitig bestehenden zerviko-thorakalen Störungen („vertebragene Sensibilisierung der Haut").

Die Segmente C8·Th1·Th2 bilden ventral und dorsal an der Längsachse der oberen Extremität eine jeweils breite Hiatus-Linie (Grenzlinie) mit den radialen Segmenten C5·C6·C7 (s. Abb. 1.31).

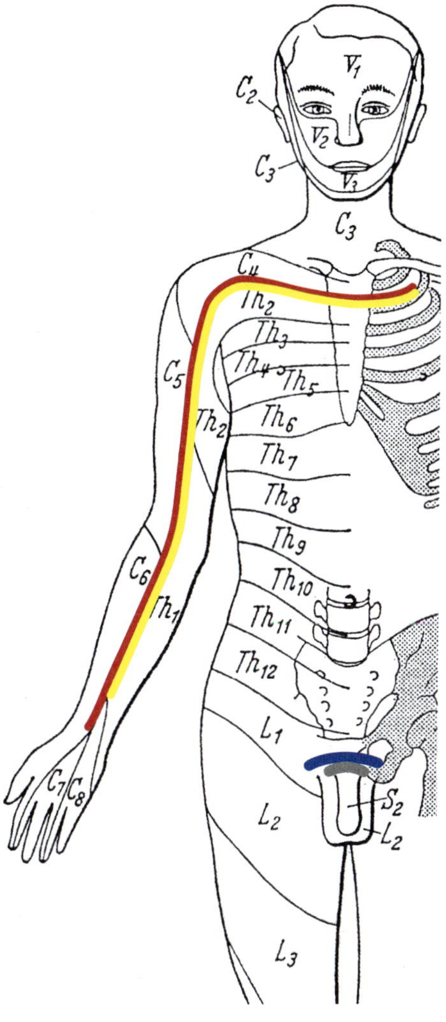

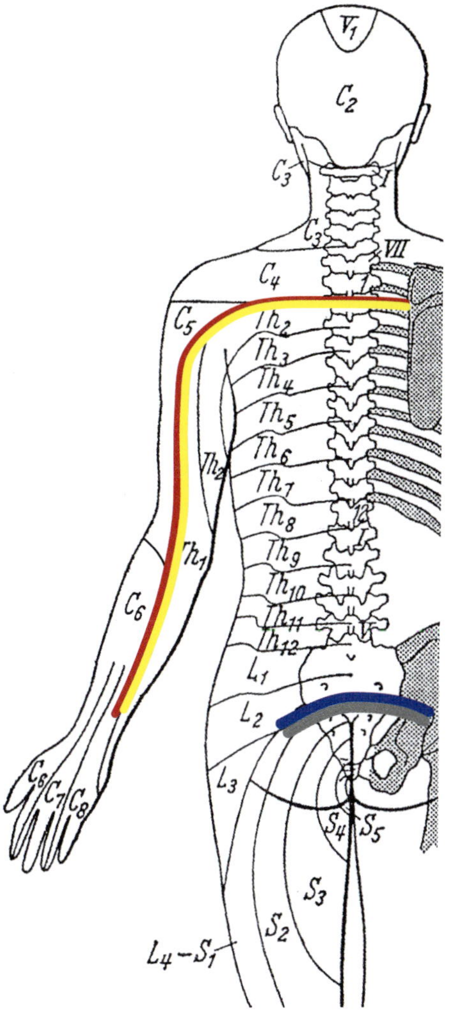

Abbildung 1.31
Die Hiatus-Linien an der Beuge- und Streckseite der oberen Extremität (in der Abbildung rot und gelb) als Grenzen zwischen den nicht-metameren Dermatomen C5·C6 und Th1·Th2.
Die Hiatus-Linien ventral und dorsal im Beckenbereich (in der Abbildung blau und grau) als Grenzen zwischen den nicht-metameren Dermatomen L2 und S2.
[Modifiziert nach Kunert 1975]

1.4.2 Die Myotome und Sklerozonen C8·Th1·Th2

Am Rumpf ventral liegen sie in der *Pars abdominalis* des *M. pectoralis.*

Am Rumpf dorsal liegen sie als *Pars iliaca (Pars longa)* des *M. latissimus dorsi* am medialen Beckenkamm und im Iliosakralgelenksbereich.

Außerdem bilden die Myotome und Sklerozonen C8·Th1·Th2 **am zerviko-thorakalen Übergang** anteilig die autochthone Rückenmuskulatur.

An der oberen Extremität liegen sie im Bereich des *M. triceps,* des *M. extensor carpi radialis* und *ulnaris,* des *M. flexor carpi ulnaris* sowie im Bereich der tiefen Handmuskulatur (s. Abb. 1.32).

Die einzelnen Myotome von C8·Th1·Th2 stehen in Wechselbeziehung

- mit allen anderen Myotomen und Sklerozonen C8·Th1·Th2 „nach Art eines **Eigenreflexes**",
- mit den Dermatomen C8·Th1·Th2 „nach Art eines **Fremdreflexes**".

Die Verteilung der Myotome sowohl am zerviko-thorakalen als auch am lumbo-sakralen Übergang erklärt zum einen, dass bei Störungen am zerviko-thorakalen Übergang auch Druck- und/oder Klopfschmerzen am lumbo-sakralen Übergang auftreten können. Zum anderen erklärt es die Wechselwirkung zwischen Segment-identen Myotomen an oberer Extremität und Rücken, in diesem Fall zwischen der tiefen Handmuskulatur (C8) und der Sklerozone an Iliosakralgelenk bzw. Beckenkamm (C8).

TCM: Handpunkt 1 bzw. Di 4 und Dü 3 mit Wirkung auf den Lumbosakralbereich.

Sklerozonen sind Ursprungs- und Ansatzstellen der Myotome.

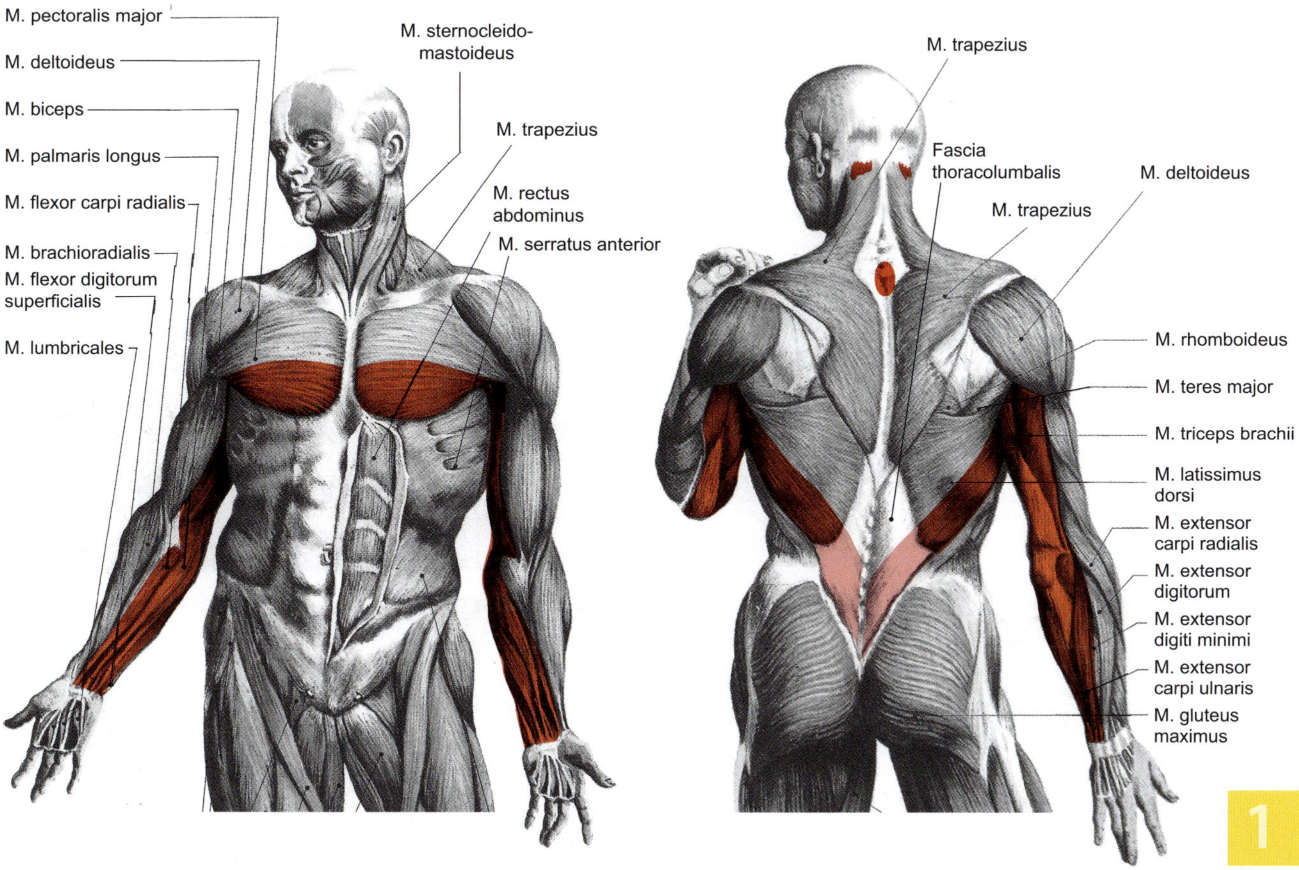

Abbildung 1.32
Darstellung der Myotome C8·Th1·Th2 dorso-ulnar an der oberen Extremität, im *M. pectoralis* als *Pars abdominalis* (C8), im *M. latissimus dorsi* als *Pars longa* (C8) und an der angrenzenden *Fascia thoracolumbalis.*
[Aus einer Reklamesendung von FIF]

In nachfolgender Tabelle 1.3 von Foerster (1936), Hansen-Schliack (1962) u. a. sind alle zervikalen Myotome und die Myotome Th1 und Th2 in ihrer Beziehung zu Arm- und Schultergürtelmuskulatur dargestellt.

Tabelle 1.3 Die Muskeln der oberen Extremitäten und ihre Myotomzuordnung. [In Anlehnung an Foerster 1936]

Region	Muskel	C 3	C 4	C 5	C 6	C 7	C 8	Th 1
	Subclavius		(x)	x	x			
	Levator scapulae	x	x	x				
Schulter und Rumpf	Rhomboidei		x	x				
	Deltoideus		(x)	x	x			
	Supraspinatus		(x)	x	x			
	Infaspinatus			x	x			
	Teres minor			x	x			
	Serratus anterior			x	x	x	(x)	
	Subscapularis			(x)	x	x	x	
	Pectoralis major			(x)	x	x	x	(x)
	Pectoralis minor				x	x	x	
	Latissimus dorsi				x	x	x	
	Teres major				x	x	x	
Oberarm	Biceps brachii			x	x			
	Brachialis			x	x			
	Coracobrachialis				x	x	(x)	
	Triceps brachii				x	x	x	(x)
Unterarm	Brachioradialis			x	x			
	Supinator			x	x	(x)		
	Extensor carpi radialis longus				x	x	(x)	
	Extensor carpi radialis brevis				(x)	x	(x)	
	Extensor digitor communis				(x)	x	x	
	Extensor carpi ulnaris				(x)	x	x	
	Abductor pollicis longus				(x)	x	x	
	Extensor pollicis longus					(x)	x	(x)
	Extensor indicis proprius					(x)	x	(x)
	Extensor pollicis brevis					(x)	x	(x)
	Pronator teres				x	x		
	Flexor carpi radialis				(x)	x	(x)	
	Flexor carpi ulnaris					x	x	(x)
	Flexor digitorum superficialis					x	x	(x)
	Palmaris longus					(x)	x	x
	Flexor digitorum profundus					(x)	x	x
	Flexor pollicis longus					(x)	x	x
	Pronator quadratus					(x)	x	x
Hand	Lumbricrales					(x)	x	x
	Opponens pollicis				(x)	x	x	(x)
	Flexor pollicis brevis				x	x	x	(x)
	Abductor pollicis brevis				x	x		
	Adductor pollicis					x	x	x
	Hypothenar					(x)	x	(x)
	Interossei					(x)	x	x

Häufige Schmerzareale an Myotomen und Sklerozonen von C8·Th1·Th2:

- Am Oberarm der Bereich des *Tuberculum minus,*
- am Ellenbogen dorsal der Aufstützbereich,
- am Handgelenk ulnar der Bereich des *Processus styloideus,*
- am Rücken die Pars angularis des *M. latissimus dorsi* am unteren Skapularand und die *Pars iliaca* des *M. latissimus dorsi* im Iliosakralgelenksbereich.

Die von *Rami laterales* innervierten Extensoren bzw. die von *Rami ventrales* innervierten Flexoren bilden jeweils eine Art **metamerer Schmerzkette.**

Beispiel für die Schmerzkette der Extensoren:
Hier sind der Bereich des 7. Halswirbels, der *Angulus inferior* der Skapula und der kaudale Anteil des *M. latissimus dorsi* oft gleichzeitig schmerzempfindlich. Ist nur eine dieser Stellen spontan schmerzhaft, so bietet die Kenntnis der Segmentkette von C8·Th1·Th2 die Möglichkeit, an den anderen Gliedern der Schmerzkette gezielt nach Arealen zu suchen, die nicht spontan schmerzhaft sind, sondern nur auf Druck oder auf Klopfen hin reagieren und so gegebenenfalls einen zusätzlichen Therapieansatz bieten.

Eine Therapie erfolgt darüber hinaus nicht nur lokal, sondern auch an den Segment-identen Myotomen C8·Th1·Th2 der Hand.

TCM: Handpunkt 1, Di 4, Dü 3.

Beispiel für die Schmerzkette der Flexoren:
Hier sind der kaudale Anteil des *M. pectoralis major*, die Korakoidspitze, der *Epicondylus ulnaris humeri* und der *Processus styloideus* der Ulna oft gleichzeitig schmerzempfindlich.

Auch hier gilt: Ist nur eine dieser Stellen spontan schmerzhaft, so bietet die Kenntnis der metameren Segmentkette von C8·Th1·Th2 die Möglichkeit, an den anderen Gliedern der Schmerzkette gezielt nach Arealen zu suchen, die nur auf Druck oder auf Klopfen hin schmerzhaft sind und auch hier gegebenenfalls einen zusätzlichen Therapieansatz bieten.

Eine Therapie erfolgt darüber hinaus nicht nur lokal, sondern auch am Segmentidenten *M. flexor carpi ulnaris*.

TCM: *xin pin*

» Die tiefe Handmuskulatur (*Mm. interossei* und *Mm. lumbricales*) **besteht nach** Ansicht der meisten Anatomen aus den Myotomen C8 bis Th1. Von einem Reiz dieser Myotome aus erreicht man, wie schon vorher beschrieben, die autochthone Rückenmuskulatur im Bereich des 7. Halswirbels und **auch** das Myotom C8 des *M. latissimus dorsi* im Bereich des Beckenkamms.

Außerdem können Impulse von der tiefen Handmuskulatur (C8·Th1), z. B. am Punkt Di 4, die Rückenmarkssegmente C8·Th1 erreichen und damit über präganglionäre Fasern das *Ganglion cervicale superius* (s. Abb. 1.10, S. 14 und Tabelle 1.4, Verteilungsmodus der Grenzstrangganglien).

Da das *Ganglion cervicale superius* seinerseits u.a. mit den Hirnnerven Trigeminus (V), Fazialis (VII), Glossopharyngeus (IX), Vagus (X), Accessorius (XI), Hypoglossus (XII) u. a. in Beziehung steht und darüber hinaus auch mit den Oberflächensegmenten C1·C2·C3·C4 Verbindung aufnimmt, kann ein Reiz von der tiefen Handmuskulatur, z. B. vom Punkt Di 4 aus, die Versorgungsgebiete aller genannten Hirnnerven und Spinalnerven erreichen.

» Dies erklärt, warum der Akupunkturpunkt Di 4 z. B. bei Trigeminusneuralgie, Fazialislähmung, Halsschmerzen, Nackenschmerzen, Kopfschmerzen an Stirn und Hinterkopf sowie Hautirritationen an Gesicht, Hals, Hinterkopf und Nacken eine Wirkung ausüben kann, wie auch auf den Lumbosakralbereich. Die beschriebene breite Vernetzung des Akupunkturpunkts Di 4 aus Sicht der segmentalen Innervation erklärt sein breites Wirkungsspektrum im Bereich von Gesicht und Kopf. Es zeigt darüber hinaus, dass es tatsächlich eine **periphere Projektion sympathischer Ganglien** gibt, wie sie von Rynberk (1908) postuliert wurde.

Außerdem sind die beschriebenen Zusammenhänge nach meiner Analyse eine Erklärung für die **Sonderform Handakupunktur:** Der in der Abb. 1.33 dargestellte Homunculus der Hand repräsentiert in auffälliger Übereinstimmung all jene Areale an Kopf, Gesicht und Rumpf, die mit C8·Th1 in Beziehung stehen, wobei Kopf und Gesicht proportional überrepräsentiert sind.

» Die Sonderform der Handakupunktur entspricht demnach der peripheren Projektion des *Ganglion cervicale superius,* wobei seine präganglionären Fasern (C8·Th1) und seine postganglionären Fasern (C1·C2·C3·C4) hier zur Deckung kommen.

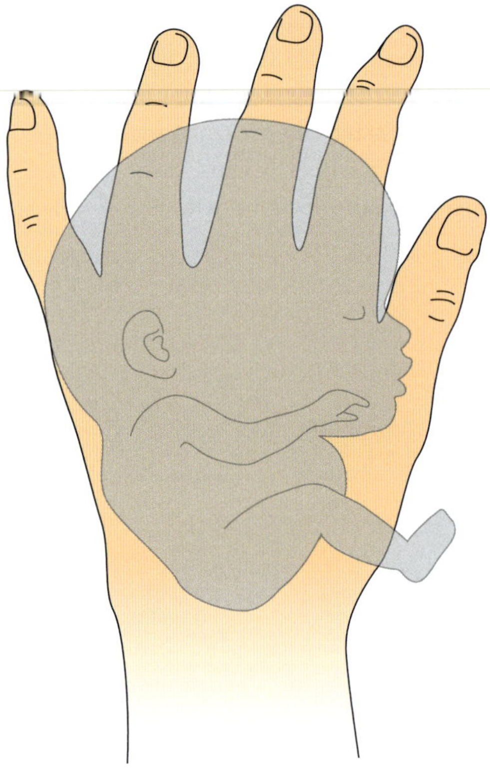

Abbildung 1.33
Darstellung der Sonderform Handakupunktur. Der Homunculus entspricht dabei den postganglionären Fasern des *Ganglion cervicale superius* (Kopf, Hals, Nacken, Gesicht), den Segment-identen Myotomen von C8·Th1 an Arm und unterem Rücken und der postaxialen S1·S2-Muskulatur des Beins.
Die postganglionären Fasern des *Ganglion cervicale superius* (C1·C2·C3·C4) decken sich an der Hand mit seinen präganglionären Fasern (C8·Th1).
Die somatosensiblen Fasern von der Peripherie zum Rückenmark und die präganglionären Fasern vom Rückenmark zum Ganglion sind Segment-ident.

1.4.3 Beziehungen von C8·Th1·Th2 zum Enterotom Herz

Zum Enterotom C8·Th1·Th2 gehört nur ein Teil des Herzens (Ventrikel C8 bis Th4). Der Vorhof gehört zu Th5 bis Th7. Durch die embryologisch bedingte Herzdrehung liegt der Vorhof segmental tiefer als der Ventrikel. Das Herz steht über segmentale afferente und efferente Fasern mit den Oberflächensegmenten C8 bis Th7 in Wechselbeziehung (s. Abb. 1.34).

Am Rumpf projiziert sich das Enterotom Herz als assoziierter Oberflächenschmerz (algetische Zone Head) in den kaudalen Bereich des *M. pectoralis,* in den Sternokostalbereich sowie in den Bereich des *Angulus inferior* der Skapula. Klinisch: Schmerzhafte „Brustenge".

An der oberen Extremität projiziert sich der assoziierte Oberflächenschmerz in die ulnare Hälfte des Unterarms und die kleinfingerseitige Hälfte der Hand.

Am Kopf projiziert sich das Enterotom u.a. in das Mastoid (Liebmann-Druckpunkt), in den Oberkieferbereich, seitliche Nase (Vagus-Projektion s. S. 333) sowie in die Zunge (Th1-Fasern finden sich nach Bolk auch in der Zungenmuskulatur).

TCM: „Die Zunge ist der Öffner des Herzens", d.h. das Herz „offenbart" sich in Zunge und Sprache.

Nach Neuhuber (persönliche Mitteilung 2015) ist diese Annahme „sehr gewagt". Meines Erachtens kann aber ein Reiz an Th1 in der Peripherie (z.B. He 7, He 5) eine Wirkung an Th1-Fasern in der Zunge auslösen („von Myotom zu Myotom").

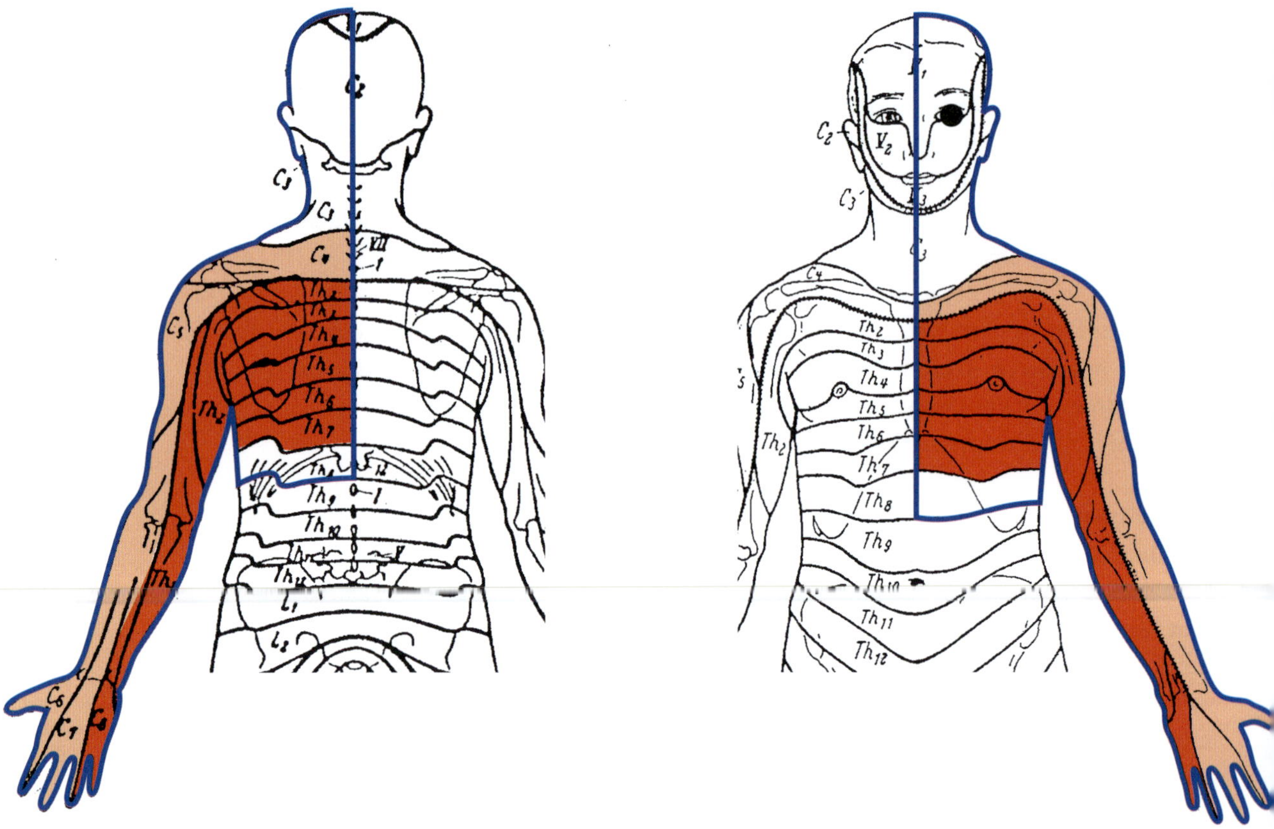

Abbildung 1.34
Die algetischen (rot) und vegetativ-reflektorischen (rosa) Projektionszonen bei Erkrankungen des Herzens.
[Aus Wancura-Kampik 2017, modifiziert nach Hansen-Schliack 1962]

1.4.4 Die Neurotome C8·Th1·Th2

Sie präsentieren sich in Form einer Verdickung im oberen Rückenmark als sogenanntes *Centrum ciliospinale* (enthalten in der *Intumescentia cervicalis*). Dieses erhält nach HANSEN-SCHLIACK 1962 Impulse aus allen inneren Organen und gibt sie an das *Ganglion cervicale superius* weiter und damit an Gesicht und Hals. Das *Ganglion cervicale superius* seinerseits steht mit den Hirnnerven Trigeminus (V), Fazialis (VII), Glossopharyngeus (IX), Vagus (X), Accessorius (XI) u. a. und darüber hinaus mit dem *N. phrenicus* sowie mit den Gefäßnerven der *A. carotis* und *A. vertebralis*, sowie mit den Spinalnerven C1·C2·C3·C4 in Beziehung (s. auch Abb. 1.1, S. 2). Es versorgt demnach auch Augen, Tränen- und Speicheldrüsen und ist verantwortlich für vegetative Zeichen an der Haut von Kopf, Gesicht und Hals.

Daher beeinflussen die Oberflächensegmente C8·Th1·Th2, z. B. über Di 4 an der Hand und den *xin pin* an Unterarm, Kopf, Gesicht und Hals.

TCM: Di 4 als „Hauptpunkt für das Gesicht".
Alter chinesischer Merkspruch: *ho ku – mian bu* (Di 4 – Gesicht).

Das Neurotom C8 hat eine evolutionäre Besonderheit. Wie bei allen Wirbeltieren ist auch beim Menschen **das oberste Rückenmarkssegment, aus dem sympathische Fasern entspringen**, zuständig für den sympathisch innervierten *M. dilatator pupillae*. Beim Menschen ist dies C8. Darüber hinaus besteht der „direkte Draht zum Sympatikus" (Fanghänel, persönliche Mitteilung 2003) auch über die C8·Th1·Th2-innervierte Streck- und Beugemuskulatur des Arms. Eine Angriffs- oder Abwehrhaltung, wie sie sich durch gestreckten Arm, geballte oder gespreizte Hand, große Pupille und aufgerissenes Auge („Schreckauge", „Angstauge", „Drohblick") präsentiert, ist demnach eine reflexhafte sympathikotone Reaktion im Segmentbereich C8·Th1·Th2.

Umgekehrt kann auch die jeweilige äußere Haltung eine entsprechende innere Haltung induzieren. Zum Beispiel löst die gestreckte Haltung und der Drohblick eines Kriegers auf somato-psychischem Weg eine aggressive Stimmung aus, während, wie oben beschrieben, die gebeugte Haltung des Körpers, die „Pfötchenstellung" der Hand und die halbgeschlossenen Augen wie in der Einschlafphase Müdigkeit auslösen.

Der periphere Gefäß-Nerven-Strang C8·Th1·Th2 an der ulnaren Seite des Arms besteht aus dem *N. ulnaris*, der *A. ulnaris* und *der V. ulnaris* und wird sowohl indirekt von den Spinalnerven C8·Th1·Th2 als auch direkt aus den sympathischen *Gg. cervicale superius* und *inferius* versorgt. Der *N. ulnaris* erhält Fasern aus C8·Th1·Th2. Von besonderem Interesse für die Analyse der Akupunkturpunkte ist die nervale Versorgung der *A. ulnaris*. Wie die Abbildung 1.35 zeigt, setzt sich das neurovaskuläre Netz um die Blutgefäße herum jeweils zusammen aus

- einem direkten Ast aus den entsprechenden sympathischen Ganglien und
- einem indirekten Ast aus den entsprechenden Spinalnerven.

Ein Reiz an den gefäßnahen Akupunkturpunkten gelangt demnach auf zwei Wegen zum Rückenmark:

- über die entsprechenden somato-sensiblen Fasern des peripheren Nerven (hier *N. ulnaris*) und
- über das sympathische Geflecht der Gefäße (hier *A.* und *V. ulnaris, A.* und *V. brachialis* sowie *A.* und *V. subclavia*).

» Über die genannten Rückenmarkssegmente (C8·Th1·Th2) kann somit das Enterotom Herz (C8 bis Th7) auf kuti-viszeralem und vaso-sensiblem Weg beeinflusst werden.

Wie Bolk (1890) nachweisen konnte, finden sich in der Zunge auch Fasern von Th1, wodurch eine nervale Beziehung zwischen Herz und Zunge nachgewiesen ist, wie auch klinische Erfahrungen zeigen, z. B. Schmerzen in der Zunge bei Stenokardien. Das Gleiche gilt für Redewendungen wie „er trägt das Herz auf der Zunge". Ebenso lässt sich dadurch die von den Chinesen vorgeschlagene Therapie von Sprachstörungen und Stottern über den Punkt He 5 (Th1) wissenschaftlich plausibel interpretieren.

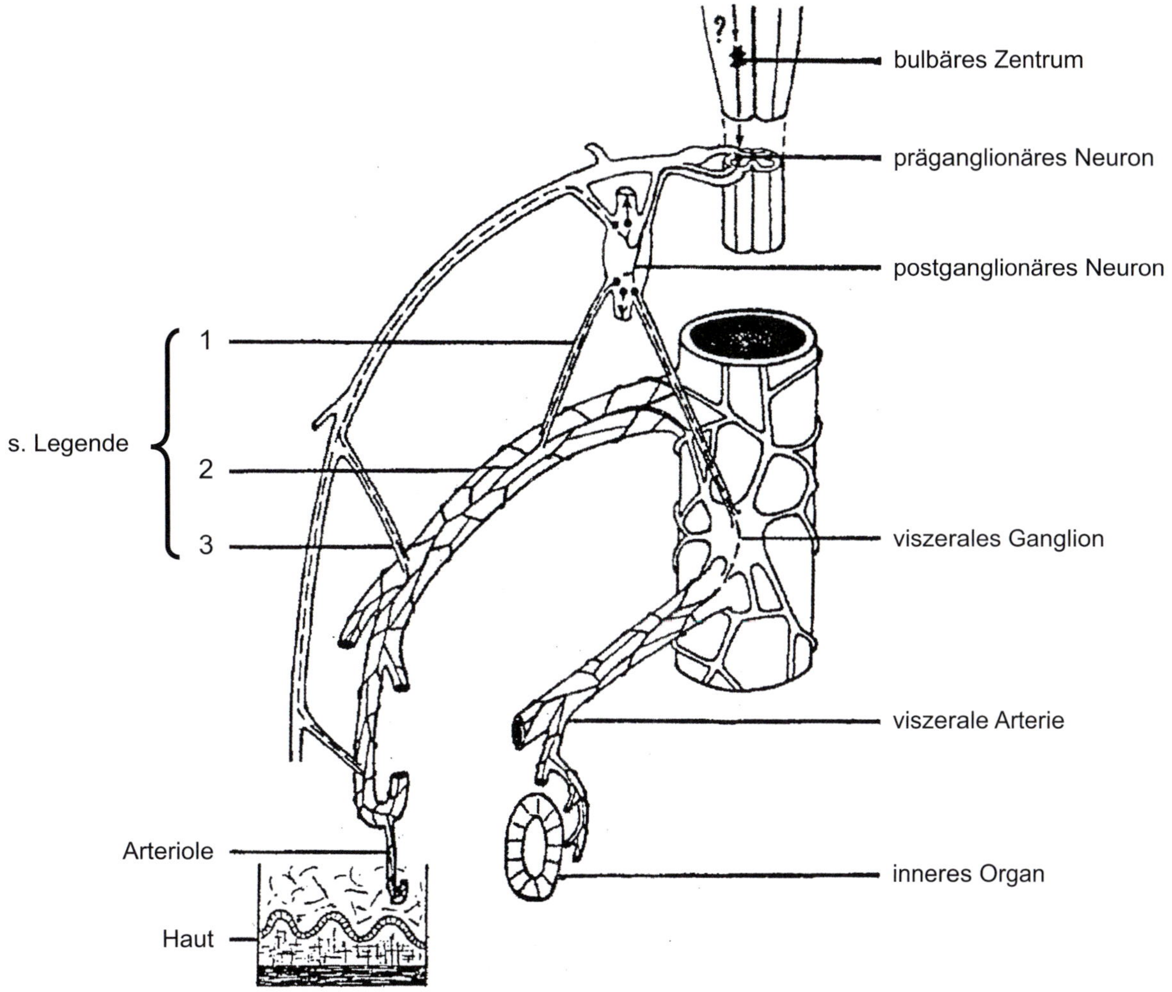

Abbildung 1.35
Schematische Darstellung der doppelten Innervation des perivasalen sympathischen Geflechtes der Arterie (2), zum einen durch einen direkten Ast aus einem entsprechenden sympathischen *Ganglion cervicale superius* und *inferius* (1), zum anderen durch einen indirekten Ast aus den entsprechenden Spinalnerven C8·Th1·Th2 (3).
[Aus Lazorthes 1949]

Stellt man sich die entsprechenden metameren Strukturen einschließlich des peripheren Gefäß-Nerven-Strangs C8·Th1·Th2 auf die Haut projiziert vor, dann entspricht dies dem Verlauf des Herz- und Dünndarm-Meridians. In gleicher Weise entsprechen auch die Darstellungen der übrigen Meridiane einer Projektion der in der Tiefe gelegenen metameren anatomischen Strukturen an die Oberfläche.

Dabei liegen nach Bolk (um 1890) die wesentlichen Reizpunkte innerhalb kreisförmig zur Längsachse der oberen Extremität angeordneter Zonen, an denen die Hautnerven die Faszie durchbohren (s. Abb. 1.36).

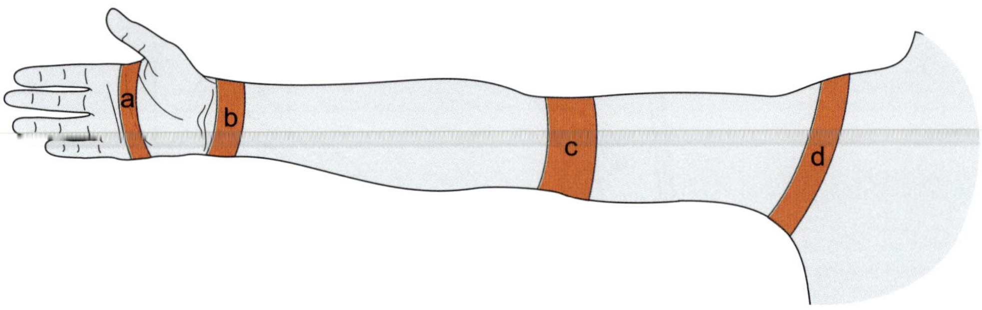

Abbildung 1.36
Durchtritt der Hautäste der Armnerven durch die Faszie in senkrecht zur Längsachse des Arms angeordneten, ringförmigen Zonen, die der Lokalisation wichtiger Akupunkturpunkte entsprechen:
a Zone des *Ramus volaris*
b Zone des *Ramus superficialis* des *N. radialis* und *Ramus dorsalis* des *N. ulnaris*
c Zone der Hautnervenperforation des *N. cutaneus posterior inferior* (ventral und entsprechend dorsal)
d Zone der Hautnervenperforation des Arms.
[Aus Rynberk 1910]

Nach meiner Analyse entsprechen diesen von Bolk (um 1890) beschriebenen Reizpunkten an der oberen Extremität wichtige Akupunkturpunkte der ulnaren und radialen Hälfte des Arms:

	beugeseitig	streckseitig
ulnar	He 7, He 3, He 1	Dü 3, Dü 6
radial	Lu 9	Di 4, Di 11, Di 15

Ergänzend muss hinzugefügt werden, dass diese gelenknahen Zonen mit Vasomotoren besonders reichlich versorgt sind.

1.4.5 Wichtige Akupunkturpunkte und -areale des Segmentbereichs C8·Th1·Th2

TCM: Di 4 (anteilig), He 7, He 5, *xin pin*, Bereich von Bl 27, Bl 29, Sakrumbereich

Gemeinsamkeiten hinsichtlich der Lokalisation

Alle wichtigen Punkte und Areale des Segmentbereichs C8·Th1·Th2 liegen

- dorso-ulnar am Arm,
- in der tiefen Handmuskulatur,
- im kaudalen *M. pectoralis,*
- im Iliosakralgelenks- und Sakrumbereich.

Alle wichtigen Punkte und Areale des Segmentbereichs C8·Th1·Th2 entsprechen den Muskelreizpunkten und Nervenreizpunkten der Kennmuskeln C8·Th1·Th2 (vor allem *M. triceps, M. flexor carpi ulnaris, M. interosseus I).*

Sie entsprechen außerdem den Gefäßpunkten an der *A. ulnaris* (He 7, He 5).

Gemeinsamkeiten hinsichtlich der Wirksamkeit

Alle wichtigen Punkte und Areale des Segmentbereichs C8·Th1·Th2 entsprechen den präganglionären Fasern zum *Ganglion cervicale superius,* mit dessen postganglionären Zielgebieten sie in Wechselwirkung stehen. Die Zielgebiete sind

- die Hirnnerven Trigeminus (V), Fazialis (VII), Glossopharyngeus (IX), Vagus (X) und Akzessorius (XI) u.a.,
- die Gefäßnerven der *A. carotis* und der *A. vertebralis* sowie
- die Spinalnerven C1 bis C4.

Die Rückenmarkssegmente C8·Th1·Th2 stehen darüber hinaus mit dem *Ganglion cervicale inferius,* also mit dem *Ganglion stellatum,* in Wechselwirkung. Das bedeutet, dass die Zielgebiete des *Ganglion stellatum* **auch** mit C8·Th1·Th2 in Beziehung stehen. Dies ist besonders erwähnenswert bei der sympathischen Versorgung des Herzens, das von den *Ganglia cervicalia (superius, medium* und *stellatum)* versorgt wird und dadurch mit der gesamten Körperoberfläche der oberen Körperhälfte in Beziehung steht.

Alle wichtigen Punkte und Areale des Segmentbereichs C8·Th1·Th2 stehen ferner in Wechselwirkung mit allen Myotomen C8·Th1·Th2 an Arm und Rumpf.

Außerdem stehen sie als postaxiale Segmente der oberen Extremität in Wechselwirkung mit der sakralen Myotomkette am Beckengürtel und mit den postaxialen Segmenten der unteren Extremität (ischiokrurale Beinmuskulatur).

Alle wichtigen Punkte und Areale des Segmentbereichs C8·Th1·Th2 stehen darüber hinaus in Wechselwirkung mit dem Kopf und den Kopforganen (über das *Ganglion cervicale superius*), ferner mit den Thoraxorganen, insbesondere mit dem Herzen (über das *Ganglion stellatum*).

1.5 Der Segmentbereich Th1 bis Th12

TCM: Alle 12 Hauptmeridiane verlaufen auch am Rumpf

Die 12 thorakalen Segmente bedecken zirkulär den Rumpf, wobei die Dermatome im ventralen Bereich kaudaler liegen als die segmententsprechenden Dermatome im dorsalen Bereich (s. Abb. 1.37).

Die 12 thorakalen Spinalnerven unterliegen **keiner** Plexusbildung wie die zervikalen und lumbo-sakralen Spinalnerven. Deshalb sind die Projektionen der inneren Organe in die thorakalen Segmente als Head-Zonen **radikuläre Phänomene** (Hansen-Schliack 1962).

Die thorakalen Segmente sind die bevorzugten Träger von Projektionsphänomenen nach Head 1898 und Mackenzie 1917. Diese zeigen Krankheiten innerer Organe an, indem algetische und vegetativ-reflektorische Krankheitszeichen seiten- und segment-spezifisch an der Körperoberfläche in Erscheinung treten.

TCM: *zang xiang. xiang* heißt „Erscheinung, Abbild". Demnach ist in der Theorie der TCM immer auch **das an der Oberfläche erkennbare „Erscheinen" einer Organkrankheit** gemeint.

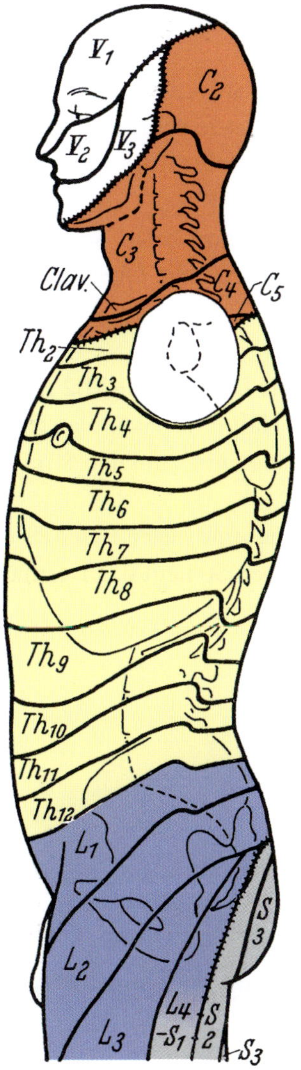

Abbildung 1.37
Seitenansicht der thorakalen Dermatome, die den Rumpf wie schräge Bänder von dorso-kranial nach ventro-kaudal umfassen.
[Modifiziert nach Hansen-Schliack 1962]

1.5.1 Die Lage der 12 thorakalen Segmente

Die Dermatome Th1 bis Th12 entsprechen dem Innervationsbereich der 12 thorakalen Spinalnerven. Sie liegen wie schräge, nach kaudal abgesenkte Bänder zirkulär um den Rumpf („horizontale Ordnung“, s. Abb. 1.37).

Entsprechend den 3 Ästen der thorakalen Spinalnerven (*Rami ventrales, laterales* und *dorsales*, Abb. 1.38) wird die Oberfläche des Rumpfes aber auch in 3 Längsdrittel geteilt („vertikale Ordnung“, s. Abb. 1.39).

Im kranialen Bereich liegen die Dermatome Th2 und Th3 vorn über der Klavikula, hinten über der oberen Hälfte der Skapula. Th2 und Th3 bilden somit als einzige Dermatome einen geraden horizontalen Streifen.

Die kaudalen thorakalen Dermatome liegen tiefer als die Segment-identen Interkostalmuskeln und Wirbelkörper. So liegt das Dermatom Th12 dorsal über dem Beckenkamm, ventral über der Symphyse.

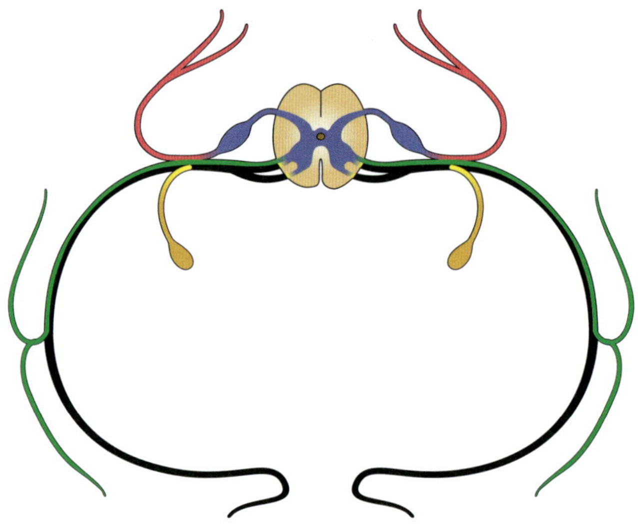

Abbildung 1.38
Der Spinalnerv und seine Äste, schematisch. *Ramus dorsalis* (rot), *Ramus ventralis* (gelb), *Ramus lateralis* (grün). Basis einer Längsdrittelung des Rumpfes.
[Modifiziert nach Villinger 1933]

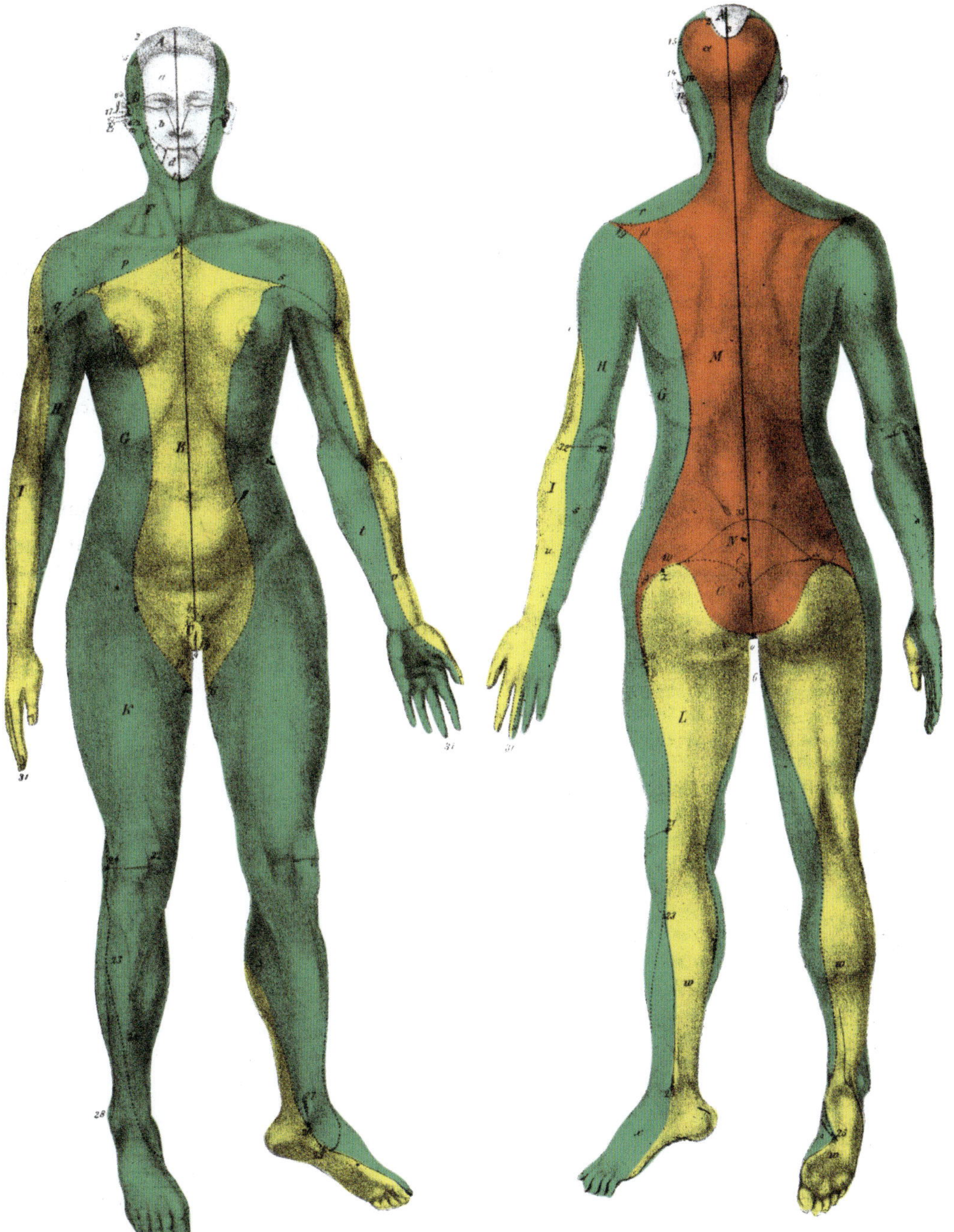

Abbildung 1.39
Die Längsdrittelung des Rumpfes.
Innervationsgebiete der dorsalen Spinalnervenäste (rot), der ventralen Spinalnervenäste (gelb) und der lateralen Spinalnervenäste (grün).
[Aus Wancura-Kampik 2017, modifiziert nach Voigt 1851]

1.5.2 Die segmentale Besonderheit der 12 thorakalen Segmente

Im Lauf von Ontogenese und Phylogenese wird, wie in meinem Buch „Segment-Anatomie“ ausführlich beschrieben, ein Teil der ausgestülpten Extremitätenmuskulatur auf den Rumpf zurückverlagert.

Von der Beugeseite der Extremitäten verlagern sich die Flexoren auf das ventrolaterale Längsdrittel des Rumpfes und behalten auch dort ihre Beugefunktion bei, z. B. der *M. pectoralis*.

Von der Streckseite der Extremitäten verlagern sich die Extensoren auf das dorso-laterale Längsdrittel des Rumpfes und behalten auch dort ihre Streckfunktion bei, z. B. die Schulterblattmuskulatur und der *M. latissimus dorsi*. Dadurch werden zwischen die thorakal innervierten Segmentanteile der Haut und die ebenfalls thorakal innervierte autochthone Rückenmuskulatur zervikal bzw. lumbo-sakral innervierte Muskelschichten eingeschoben (Abb. 1.40 und 1.41).

Die zervikal innervierte Schultergürtelmuskulatur (C4 bis C8) kommt dabei unter thorakal innervierte Dermatome (vor allem Th2 bis Th6) zu liegen.

Die lumbosakral innervierte Beckengürtelmuskulatur (Th12 bis S2) kommt unter thorako-lumbal innervierte Dermatome (vor allem Th12 bis L2) zu liegen (s. Abb. 1.41 a).

» Die diagnostische und therapeutische Konsequenz dieser Über- und Unterlagerung besteht zum einen darin, dass bei Akupunktur und Neuraltherapie mehrere segmental unterschiedlich innervierte Schichten gleichzeitig erreicht werden können, zum anderen darin, dass Segment-idente Muskulatur an Rumpf und Extremitäten synchron reagiert.

» So kann z. B. ein Reiz am Akupunkturpunkt 3E 5, also an den Extensoren des Unterarms (C5·C6·C7·C8), auch die Extensoren am Rücken (C5·C6·C7·C8) beeinflussen.

Gleiches gilt für die Flexoren.

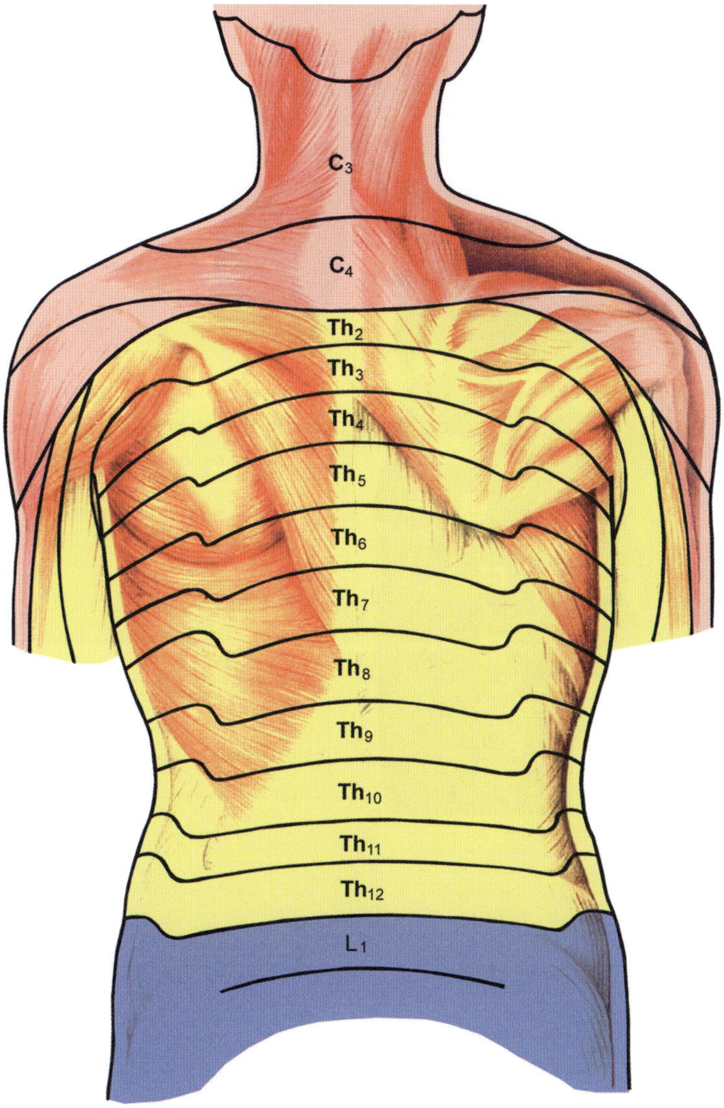

Abbildung 1.40
Deckungsgleiche Anordnung der zervikalen Dermatome und Myotome auf der Schulterhöhe C2, C3, C4 (rot). **Nicht** deckungsgleiche Anordnung der thorakalen Dermatome (gelb) und der darunterliegenden, vom Arm auf den Rumpf „eingewanderten", zervikal innervierten Muskeln.
[Aus Wancura-Kampik 2017, nach Hansen-Schliack 1962]

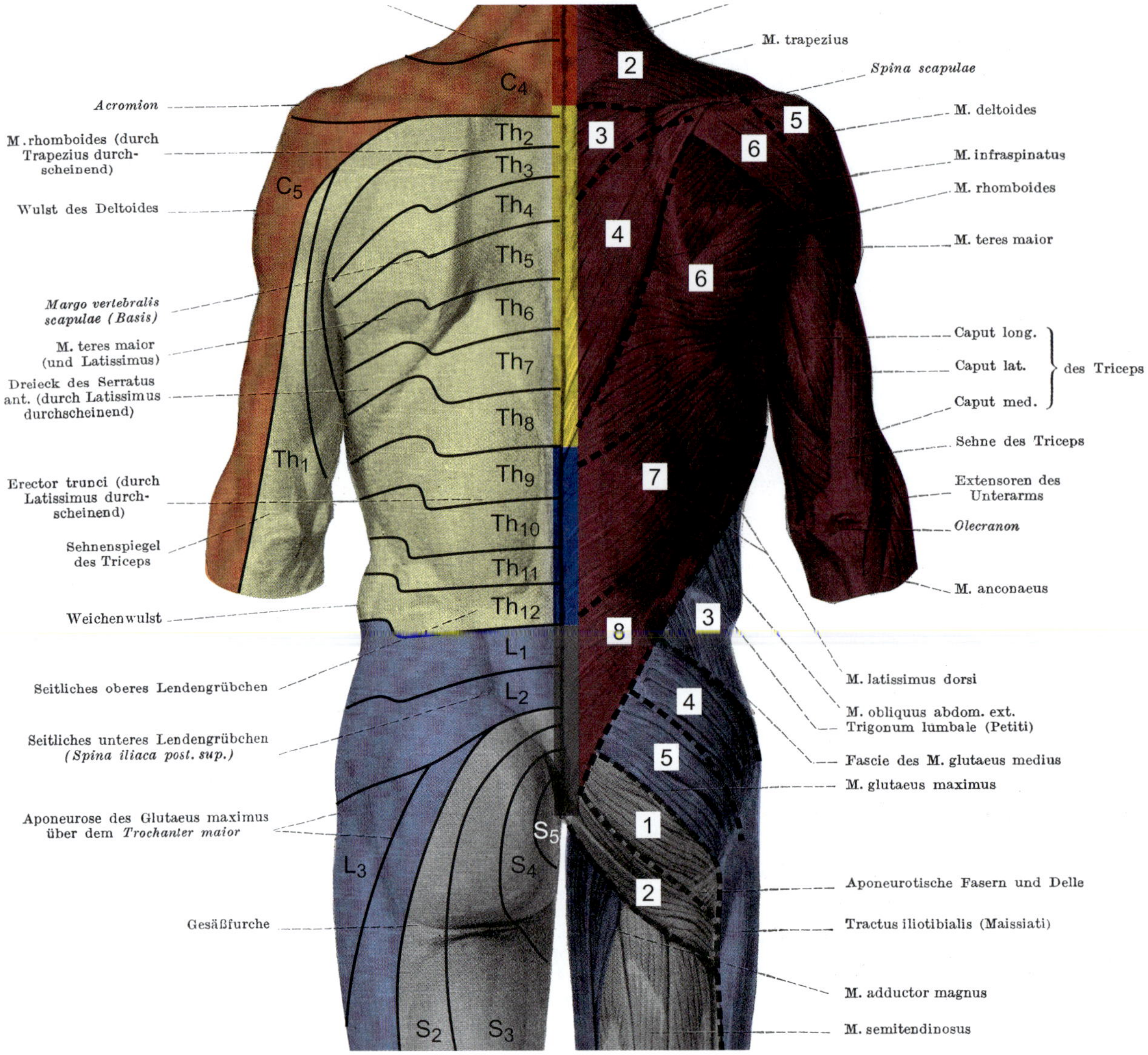

Abbildung 1.41a
Schematische Darstellung der Überschichtung der Dermatome und Myotome am Rücken.
Rechts: Die Myotome C2 bis S2.
Links: Die Dermatome, zervikal rot, thorakal gelb, lumbal blau, sakral grau.
Mittig: Die Wirbelkörper, HWS rot, BWS gelb, LWS blau, Sakrum grau.
[Modifiziert nach Benninghoff 1977 und Braus-Elze 1960]

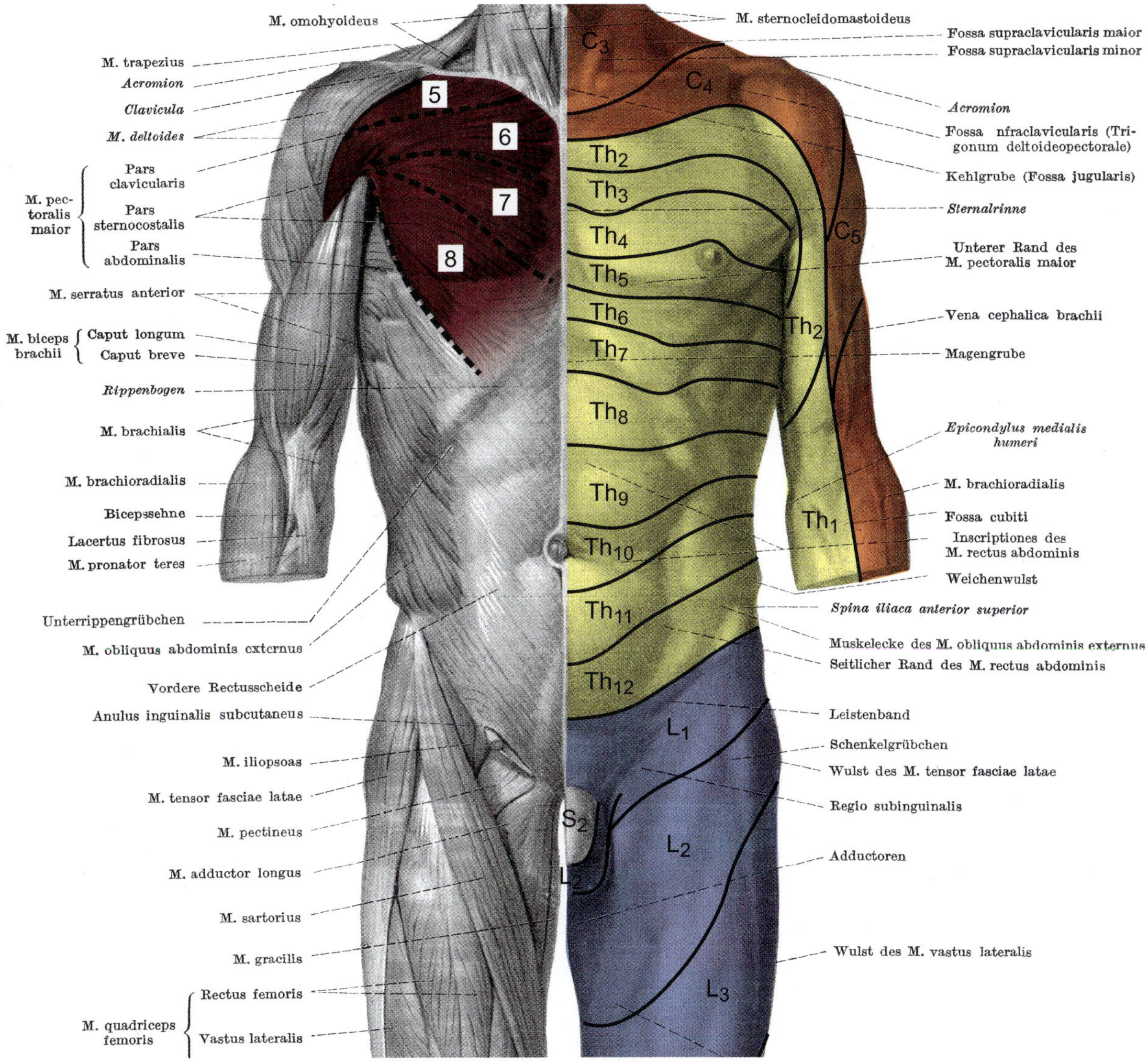

Abbildung 1.41b
Schematische Darstellung der Überschichtung der zervikal innervierten Myotome (rot) des *M. pectoralis, Pars clavicularis* C5, *Pars sternocostalis* C6, C7, *Pars abdominalis* C8, mit den thorakalen Dermatomen (gelb).
[Modifiziert nach Benninghoff 1977 und Braus-Elze 1960]

1.5.3 Die Projektionsareale der 12 thorakalen Segmente

Bei Erkrankungen der Thorax-, Abdominal- und Beckenorgane treten am Rumpf assoziierte Oberflächenschmerzen (algetische Zeichen) und assoziierte vegetativ-sympathische Veränderungen (vegetativ-reflektorische Zeichen) in den Segmenten Th1 bis L1·L2 auf.

Die algetischen Zeichen treten also in jenen Dermatomen, Myotomen und Sklerotomen auf, die mit den betroffenen inneren Organen über viszero-kutane und kuti-viszerale, also vom inneren Organ zum Rückenmark afferente und vom Rückenmark zur Körperoberfläche efferente Bahnen, jeweils in segmental-reflektorischer Beziehung stehen. Sie zeigen sich als **Head- und Mackenzie-Zonen** im ventro-lateralen Längsdrittel des Rumpfes (s. Abb. 1.42).

Beachte:

- Die Derivate des entodermalen Darmrohres (Lunge, Magen, Darmtrakt, Verdauungsdrüsen) liegen mittig. Das **Entoderm** steht daher insbesondere mit den *Rami ventrales* in Wechselbeziehung.
- Die mesodermalen Derivate Herz und Niere liegen lateral. Das **Mesoderm** steht daher insbesondere mit den *Rami laterales* in Wechselbeziehung.

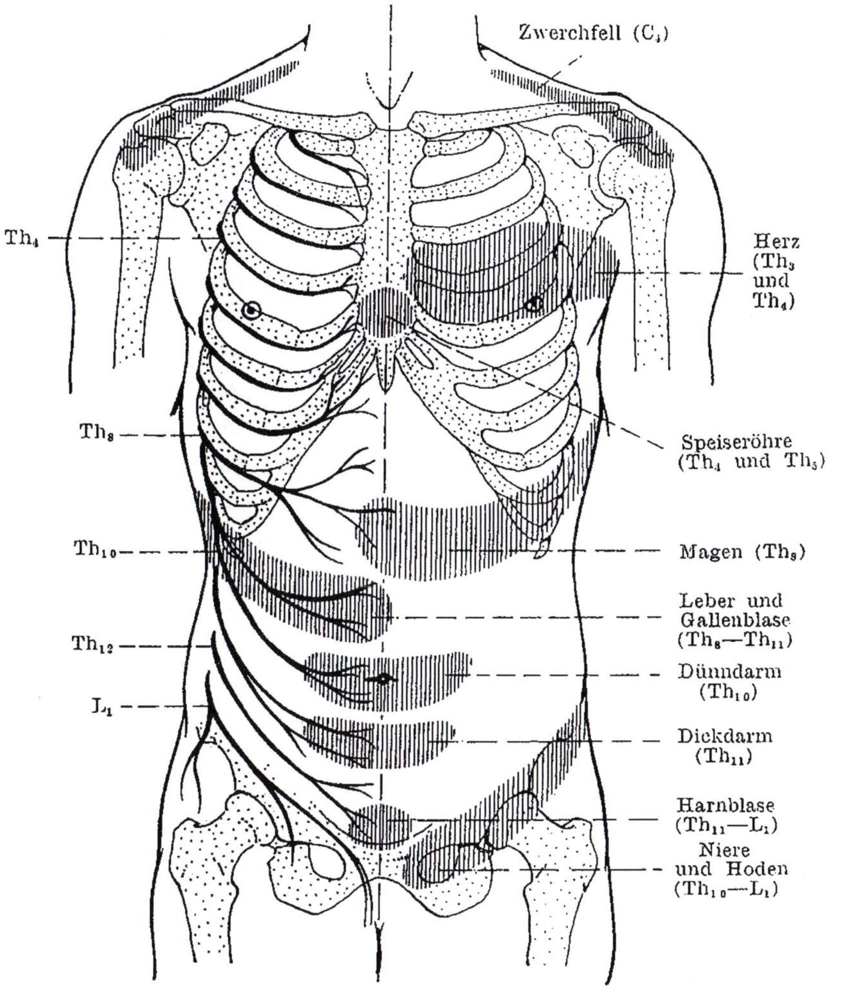

Abbildung 1.42
Darstellung der allgemein bekannten Head-Zonen im ventro-lateralen Längsdrittel des Rumpfes.
[Aus Clara 1941]

Die vegetativ-reflektorischen Zeichen treten in jenen Dermatomen auf, die über die sympathischen Verteilerzentren des Grenzstranges mit erkrankten inneren Organen in Verbindung stehen. Wie weit sich die vegetativen Projektionszeichen nach kranial und kaudal ausdehnen, geht aus der Tabelle 1.4 von FOERSTER-BUMKE 1936 hervor, in der die Verteilung der Impulse der sympathischen Ursprungszellen im Seitenhorn über die präganglionären Fasern zu den Grenzstrangganglien aufgezeigt ist. Über die Grenzstrangganglien werden die sympathischen Impulse nunmehr in einen suprasegmentalen Bereich bis hin zu einem ganzen Körperquadranten verteilt. Diese „Distribution" (Foerster 1936), also die Verteilung von Seitenhornimpulsen über die sympathischen Ganglien zu festgelegten Dermatomen, ist so gesetzmäßig, dass man aus der Lokalisation der vegetativ-sympathischen Veränderungen Rückschlüsse auf das jeweils erkrankte innere Organ ziehen kann.

In Tabelle 1.4 ist die Verteilung der Impulse der sympathischen Ursprungszellen im Seitenhorn über die präganglionären Fasern zu den Grenzstrangganglien und den relevanten Dermatomen dargestellt.

Tabelle 1.4 Verteilungsmodus der Grenzstrangganglien (G.) in Bezug auf die spinalen Seitenhornsegmente. [Nach Foerster-Bumke 1936]

Seitenhorn-segment	Grenzstrangganglien zervikal	thorakal	lumbal	sakral
C8	*G. cervicale superius*			
Th1	*G. cervicale superius*			
Th2	*G. cervicale superius*			
Th3	*G. cervicale superius* *G. cervicale medium* *G. cervicale inferius*	Th1 bis Th3		
Th4	*G. cervicale medium* *G. cervicale inferius*	Th1 bis Th6		
Th5	*G. cervicale inferius*	Th1 bis Th9		
Th6	*G. cervicale inferius*	Th1 bis Th9		
Th7	*G. cervicale inferius*	Th1 bis Th9		
Th8		Th5 bis Th11		
Th9		Th6 bis Th12	L1	
Th10		Th7 bis Th12	L1 bis L5	
Th11		Th9 bis Th12	L1 bis L5	S1 bis S2
Th12		Th10 bis Th12	L1 bis L5	S1 bis S5
L1		Th10 bis Th12	L1 bis L5	S1 bis S5
L2		Th12	L1 bis L5	S1 bis S5
L3				S1 bis S5

1.5.4 Die vegetativ-reflektorischen Zeichen als Erklärungsmodell eines „Energieströmens“

Aus Sicht einer segmentalen Analyse der Akupunktur geben Art und Lokalisation der vegetativen Projektionszeichen an der Körperoberfläche interessante Hinweise auf die Vorstellungen der **TCM**-Ärzte in China hinsichtlich Pathologie und Physiologie. Da dies für die praktische Akupunkturtherapie von Bedeutung ist, möchte ich etwas genauer darauf eingehen.

Die Annahme eines Energieströmens („Qi-Strom“) in den Organen und den ihnen entsprechenden Meridianen ist für wissenschaftlich ausgebildete Ärzte zunächst nur schwer zu verstehen.

Sieht man aber im „Energieströmen“ jene Piloarrektionswelle, die sich in den jeweils viszerogen sensibilisierten Arealen der Körperoberfläche ausbreitet, dann wird auch für uns westlich ausgebildete Ärzte die altchinesische Vorstellung des „Energieströmens“ verständlicher.

Die Piloarrektion („Gänsehaut“), die zusammen mit Vasokonstriktion und Schweißsekretion als vegetatives Projektionszeichen auftritt, ist immer „gerichtet“: Sie verläuft in Richtung der Körperbehaarung und damit auch in Richtung der Hautspaltlinien. Die Piloarrektion, das Sträuben der Körperhaare, wird auch als „Haarstrom“ bezeichnet (Braus-Elze 1960). Die Richtung dieses „Haarstromes“ ist primär an Dermatomgrenzen gebunden (s. Abb. 1.43). Auffallend ist jedoch, dass segmental dem gleichen Enterotom entsprechende Dermatome an Rumpf **und** Extremität die gleiche Haarstromrichtung haben. Dies gilt z. B. sowohl für die ventral gelegene radiale Hälfte bzw. die ventral gelegene ulnare Hälfte des Arms als auch für die entsprechenden ventral gelegenen Dermatome am Thorax, wobei

- die **radiale** Armhälfte den **kranialeren** (Th2 bis Th5, Respirationstrakt),
- die **ulnare** Armhälfte den **kaudaleren** (Th6 bis Th8, Herz und Magen) Enterotomen entspricht.

Das bedeutet, dass ein peripherer Reiz an der Extremität, bezogen auf den Respirationstrakt radial, bezogen auf das Herz ulnar, eine einheitlich gerichtete Piloarrektionswelle auslöst, die sich in die entsprechenden Rumpfsegmente fortsetzt und damit sozusagen die Vorstellung eines einheitlichen Energieströmens in den jeweiligen Meridianen an Extremitäten und Rumpf begründet.
TCM: „Qi-Fluss"

Da die Piloarrektion subjektiv als „Schauerrieseln", als „Darüberstreichen des Windes" erlebt wird (Monnier 1963), ist nach meiner Analyse **das „Energieströmen" nach der Theorie der TCM den vegetativ-reflektorischen Zeichen der Piloarrektion gleichzusetzen.** Auch am Rumpf zeigen metamere Dermatome bzw. in Längsdritteln zusammengehörende Dermatome jeweils einheitlich gerichtete Haarströme.

Da am Rumpf die algetische Zone immer auch von der vegetativen Zone überlagert wird, könnte man durch diese einheitlich gerichteten Haarströme z. B. einen vom Patienten noch gar nicht wahrgenommenen Schmerz quasi „sichtbar" machen.

Die sorgfältige Beobachtung dieser einheitlich gerichteten Haarströme hat meines Erachtens die altchinesischen Vorstellungen von „gesundem und krankem Energiefluss" in Organen und Meridianen geprägt.

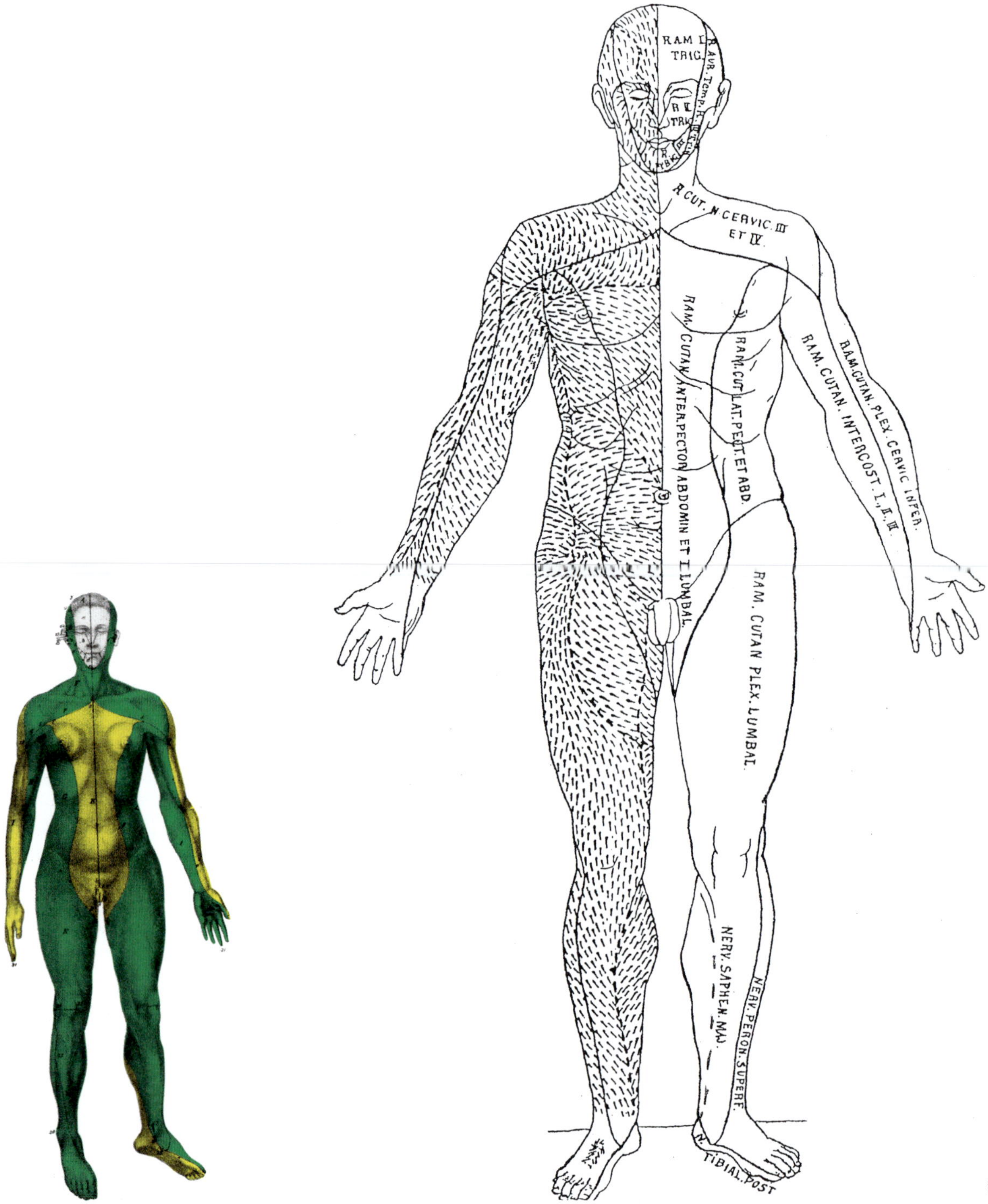

Abbildung 1.43a
Darstellung der Hautspaltlinien **ventral**. Die Haarwuchsrichtung entspricht der Richtung der Hautspaltlinien. Die Grenzen zwischen verschiedenen Richtungen von Hautspaltlinien entsprechen Dermatomgrenzen.
Basis der Piloarrektionswelle, die dem subjektiven Gefühl des „Schauerrieselns" entspricht.
TCM: „*De-Qi*-Gefühl" nach „Dermatomgrenzen".
[Nach Blaschko 1901]

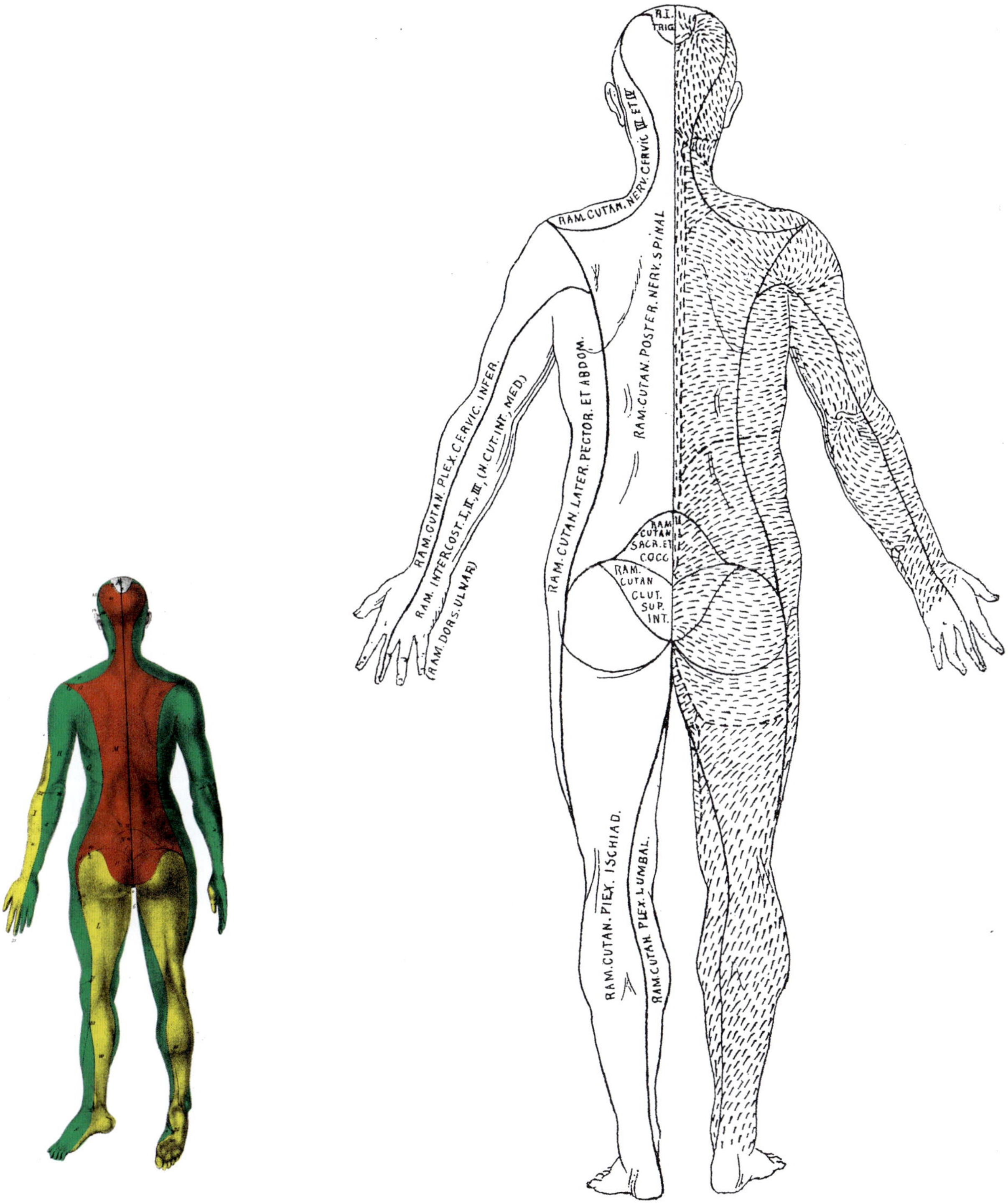

Abbildung 1.43b
Darstellung der Hautspaltlinien **dorsal**.
[Nach Blaschko 1901]

1.6 Die Unterteilung der 12 thorakalen Segmente

TCM: „Oberer, mittlerer und unterer 3E"

Aufgrund der Lokalisation der Projektionsphänomene von Thorax-, Abdominal- und Beckenorganen und aus Gründen der klinischen Erfahrung werden die 12 thorakalen Segmente in drei Etagen unterteilt (Abb. 1.44).

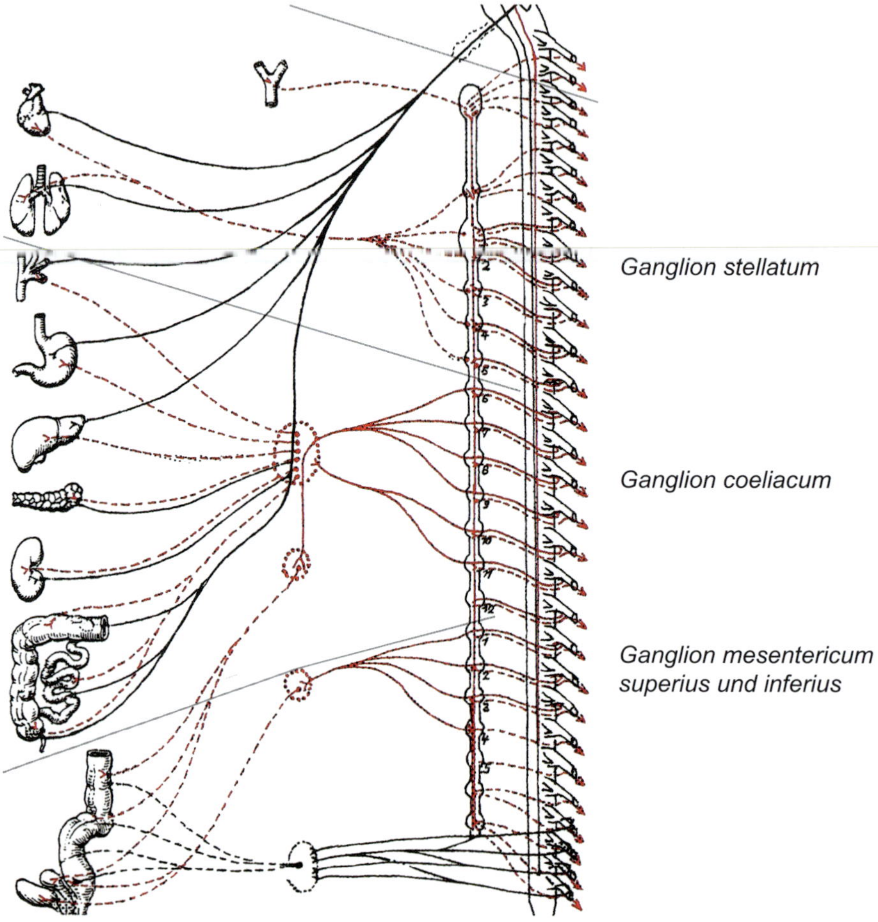

Abbildung 1.44
Zuordnung der sympathischen Versorgung der inneren Organe in ihrer Beziehung zu den großen sympathischen Ganglien.
[Aus König-Wancura 1975]

1.6.1 Die thorakalen Segmente Th1 bis Th5

Entsprechend dem *Ganglion stellatum*, Th2 bis Th7

TCM: „Oberer 3E“

Lage und segmentale Besonderheit der Segmente Th1 bis Th5

Als **Dermatome** bedecken die Segmente Th1 bis Th5

- **am Rumpf ventral** den Bereich von der Klavikula bis zur Mamille (Th2 bis Th5),
- **am Rumpf dorsal** den Bereich vom 2. bis 7. Brustwirbel und die zugehörigen Rippenansätze (die Angaben zu den Dermatomgrenzen in diesem Bereich sind bei den verschiedenen Autoren unterschiedlich; so wird die Hiatus-Linie zwischen den Dermatomen C4 und Th2 von manchen Autoren kranialer oder kaudaler angegeben),
- **an der oberen Extremität ulnar** bedecken nur Th1 und Th2 den Bereich vom Handgelenk bis zur Achsel.

Die „vasodilatatorischen Dermatome“ (Foerster 1929) zeigen bei Erkrankungen der Thoraxorgane häufig Reaktionen wie Juckreiz, Dermatosen, Hyperpigmentierung u. a.

Dabei erkennt man deutlich, dass nicht das ganze Dermatomband von den Projektionszeichen betroffen ist, sondern umschriebene, bis handflächengroße Areale, denen eine besondere diagnostische Bedeutung zukommt. Die Projektionszeichen in diesen Hautarealen können dabei nicht nur von den entsprechenden gestörten Organen herrühren, sondern auch von Störungen im Bereich der zugehörigen Wirbel.

Als **Myotome** versorgen die Spinalnerven Th2 bis Th5

- **am Rumpf ventral** die entsprechende Interkostalmuskulatur und die zugeordnete autochthone Muskulatur,
- **am Rumpf dorsal** den *M. serratus posterior superior* sowie die autochthone Rückenmuskulatur,
- **an der oberen Extremität ulnar** die Flexoren und Extensoren mit Fasern aus Th1 und Th2 (die Myotome Th1 finden sich vor allem in der Muskulatur der ulnaren Armseite).

Als **Sklerotome und Sklerozonen** versorgen die Spinalnerven Th1 bis Th5 die Brustwirbel Th1 bis Th5 und die entsprechenden Rippenansätze, außerdem sind sie über die Myotome Th1 und Th2 am *Epicondylus ulnaris* segmental beteiligt.

Zur Erinnerung:
Sklero**tome** sind die spinalen Innervationszonen am Knochen, Sklero**zonen** sind die Ursprungs- und Ansatzstellen segmentidenter Myotome und daher für die Schmerzanalyse von besonderer Bedeutung.

Die Verbindung der Segmente Th2 und Th3 an Rumpf und oberer Extremität erfolgt über die *Nn. intercostobrachiales,* die ihrerseits aus den *Rami laterales* der Interkostalnerven stammen. Da diese Interkostobrachialnerven durch den *M. serratus anterior* ziehen, kann durch eine Irritation dieses Muskels, z. B. durch ungünstige Schlafhaltung, eine Paraesthesia nocturna entstehen (Brügger 1977). Differenzialdiagnostisch kann nach Brügger das Schütteln des Arms diese Parästhesie auflösen, was beim Karpaltunnelsyndrom nicht möglich ist.

Ventral am Rumpf versorgen die Spinalnerven Th1 bis Th5 als Sklerotome und Sklerozonen die obere Hälfte des Sternums und die Sternokostalgelenke I–V. Diese sind damit ein wesentliches Projektionsareal für Erkrankungen der Enterotome Lunge, Trachea, Ösophagus und Herz (Ventrikel).

Eine besondere Bedeutung erhält dieser obere Sternalbereich durch die Tatsache, dass der *N. accessorius* mit seiner Beziehung zum *N. vagus* über seine spinale Wurzel nicht nur den *M. trapezius* an dessen Unterseite, sondern auch den sternalen Anteil des *M. sternocleidomastoideus* versorgt und daher zum Sternoklavikulargelenk und zur *Incisura jugularis* eine besondere Beziehung hat (s. Abb. 1.18, S. 29). Ein Reiz durch Akupunktur oder Neuraltherapie in diesem Bereich kann daher eine parasympathische Wirkung auslösen und z. B. Atembeschwerden bei Asthma positiv beeinflussen.
TCM: Der Meridian der für die Einatmung zuständigen Niere hat seinen Endpunkt Ni 27 in diesem Bereich.

Aus segmentaler Sicht entsprechen dem Respirationstrakt insbesondere der 3. Brustwirbel und der mittlere Sternalbereich. Bei **Erkrankungen des Respirationstrakts** sind diese Stellen immer druckempfindlich und können als Therapieansatz verwendet werden.
TCM: Bl 13 als Zustimmungs-Punkt der Lunge und KG 17 als „Meisterpunkt der Atmung".

Auch bei **Hauterkrankungen** in der oberen Körperhälfte spielt der dritte Brustwirbel eine besondere Rolle, da der Spinalnerv Th3 durch seine Beziehung zu allen drei sympathischen *Gg. cervicale superius, cervicale medium* und *cervicale inferius/stellatum* die Haut der ganzen oberen Körperhälfte beeinflussen kann (s. Abb. 1.45).

Zur Erinnerung:
Der Respirationstrakt ist ein Enterotom Th2 bis Th5. Das dazwischen gelegene Segment Th3 hat Einfluss auf die benachbarten kranialen und kaudalen Segmente, unter anderem deshalb, weil alle Oberflächensegmente durch intersegmentale Verbindungen in den Bereichen der jeweiligen Spinalnervenäste funktionell und anatomisch eng verflochten sind (Grosser und Fröhlich 1902).

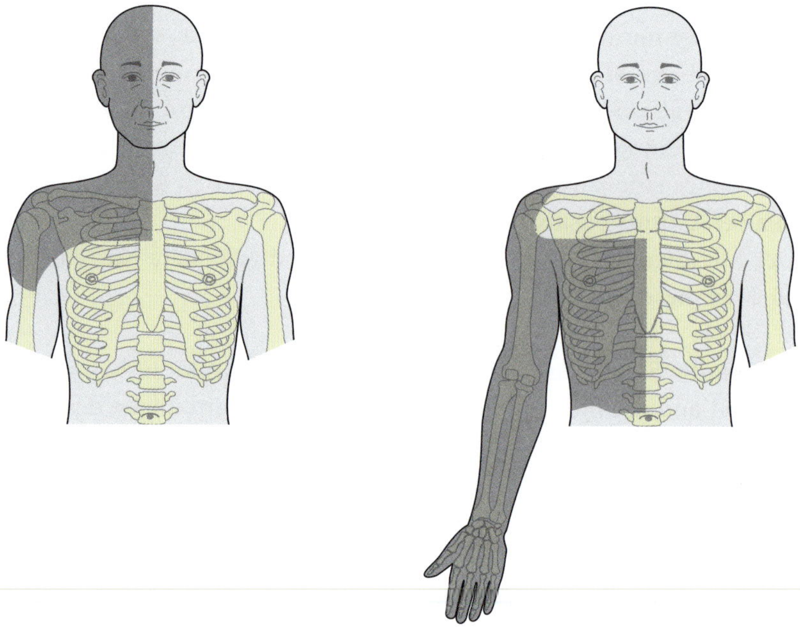

Abbildung 1.45
Vegetativ-reflektorische Zonen.
Linkes Bild: Vegetativ-reflektorische Zone bei Reizung der Vorderwurzel Th2, entsprechend dem *Ganglion cervicale superius.*
Rechtes Bild: Vegetativ-reflektorische Zone bei Reizung der Vorderwurzel Th5, entsprechend dem *Ganglion cervicale inferius/stellatum.*
[Nach Hansen-Schliack 1962]

Beziehung zwischen Th3 und der Haut

Frage: Warum werden in der **TCM** der Akupunkturpunkt Bl 13 und in der manuellen Therapie der 3. Brustwirbel aber nicht nur als Areal des Respirationstrakts, sondern auch zur Behandlung von Haut- und Schleimhautstörungen der gesamten oberen Körperhälfte angegeben?

TCM: Bl 13 als „Universalpunkt der Haut".

Die Beantwortung dieser Frage ist im Grunde genommen auch wiederum nur aus Sicht der segmentalen Innervation möglich: Aus dem Rückenmarkssegment Th3 stammen die präganglionären Fasern, die, wie oben erwähnt, zu den drei „großen" zervikalen Ganglien, nämlich

- dem *Ganglion cervicale superius*,
- dem *Ganglion cervicale medium* und
- dem *Ganglion cervicale inferius* führen.

Die Verbindung der Ganglien mit den Spinalnerven:

- *Ganglion cervicale superius* mit den Spinalnerven C1 bis C4,
- *Ganglion cervicale medium* mit den Spinalnerven C5 und C6,
- *Ganglion cervicale inferius* mit den Spinalnerven (C7·C8)·Th1 bis Th9.

» Auf diese Weise können durch einen Reiz an einem einzigen Punkt im Segment Th3, und zwar im Bereich des Spinalnervenaustrittes am *Foramen intervertebrale* des 3. BWK (Bl 13), Haut und Schleimhaut von der Scheitelhöhe (C2) bis zur Nabelhöhe (Th9) beeinflusst werden. Daher ist der Punkt Bl 13 zu Recht der „Universalpunkt der Haut", vor allem für die obere Körperhälfte.

Weitere Zusammenhänge und Wechselwirkungen der Segmente Th1 und Th2, die für die segmentale Analyse und Therapie von Bedeutung sind

Zum einen erhalten die Rückenmarkssegmente Th1 und Th2 eine besondere Bedeutung durch ihre Beziehung zum *Ganglion cervicale superius,* indem die präganglionären Fasern dieses Ganglions aus C8·Th1·Th2 stammen.

Zum anderen steht das *Ganglion cervicale superius* mit den Spinalnerven C1·C2·C3·C4 in Verbindung.

Da das Dermatom Th2 mit dem Dermatom C4 eine lange gemeinsame Grenzlinie bildet (Hiatus-Linie, s. Abb. 1.46), kann ein Reiz an dieser Grenzlinie, also ventral am Sternoklavikulargelenk und an der *Incisura jugularis,* dorsal in der Höhe des Dornfortsatzes von HWK 7, das *Ganglion cervicale superius* quasi zweifach stimulieren und damit alle Innervationsgebiete dieses sympathischen Ganglions beeinflussen, z. B. auch die Speichelproduktion und die Gesichtsdurchblutung.

Aus der Akupunkturpraxis ist bekannt, dass die Nadelung der Punkte Ni 27 und KG 22, die auf dieser Hiatus-Linie liegen, eine deutliche Besserung der Mundtrockenheit bewirkt. Dieser Effekt wird noch intensiviert dadurch, dass C4 mit der spinalen Wurzel des *N. accessorius* in Verbindung steht. Dadurch kann ein Reiz an der Hiatus-Linie C4/Th2 auch über eine parasympathikotone Wirkung Speichelfluss und Gesichtsdurchblutung beeinflussen.

Aus dem Altertum ist bekannt, dass Krieger vor Beginn des Kampfes ausgespuckt haben, um zu demonstrieren, dass ihnen nicht „die Spucke weggeblieben" ist und sie somit angstfrei den Kampf beginnen. Die Geste des Ausspuckens vor anderen wird auch heute noch so verstanden.

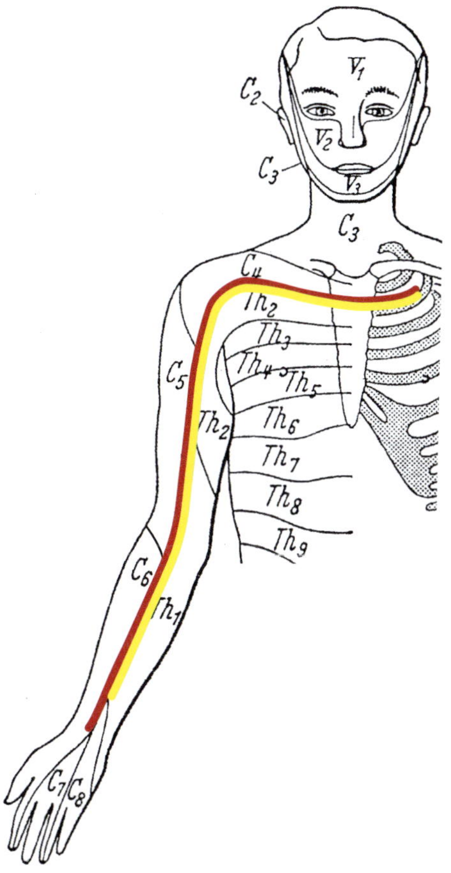

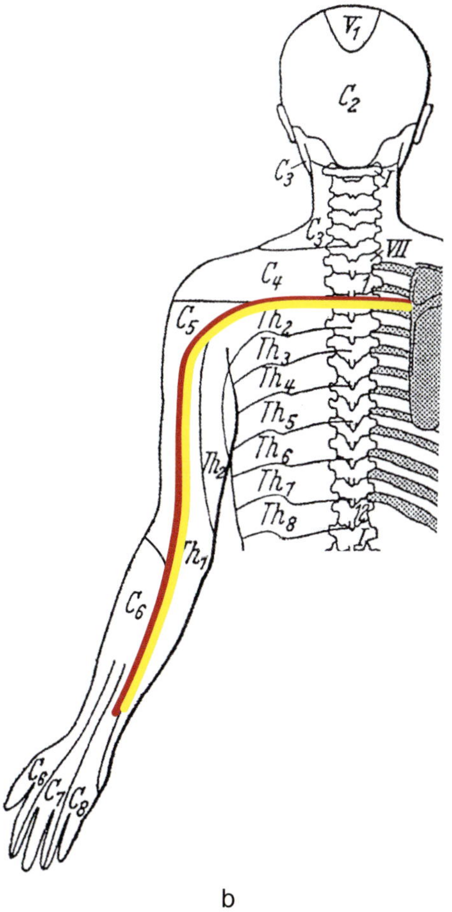

Abbildung 1.46
Hiatus-Linien ventral und dorsal an Arm und Rumpf, Grenzen zwischen den nicht-metameren Dermatomen C4·C5·C6 und Th1·Th2.
[Modifiziert nach Kunert 1975]

» Die Tatsache, dass Th1-Fasern in der Zunge nachgewiesen wurden (Bolk 1898), verleiht diesem Segment eine weitere Bedeutung und macht verständlich, dass nach **TCM**-Theorie eine Reizung von Th1 am Handgelenk durch Nadelung von He 5 die „schwere Zunge" bei Sprechstörungen bessern kann.

1

Th

Eine weitere Bedeutung haben die Segmente Th1 bis Th5 bei der von BRÜGGER (1977) beschriebenen „sterno-symphysalen Belastungshaltung". Diese verstärkte Brustkyphosierung bei aufgehobener Hals- und Lendenlordose führt zu Schmerzen am Sternum und an den oberen Sternokostalgelenken, verbunden mit reflektorisch bedingten Atem- und Herzrhythmusstörungen, die sich nach BRÜGGER typischerweise beim Niederlegen verstärken. Darüber hinaus wird bei dieser Belastungshaltung ein **brennendes Gefühl beim Inspirium** (**TCM:** Yin-Schwäche) im Bereich von Th2 bis Th5 beschrieben, bedingt durch einen erhöhten Tonus der Myotome Th2 bis Th5. Daran ist auch der inspiratorisch wirkende *M. serratus posterior superior* beteiligt.

Nach meiner Analyse sind die beschriebenen Zusammenhänge die segmentale Erklärung für die **TCM**-Vorstellung von **„Lungen-Hitze"** (s. auch S. 43).

Die therapeutische Konsequenz bei der Behandlung der sterno-symphysalen Belastungshaltung besteht neben einer Haltungskorrektur vor allem in einer Reiztherapie von Th2 bis Th5 durch Akupunktur, Neural- oder Manualtherapie.

» Auch dieses Beispiel zeigt, dass im Fall einer nicht ausreichenden Wirkung der Akupunktur für sich allein die Kenntnis der segmentalen Zusammenhänge den Akupunkteur in die Lage versetzt, auch andere, segmentorientierte Behandlungsmethoden einzusetzen und damit die Akupunkturtherapie zu optimieren.

1.6.2 Die thorakalen Segmente Th6 bis Th10

Entsprechend dem *Ganglion coeliacum,* Th6 bis Th9

TCM: „Mittlerer 3E"

Lage und segmentale Besonderheit der thorakalen Segmente Th6 bis Th10

Als **Dermatome** bedecken die Segmente Th6 bis Th10

- **am Rumpf ventral** das Gebiet vom epigastrischen Winkel bis zum Nabel,
- **am Rumpf lateral** den Bereich von der 6. bis zur 12. Rippe,
- **am Rumpf dorsal** den Bereich vom *Angulus inferior scapulae* bis zum 2. Lendenwirbel.

Die **Dermatome** Th6 **bis** Th10 liegen schräg am Rumpf wie Bänder, die von dorsal-kranial nach ventral-kaudal breiter werden.

Als **Myotome** versorgen die Spinalnerven Th6 bis Th10 **dorsal** ihren Anteil der autochthonen Rückenmuskulatur, die zugehörige Interkostalmuskulatur und die seitliche Bauchwandmuskulatur

- *M. obliquus internus* Th10 bis Th12,
- *M. obliquus externus* Th5 bis Th12,
- *M. transversus abdominis* Th7 bis Th12.

Ventral bilden sie den oberen Anteil des *M. rectus abdominis* vom Xiphoid bis zum Nabel.

Als **Sklerotome und Sklerozonen** versorgen die Spinalnerven Th6 bis Th10 die Brustwirbel Th6 bis Th10 und die entsprechenden Rippenansätze.

Wichtige Akupunkturpunkte und -areale in den Segmenten Th6 bis Th10

Tabelle 1.5 Topografische Zuordnung der wesentlichen Akupunkturpunkte bzw. neuraltherapeutischen Injektionsstellen zu den Segmenten Th6, Th8 und Th10.

Segment	ventral	dorsal	Akupunkturpunkte
Th6	Xiphoid	*Angulus inferior scapulae*	KG 15, Bl 17
Th8	Halbierungsstelle Xiphoid-Nabel	BWK12	KG 12, Bl 20/Bl 21
Th10 (Th11)	Nabelhöhe	LWK2	Ma 25, Bl 23

Die Punktekombination Ma 25 und Bl 25 entspricht nicht der Vorgabe der Segment-Anatomie, da Bl 25 in Höhe des Unterrandes des Dornfortsatzes LWK 4 liegt und daher dem Dermatom und Myotom Th12 entspricht.

Weitere Zusammenhänge und Wechselwirkungen der Segmente Th6 bis Th10 zwischen Körperoberfläche und inneren Organen

Die Segmente Th6 bis Th10 an der Körperoberfläche sind die Projektionsareale der in Tabelle 1.6 aufgeführten Abdominalorgane, die seiten- und segmentspezifisch als Head-Zonen imponieren.

Tabelle 1.6 Seiten- und segmentspezifische Zuordnung von Abdominalorganen zu den Oberflächensegmenten.

Abdominalorgane			Akupunkturpunkte
Links gelegen	Mittig gelegen	Rechts gelegen	
Magen Th6 bis Th8		Duodenum Th6 bis Th8	KG 12 Bl 20/Bl 21
Milz und Pankreas Th8		Leber und Gallenblase Th8-Th9	KG12 Bl 20/Bl 21 Bl 18/Bl 19
	Dünndarm und Dickdarm, vor allem *Colon transversum* Th9 bis Th12		Ma 25 Bl 23*

* bezüglich der Punktekombination Ma 25+Bl 25 s. Anmerkung oben

Die beschriebenen Projektionsareale sind aus der Klinik als druckschmerzhafte Punkte schon lange bekannt, z. B.

- der **Vogler-Punkt** (linker Rippenbogen, bei Magenerkrankungen),
- der **Boas-Punkt** (Bereich des 12. BWK, bei Magenerkrankungen),
- der **rechte Rippenbogenrand** (bei Leber-, Gallenblasen- und Duodenalerkrankungen).

Darüber hinaus ist bei Erkrankungen dieser Organe der homolaterale Rektusrand häufig verdickt sowie spontan- und druckempfindlich, dabei entsteht oft eine verdrehte Körperhaltung („der Körper krümmt sich um den Herd", Hansen-Schliack 1962). Auch fällt auf, dass sich der Nabel beim Pressen oftmals zur kranken Seite hin verzieht. Ebenso ist im Krankheitsfall die Haut über dem Rektus im ventralen Längsdrittel deutlich kühler als die Haut im lateralen Längsdrittel, bedingt durch die vegetativ-reflektorischen Krankheitszeichen (Vasokonstriktion, Schweißsekretion, Piloarrektion).

Die Viszero-viszeral-Reflexe

Zu den beschriebenen Zusammenhängen und Wechselwirkungen zwischen Körperoberfläche und inneren Organen, hier am Beispiel der Segmente Th6 bis Th10, kommt noch eine weitere Besonderheit: die Viszero-viszeral-Reflexe.

Da oft mehrere Organe mit denselben Rückenmarkssegmenten in Beziehung stehen, können auch ihre Head-Zonen doppelt „besetzt" sein, was für Diagnose und Therapie von Bedeutung ist:

- So können Xiphoid und epigastrischer Winkel (Th6-Th7) sowohl vom Magen als auch vom Herzen „besetzt" sein. Die Funktionen der mit denselben Rückenmarkssegmenten in Beziehung stehenden Organe, hier Herz und Magen, können sich gegenseitig beeinflussen, was aus der Klinik ausreichend bekannt ist: Magensymptome wie Reflux, Übelkeit und Brechreiz können Herzrhythmusstörungen auslösen (gastro-kardialer Symptomenkomplex, Roemheld-Syndrom).
- Umgekehrt können Herzrhythmusstörungen Übelkeit und Brechreiz auslösen. Auch ein Hinterwandinfarkt zeigt sich klinisch zu Beginn häufig in Form von Übelkeit und Brechreiz.

In unserer Praxis konnten wir beobachten, dass therapieresistente Herzrhythmusstörungen ihre Ursache in einem beginnenden Magenkarzinom hatten.

Leber-Gallenblasen-Erkrankungen können ebenfalls Herzrhythmusstörungen auslösen (Wenckebach).

In beiden Fällen muss zur Behandlung dieser Herzrhythmusstörungen primär an der Behandlung der auslösenden Ursachen seitens Magen, Leber, Gallenblase angesetzt werden. Gegebenenfalls können diese sympathischen **Organreflexe (Viszero-viszeral-Reflexe)** auch aus Sicht einer **segmentalen Oberflächentherapie zusätzlich** behandelt werden.

TCM: „Ehemann-Ehefrau-Regel", „Mutter-Sohn-Regel".

Durch die sympathische Verteilung im Grenzstrang können sich Rückenmarksimpulse ausbreiten

- von Th6 in die Dermatome Th1 bis Th9,
- von Th8 in die Dermatome Th5 bis Th11,
- von Th10 in die Dermatome Th7 bis Th12 **und** ventrales Bein

(s. Tabelle 1.4 „Verteilungsmodus der Grenzstrangganglien").

» Dies erklärt z. B., warum das Rückenmarkssegment Th8 (**TCM:** KG 12) diagnostisch und therapeutisch **ein bevorzugtes Resonanzareal für alle inneren Organe** ist.

TCM: „Reunions-Punkt aller inneren Organe"

Therapeutische Konsequenz

Therapeutische Konsequenz bezüglich Th8

Die **gleichzeitige Reizung von Dermatom und Myotom** Th8 vorn (KG 12) und des 12. Brustwirbels hinten, der aber vom Dermatom Th8 bedeckt wird (Bl 20), führt meistens zu einer deutlichen Vasodilatation im ventralen Längsdrittel von der Mamille (Th5) bis zur Symphyse (Th12). Da Dermatom und Myotom Th8 eine besondere Beziehung zu Magen und Duodenum haben (Enterotome Th6 bis Th8), ist das Segment Th8 der bevorzugte Reizort für die Behandlung von Magen- und Duodenalerkrankungen. Die Behandlung erfolgt

- entweder nur mittig in der *Linea alba* (KG 12) oder
- bei Duodenalerkrankungen 3 Querfinger rechts von der Mittellinie,
- bei Magenerkrankungen 3 Querfinger links von der Mittellinie
- jeweils an den Stellen, die meistens auch druckempfindlich sind
- es sollte eine „zuführende" Reizart (*bu fa*) angewendet werden.

Therapeutische Konsequenz bezüglich Th10

Die **gleichzeitige Reizung von Dermatom und Myotom** Th10 vorn in Nabelhöhe (Ma 25) und hinten in Höhe des 2. Lendenwirbels, der aber vom Dermatom Th10 bedeckt wird, führt zu einer deutlichen Vasodilatation vom epigastrischen Winkel (Th6) bis zur Symphyse (Th12).

Die vegetativ-reflektorische Wirkung dehnt sich bei Reizung des Segmentes Th10 aufgrund der oben erwähnten Verteilung der sympathischen Impulse im Grenzstrang aber **auch** auf die ventrale Seite des Beins und Fußes aus.
TCM: Verlauf von Magen- und Gallenblasen-Meridian

Da Dermatom und Myotom Th10 eine besondere Beziehung zu Leber, Gallenblase, Pankreas und Niere haben (Enterotome Th8 bis Th12), ist das Segment Th10 der bevorzugte Reizort für die Behandlung von Erkrankungen dieser Organe.

Umgekehrt kann ein Ekzem im Nabelbereich auf Störungen dieser Organe hinweisen.
TCM: Ma 25, 3 Querfinger beiderseits des Nabels

Beachte, dass die beschriebenen Hautveränderungen in den vasodilatatorischen Dermatomen besonders für Th8 und für Th10 ausgeprägt sind.

1.6.3 Die thorakalen Segmente Th11 und Th12

Entsprechend dem *Ganglion mesentericum superius* (Th10·Th11) und dem *Ganglion mesentericum inferius* (Th12 bis L2)

TCM: „Unterer 3E“

Lage und segmentale Besonderheit der thorakalen Segmente Th11 und Th12

Als **Dermatome** bedecken die Segmente Th11 und Th12
- **am Rumpf ventral** den Bereich der Unterbauchquerfalte und der Symphyse,
- **am Rumpf lateral** den Beckenkamm,
- **am Rumpf dorsal** den Bereich über dem 4. und 5. Lendenwirbel.

Als **Myotome** versorgen die Spinalnerven Th11 und Th12
- **dorsal** ihren Anteil der autochthonen Rückenmuskulatur am thorako-lumbalen Übergang,
- **lateral** die zugehörige Interkostalmuskulatur sowie den kaudalen Anteil der seitlichen Bauchwandmuskulatur (*M. obliquus internus* Th10 bis Th12, *M. obliquus externus* Th5 bis Th12, *M. transversus abdominis* Th7 bis Th12).
- **Ventral** bilden die Segmente Th11 und Th12 als Myotome den kaudalen Anteil des *M. rectus abdominis.* Weitere Th12-Myotome finden sich im *M. serratus posterior inferior* (Th9 bis Th12), im *M. psoas* (Th12 bis L3) und im *M. quadratus lumborum* (Th12 bis L3).

Als **Sklerotome und Sklerozonen** versorgen die Spinalnerven Th11 und Th12 die BWK 11 und 12 und die entsprechenden Rippenansätze sowie die Symphyse und den ventralen Bereich des Beckenkamms.

Wichtige Akupunkturpunkte und -areale des Segmentbereichs Th11 und Th12

Tabelle 1.7 Topografische Zuordnung der wesentlichen Akupunkturpunkte bzw. neuraltherapeutischen Injektionsstellen zu den Segmenten Th11 und Th12.

Segment	ventral	dorsal	Akupunkturpunkte
Th11	Unterbauchquerfalte	4. Lendenwirbel	KG 4, Bl 25
Th12	Symphysenbereich	5. Lendenwirbel	KG 3, ISG-Bereich

Weitere Zusammenhänge und Wechselwirkungen der Segmente Th11 und Th12 zwischen Körperoberfläche und inneren Organen

Die Segmente Th11·Th12 (wie auch L1·L2) an der Körperoberfläche sind die Projektionsareale der in Tabelle 1.8 aufgeführten Abdominal- und Beckenorgane, die wiederum seiten- und segment-spezifisch als Head-Zonen imponieren.

Tabelle 1.8 Seiten- und Segment-spezifische Zuordnung von Abdominal- und Beckenorganen zu den Oberflächensegmenten (von den verschiedenen Autoren gelegentlich unterschiedlich angegeben).

Abdominal- und Beckenorgane		
Links gelegen	**Mittig gelegen**	**Rechts gelegen**
Colon descendens, Sigma, Rektum Th11 bis L2	Dünndarm Th10 bis Th12	Colon ascendens, Colon transversum, Appendix Th11 bis L2
linke Niere Th10 bis L2	Blase Th11 bis L2 und S2 bis S4	rechte Niere Th10 bis L2
	Hoden, Uterus, Ovarien Th10 bis Th12 und L2 bis S2	

Für alle angegebenen Organe können die Punkte KG 3 und KG 4 mit subkutaner Reizverstärkung beidseits zur Behandlung empfohlen werden. Aus segmentaler Sicht entspricht dies einem Reiz in dem **peripheren Projektionsgebiet des *Ganglion mesentericum superius* bzw. *inferius*.**

TCM: KG 4 „Treffpunkt aller unteren Yin-Meridiane"

Die Akupunkturpunkte und neuraltherapeutischen Areale für die unteren Abdominal- und Beckenorgane entsprechen deren Head-Zonen und den schon beschriebenen, eventuell vorhandenen druckschmerzhaften Punkten im *M. rectus abdominis* (Tab. 1.9).

Tabelle 1.9 Topografische Zuordnung der wesentlichen Akupunkturpunkte bzw. neuraltherapeutischen Injektionsstellen für Beckenorgane und Darmtrakt zu den Segmenten Th10 bis S2.

	Akupunkturpunkte	Segment
Rumpf ventral	KG 4	Th11
	KG 3	Th12
	Ma 25	Th10
Rumpf dorsal	Bl 23	Th10
	Bl 25	Th11·Th12
	Bl 31	S1
	Bl 32	S2 (L5·S1·S2 entsprechen dem ISG-Bereich)
	LG 4	Th10
	LG 3	Th12·L1
Untere Extremität	MP 6	Hiatus-Linie L4/S2
	Le 3	L4·L5
	Ma 36	L4
	Ma 37	L4·L5

Nach Ansicht vieler Autoren projizieren sich die gynäkologischen Organe und die Prostata auch nach dorsal in die Segmente Th10 bis L3.

Viele Projektionsareale sind auch hier aus der Klinik als druckschmerzhafte Punkte schon lange bekannt, z. B. ventral der McBurney-Punkt rechts bei Appendizitis. Bei Erkrankungen der Beckenorgane fühlt sich die Haut im Bereich des Unterbauches kühl an und wird auch vom Patienten als kühler empfunden.

Häufig treten bei Erkrankungen von Uterus oder Ovarien ekzematöse Veränderungen im Bereich von Unterbauch, Leiste und Oberschenkel-Innenseite auf, ebenso bei Dickdarmerkrankungen (s. S. 347).

Weitere Zusammenhänge und Wechselwirkungen der Segmente Th10 bis L2 zwischen den Organen des Beckens und des unteren Abdomens untereinander

Für Becken und Abdomen sind als sympathische Organreflexe oder **Viszero-viszeral-Reflexe** die prämenstruelle Obstipation, die positive Wirkung eines Darmeinlaufs bei Nierensteinen, aber auch die Harnflut nach paroxysmaler Tachykardie bekannt.

TCM: „Ehemann-Ehefrau-Regel", „Mutter-Sohn-Regel"

Therapeutische Konsequenz bezüglich der Viszero-viszeral-Reflexe
Störungen durch Viszero-viszeral-Reflexe können therapeutisch beeinflusst werden, indem die Head-Zonen beider „mitreagierender" Organe sowie ihre Projektionszonen an der unteren Extremität mit Akupunktur oder Neuraltherapie behandelt werden.

Denn durch die sympathische Verteilung im Grenzstrang können sich Rückenmarksimpulse von Th11·Th12·L1 in die Dermatome Th10 bis L1 sowie auch in das ganze Bein ausbreiten (L2 bis S2, s. S. 83).

Klinisch sind diese Zusammenhänge bekannt. So findet man z. B. bei Erkrankungen von Darm oder Prostata in der Anamnese oft eine Achillodynie oder einen Fersenschmerz, da diese Areale im Bereich der vegetativen Fernprojektion von Darm und Prostata liegen. Auch beim unteren M. Bechterew (HLA-B-27-assoziierte Sakroileitis), der oft mit Fersenschmerz beginnt, ist in der Anamnese in jüngeren Jahren häufig eine Prostatitis aufgetreten. Die therapeutische Konsequenz bei Behandlung von Fersenschmerz und Achillodynie besteht ggf. in der gleichzeitigen Behandlung der Head-Zonen der Prostata (Th10 bis Th12 und S1 bis S3) bzw. des Darms (L1 bis L5).

Therapeutische Konsequenz bezüglich Th12

Die gleichzeitige Reizung von Dermatom und Myotom Th12 vorn (KG 3), Th11 und Th12 vorn (KG 4) sowie des 5. Lendenwirbels hinten (Bl 25), der vom Dermatom Th12 bedeckt wird, führt meistens zu einer deutlichen Vasodilatation der Bauchdecke im Bereich des Unterbauches. Die vegetativ-reflektorische Wirkung dehnt sich bei Reizung des Segmentes Th12 aber **auch** auf das ganze Bein und die Fußsohle aus.
TCM: Verlauf von Nieren- und Blasen-Meridian

Da Dermatom und Myotom Th12 eine besondere Beziehung zu allen Unterbauch- und Beckenorganen haben, ist das Segment Th12 der bevorzugte Reizort für die Behandlung von Erkrankungen dieser Organe. Die Behandlung erfolgt ventral in der *Linea alba* (KG 4 bzw. KG 3 und/oder beidseits davon in Form subkutaner Nadelung, individuell je nach lokaler Druckempfindlichkeit). Dorsal erfolgt die Behandlung im Bereich des 12. Brustwirbels bzw. am freien Ende der 12. Rippe.
TCM: Gbl 25, Alarm-Punkt der Niere.

» Da der gesamte Beckenkamm vom Dermatom Th12 bedeckt wird, kann auch der gesamte Beckenkamm bei Störungen von Unterbauch- und Beckenorganen in Form von Triggerpunkten, subkutanen Verquellungen und/oder Hautveränderungen irritiert sein.

1.7 Der Segmentbereich L1 bis L5

TCM: Milz-Pankreas-Magen-/Leber-Gallenblasen-Meridian

Präaxialer Bereich der unteren Extremität

Aus segmentaler Sicht bilden die fünf lumbalen Segmente eine anatomische und funktionelle Einheit zwischen der unteren Rumpfhälfte und dem ventro-lateralen, also gesichtsseitigen Anteil des Beins.

Die fünf lumbalen Segmente sind die bevorzugten Träger von Projektionsphänomenen der Abdominalorgane.

Am Rumpf entstehen die Projektionsphänomene auf dem bekannten Weg viszero-kutaner Reflexe (Head-Mackenzie).

In die Beine gelangen die abdominellen Impulse über die schon mehrfach beschriebene Weiterleitung im Grenzstrang zu den sympathischen Ganglien L4·L5 und damit in den *Plexus lumbalis* (*N. femoralis* und *N. obturatorius,* s. Abb. 3.18, S. 252).

Am Beckengürtel bedecken die kranialer innervierten Dermatome L1·L2 und L3 die kaudaler innervierten Myotome L4 und L5.

Am Bein sind besagte Dermatome und Myotome deckungsgleich.

Aus Sicht der **TCM** verlaufen die unteren Anteile der Meridiane Magen-Milz und Gallenblase-Leber in den lumbalen Segmenten von Becken und Bein (die Meridiane der Beckenorgane Blase-Niere verlaufen in den sakralen Segmenten, also auf der Rückseite des Beins).

» Die Tatsache, dass nach Organen benannte Meridiane von den **TCM**-Ärzten am Bein verortet wurden, ist Hinweis dafür, dass sie von den beschriebenen Projektionsphänomenen abdomineller Organe in das Bein gewusst haben müssen.

Daraus konnten sie ableiten, dass auf umgekehrtem Weg ein Reiz im Bereich einer solchen Projektionszone am Bein eine Wirkung auf das entsprechende namengebende innere Organ haben muss.

1.7.1 Die Dermatome L1 bis L5

Die Dermatome L1 bis L2

Als **Dermatome** bedecken L1·L2
- **ventral** den Beckengürtel, und zwar bedeckt L1 den Bereich oberhalb des Leistenbandes, L2 den Bereich unterhalb des Leistenbandes (*N. iliohypogastricus* und *N. ilioinguinalis*),
- **dorsal** bedecken die Dermatome L1·L2 den Bereich der *Mm. glutei*, wodurch Impulse der Dermatome L1·L2 an die darunter liegenden Myotome L4·L5 weitergegeben werden können.

Da die kranialeren Dermatome L1·L2 **dorsal in einer breiten Hiatus-Linie** an die unteren lumbalen Dermatome L4·L5 und an die sakralen Dermatome S1·S2 stoßen, ist dieser Bereich ein bevorzugtes Projektionsareal für Erkrankungen von Abdominal- **und** Beckenorganen (s. Abb. 1.47). Besonders häufig betroffen ist das Iliosakralgelenk, in welchem sich
- Impulse aus den Dermatomen L1·L2 über die *Nn. clunei superiores*, und
- Impulse aus den Dermatomen S1·S2 über die *Nn. clunei medii* und
- Impulse aus den Myotomen L4·L5 über die *Mm. glutei* treffen.

Hinzu kommen noch Impulse aus C8 über den kaudalen Anteil des *M. latissimus dorsi* (C6·C7·C8). Dies erklärt, warum eine Störung des ISG das gesamte Bein, den Beckengürtel und den Rücken bis in Höhe des Schulterblattes (also bis zur *Pars vertebralis* des *M. latissimus dorsi*, C6) sowie den vorderen Schulterbereich beeinflussen kann. Dabei kann die ISG-Symptomatik durch lokale Ursachen bedingt sein, z. B. eine Gelenksblockierung oder -entzündung. Sie kann aber auch Folge einer Projektion von Störungen der Thorax-, Abdominal- oder Beckenorgane sein.

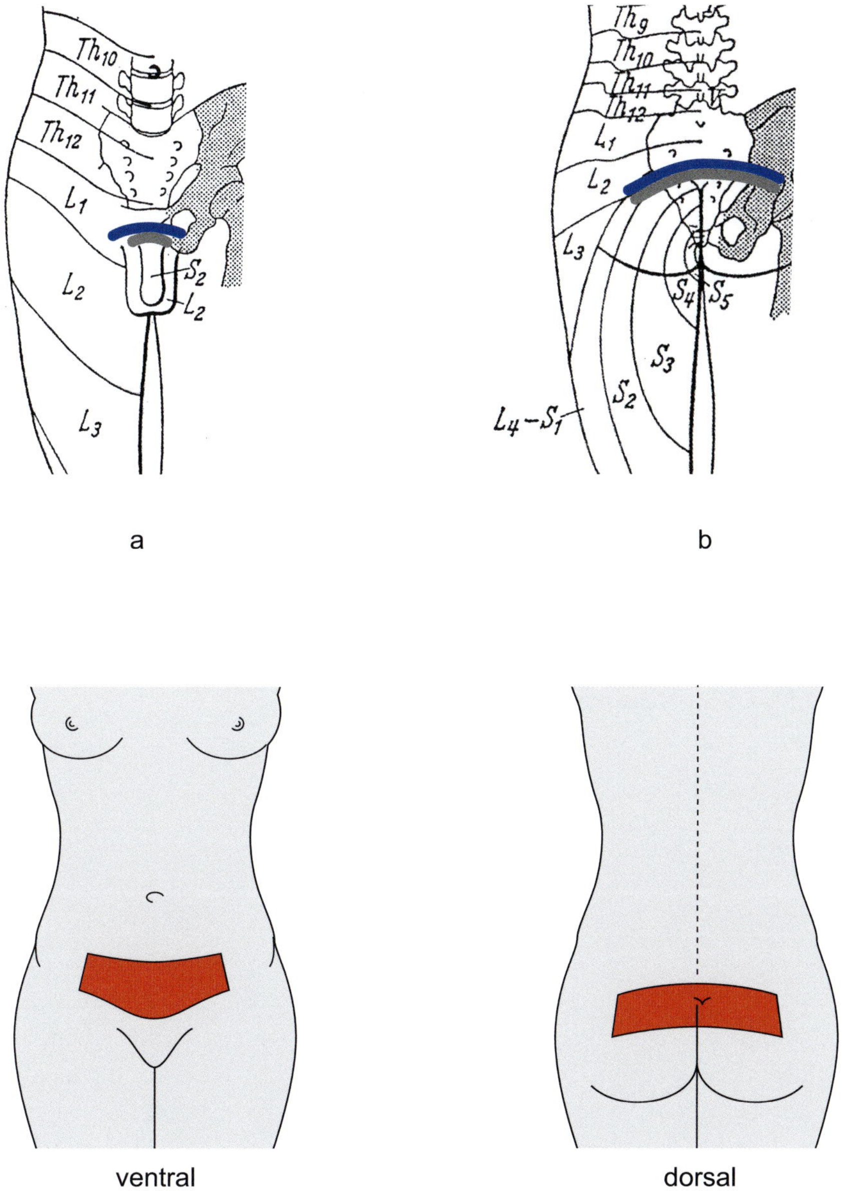

Abbildung 1.47
Hiatus-Linien ventral und dorsal im Beckenbereich, Grenzen zwischen L2 und S2. Häufige Projektionsareale bei Erkrankungen des Urogenitaltrakts.
[Modifiziert nach Hansen-Schliack 1962 (oben) und Kunert 1975 (unten)]

Die Dermatome L3 bis L5

Als **Dermatome** bedecken L3·L4·L5 die ventro-laterale, also gesichtsseitige Hälfte des Beins und liegen somit über der Streckmuskulatur des Beins (s. Abb. 1.48).

Das Dermatom L3 verläuft in einem breiten Band von kranial-lateral nach kaudal-medial und bedeckt die Segment-identen Myotome des *M. quadriceps (Mm. vastus lateralis, vastus medialis, rectus femoris)* und einen Teil der Adduktoren, ferner den Ansatz von *M. sartorius, M. gracilis, M. pectineus, M. semitendinosus* und *M. semimembranosus* (*Pes anserinus,* s. Abb. 1.49 und Abb. 1.50).

Die Dermatome L4·L5 verlaufen an der Streckseite des Unterschenkels bis zum Fußrücken, wobei L4 die großzehenseitige Hälfte des Unterschenkels und Fußes bedeckt, L5 die kleinzehenseitige Hälfte. Der laterale Fußrand wird vom Dermatom S1 bedeckt.

Zu den Dermatomgrenzen an Unterschenkel und Fuß im Einzelnen gibt es seitens der verschiedenen Autoren unterschiedliche Angaben. In jedem Fall aber liegen alle Dermatome des Beins über ihren Segment-identen Kennmuskeln (s. Abb. 1.51; s. Kap. Kennmuskeln, S. 195).

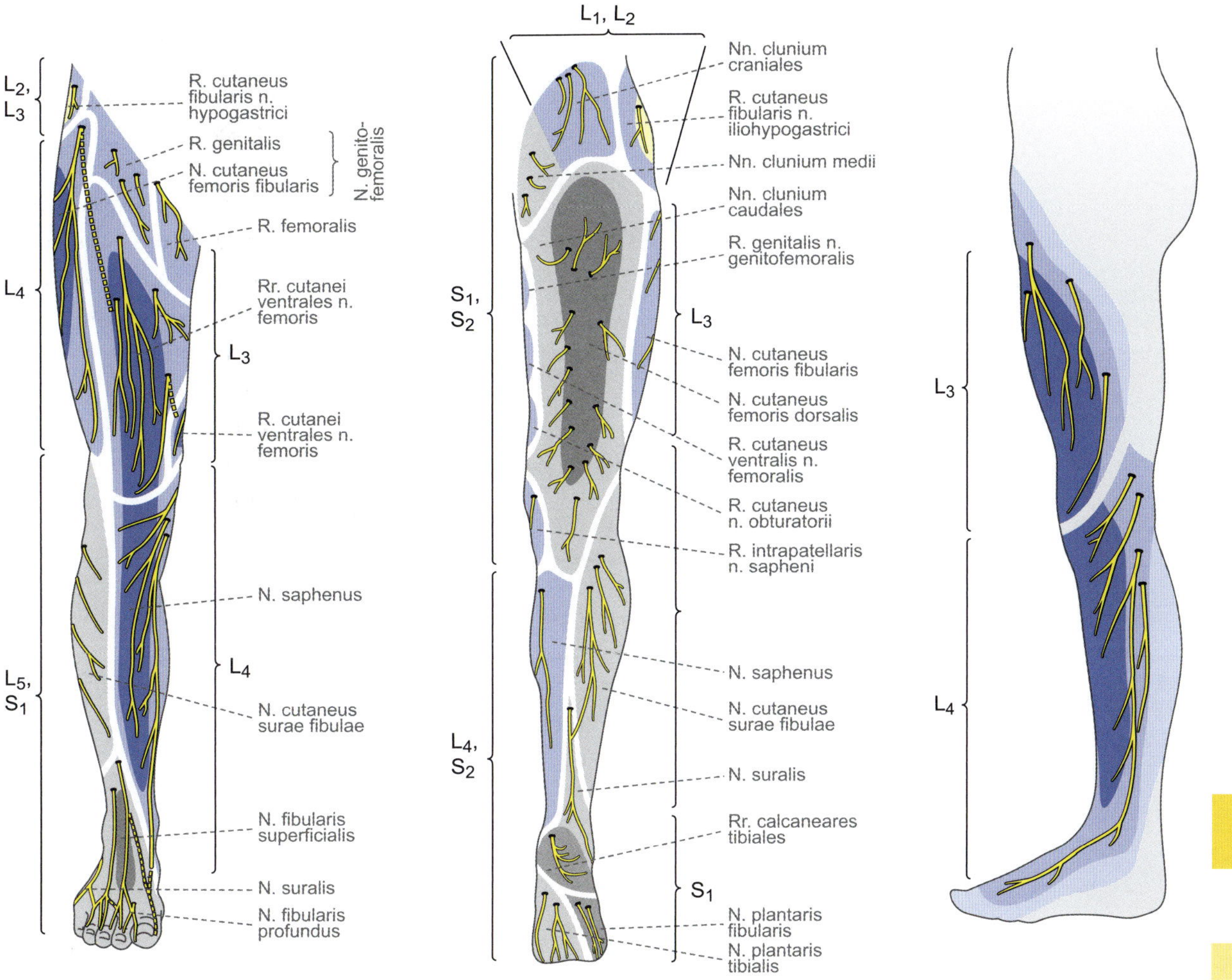

Abbildung 1.48
Darstellung der lumbalen Dermatome (blau) und der sakralen Dermatome (grau) in ihrer Beziehung zu peripheren Hautnerven.
[Modifiziert nach Clara 1941]

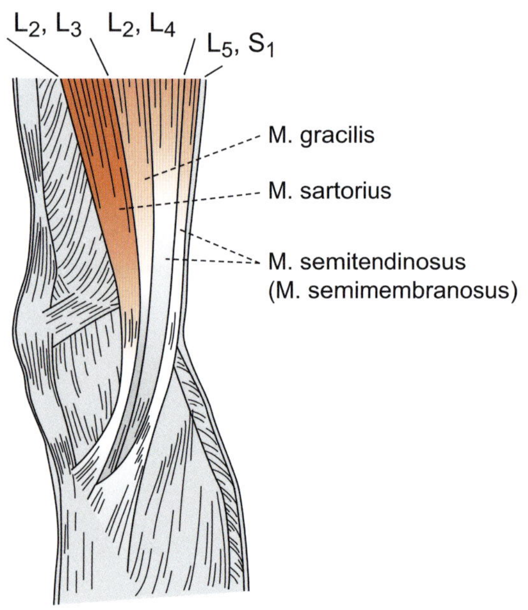

Abbildung 1.49
Darstellung des *Pes anserinus*, bestehend aus den *Mm. sartorius, gracilis, pectineus* (Myotome L2 bis L4), *semitendinosus, semimembranosus* (Myotome L5·S1). [Modifiziert nach Platzer 1975]

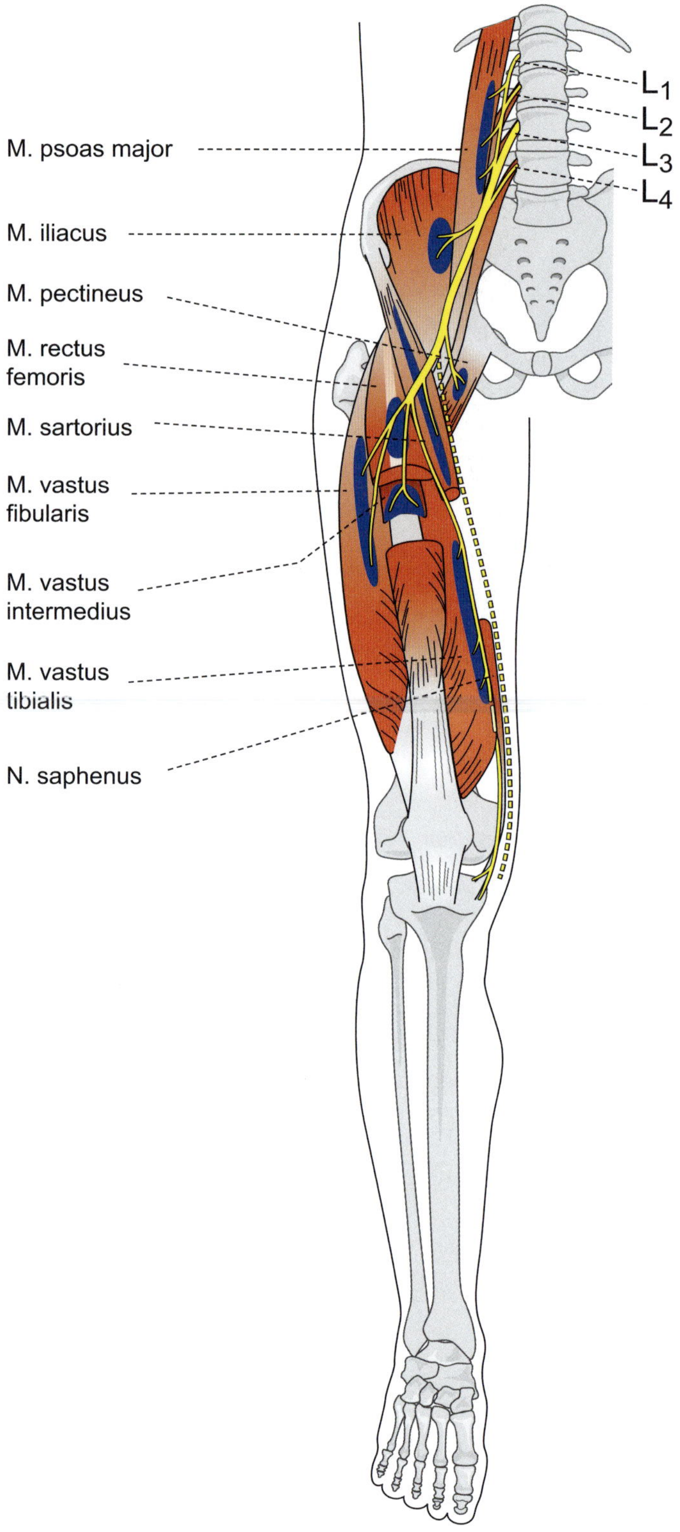

Abbildung 1.50
Die Myotome des *M. iliopsoas* (L1·L2·L3) und die Myotome der *Mm. sartorius, gracilis, pectineus, quadriceps* (L2·L3·L4). [Modifiziert nach Clara 1941]

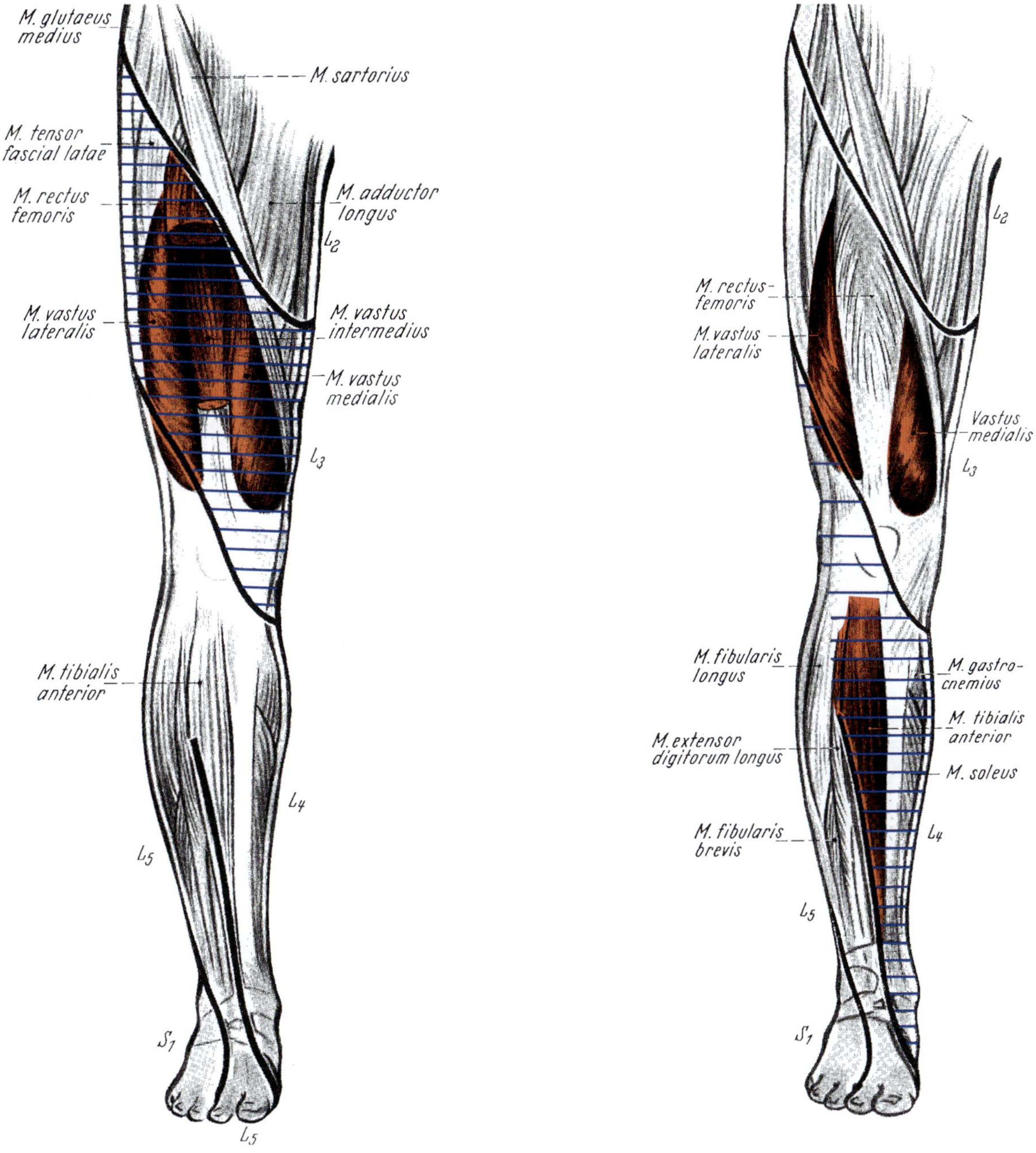

Abbildung 1.51a
Deckungsgleiche Dermatome und Myotome von L3 (links) und L4 (rechts) am Beispiel der Kennmuskeln.
[Modifiziert nach Hansen-Schliack 1962]

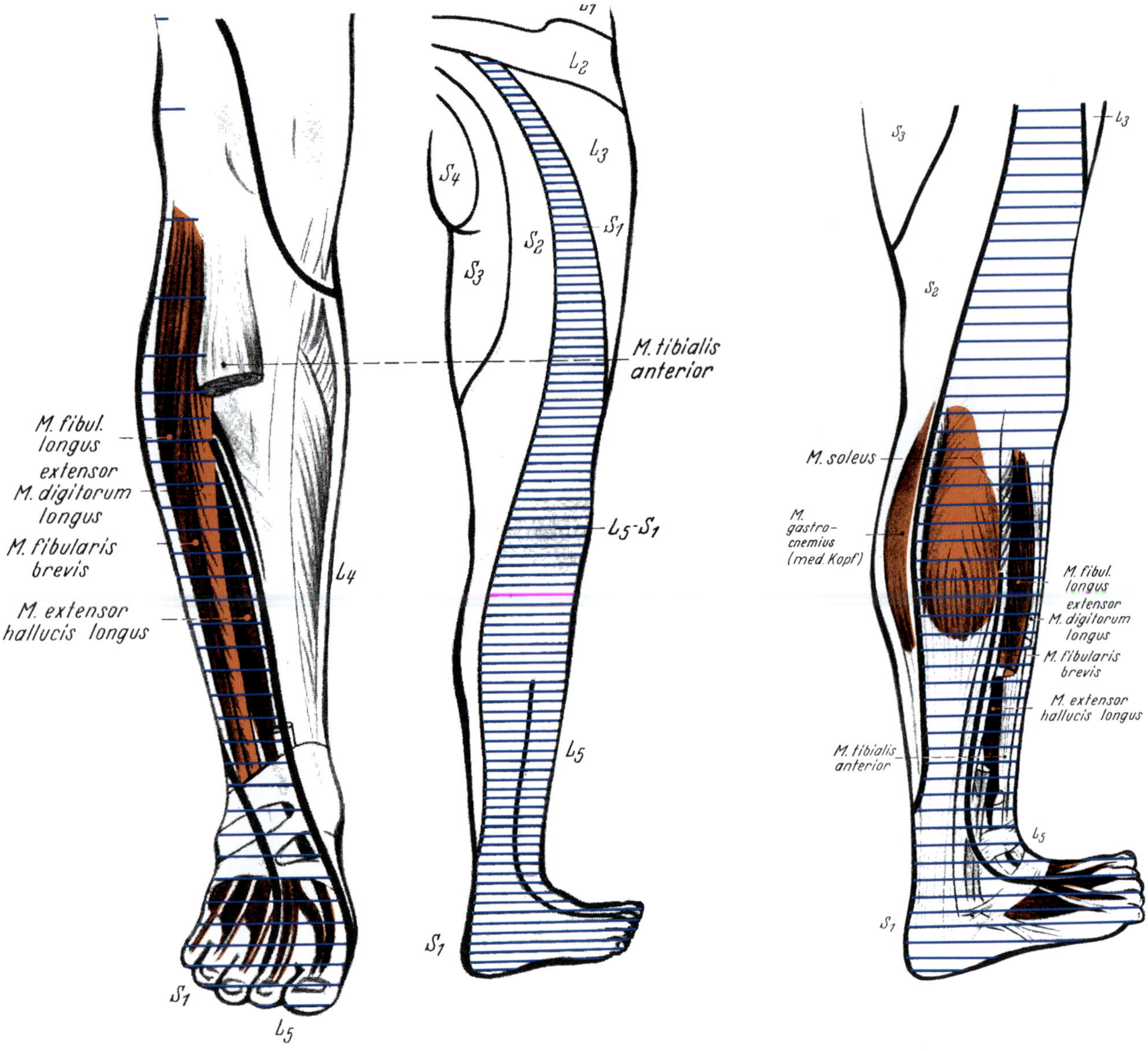

Abbildung 1.51b
Deckungsgleiche Dermatome und Myotome von L5 (links) und S1 (rechts) am Beispiel der Kennmuskeln. [Modifiziert nach Hansen-Schliack 1962]

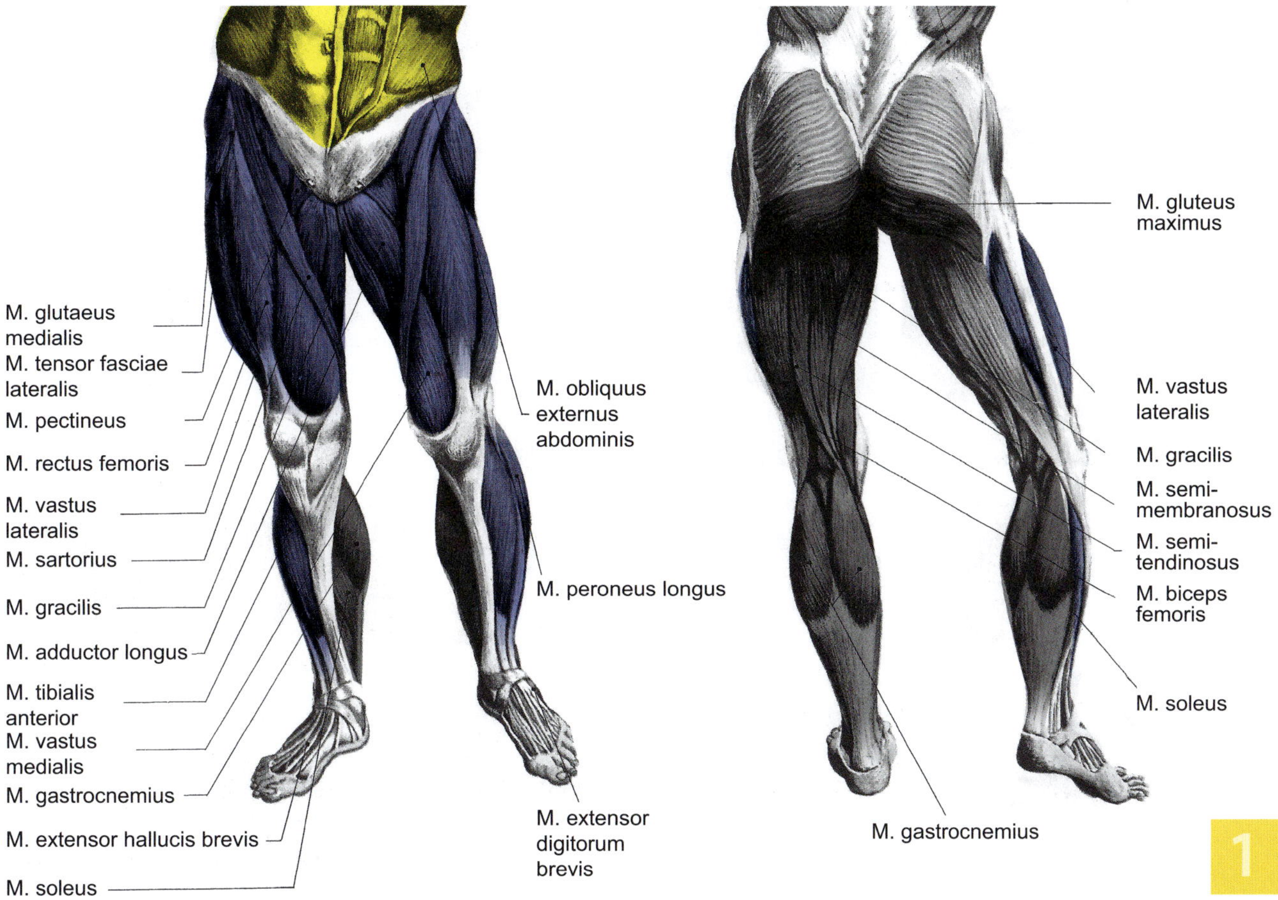

Abbildung 1.52
Die lumbalen Myotome des Beins (blau), vor allem Streckmuskulatur.
Die sakralen Myotome des Beins (grau), vor allem Beugemuskulatur.
Je nach Fußhaltung können sakrale Beugemuskeln auch Streckfunktion übernehmen.
[Modifiziert nach FIF Fachmagazin]

1.7.2 Die Myotome L1 bis L5

Als **Myotome** bilden die Segmente L1·L2·L3 den *M. psoas* und den *M. iliacus.*

L2·L3·L4 bilden die *Mm. sartorius, gracilis* und *pectineus* und nehmen Teil an der Bildung der Adduktoren und des *M. quadriceps* (s. Abb. 1.52).

Die lumbalen Myotome beteiligen sich somit an der Bildung jener Muskulatur, die für das aufrechte Stehen und das Gehen zuständig sind (s. Abb. 1.53):

- Sie strecken Hüfte und Bein (*Mm. glutei* und *quadriceps*),
- sie verhindern ein seitliches Abgleiten beim Stehen *(Mm. adductores)*,
- sie strecken Knie und Fuß *(M. tibialis anterior)*,
- sie beugen Hüfte *(M. iliopsoas)*, Knie *(Mm. sartorius, gracilis)* und Fuß beim Gehen.

Aus **evolutionärer Sicht** spielen die lumbalen Segmente bei der Aufrichtung des Menschen vom Vierbeiner zum Zweibeiner insofern eine wichtige Rolle, als die dazu benötigte lumbal innervierte Streckmuskulatur von Hüfte und Knie ein zusätzliches Myotom erhält. Während beim Affen die *Mm. glutei* als wichtigste Hüftstrecker nur aus zwei Myotomen bestehen, sind es beim Menschen drei Myotome. Auch die lumbal innervierte Streckmuskulatur des Kniegelenks ist beim Menschen stärker ausgebildet. Ferner ist im Vergleich zum Affen beim Menschen auch die lumbal innervierte Adduktorenmuskulatur zur Stabilisierung des aufrechten Standes und Ganges auf zwei Beinen stärker ausgebildet.

Aus **psychosomatischer Sicht** spielen die lumbalen Segmente ebenso eine besondere Rolle insofern, als überhöhte Anforderung an das „Aufrecht-Stehen“, das „Für-Etwas-Gerade-Stehen“, das „Durch-Stehen“, das „Sich-Senkrecht-Halten“ immer zu einem erhöhten Tonus und damit zu schmerzhafter Verspannung und gegebenenfalls Verkürzung der lumbal innervierten Streckmuskulatur des Beins führen kann.

Aus der **Sicht von Projektionsphänomenen** der Abdominalorgane in die lumbal innervierte Streckmuskulatur des Beins ist unter anderem bekannt, dass von Kindern bei einer Appendizitis der primäre Schmerz oft im Kniebereich angegeben wird und nicht im rechten Unterbauch.

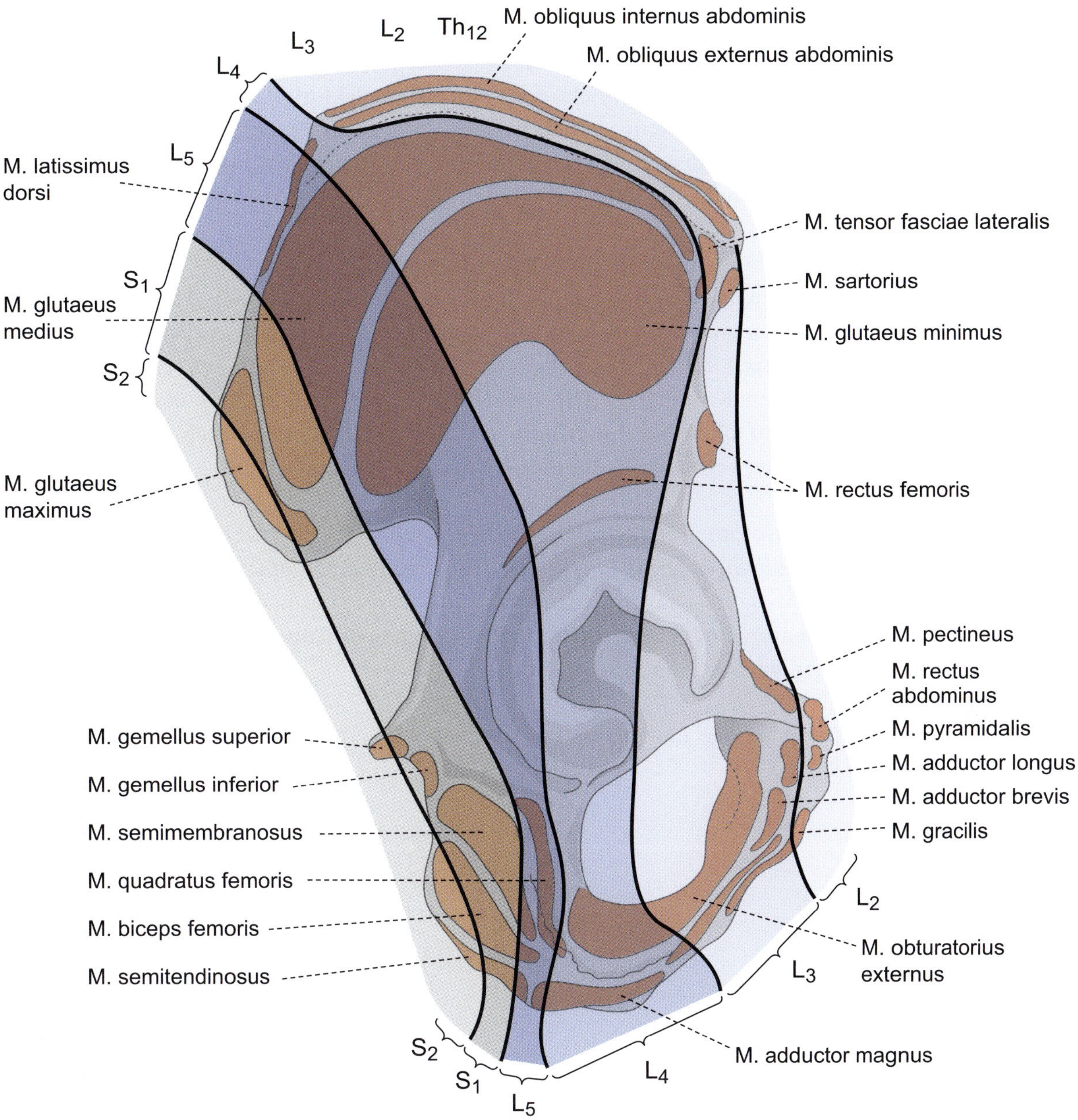

Abbildung 1.53
Die Muskulatur des Beckengürtels mit ihren Sklerozonen.
[Modifiziert nach Bolk 1898 und Rauber-Kopsch 1998]

1

L

Ein ähnliches Projektionsphänomen findet sich bei Diabetikern in Form von Hautveränderungen vor allem im Bereich der Tibia, also im Bereich von L4. Dieses Segment entspricht dem vegetativ-reflektorischen Projektionsareal der Oberbauchorgane, in diesem Fall der erkrankten Bauchspeicheldrüse. Vermutlich muss man auch bei therapieresistenten Interdigitalmykosen an den Füßen (Dermatom L4·L5) unter Umständen an eine Oberbaucherkrankung denken.

Auch beim Vorliegen eines Referred pain, also eines algetischen Projektionsphänomens, ausgelöst durch Störungen im Bereich von Abdominal- oder Beckenorganen, können an den Ansatzstellen lumbal innervierter Muskeln Schmerzen auftreten, vor allem am *Trochanter minor* und am *Pes anserinus* im medialen Kniebereich. Die genannten Beispiele zeigen, dass man neben dem Blick auf **lokale Veränderungen und Beschwerden** immer auch an die Möglichkeit einer **segmental bedingten Fernprojektion** denken muss.

Als **Myotome** beteiligen sich die Segmente L4·L5 vor allem an der Bildung der *Mm. tibialis anterior, tibialis posterior, tensor fasciae latae* und *adductor magnus.* Die Myotome L4·L5 beteiligen sich außerdem an der Bildung der *Mm. glutei*, der Extensoren des Fußes sowie der Peroneusgruppe (*Mm. fibularis longus* und *fibularis brevis,* s. Abb. 1.54).

Bezüglich der Beteiligung von L5 an der dorsalen Beinmuskulatur s. Tab. 1.10, S. 122.

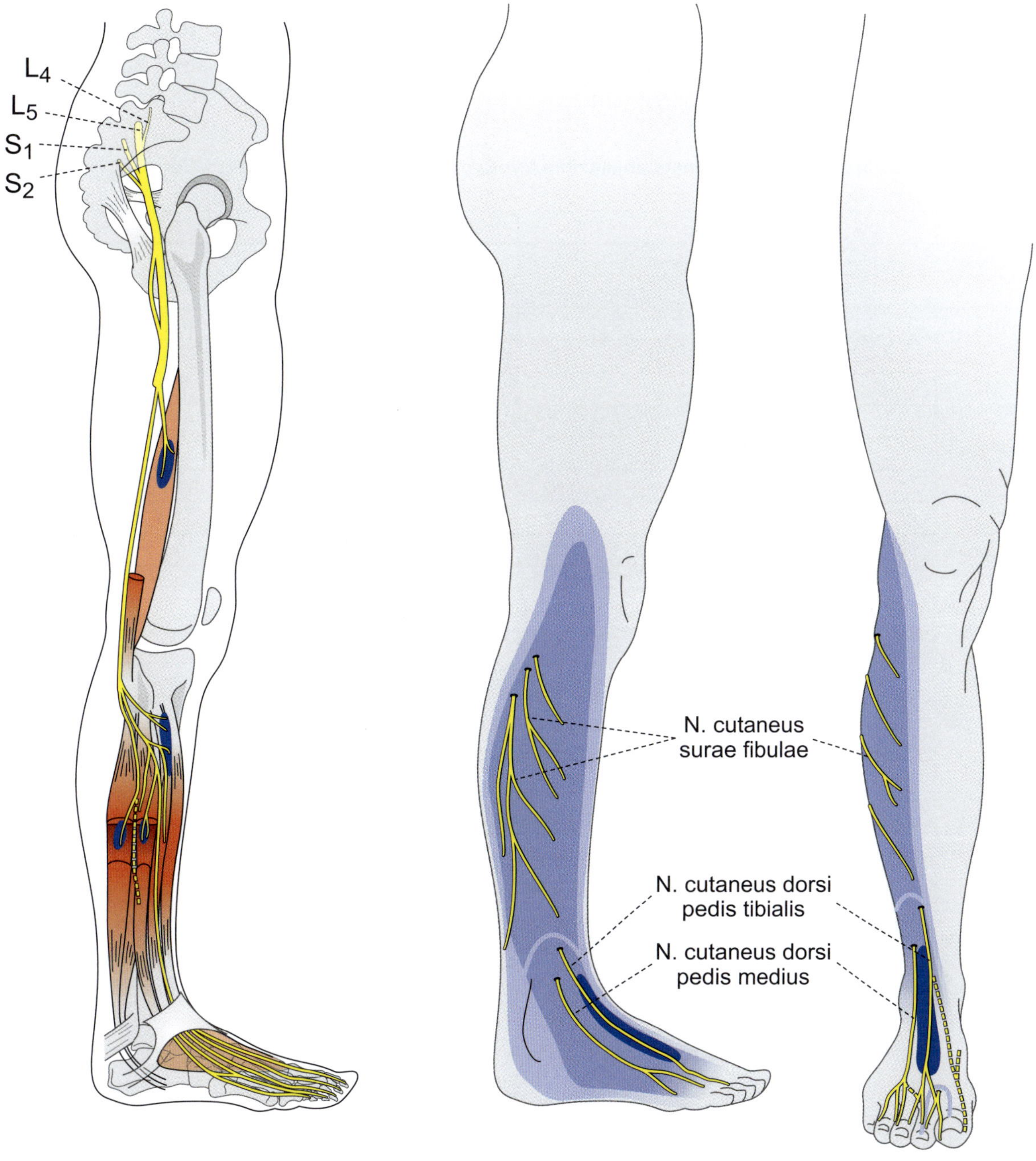

Abbildung 1.54
Darstellung der Myotome L4·L5 und S1·S2 in der Peroneusmuskulatur, in der **TCM** dem **Gallenblasen-Meridian** entsprechend. Auch hier entsprechen die Nerveneintrittsstellen von L4·L5·S1·S2 den jeweiligen Muskelreizpunkten und damit auch den jeweiligen Akupunkturpunkten.
[Modifiziert nach Clara 1941]

In Tabelle 1.10 von FOERSTER und HANSEN-SCHLIACK (1936, 1962) sind die lumbalen und sakralen Myotome in ihrer Beziehung zur Bein- und Beckengürtelmuskulatur dargestellt.

Tabelle 1.10 Die Muskeln der unteren Extremitäten und ihre Myotomzuordnung. [Nach Foerster 1936]

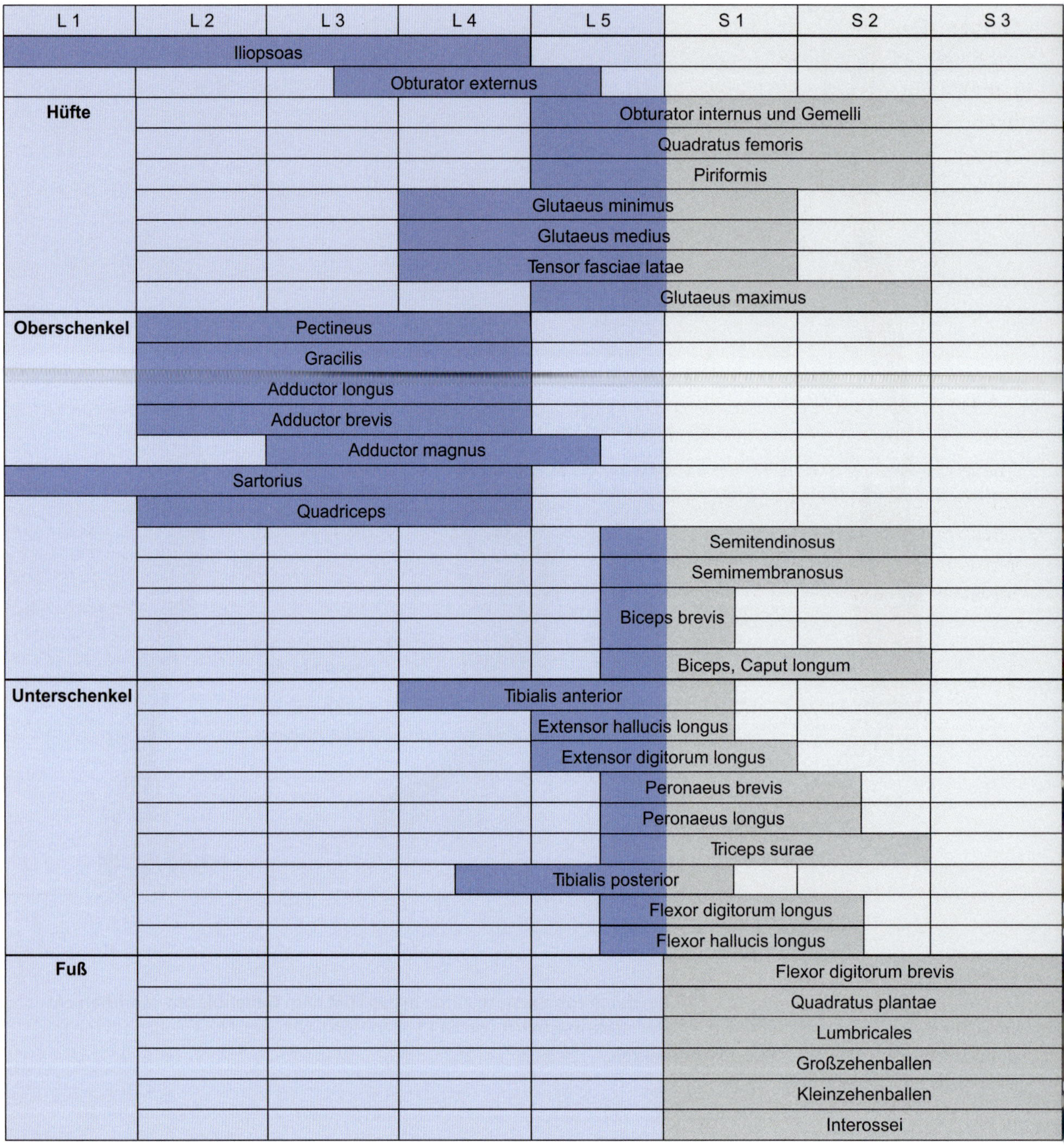

1.7.3 Wichtige Akupunkturpunkte und -areale im lumbalen Segmentbereich

TCM: Ma 36, Ma 37, Ma 38, Ma 40, MP 6 anteilig, Le 3

Gemeinsamkeiten hinsichtlich der Lokalisation und Wirksamkeit
Im Folgenden soll die von der **TCM** postulierte Verwendung von Akupunkturpunkten vor allem in den Segmenten L4 und L5 an Unterschenkel und Fuß bei Erkrankungen von Abdominal- und Beckenorganen, aber auch bei Schulterbeschwerden und bei Schmerzen im Kopf- und Gesichtsbereich aus segmentaler Sicht analysiert werden. Denn die hervorragende Wirkung solcher Reizpunkte an Unterschenkel und Fuß lässt sich nur durch die Kenntnis der segmentalen Innervation und nicht durch die Meridian-Theorie der **TCM** wissenschaftlich plausibel begründen.

Frage: Warum wirkt ein Reiz am Akupunkturpunkt Ma 36 auf Abdominalorgane? **TCM:** „Ma 36 für das ganze Abdomen".

Ma 36 liegt im kranialen Drittel des *M. tibialis anterior.* Dieser ist der Kennmuskel der Spinalnerven L4 und L5. Der Spinalnerv L4 wird auch als *N. furcalis* bezeichnet (der „Gabelnerv", Braus-Elze 1960), weil sich seine Nervenfasern „aufgabeln", also weitreichend verzweigen und Verbindung aufnehmen zum *Plexus sacralis, Plexus lumbalis* und Th12, also zur Bauchdecke (s. Abb. 1.55).

» Ein Reiz am Akupunkturpunkt Ma 36 kann somit das ganze Bein und das Segment Th12 beeinflussen.

Das Segment Th12 steht seinerseits über den Wirbelkörper Th12 mit dem Dermatom Th8 in Beziehung, welches den BWK 12 bedeckt.

Th8 wiederum hat über die sympathischen Verteilerzentren im Grenzstrang Verbindung mit dem Bereich Th5 bis Th11, also der Bauchdecke von der Mamille bis zur Symphyse (s. Tab. 1.4, S. 83). Dieser ganze Bereich kann daher durch einen Reiz an Ma 36 erreicht werden. Da sich zwischen Mamille und Symphyse alle Head-Zonen der Abdominal- und Beckenorgane projizieren, können somit auch diese Organe durch einen Reiz am Akupunkturpunkt Ma 36 auf kuti-viszeralem Weg erreicht werden.

» Daher ist Ma 36 tatsächlich der wichtigste Punkt für das ganze Abdomen.

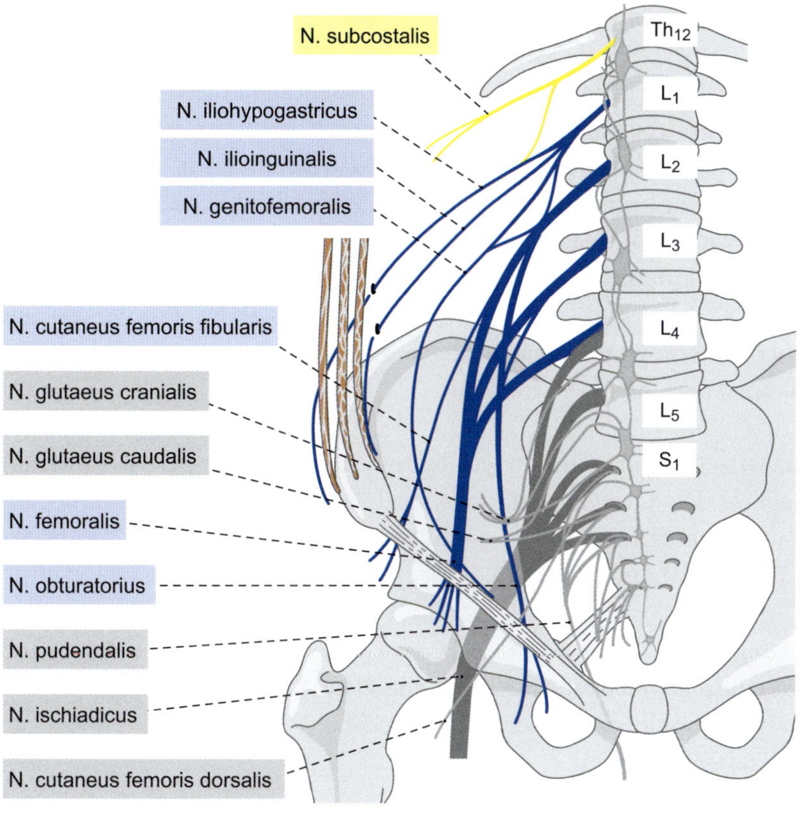

Abbildung 1.55
Der Spinalnerv L4 *(N. furcalis)* und seine Beziehung zum *Plexus lumbalis* (blau), *Plexus sacralis* (grau) und zum *N. subcostalis* (Th12), in der Abbildung gelb.
[Modifiziert nach Clara 1941]

Frage: Warum wirkt ein Reiz am Akupunkturpunkt Ma 36 auf die Schulter?

Wie oben beschrieben, nimmt der Ma 36 über den Spinalnerv L4 *(N. furcalis)* Verbindung zum Wirbelkörper Th12 auf. Dieser wiederum ist der kaudalste Ursprung der *Pars ascendens* des *M. trapezius,* also Myotom C4 (s. Abb. 1.8, S. 11). Es besteht somit eine segmental nachweisbare Verbindung zwischen L4 (Ma 36) und den C4-Myotom- und Sklerozonen-Anteilen der Schulter (u. a. *Spina scapulae,* Akromioklavikulargelenk und Schultergelenk).

Nach meiner Analyse gibt es einen weiteren Weg über die afferenten vegetativen Leitungsbahnen der unteren Extremität:

Wie Lazorthes (1949) beschreibt, gelangt ein Reiz über das perivasale sympathische Geflecht der *A. tibialis anterior* (Areal des Ma 36) über die *A. iliaca* und die Aorta weiter in den Grenzstrang und von dort direkt in die Rückenmarkssegmente Th8 bis Th12 (s. Abb. 1.56).

Voraussetzung dafür, dass ein Nadelreiz das Gebiet der *A. tibialis anterior* auch erreicht, ist eine entsprechende Stichtiefe von etwa 3 cm, wie sie von den chinesischen Ärzten empfohlen, von den europäischen Akupunkturärzten aber nur selten so tief ausgeführt wird.

Es können also auf diese Weise afferente sympathische Impulse vom Bein direkt und unter Umgehung der Spinalnerven in das Rückenmark gelangen.

» Dieser Verbindungsweg bildet die Grundlage für die Reizwirkung von allen gefäßnahen Akupunkturpunkten an den unteren Extremitäten, z. B. Ma 36, Le 3 und andere.

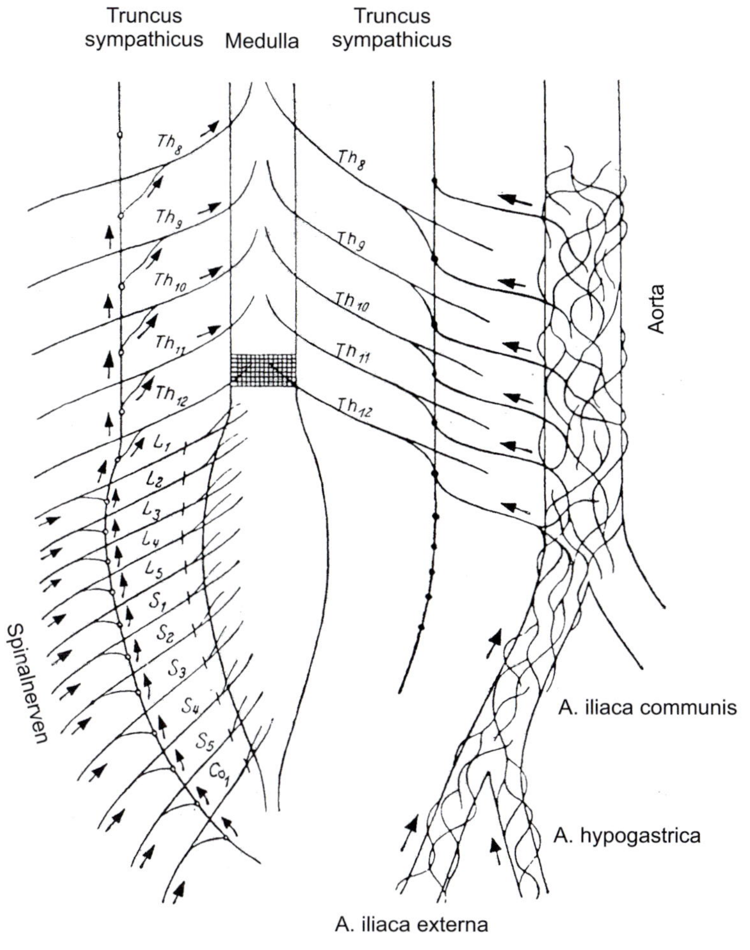

Abbildung 1.56
Impulsweg eines Nadelreizes von den Beinarterien über das perivasale Geflecht in die Wand der Aorta und unter Umgehung der Spinalnerven direkt ins Rückenmark (Th8 bis Th12).
[Nach Foerster 1936]

Die auf dem beschriebenen Weg in den Rückenmarkssegmenten Th8 bis Th12 angekommenen Impulse aus den unteren Extremitäten haben ihrerseits Verbindung zu jenen Myotomen, die an den Wirbelkörpern Th8 bis Th12 ansetzen oder entspringen, in diesem Fall die gesamte *Pars ascendens* des *M. trapezius* (C4) und die gesamte *Pars vertebralis* des *M. latissimus dorsi* (C6) (s. Abb. 1.23, S. 39).

Damit hat ein Reiz an Ma 36 eine Wirkung nicht nur auf die C4·C5-Anteile der Schulter (*Pars acromialis* des *M. deltoideus*), sondern auch auf die C5·C6-Anteile der Schulter (*Pars spinalis* und *Pars clavicularis* des *M. deltoideus*).

Da der Schulterbereich aber nicht nur aus C4- und C6-Myotomen, sondern auch aus C5-Myotomen besteht (Schulterblattmuskulatur, vor allem im Bereich der *Spina scapulae*, der *Pars acromialis* des *M. deltoideus* und des kranialen Anteils des *M. pectoralis*), stellt sich die Frage, wie ein Reiz von Ma 36 in L4 in die Schulter nach C5 gelangt.

» Die C5-innervierte *Pars lumbalis* des Zwerchfells hat über ihre Ansatzstelle an den Wirbelkörpern L1 bis L4 Beziehung zu den Spinalnerven L1 bis L4 (s. Abb. 1.57). Hier liegt also die Kontaktstelle zwischen C5 und den lumbalen Segmenten L1 bis L4 und damit die Einwirkungsmöglichkeit von Ma 36 (L4) auf die C5-Myotome der Schulter, indem der Reiz von der *Pars lumbalis* des Zwerchfells über die C5-Fasern im *N. phrenicus* in die C5-Myotome der Schulter gelangt.

Auch Neuhuber hält meine Analyse für plausibel (persönliche Mitteilung 2015). Daher ist Ma 36 tatsächlich ein wichtiger Punkt für die Schulter.

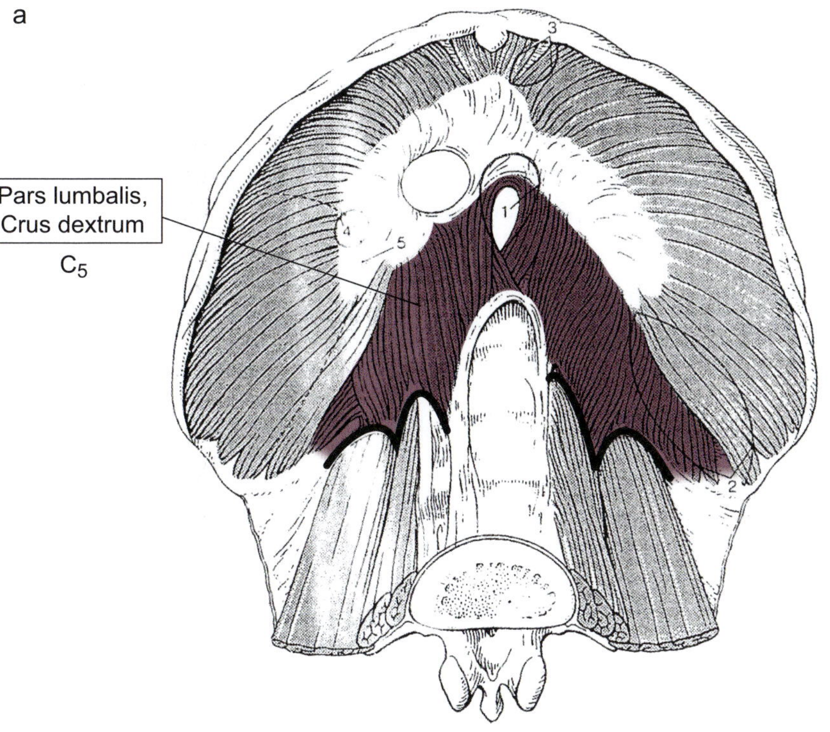

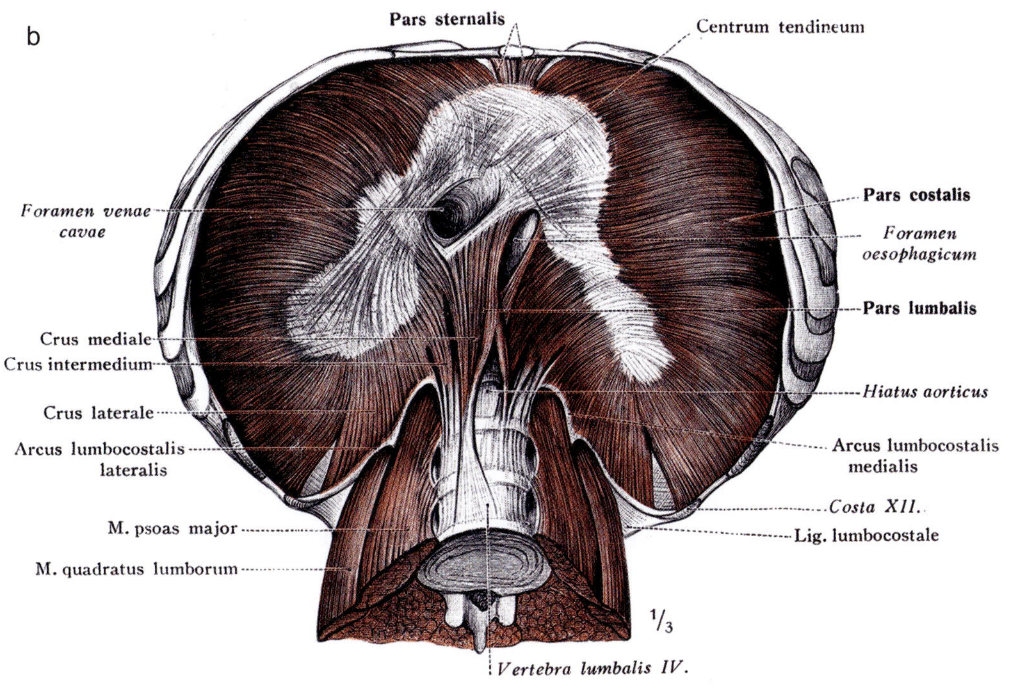

Abbildung 1.57

a) Die *Pars lumbalis* des Zwerchfells (Myotom C5) bedeckt die LWK 3 und 4, wobei das *Crus dextrum* (im Bild *Crus laterale* und *mediale*) noch weiter nach kaudal reicht als links (b). [Modifiziert nach Platzer 1975 (a), aus Toldt 1940 (b)]

Frage: Warum wirkt ein Reiz am Akupunkturpunkt Ma 38 – nach **TCM** der „Universal-Punkt der Schulter“ – auf den gesamten Schulterbereich?

Bisher wurde der Einfluss von Ma 36 (L4) auf die C4·C5·C6-Anteile der Schulter beschrieben, somit auf die Funktionen des Vorwärts-Aufwärts- und Seitwärts-Aufwärts-Führens des Arms im Schultergelenk sowie auf den Nackengriff.

An der Durchführung des Gürtelgriffs (Schürzengriffs) ist aber im Wesentlichen der *M. latissimus dorsi* beteiligt, also zusätzlich zu C4, C5, C6 auch C7 und C8 (s. Abb. 1.58).

Wie kommt nun der Reiz von Ma 38 (L4·L5·S1) nach C7 und C8, unter der Voraussetzung einer tiefen Nadelstichtechnik?

An früherer Stelle wurde beschrieben, dass der kaudale Anteil des *M. latissimus dorsi* (C7·C8) über das Iliosakralgelenk hinwegzieht und zudem mit der Sklerozone L4·L5·S1 des Beckenkamms in Verbindung steht. Über diese Sklerozone besteht also der Kontakt zwischen L4·L5·S1 und C7·C8 (s. Abb. 1.58).

Ebenso besteht ein Kontakt zwischen L4·L5·S1 und C7·C8 über die *Fascia thoracolumbalis.*

Ein tiefer Nadelreiz am Akupunkturpunkt Ma 38 (unterer Teil des *M. tibialis anterior,* L4·L5), der gleichzeitig den *M. tibialis posterior* (L5·S1) und den *M. gastrocnemius* (S1·S2) erreicht, kann über die Schaltstelle Latissimus-Beckenkamm somit **auch** den kaudalen Anteil des *M. latissimus dorsi* (C7·C8) erreichen, der an der Ausführung des Schürzengriffes maßgeblich beteiligt ist.

» Daher ist Ma 38, wie von der **TCM** postuliert, tatsächlich der „Universal-Punkt der Schulter“, da er aufgrund seiner segmentalen Struktur (L4·L5·S1·S2) alle Schulterfunktionen beeinflussen kann.

Dazu muss Ma 38 aber mindestens 3 Querfinger tief gestochen werden, um den *M. gastrocnemius* zu erreichen. Die Angabe in verschiedenen Akupunkturbüchern mit nur 1–1,5 cm Stichtiefe ist daher falsch. Eine zu geringe Stichtiefe kann die postulierte Wirkung des Ma 38 als „Universal-Punkt der Schulter“ nicht erbringen.

Die segmentale Beziehung von radial-tibial und thorakal-sakral könnte für die von TITTEL erstmals beschriebenen Muskelschlingen eine Erklärung bringen.

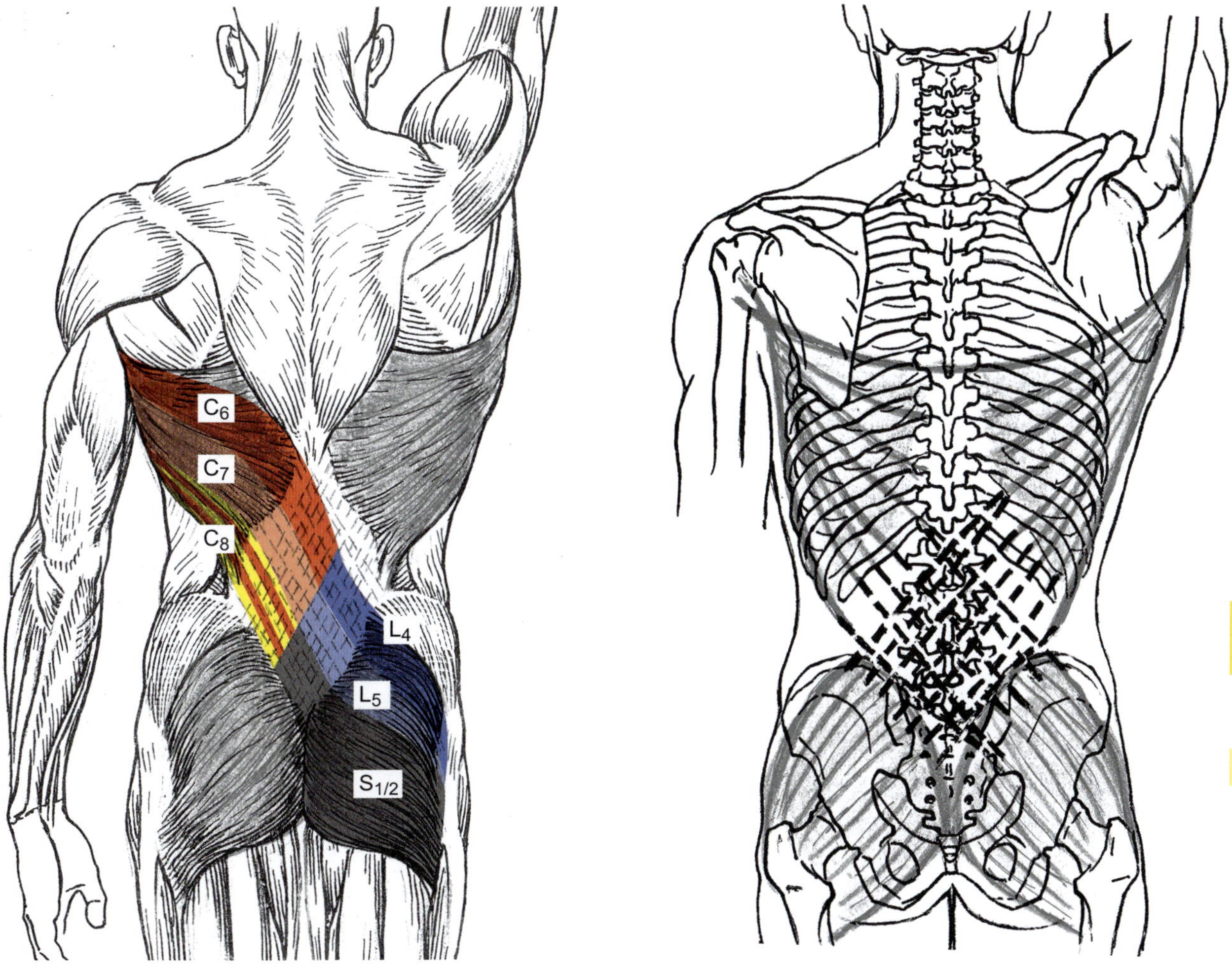

Abbildung 1.58
Darstellung des Kontakts zwischen dem *M. latissimus dorsi* und dem *M. gluteus maximus* über die *Fascia thoracolumbalis,* also der Beziehung

- von den Myotomen C8·(Th1) des *M. latissimus dorsi* (in der Abbildung rot und gelb) zu den Myotomen S1·S2 des *M. gluteus maximus* (in der Abbildung grau),
- vom Myotom C7 des *M. latissimus dorsi* (in der Abbildung hellrot) zum Myotom L5 des *M. gluteus maximus* (in der Abbildung hellblau) und
- vom Myotom C6 des *M. latissimus dorsi* (in der Abbildung rot) zum Myotom L4 im *M. gluteus maximus* (in der Abbildung blau).

[Modifiziert nach Tittel 2012]

Frage: Warum haben nach der **TCM** Ma 36 ebenso wie Le 3 eine „vegetativ stabilisierende Funktion"?

Akupunkturpunkte in den Segmenten L4·L5, die in der Nähe von Arterien liegen (Äste der *A. tibialis anterior*), haben über die Weiterleitung der Impulse im perivasalen sympathischen Geflecht in die Rückenmarkssegmente Th8 bis Th12 eine besondere Beziehung zum *N. accessorius*.

Im Folgenden soll gezeigt werden, wie diese Beziehung zum *N. accessorius* die **vegetativ-stabilisierende, durchblutungsfördernde und muskellockernde Wirkung von Ma 36 und Le 3 (L4·L5)** wissenschaftlich plausibel erklären könnte.

Die *Pars ascendens* des *M. trapezius* wird nicht nur von C4, sondern an seiner Unterseite auch von Fasern aus den spinalen Wurzeln des *N. accessorius* innerviert (s. Abb. 1.16, S. 28). Da die *Pars ascendens* des *M. trapezius* die Wirbelkörper Th8 bis Th12 bedeckt, können die Spinalnerven Th8 bis Th12 nicht nur mit dem Spinalnerven C4, sondern auch mit dem *N. accessorius* in Kontakt treten.

Der *N. accessorius* als Teil des *N. vagus* kann somit parasympathische, also gefäßerweiternde und muskellockernde Impulse in die Segmente Th8 bis Th12 senden, also in die Bauchdecke vom Epigastrium bis zur Symphyse sowie in die *Pars ascendens* des *M. trapezius*, also in den Rücken etwa vom *Angulus inferior scapulae* bis zum 12. Brustwirbel.

» Mit ihrer Aussage, dass sie bei Nadelung der gefäßnahen Punkte Ma 36 und Le 3 „die Mitte" als warm und entspannt empfinden, bestätigen die Patienten diesen neuroanatomischen Zusammenhang und gleichzeitig das Postulat der **TCM**.

Frage: Warum haben nachfolgend genannte gefäßnahe Punkte am Bein im Segmentbereich L4·L5 eine Wirkung auf den Kopf?

- Le 3 auf die Scheitelhöhe?
- Ma 36 auf den Gesichtsbereich?
- Gbl 41 auf den Schläfenbereich?

(s. auch Kapitel Kopfschmerzen S. 294).

a) Wie gelangt ein Nadelreiz vom Akupunkturpunkt Le 3 am Fuß (L4·L5) zur Scheitelhöhe (C2 und 1. Ast des *N. trigeminus*)?

Impulse vom Akupunkturpunkt Le 3 gelangen über das perivasale sympathische Geflecht der *A. tibialis anterior* zunächst paramedullär nach kranial und dann über den Grenzstrang in die Rückenmarkssegmente Th8 bis Th12. Im einzelnen verläuft dieser Weg vom sympathischen Geflecht der *A. tibialis anterior* über das der *A. poplitea*, der *A. femoralis*, der *A. iliaca* und der Aorta über den Grenzstrang direkt in die Rückenmarkssegmente Th8 bis Th12 (s. Abb. 1.11, S. 17).

» Von hier gelangt der Reiz über die *Pars ascendens* des *M. trapezius* (C4) und die *Pars horizontalis* des *M. trapezius* (C3) in die *Pars descendens* des *M. trapezius* (C2) und damit über das Dermatom C3 und das Dermatom C2 auch zum **dorsalen Anteil der Scheitelhöhe.**

b) Wie aber gelangt derselbe Nadelreiz vom Akupunkturpunkt Le 3 am Fuß (L4·L5) nicht nur zum dorsalen Teil der Scheitelhöhe (C2), sondern auch zum ventralen, also gesichtsseitigen Anteil der Scheitelhöhe, der vom 1. Ast des N. trigeminus innerviert wird?

Der *N. trigeminus* hat in seinem ersten, zweiten und dritten Ast jeweils eine spinale Wurzel. Die Wurzel des ersten Trigeminusastes reicht weit nach kaudal und zwar bis C3 (Sobotta, Braus-Elze 1960 u.a.). Hier trifft die Wurzel des ersten Trigeminusastes auf die Phrenikuskerne (die in C3·C4·C5 liegen) und hat auf diese Weise Verbindung zum *N. phrenicus* selbst und damit auch zu jenen Organen, die Impulse in den Phrenikus senden.

Der *N. phrenicus* wiederum steht über die *Pars sternalis* des Zwerchfells (Myotom C3 und auch *Pars costalis*) mit dem epigastrischen Winkel und dem Oberbauch und den dort liegenden Head-Zonen von Magen, Herz und Leber/Gallenblase in Wechselbeziehung und damit zu diesen Organen selbst (Abb. 1.59).

» Daher stehen die **zwerchfellnahen Oberbauchorgane** Magen, Dünndarm, Leber, Gallenblase und auch das Herz **mit dem ersten und zweiten Trigeminusast in Wechselbeziehung** und können pathologische Vorgänge auf die Stirn, den Nasenrücken, die Wange sowie auf die Scheitelhöhe projizieren.

Dies ist nach meiner Analyse auch der neuroanatomische Weg, der die **Projektionszonen innerer Organe am Kopf (Kopfzonen nach Head)** wissenschaftlich interpretiert.

Darüber hinaus wird hierdurch auch der Verlauf des Magen-Meridians an der Stirn, des **Gallenblasen-Meridians** an der Schläfe und der Bezug der Leber zur Scheitelhöhe wissenschaftlich plausibel interpretiert und somit die Theorie der **TCM** diesbezüglich bestätigt.

Es stellt sich folglich die Frage, ob man als wissenschaftlich ausgebildeter Arzt im 21. Jahrhundert noch nur einen „inneren Ast des Leber-Meridians" als Erklärung für dieses Projektionsphänomen bemühen darf.

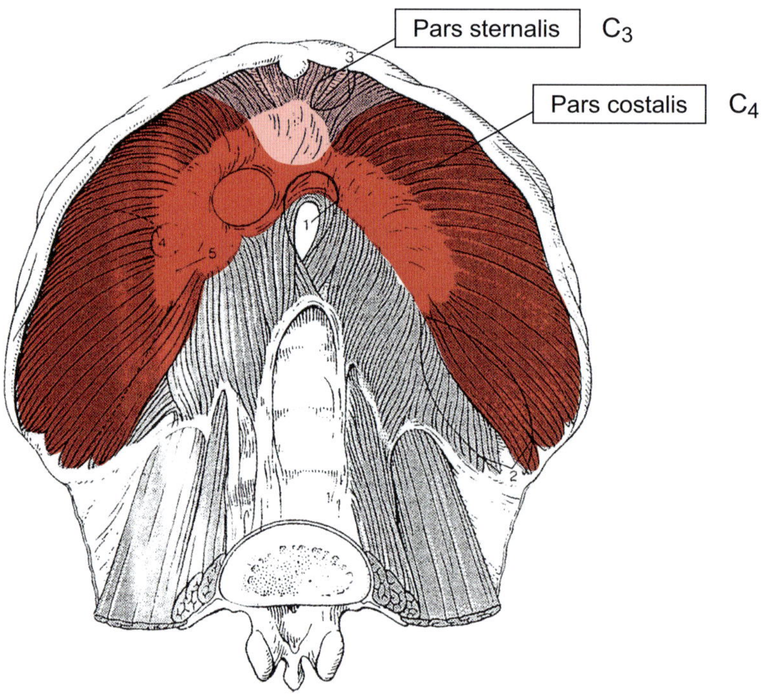

Abbildung 1.59
Die *Pars sternalis* und *costalis* des Zwerchfells (Myotom C3 und C4). [Modifiziert nach Platzer 1975]

1.8 Der Segmentbereich S1 bis S5

Entsprechend dem *Ganglion mesentericum inferius*

TCM: Blasen-/Nieren-Meridian

Postaxialer Bereich der unteren Extremität

Zu den sakralen Segmenten gehören vor allem das Sakrum, der Iliosakralbereich, der sakrale Anteil der Glutealmuskulatur, der dorsale Anteil des Beins und die Fußsohle.

Am Rücken werden die sakralen Segmente bedeckt von den Dermatomen Th12·L1·L2. Am Bein sind die sakralen Dermatome und Myotome deckungsgleich.

Die sakralen Segmente zeigen vor allem Projektionszeichen der Beckenorgane.

Als postaxiale, dorso-fibulare Segmente der unteren Extremität stehen sie in Wechselbeziehung mit den postaxialen, dorso-ulnaren Segmenten der oberen Extremität.

TCM: *Tai-Yang-Achse*

Die sakralen Segmente haben über die *Fascia thoracolumbalis* Kontakt mit dem kaudalen Anteil des *M. latissimus dorsi* (C8).

Aus segmentaler Sicht bilden die sakralen Segmente eine anatomische und funktionelle Einheit zwischen dem Sakrumbereich und dem dorso-lateralen, also dem rückseitigen Anteil des Beins.

Die sakralen Segmente sind die bevorzugten Träger von Projektionsphänomenen der unteren Abdominal- und der Beckenorgane, also dem Versorgungsgebiet des *Ganglion mesentericum inferius.*

Am Rumpf entstehen die Projektionsphänomene auf dem bekannten Weg viszero-kutaner Reflexe (Head-Mackenzie).

In die Beine gelangen die Impulse der Enterotome Th12 bis L3 über die schon mehrfach beschriebene Weiterleitung im Grenzstrang zu den sympathischen Ganglien S1 und S2 und damit in den *Plexus sacralis* (*N. tibialis* und *N. peroneus,* s. Abb. 3.18, S. 252).

1.8.1 Die Dermatome S1 bis S5

Als Dermatome bedecken die sakralen **Segmente S1 und S2** den Sakralbereich und die gesamte Rückseite der Beine.

Die Dermatome **S3·S4·S5** liegen in konzentrischen Kreisen um die Steißbeinspitze herum und bedecken den Perianalbereich (s. Abb. 1.60).

Im unteren Rückenbereich bilden die sakralen Dermatome S1·S2 mit den lumbalen Dermatomen L2·L3 eine breite **Hiatus-Linie.** Diese Hiatus-Linie verläuft beidseits über die ersten beiden Sakrallöcher, zieht über das Iliosakralgelenk und reicht bis zum *Trochanter major.*

Eine weitere Hiatus-Linie zwischen L2 und S2 findet sich in der Mitte des Skrotums, ebenso eine zwischen L4 und S2 an der Innenseite von Ober- und Unterschenkel. Da die Hiatus-Linien, wie früher schon mehrfach beschrieben, immer auch sehr sensible Reaktionsareale sind, von denen aus eine besonders starke Piloarrektion und damit „Schauerrieseln" ausgelöst werden können, verwundert es nicht, dass hier **die erogenen Zonen der unteren Körperhälfte** angesiedelt sind.

Die Hiatus-Linie an der Innenseite des Oberschenkels ist derart sensibel, dass man von hier aus, also von den an der Bildung der Hiatus-Linie beteiligten Dermatomen, einen besonders kräftigen Fremdreflex auf Segment-idente, entfernte Myotome auslösen kann (Kremasterreflex).

Im Bereich der genannten Hiatus-Linie zwischen den sakralen Dermatomen S1·S2 und den lumbalen Dermatomen L2·L3 treffen darüber hinaus, wie schon erwähnt, die Projektionszonen der Abdominal- und die der Beckenorgane aneinander. Daher ist dieser Bereich eine bevorzugte Stelle für das Auftreten von Hautveränderungen bei Erkrankungen von Abdominal- und Beckenorganen (s. Abb. 1.47, S. 111) und es finden sich hier auch besonders häufig Zoster-Eruptionen.

Da S1 und S2 auch dem Einflussbereich der parasympathischen *Nn. pelvici* entsprechen, können sympathische und parasympathische Impulse das Auftreten von Hautveränderungen an der Innen- und Rückseite des Oberschenkels zusätzlich befördern.

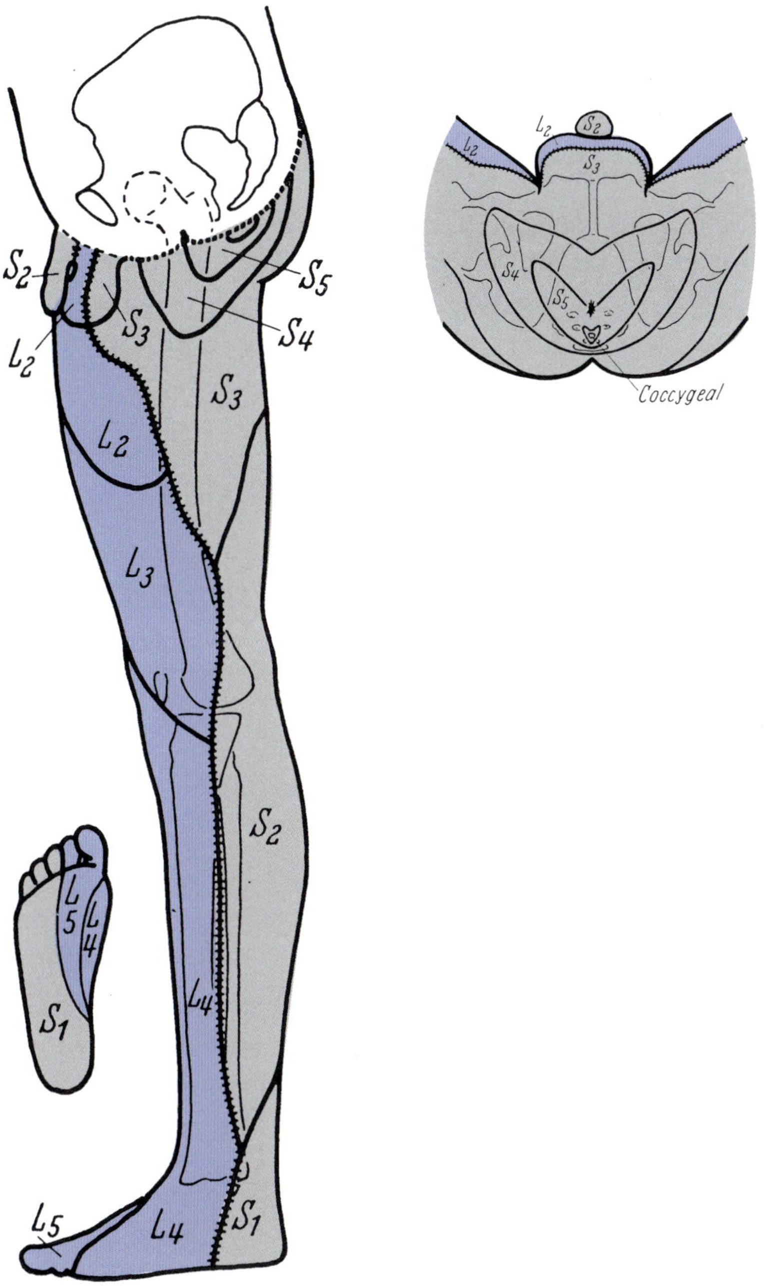

Abbildung 1.60
Darstellung der lumbalen (blau) und sakralen (grau) Dermatome an der Innenseite des Beins, der Fußsohle und im Perianalbereich. Die Hiatus-Linien sind schwarz gezackt dargestellt.
[Modifiziert nach Hansen-Schliack 1962]

1.8.2 Segmentale Besonderheit des Segments S1, insbesondere im Zusammenhang mit dem Segment C8

Wenn man die Ausdehnung der sakralen Dermatome klinisch prüft, wie Head es getan hat, so bedeckt das Dermatom S1 die ganze Fußsohle und die Streckseite der fünften Zehe (s. Abb. 1.60), ebenso den Bereich von Ferse und Achillessehne.

» Die segmentale Besonderheit von S1 liegt aber vor allem darin, dass im Rückenmarkssegment S1 ebenso wie im Rückenmarkssegment C8 die meisten Ursprungszellen von Vasomotoren liegen.

Vasomotoren sind sympathische und parasympathische Fasern, welche die Durchblutung gerade in diesen Segmenten regeln, hauptsächlich also von **Handflächen** (C8) und **Fußsohlen** (S1).

Dies hat weitreichende Bedeutung für die Analyse jener Akupunkturpunkte, die in der **TCM** bei vegetativen und psychosomatischen Störungen empfohlen werden, nämlich

- He 7 (C8) und
- MP 6 und Ni 3 (L4 und S1·S2).

Die Kombination der Akupunkturpunkte He 7 (C8) und MP 6 (L4 und S1·S2) findet demnach aus Sicht der segmentalen Innervation eine wissenschaftliche Bestätigung insofern, als durch ihre Reizung insbesondere Handflächen und Fußsohlen vasomotorisch beeinflusst werden können.

» Da sich psychische Befindlichkeiten somatisch vor allem an Handflächen und Fußsohlen als vegetative Erscheinungen in Form von trocken-heiß oder nass-kalt äußern, besteht hier auch ein somatischer Ansatz bei der Behandlung psychischer Störungen.

Nach Lazorthes (1949) treten nämlich
- trocken-heiße Handflächen und Fußsohlen vor allem bei den Emotionen Zorn, hektische Freude,
- nass-kalte Handflächen und Fußsohlen bei den Emotionen Angst und Furcht auf.

Lazorthes sieht also eine besonders enge Korrelation und gegenseitige Beeinflussbarkeit von Psyche und Vegetativum, fokussiert auf Handfläche und Fußsohle, da diese einen besonderen Vasomotorenreichtum aufweisen.

Eine interessante Parallele findet sich in diesem Zusammenhang zwischen dem traditionell-chinesischen Krankheitsbild „Die fünf Herzen sind heiß" und der Darstellung christlicher Mystik:

Die **traditionellen chinesischen Ärzte** lokalisieren „die fünf Herzen" an Handflächen, Fußsohlen und im Sternumbereich. In **christlichen Darstellungen** finden sich Blutstropfen und Stigmata im Rahmen religiöser Ekstasen an eben diesen fünf Arealen. Dies lässt sich im Grunde als die beschriebene enge Korrelation zwischen Emotionen und Vasomotorenreizung an Handflächen und Fußsohlen interpretieren.

Die parasympathische Wirkung im Sternumbereich findet ihre Erklärung im *N. accessorius,* der den sternalen Anteil des *M. sternocleidomastoideus* innerviert, welcher im oberen Bereich des Brustbeins ansetzt.

» Die Akupunkturpunkte He 7 (C8) und MP 6 oder Ni 3 (L4 und S1-S2) sind daher die bevorzugten Reizareale zur Behandlung emotionaler und psychovegetativer Störungen.

1.8.3 Die Myotome und Sklerozonen S1 bis S5

Als Myotome bilden die sakralen Segmente S1·S2 die vom *N. ischiadicus* und vom *N. tibialis* innervierte Flexorenmuskulatur an der Rückseite von Ober- und Unterschenkel, sowie anteilig die Muskulatur des Beckengürtels (s. Abb. 1.61 und Abb. 1.62).

- Die vom ***Plexus lumbalis*** innervierten Myotome liegen, der metameren Folge entsprechend, in einem frühen Embryonalstadium ursprünglich kranial und gelangen in einem späteren Embyronalstadium in den vorderen, gesichtsseitigen Anteil des Beins und bilden hier die **Extensoren und Adduktoren** von Bein und Fuß.
- In entsprechender Weise liegen die vom ***Plexus sacralis*** innervierten Myotome ursprünglich kaudal und gelangen später in den rückseitigen Anteil des Beins und bilden hier vor allem die **Flexoren** von Bein und Fuß.

Folgerichtig liegen die Projektionsareale

- der **kranialeren** Enterotome des Abdomens in den gesichtsseitig gelegenen **lumbalen** Segmenten des Beins,
- die der **kaudaleren** Enterotome des Beckens in den rückseitig gelegenen **sakralen** Segmenten des Beins.

Die Weiterleitung von pathologischen Impulsen aus den Abdominal- bzw. Beckenorganen erfolgt, wie schon mehrfach beschrieben, über den sympathischen Grenzstrang (s. S. 252, Abb. 3.18a).

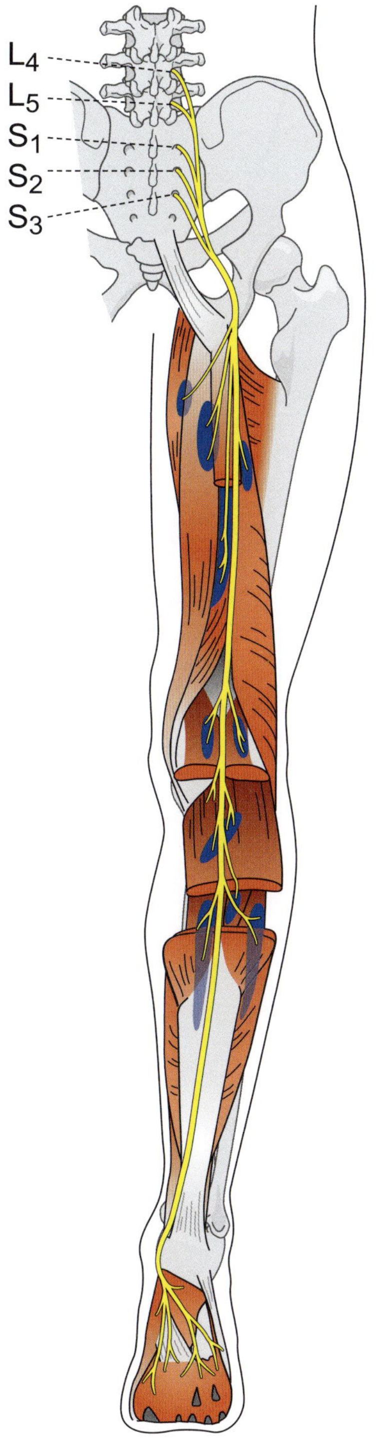

Abbildung 1.61
Darstellung der Myotome von L4 bis S3, also der vom *N. ischiadicus* und vom *N. tibialis* innervierten Flexorenmuskulatur an der Rückseite von Oberschenkel, Unterschenkel und an der Fußsohle. Es fällt auf, dass die Eintrittsstellen des *N. ischiadicus* bzw. des *N. tibialis* in die Myotome den jeweiligen Muskelreizpunkten und damit auch den jeweiligen Akupunkturpunkten entsprechen.
[Modifiziert nach Clara 1941]

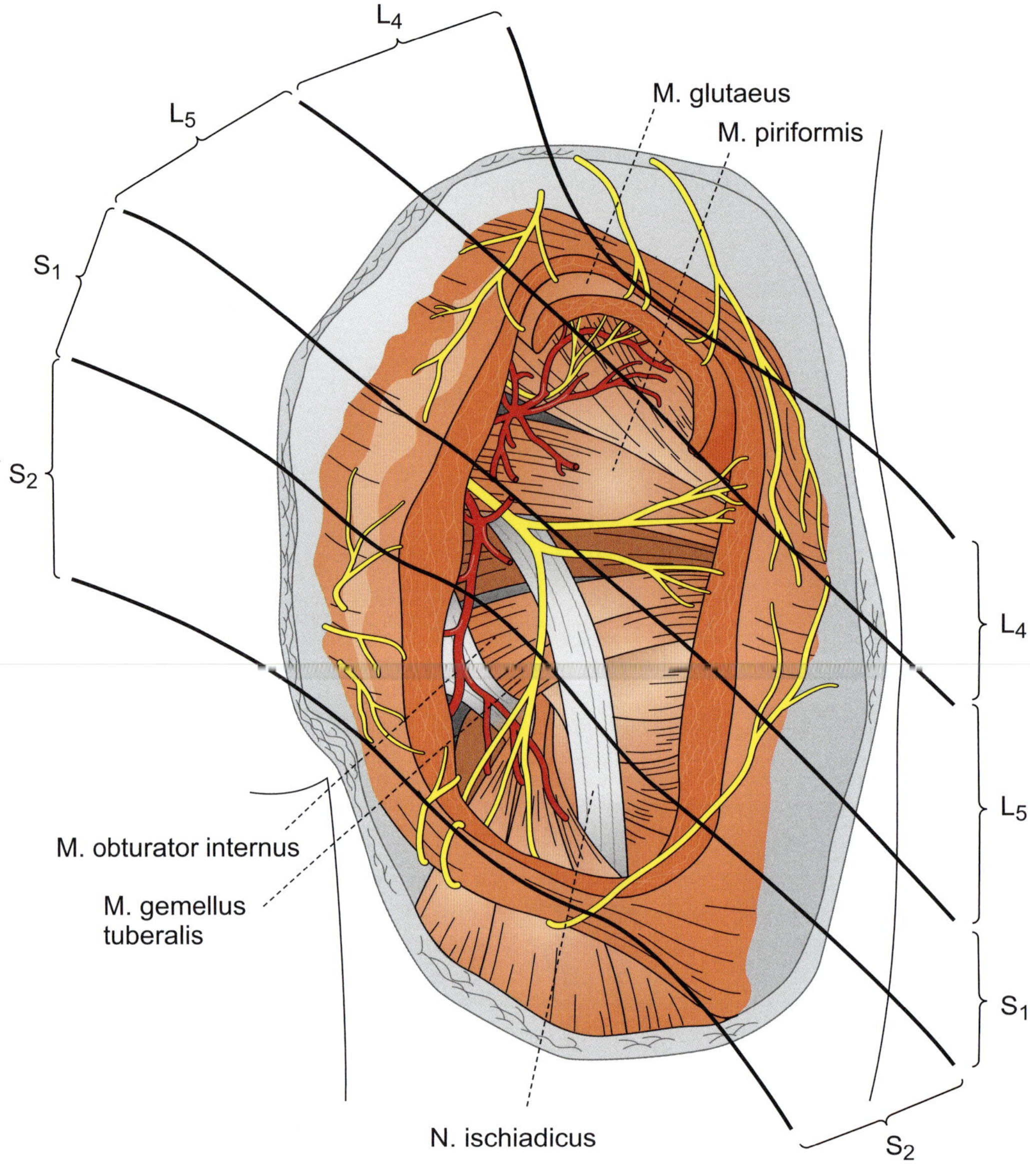

Abbildung 1.62
Segmentschema der Muskulatur des Beckens, entsprechend der **Sklerozoneneinteilung** des Beckens.
[Nach Bolk 1898]

1.8.4 Wichtige Akupunkturpunkte und -areale des Segmentbereichs S1 bis S5

Für eine Akupunkturtherapie von Abdominal- bzw. Beckenorganen wird man also nicht nur Punkte im Bereich der Head-Zonen am Rumpf, sondern immer auch in Kombination Punkte in den entsprechenden Segmenten am Bein einsetzen.

Diese in der **TCM** dafür empfohlenen Akupunkturpunkte am Bein (u.a. **Bl 60, MP 6, Ma 36, Ma 37, Ma 38, Ma 40**) entsprechen nach meiner Analyse den in der Neurologie für EMG-Untersuchungen verwendeten **Muskelreizpunkten** in den Kennmuskeln am Bein (s. Abb. 1.63; s. Kap. Kennmuskeln, S. 195).

Neben diesen Muskelreizpunkten werden in der Neurologie auch **Nervenreizpunkte** verwendet. Diese Nervenreizpunkte entsprechen nach meiner Analyse den **Quell-Punkten,** die immer am peripheren Gefäß-Nerven-Strang liegen (**Ni 3, Le 3**).

» Eine Kombination von Akupunkturpunkten im Bereich der Segment-identen Muskel- und Nervenreizpunkte am Bein und der Head-Zone am Rumpf entspricht demnach exakt einer Segmenttherapie, die die algetischen und vegetativreflektorischen Projektionszonen erfasst.

In der **TCM** entspricht dies exakt der Kombination von Quell-Punkt und Passage-Punkt bzw. der Kombination von Alarm-Punkt und Unterem Einflussreichen Punkt.

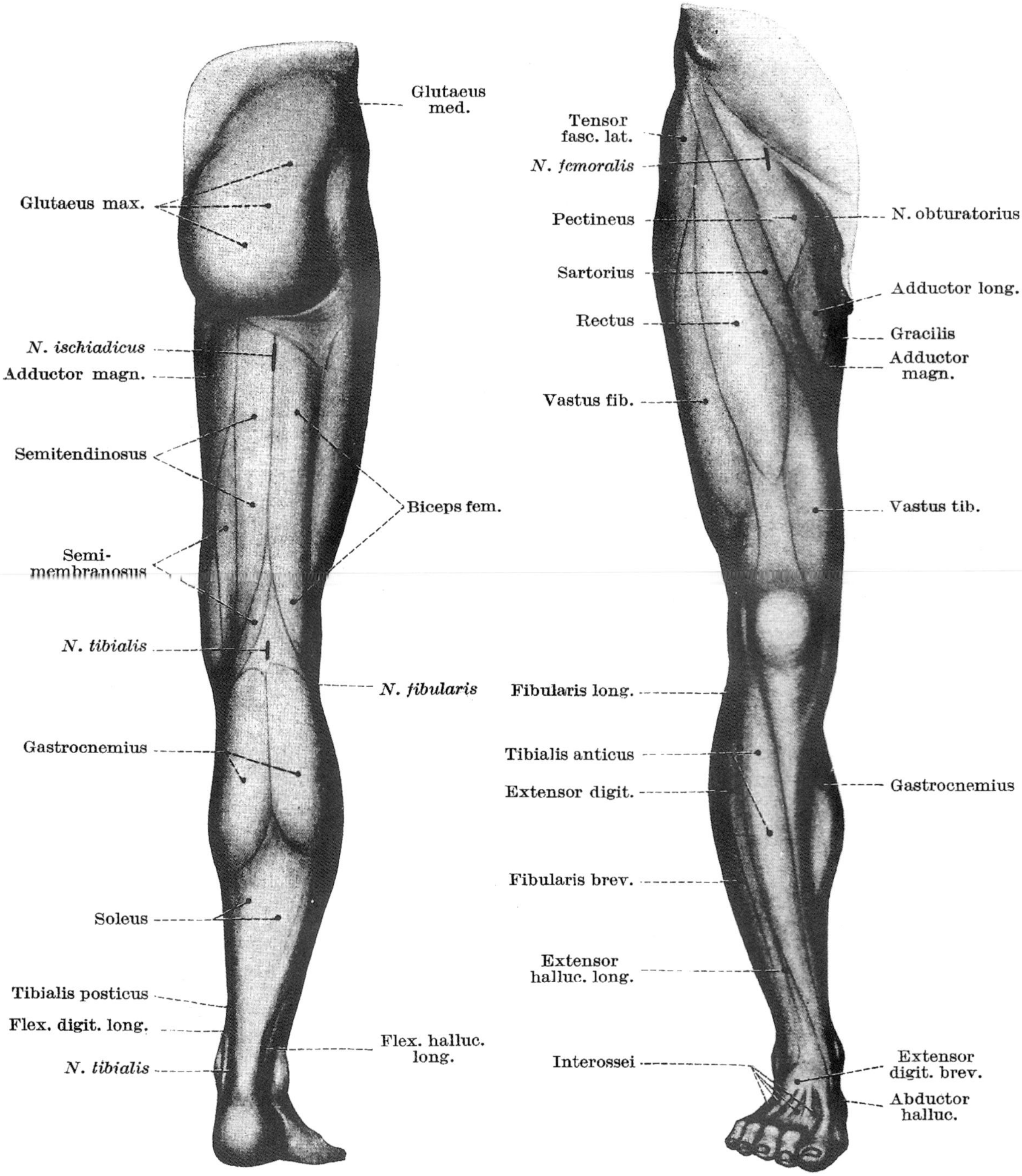

Abbildung 1.63a
Muskelreizpunkte und Nervenreizpunkte an der unteren Extremität. Sie entsprechen wichtigen Akupunkturpunkten.
[Nach Schmid 1987]

Die wichtigsten Kennmuskeln der unteren Extremität nach Hansen-Schliack (1962)

L 3	*M. quadriceps (M. rectus, M. vastus lateralis [fibularis]* und *tibialis [medialis])*
L 4	*M. tibialis anterior (M. anticus)*
L 5	*M. extensor hallucis longus*
S 1	*M. fibularis longus* und *brevis*

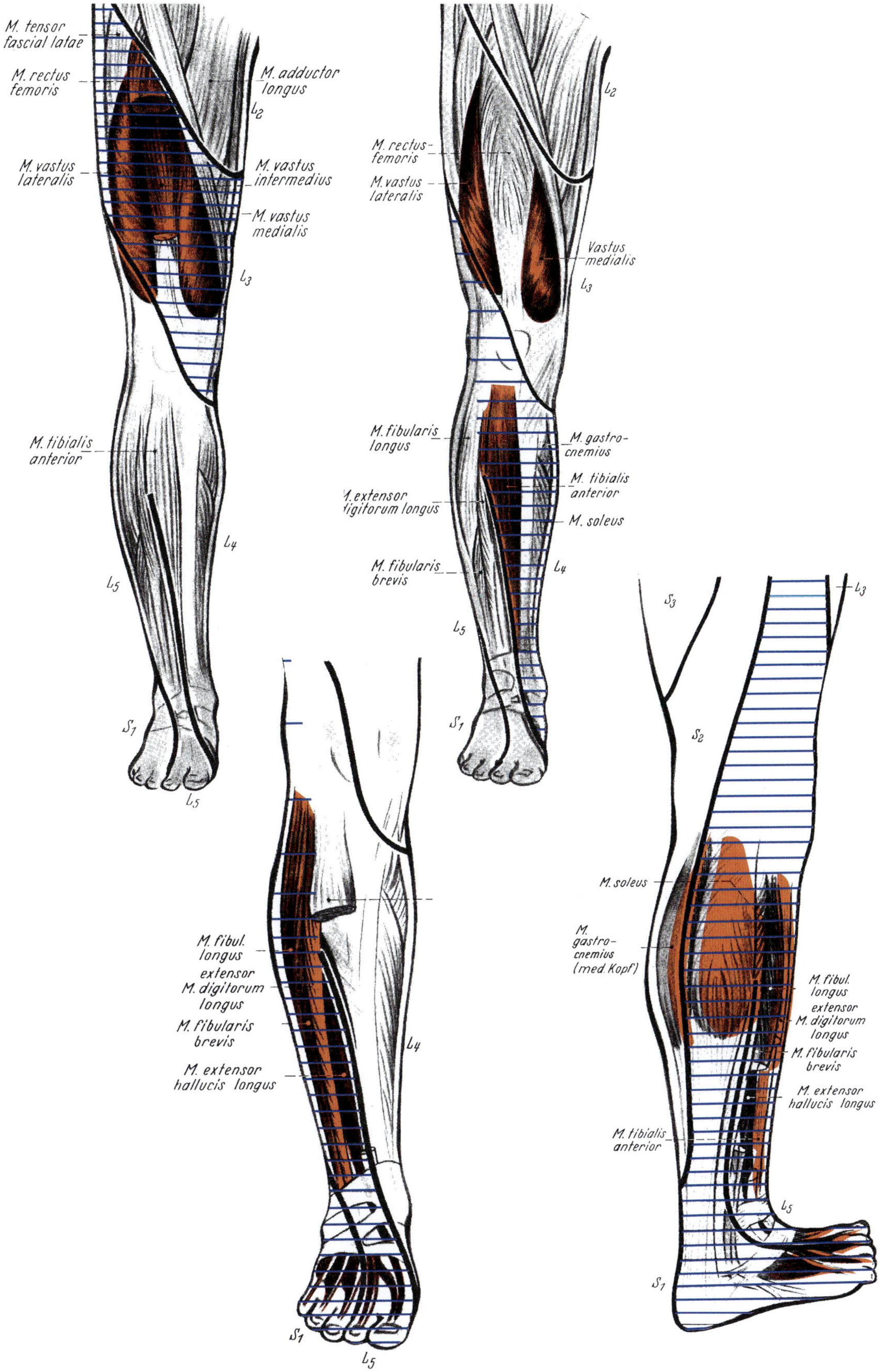

Abbildung 1.63b

Deckungsgleiche Dermatome und Myotome von L3 (oben links), L4 (oben rechts) und L5 (unten links), S1 (unten rechts) am Beispiel der Kennmuskeln. [Modifiziert nach Hansen-Schliack 1962]

Beispiele

Bei Störungen im Funktionskreis Niere-Blase empfiehlt die **TCM** unter anderem die Kombination von

- Ni 3, Quell-Punkt des Nieren-Meridians, entsprechend dem Nervenreizpunkt am peripheren Gefäß-Nerven-Strang von *A.* und *N. tibialis posterior* hinter dem Innenknöchel und
- Bl 58, Passage-Punkt des Blasen-Meridians, entsprechend dem Muskelreizpunkt am *M. gastrocnemius.*

» Ni 3 und Bl 58 liegen beide im Segmentbereich S1 und S2.

Bei Störungen in den Funktionskreisen Milz-Magen bzw. Leber-Gallenblase empfiehlt die **TCM** unter anderem die Kombination von

- Le 3, Quell-Punkt des Leber-Meridians, entsprechend dem Nervenreizpunkt am peripheren Gefäß-Nerven-Strang von *A.* und *N. tibialis anterior* im Interspatium I des Fußes und
- Ma 36 bzw. Ma 37 oder Ma 40, entsprechend den Muskelreizpunkten am *M. tibialis anterior.*

» Le 3 und Ma 36, Ma 37 und Ma 38 liegen im Segmentbereich L4 und L5.

Der zuvor schon ausführlich beschriebene Akupunkturpunkt MP 6 weist hinsichtlich seiner chinesischen Namensgebung einen besonders interessanten segmentalen Aspekt auf. Seine chinesische Bezeichnung lautet: **„Kreuzung der drei Yin"**. Auffallend ist aus Segment-anatomischer Sicht, dass sich genau hier **die Sehnen von drei sakral innervierten Flexoren „kreuzen"** (*M. tibialis posterior, M. flexor digitorum longus* und *M. flexor hallucis longus*).

Außerdem treffen sich hier der *N. tibialis posterior* (S1·S2) und die *A. tibialis posterior,* die ebenfalls von S1·S2 innerviert wird.

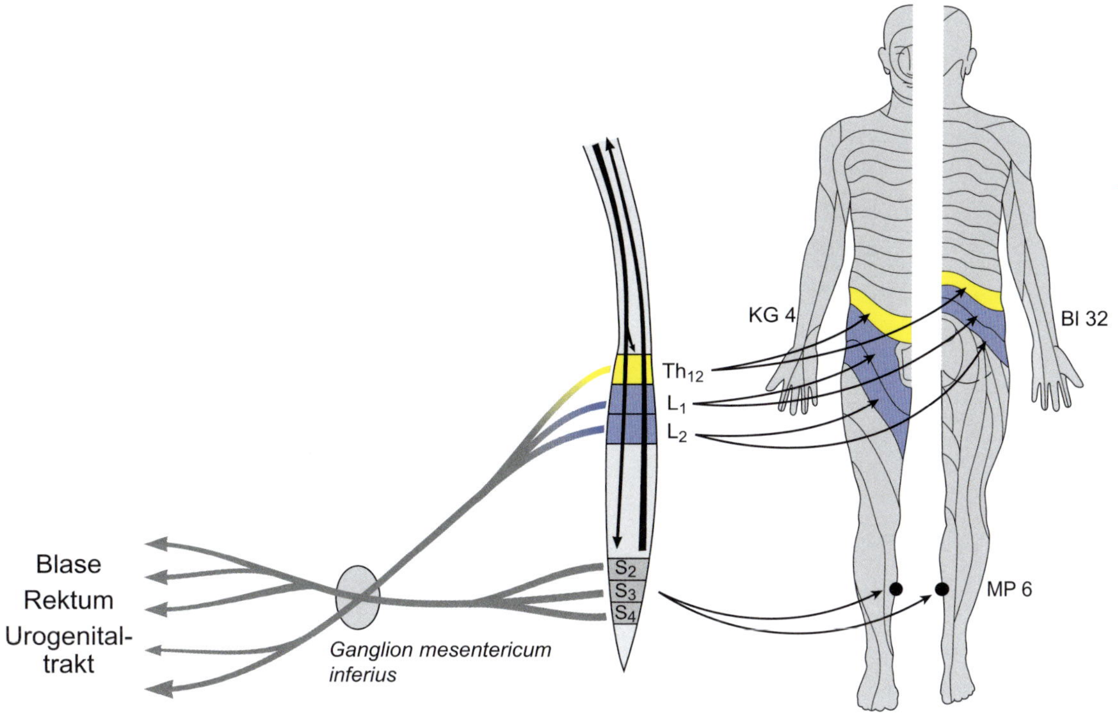

Abbildung 1.64
Darstellung des *Ganglion mesentericum inferius* mit seinen präganglionären Fasern (Th12·L1·L2) und deren Beziehung zu den Segment-identen Dermatomen und Myotomen an der Körperoberfläche.
In diesen Oberflächensegmenten liegen ventral und dorsal die Basispunkte KG 4 bzw. Bl 32 für die Behandlung von Störungen der Beckenorgane Blase, Rektum, Urogenitaltrakt.
Die somato-sensiblen Fasern entsprechen demnach den präganglionären Fasern zum *Ganglion mesentericum inferius*. Dessen postganglionäre Fasern zu Blase, Rektum, Urogenitaltrakt sind demnach durch Nadelreizung von der Körperoberfläche aus ebenso zu erreichen wie durch eine direkte neuraltherapeutische Injektion am *Ganglion mesentericum inferius*.
[Modifiziert nach Trepel 2004]

1

S

Die Empfehlung der TCM, **den Akupunkturpunkt MP 6 (L4 und S1·S2) zusammen mit den Punkten KG 4/Bl 32 (Th12·L1)** zur Behandlung von Erkrankungen der **Beckenorgane** einzusetzen, entspricht exakt den Vorgaben der Segment-Anatomie insofern, als zum einen das Areal des MP 6 ein intensiv sakral innerviertes Gebiet ist, das über sympathische und parasympathische Fasern mit den ebenfalls sakral innervierten Beckenorganen in Beziehung steht (s. Abb. 1.64, S. 147). Zum anderen steht der Punkt KG 4 **am Unterbauch** mit den präganglionären Fasern zum *Ganglion mesentericum inferius* in Beziehung, das die Beckenorgane innerviert.

» Die Basispunktekombination **KG 4** und **MP 6** zeigt also eindrucksvoll, dass eine solche Akupunkturtherapie einer Reizung des *Ganglion mesentericum inferius* von der Körperoberfläche aus entspricht.

2

Segmentale Analyse der Akupunkturpunkte und Akupunkturregeln

2.1 Segmentale Analyse der sogenannten „besonderen" Reaktions-Punkte/Akupunkturpunkte

Die sogenannten „besonderen" Reaktions-Punkte sind jene von der **TCM** angegebenen, etwa 35 Akupunkturpunkte, die in der Praxis weltweit tatsächlich für sich allein oder in Kombination, je nach entsprechender Indikation, routinemäßig verwendet werden.

Die Verwendung gerade dieser Punktekombinationen erfolgt einerseits, da sie sich in über 2000 Jahren empirisch bewährt haben. Andererseits sind diese Punkte bzw. Areale nach unserer Analyse aus segmentaler Sicht wissenschaftlich plausibel erklärbar. Damit stünden wir auf einem sichereren und tragfähigeren Boden als mit den Erklärungen der **TCM** als alleiniger Begründung für die Wirkungsweise der Akupunktur.

Die „besonderen", das heißt die etwa **35 wichtigsten Akupunkturpunkte,** haben eine besondere Wirkung auf bestimmte

- innere Organe,
- vegetative Funktionen,
- metamere Oberflächensegmente,
- Projektionsareale.

» Ihre besondere Wirkung beruht auf der Tatsache, dass sich an diesen Punkten Segment-differente Dermatome, Myotome, Sklerotome und Gefäßanteile überschichten und somit ein einziger tiefer Nadelreiz mehrere Innervationsgebiete erreichen kann, die zu bestimmten inneren Organen, vegetativen Funktionen, Oberflächensegmenten oder zu Projektionsarealen in Beziehung stehen.
Damit wäre das Wirkungsspektrum eines jeweiligen „besonderen" Punkts ident mit dem Indikationsspektrum nach der **TCM**. Mit anderen Worten:
Die segmentale Innervation eines solchen Punkts kann seine klinische Funktion erklären.

Wie tierexperimentelle Untersuchungen des Physiologischen Instituts in Shanghai bereits im Jahr 1978 ergaben, **liegt der Spezifität der Akupunkturpunkte hinsichtlich ihrer topografischen Lage und ihrer Wirkung das Prinzip der segmentalen Innervation zu Grunde.**

Der Physiologe AUERSWALD, in den 1980er-Jahren Dekan der Medizinischen Fakultät der Universität Wien, hat diese Arbeit als besonders grundlegend und wegweisend für ein Modell einer wissenschaftlichen Erklärung der Wirkungsweise der Akupunktur eingestuft.

In dieser Arbeit konnte nachgewiesen werden, dass die Reizung eines beliebigen Punkts an der Körperoberfläche einen experimentell ausgelösten Schmerzreiz hemmt, **die schmerzstillende Wirkung aber wesentlich stärker ist, wenn der Ort des Schmerzes und der Ort des Akupunkturpunkts von demselben peripheren Nerven innerviert werden oder wenn sie im selben bzw. im unmittelbar angrenzenden Segment liegen** (zitiert bei Auerswald, König 1986).

Die Reizung eines „besonderen" Punkts führt auf somato-sensiblem Weg Erregungsimpulse in die relevanten Rückenmarkssegmente und von dort über präganglionäre Fasern zu den entsprechenden sympathischen Ganglien. Von hier werden sie dann in ihre postganglionären Zielgebiete verteilt.

So kann z. B. ein Reiz an Di 4 (Segmentüberschichtung von Dermatom C6·C7 und Myotom C8·Th1) über die relevanten Rückenmarkssegmente und deren präganglionäre Fasern zum sympathischen *Ganglion cervicale superius* gelangen und dann in dessen postganglionären Zielgebieten verteilt werden. In diesem Fall sind die postganglionären Zielgebiete unter anderem die Hirnnerven *N. facialis* (VII), *N. trigeminus* (V), *N. glossopharyngeus* (IX), *N. hypoglossus* (XII), *N. vagus* (X) u. a. sowie die Spinalnerven C1·C2·C3·C4, also Kopf, Hals, Nacken, Schulterhöhe. Alle Störungen in diesem Bereich können daher vom Akupunkturpunkt Di 4, also von der Körperperipherie aus, beeinflusst werden. Damit kann auch das ansonsten so unverständlich breite Therapiespektrum des Di 4 als „besonderer" Punkt erklärt werden (Abb. 2.1).

Während in der Neuraltherapie bei Störungen in dem genannten Bereich das *Ganglion cervicale superius* direkt infiltriert wird, bedient man sich in der Akupunktur nach meiner Analyse der **peripheren Projektion des sympathischen Ganglions** an den Oberflächensegmenten, in diesem Fall also der Reizung des Punkts Di 4 (Abb. 2.1).

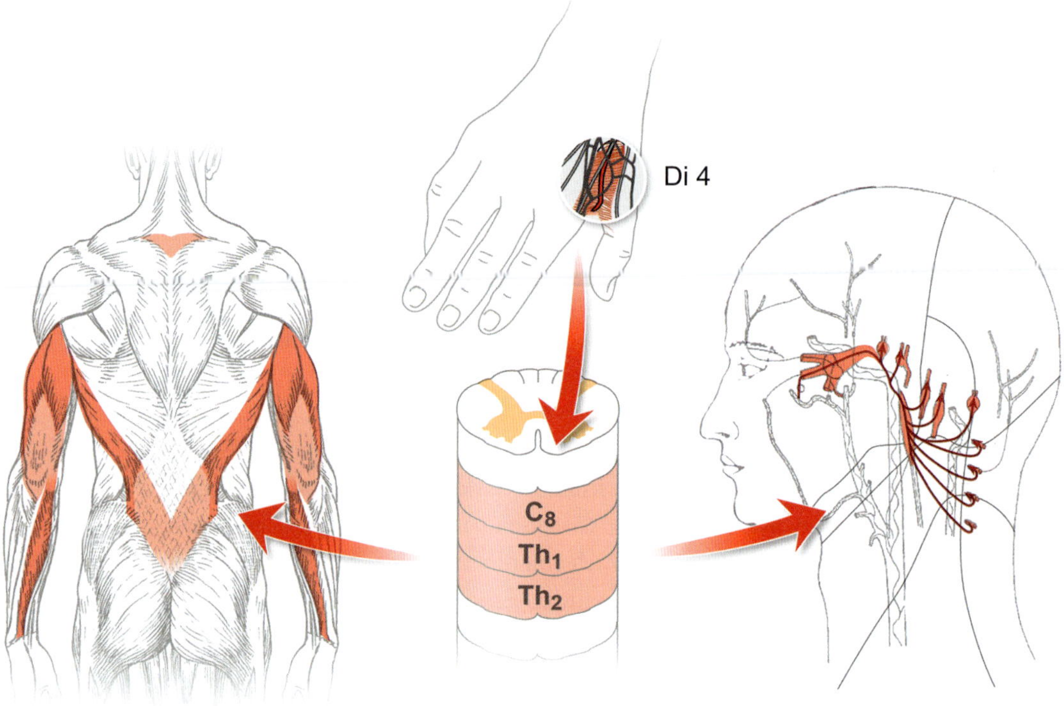

Abbildung 2.1
Segmentale Verschaltung von somatosensiblen Fasern aus der Körperperipherie (hier Di 4) mit Segment-identen Myotomen im Lumbalbereich (hier C8 im *M. latissimus dorsi*) so wie über präganglionäre Fasern mit dem *Ganglion cervicale superius* und dessen Zielgebiet.

Die „besonderen" Reaktions-Punkte lassen sich im Wesentlichen in folgende Gruppen aufteilen:

- An den **Extremitäten** sind es die am Gefäß-Nerven-Strang liegenden **Quell- und Passage-Punkte,** die den gebräuchlichen Pulstaststellen an Hand und Fuß entsprechen.

- Am **Rumpf ventral** sind es die im Bereich der Head-Zonen, also der viszerokutanen Projektionsareale liegenden **Alarm- und Reunions-Punkte.**

- Am **Rumpf dorsal** sind es die im Bereich des Foramen intervertebrale, also im Bereich des Spinalnervenstammes liegenden **Zustimmungs-Punkte.**

- An den **Hiatus- und Grenzlinien** sind es vor allem **Passage- und Reunions-Punkte.**

- Im Bereich der **Kennmuskeln** sind es die auch aus der Neurologie bekannten **Muskel- und Nervenreizpunkte.**

- Im Bereich des **Kopfes** sind es die **Projektionsareale von Vagus, Phrenikus und Pelvici** sowie die **Lähr-Sölder-Projektionsareale.**

Die **Somatotopien** werden gesondert besprochen (s. S. 351).

2.2 Segmentale Analyse der „besonderen" Reaktions-Punkte am Gefäß-Nerven-Strang der Extremitäten

TCM: Quell-Punkte, Passage-Punkte

Um den Reflexweg von Quell- und Passage-Punkten zu verstehen, muss man sich den Innervationsmodus der Arterien in Erinnerung rufen.

Nach Lazorthes (1949), Braus-Elze (1960) u. a. ist eine Arterie immer doppelt innerviert (Abb. 2.2)

- von einem **direkten** Gefäßast aus einem sympathischen Ganglion, und
- von einem **indirekten** Gefäßast aus einem Spinalnerven, der afferente und efferente Fasern führt.

Das bedeutet umgekehrt, dass ein Reiz an einem gefäßnahen Punkt an der Peripherie (z. B. Quell-Punkt) sowohl Einfluss hat

- auf ein **inneres Organ,** das von diesem sympathischen Ganglion innerviert wird (direkter Gefäßast), als auch
- auf ein **Rückenmarkssegment,** aus welchem der entsprechende Spinalnerv entspringt (indirekter Gefäßast).

Das perivasale Netz um die Arterien der Extremitäten besteht also aus

- sympathischen Fasern (Vasomotoren) und
- peripheren Nerven aus den Arm- bzw. Beinplexus

(s. Abb. 2.3 sowie Tabellen 2.1 und 2.2 von Lazorthes 1949).

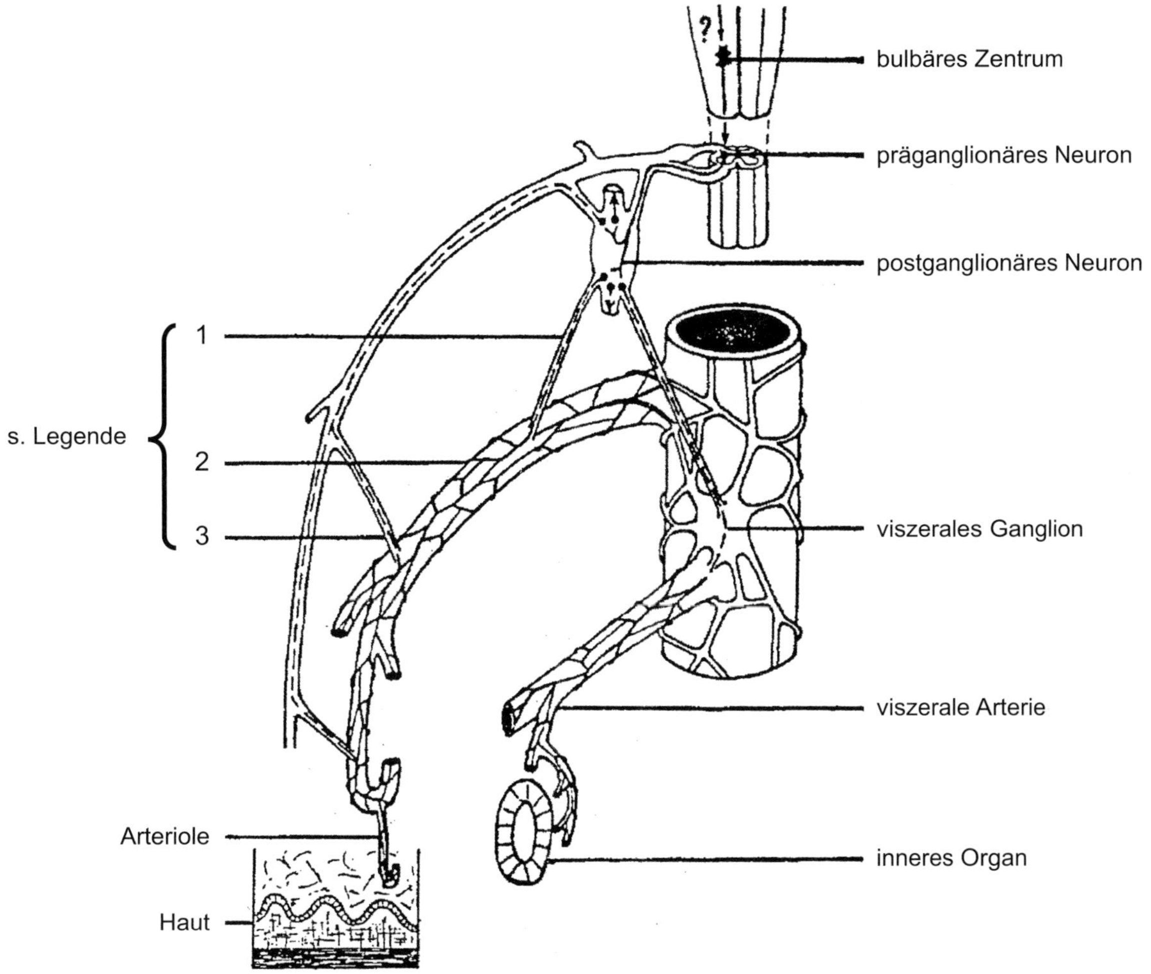

Abbildung 2.2
Schematische Darstellung der doppelten Innervation des perivasalen sympathischen Geflechtes der Arterie (2), zum einen durch einen direkten Ast aus einem entsprechenden sympathischen Ganglion (1), zum anderen durch einen indirekten Ast aus den entsprechenden Spinalnerven (3).
[Aus Lazorthes 1949]

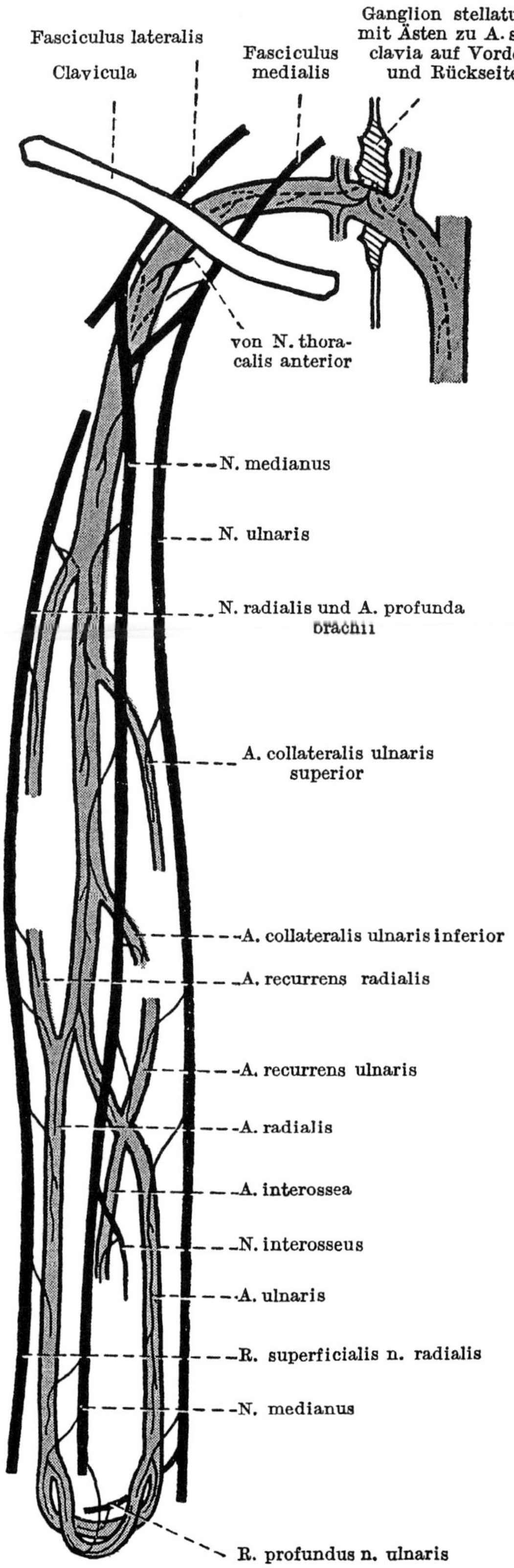

Tabelle 2.1 Nervenversorgung der Arterien der **oberen Extremität** und ihre Innervation durch den Armplexus (Lazorthes 1949).

A. subclavia	unmittelbare Äste des *Truncus sympathicus* und des *Ganglion stellatum*
A. axillaris	*Nn. thoracales anteriores*
A. brachialis	*N. musculocutaneus* *N. medianus*
A. cubitalis	*N. medianus*
A. radialis Anfangsstück mittlerer größter Teil distaler Abschnitt	 *N. medianus* *N. radialis* mit 2 oder mehr Ästen *N. medianus*
A. ulnaris kurzes Anfangsstück bis zur Hand	 *N. medianus* *N. ulnaris* (1 langer Ast)
A. profunda brachii	*N. radialis*
Aa. collaterales radialis et media	*N. radialis*
A. collateralis ulnaris superior	*N. ulnaris*
A. collateralis ulnaris inferior	*N. medianus*
A. recurrens radialis	*N. radialis*
A. recurrens ulnaris	*N. ulnaris et medianus*
A. interossea volaris	*N. interosseus volaris (ex n. mediano)*
A. interossea dorsalis	*N. interosseus dorsalis (ex n. radiali)*
Arcus volaris superficialis ulnares Ursprungsstück	*N. medianus* *N. ulnaris*
Arcus volaris profundus radiales Ursprungsstück	*N. ulnaris* *N. medianus*

Abbildung 2.3a
Schema der Gefäßnerven mit ihren indirekten Ästen an der **oberen Extremität.** [Lazorthes 1949]

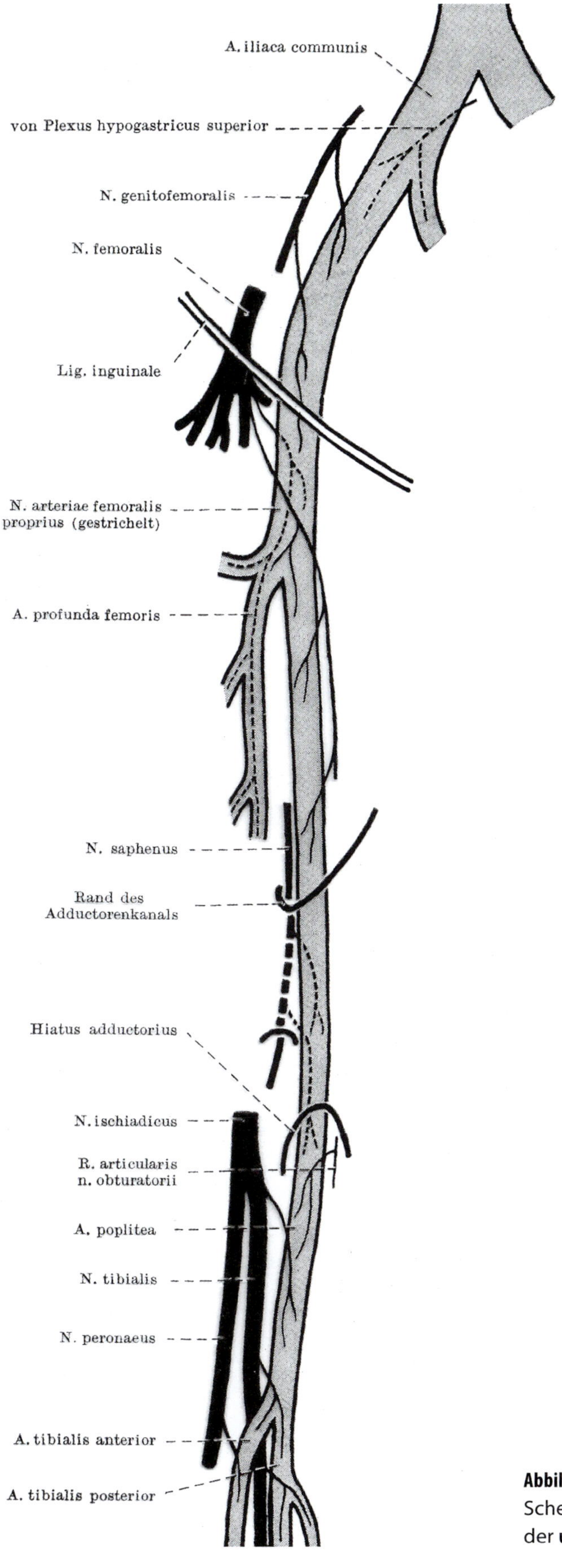

Tabelle 2.2 Nervenversorgung der Arterien der **unteren Extremität** und ihre Innervation durch den Beinplexus (Lazorthes 1949).

A. iliaca communis	unmittelbare Äste des *Truncus sympathicus* und Äste des *N. hypogastricus*
A. iliaca externa Anfangsstück weiterhin	wie *A. iliaca communis* *N. genitofemoralis*
A. femoralis bis zum *Canalis adductorius* innerhalb des *Canalis adductorius*	 *N. femoralis* *N. saphenus*
A. profunda femoris	*N. femoralis*
Aa. circumflexae	*N. femoralis*
Aa. perforantes	*N. femoralis*
A. poplitea	*N. obturatorius* *N. ischiadicus* bzw. *N. tibialis*
A. tibialis posterior	*N. tibialis*
A. peronaea	*N. tibialis*
A. tibialis anterior	*N. peronaeus profundus*
A. plantaris medialis	*N. plantaris medialis*
A. plantaris lateralis	*N. plantaris lateralis*
A. dorsalis pedis	*N. peronaeus profundus*

2

Abbildung 2.3b
Schema der Gefäßnerven mit ihren indirekten Ästen an der **unteren Extremität.** [Lazorthes 1949]

2.2.1 Die klinisch wichtigen Quell- und Passage-Punkte der oberen Extremität

Die Vasomotoren für die obere Extremität stammen aus den Rückenmarkssegmenten Th2 bis Th7. Sie führen Impulse aus den Thoraxorganen und der Thoraxwand in die Grenzstrangganglien Th2 bis Th7 und werden über Synapsen im Grenzstrang kranialwärts zum *Ganglion stellatum* weitergeleitet (s. Abb. 2.4). Die Efferenzen stammen also aus Th2 bis Th7, die Afferenzen aber gelangen nur in die Rückenmarkssegmente Th2 bis Th5.

Die postganglionären Fasern des *Ganglion stellatum* gelangen **zum einen mit einem „direkten" Ast** in die Wand der *A. subclavia* und bilden hier einen Teil des perivasalen Geflechtes dieser Arterie. Die Erregungsimpulse von Thoraxorganen und Thoraxwand werden über dieses perivasale Geflecht bis in die *A. ulnaris* und *A. radialis* weitergeleitet.

Auf diese Weise können Impulse von Thoraxorganen und Thoraxwand (Th2 bis Th7) bis an die gebräuchlichen Pulstaststellen der *A. radialis* gelangen.

- Die Pulstaststelle der *A. radialis* entspricht den Punkten Lu 9 (Quell-Punkt) und Lu 7 (Passage-Punkt).
- Die Pulstaststelle der *A. ulnaris* entspricht den Punkten He 7 (Quell-Punkt) und He 5 (Passage-Punkt).

Umgekehrt kann ein richtig gesetzter Reiz an diesen Arealen, wobei die Nadel eine pulssynchrone Schwingung zeigen sollte, auf dem gleichen Weg das *Ganglion stellatum* erreichen und dessen postganglionäres Zielgebiet Herz und Lunge beeinflussen.

Dieses entspricht exakt dem Postulat der **TCM**, dass man vom Quell-Punkt aus direkt das innere Organ erreichen kann. **Deshalb ist der Quell-Punkt der wichtigste Punkt für das innere Organ.**

Der jeweilige Quell-Punkt ist damit immer auch ein **Basispunkt** für die Behandlung innerer Organe, in diesem Fall der Thoraxorgane Lunge und Herz und deren vegetative Funktionsstörungen.

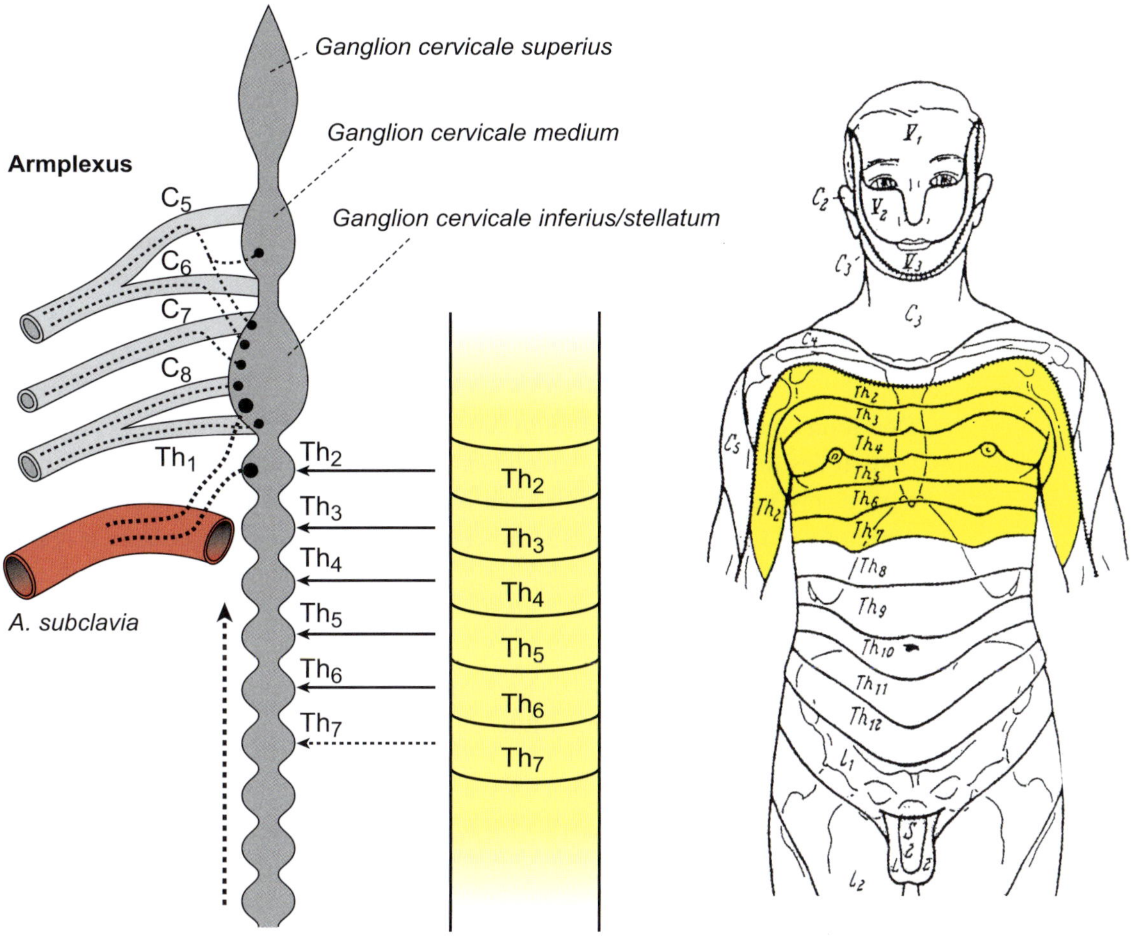

Abbildung 2.4
Darstellung des Impulsweges von den Rückenmarkssegmenten Th2 bis Th7 über Vasomotoren zu den Grenzstrangganglien Th2 bis Th7 und weiter zum *Ganglion stellatum*. Da die Rückenmarkssegmente Th2 bis Th7 ihrerseits über somato-sensible Fasern Impulse aus Thoraxorganen und Thoraxwand erhalten, gelangen diese Impulse auf dem gleichen Weg zum *Ganglion stellatum*. Von hier gelangen die Impulse über postganglionäre Fasern in den Armplexus und über die *A. subclavia* in die Armarterien.
[In Anlehnung an Lazorthes 1949; s.a. Abb. 3.10, Seite 233]

Die postganglionären Fasern des *Ganglion stellatum* gelangen **zum anderen mit einem „indirekten“ Ast** in den *Plexus brachialis.* Aus dem *Plexus brachialis* gelangen periphere Nervenäste *(N. ulnaris, N. medianus, N. radialis)* in die Wand der Arterien des Arms.

Die Erregungsimpulse von Th2 bis Th7 (Thoraxorgane und Thoraxwand) gelangen also vermischt und durch die zusätzlichen peripheren Nervenanteile C5 bis C8·Th1 des Armplexus sozusagen „verdünnt“ ebenfalls zum peripheren Gefäßnervenstrang und beteiligen sich über diese doppelte Innervation am Tonus der Arterienwand.

Der Tonus der Arterienwand kann damit Auskunft geben über die aktuelle Situation des inneren Organs. Andererseits kann der Tonus der Arterienwand an der Pulstaststelle über den indirekten Ast Auskunft geben über eventuelle Verspannungen der vom Armplexus innervierten zervikalen Muskulatur (s. Pulsdiagnose auf S. 352).

Aus der Klinik ist bekannt, dass an Arm und Rumpf eine verspannte Zervikalmuskulatur im Schulter-Nacken-Bereich rechts bzw. links einen jeweils homolateral oberflächlich gespannten Puls an der distalen Pulstaststelle (Lu 9) generiert.

Ein weiteres Beispiel wäre, dass Patienten mit Zustand nach Milzexstirpation, also mit fehlendem Organ, an der relevanten Pulstaststelle in der Tiefe praktisch keine tastbare Pulsation aufweisen (persönliche Beobachtung).

2.2.2 Die klinisch wichtigen Quell- und Passage-Punkte der unteren Extremität

Die Vasomotoren für die untere Extremität stammen aus den Rückenmarkssegmenten Th10 bis L2. Sie führen Impulse aus den Abdominal- und Beckenorganen sowie der Bauchwand in die Grenzstrangganglien Th10 bis L2 und werden über Synapsen im Grenzstrang kaudalwärts zu den lumbalen sympathischen Ganglien und den drei oberen sakralen sympathischen Ganglien S1 bis S3 weitergeleitet (s. Abb. 2.5).

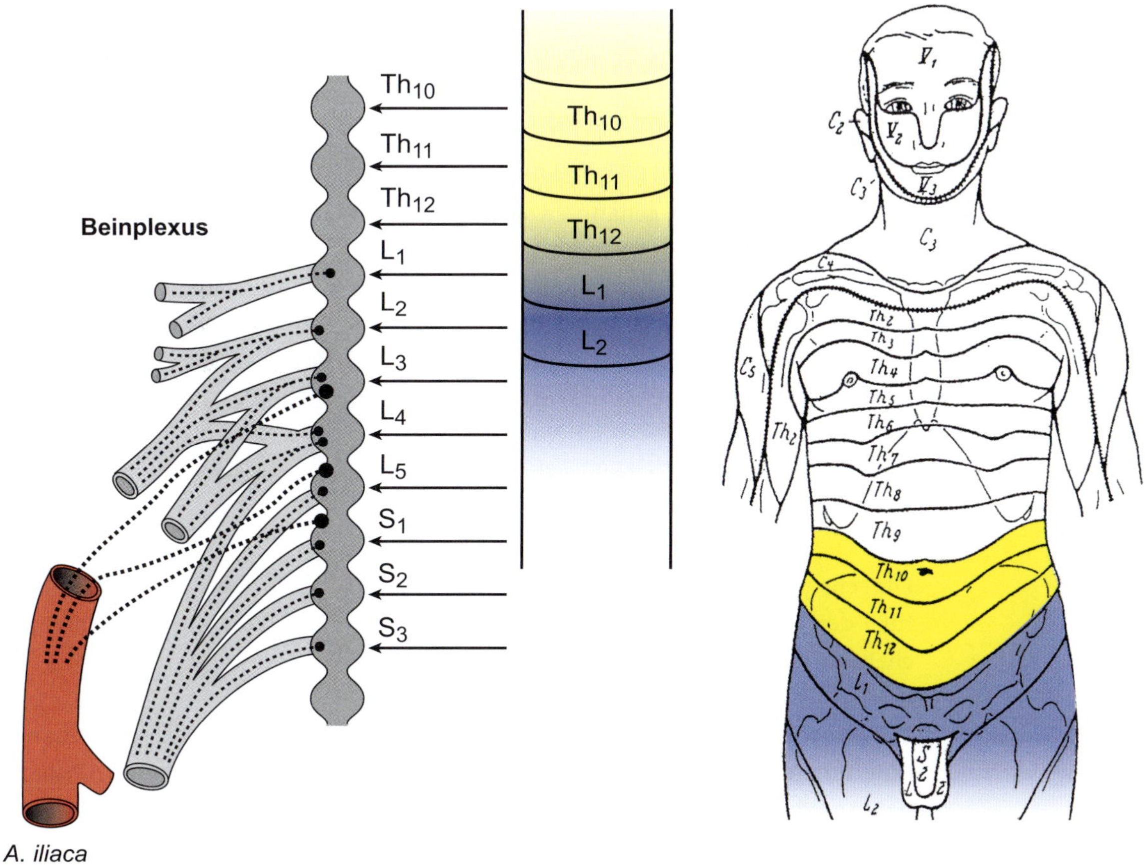

Abbildung 2.5
Darstellung des Impulsweges von den Rückenmarkssegmenten Th10 bis L2 über Vasomotoren zu den Grenzstrangganglien Th10 bis L2 und weiter über Synapsen im Grenzstrang kaudalwärts zu den lumbalen sympathischen Ganglien L3 bis L5 und den sakralen sympathischen Ganglien S1 bis S3 und weiter in den Beinplexus und in die Beinarterien.
[In Anlehnung an Lazorthes 1949]

Die postganglionären Fasern aus den genannten lumbalen und sakralen sympathischen Ganglien gelangen mit einem „direkten" Ast in die Wand der *A. iliaca* und bilden hier einen Teil des perivasalen Geflechtes dieser Arterie. Die Erregungsimpulse von Abdominal- und Beckenorganen sowie der Bauchwand werden über dieses perivasale Geflecht bis in die Endäste der *A. tibialis anterior* und *A. tibialis posterior* weitergeleitet.

Auf diese Weise können Impulse von Abdominal- und Beckenorganen sowie der Bauchwand bis an die gebräuchlichen Pulstaststellen am Fußrücken und hinter dem Innenknöchel gelangen:

- Die Pulstaststelle an einem Ast der *A. tibialis anterior* im Bereich des Interspatium I des Fußes entspricht dem Punkt Le 3 (Quell-Punkt).
- Die Pulstaststelle an einem Ast der *A. tibialis posterior* hinter dem Innenknöchel entspricht dem Punkt Ni 3 (Quell-Punkt).

Die zugeordneten Passage-Punkte liegen am Unterschenkel zwar auch in der Nähe dieser Arterien, haben aber nicht die gleiche klinische Bedeutung wie die Quell-Punkte.

Umgekehrt kann ein richtig gesetzter Reiz an diesen peripheren Arealen auf dem gleichen Weg die genannten sympathischen Ganglien erreichen.

Für die untere Extremität gilt aber zusätzlich, dass zwischen Rückenmark und den inneren Organen die großen sympathischen Ganglien geschaltet sind:

- *Ganglion mesentericum superius* (Th10 und Th11) und
- *Ganglion mesentericum inferius* (Th10 bis L2 und S1 bis S3).

Das postganglionäre Zielgebiet dieser beiden großen Ganglien sind die unteren Abdominal- und die Beckenorgane.

Dies entspricht, wie schon für die obere Extremität beschrieben, exakt dem Postulat der **TCM**, dass man vom Quell-Punkt aus direkt das innere Organ erreichen kann.

Der jeweilige Quell-Punkt ist damit immer auch ein **Basispunkt** für die Behandlung innerer Organe, in diesem Fall für die Behandlung der unteren Abdominal- und der Beckenorgane und deren vegetative Funktionsstörungen.

2.3 Segmentale Analyse der „besonderen" Reaktions-Punkte am Rumpf ventral

TCM: Alarm-Punkte und Reunions-Punkte

Um den Reflexweg der Alarm-Punkte und der Reunions-Punkte besser zu verstehen, muss man sich **die Entstehung des Referred pain** in Erinnerung rufen (s. Abb. 2.6).

Wie bekannt, entsteht der klassische Referred pain nur im Bereich der Segmente C8·Th1 bis L2·L3, also hauptsächlich am Rumpf, da nur dieser Bereich dem Ursprung des Sympathikus im Rückenmark entspricht.

Da jedes innere Organ bei Störungen oder Erkrankungen Erregungsimpulse in die Ursprungszellen seiner sympathischen Innervation im Rückenmark sendet, entsteht durch diese viszero-sensiblen und durch die von der Oberfläche des Rumpfes ständig einströmenden somato-sensiblen Impulse ein Irritationsfeld im Hinterhorn. Dieser Summenimpuls wird vom Kortex insofern fehlinterpretiert, als er auch die viszero-sensiblen Impulse der inneren Organe als von der Rumpfoberfläche kommend interpretiert. Dadurch kann an der Rumpfoberfläche ventral und dorsal ein ausgedehntes schmerzhaftes Areal entstehen, das den inneren Organen segmental entspricht. Innerhalb dieses Areals ist eine Zone eingebettet, die besonders schmerzempfindlich ist und nach ihren Entdeckern als **Head-** bzw. **Mackenzie-Zone** bezeichnet wird.

In dieser Head-Zone liegt wiederum ein noch schmerzempfindlicheres, punktförmiges Areal, das als **Maximal-Punkt** bezeichnet wird und dem Ende des jeweiligen Interkostalnerven im ventralen bzw. lateralen Längsdrittel entspricht (s. Abb. 2.7 und Abb. 2.8).

» Diese Maximal-Punkte sind ventral gleichzusetzen mit den jeweiligen Alarm-Punkten.

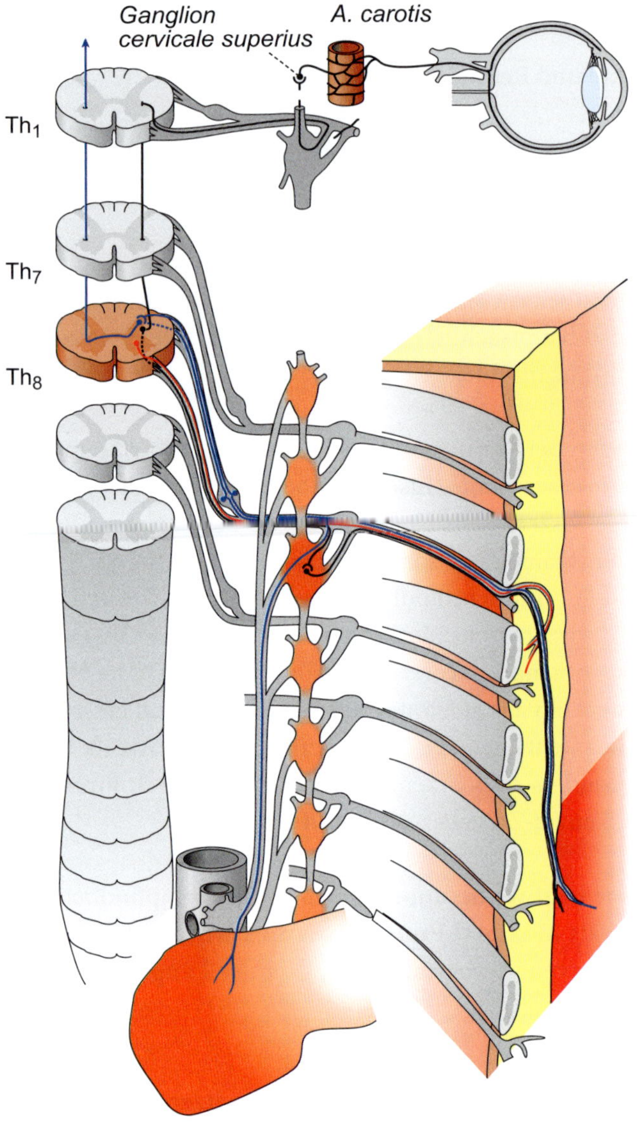

Abbildung 2.6
Schematische Darstellung des Segments Th8 mit dem Enterotom Th8 (Pankreas), dem Rückenmarkssegment Th8, dem Myotom Th8 (Interkostalmuskulatur), dem Dermatom und subkutanen Dermatom Th8 (in der Abbildung dunkelrot).
[In Anlehnung an Hansen-Schliack 1962]

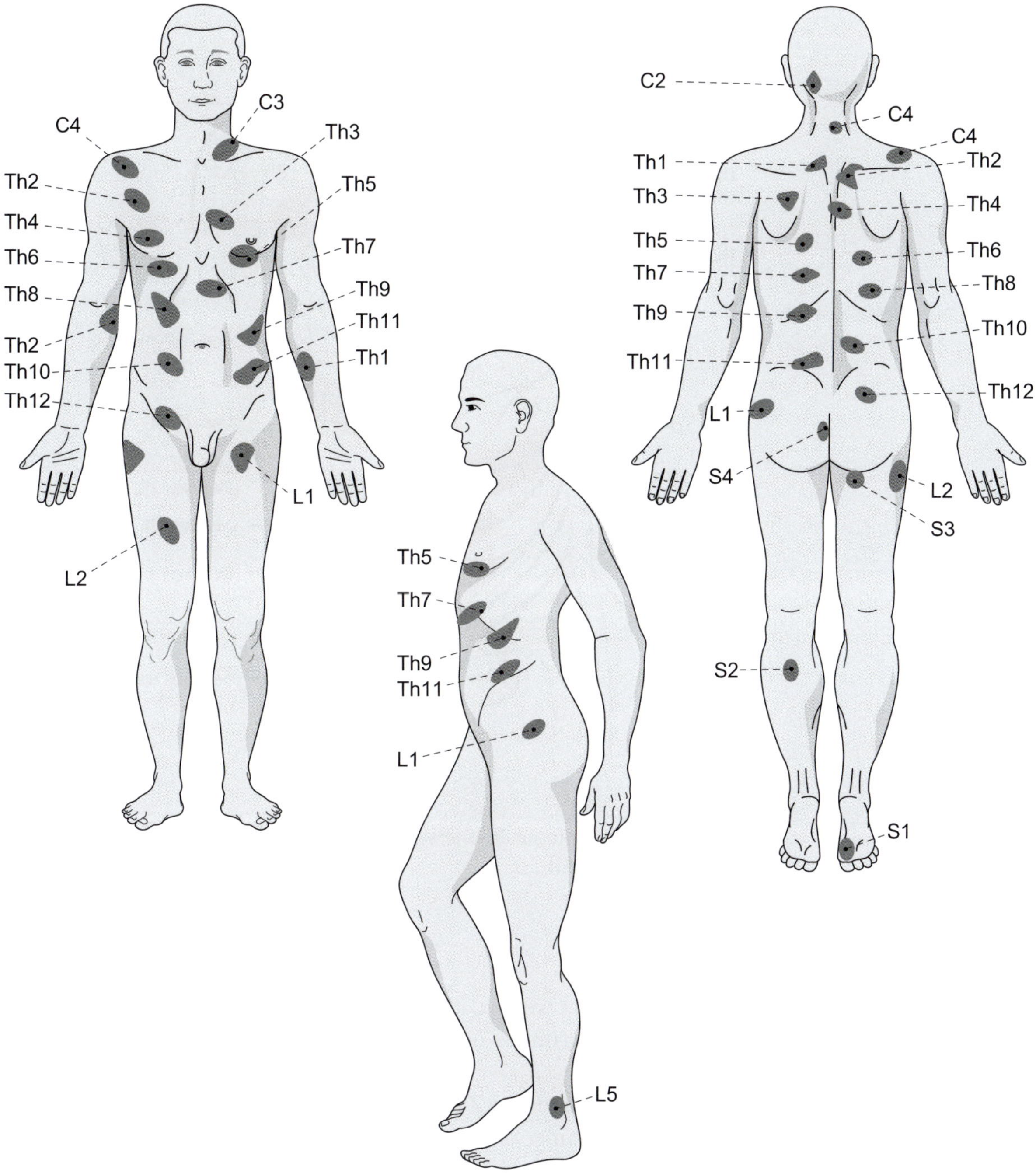

Abbildung 2.7
Maximal-Punkte am Rumpf, über den Austrittsstellen der Interkostalnerven liegend. Diese entsprechen den Austrittsstellen der ventralen, lateralen, dorsalen Äste der Spinalnerven.
[Nach Head 1898]

2

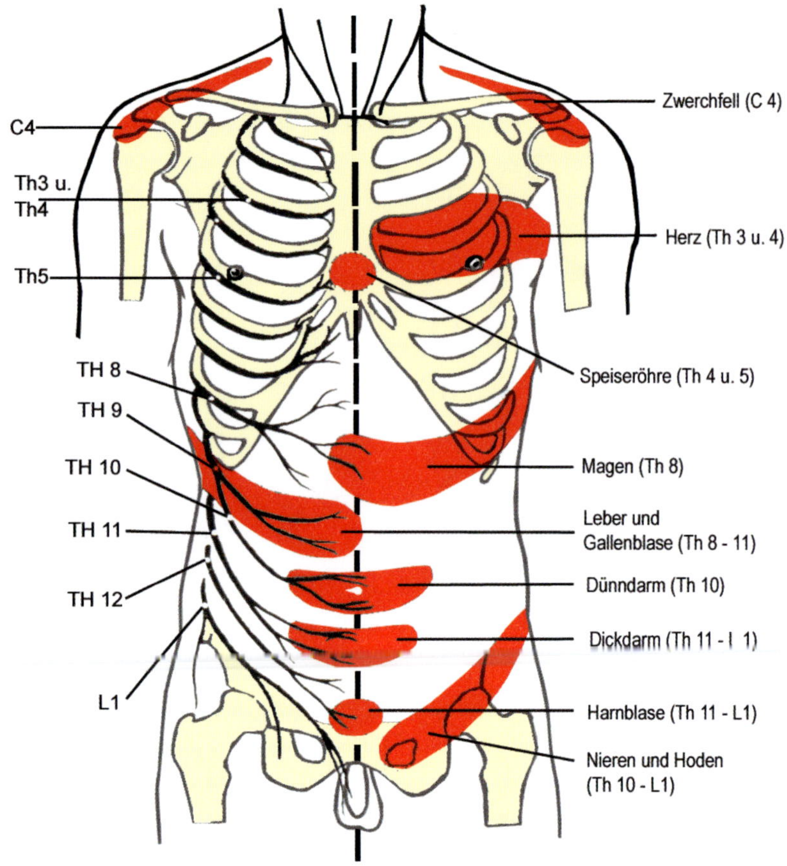

Abbildung 2.8
Die Head-Zonen, Projektionsareale innerer Organe an der ventro-lateralen Bauchwand. [Modifiziert nach Clara 1941]

Ergänzend muss gesagt werden, dass die Entstehung des Referred pain von den verschiedenen Autoren immer noch unterschiedlich interpretiert wird.

Die algetischen Zonen (Head-Zonen) sind über die sympathischen Fasern in den Vorderwurzeln immer auch mit vegetativ-reflektorischen, sympathikotonen Veränderungen verbunden, die sich einerseits als Vasokonstriktion, Piloarrektion und erhöhte Schweißsekretion präsentieren. Wahrgenommen werden sie als „blass, kalt, nass".

Andererseits können über segmental-sympathische Fasern, die in den Hinterwurzeln nachgewiesen wurden (Foerster 1936 u. a.), vasodilatatorische Dermatome am Rumpf entstehen, die keine Piloarrektion und keine verstärkte Schweißsekretion aufweisen. Wahrgenommen werden sie als „gerötet, warm, trocken".

Die Head-Zonen in den segment-entsprechenden Oberflächenarealen sind bei gesundem inneren Organ stumm und treten erst bei Erkrankung oder Störung „ihres" Organs in Erscheinung.

Eine subjektiv irritierende Wahrnehmung der gestörten Head-Zonen seitens des Patienten erfolgt aber erst durch einen sekundären Reiz in diesem Gebiet, z. B. einen zu engen Gürtel, zu engen Hemdkragen, örtlichen Druck oder Temperaturreiz.

Die Head-Zonen sind immer seiten- und segmentspezifisch. Ihr Auftreten kann daher einen verlässlichen Hinweis auf Störung oder Erkrankung des jeweiligen Organs geben. Durch die sympathische Grenzstrangverteilung der Impulse können auch vegetativ-reflektorische Projektionsareale entstehen, die gegebenenfalls den gesamten homolateralen Körperquadranten einnehmen können.

Ganz charakteristisch sind die Veränderungen in der homolateralen Gesichtshälfte, die in einer Pupillen- und Lidspalterweiterung, leicht verspannter Fazialismuskulatur und weiteren sympathikotonen Veränderungen an der Haut des Gesichts bestehen. Die beschriebenen Veränderungen können bereits vor der eigentlichen Manifestation einer inneren Erkrankung in Erscheinung treten und sind für den, der sie zu lesen versteht, ein wichtiger Diagnosehinweis (ausführliche Darstellung in Wancura-Kampik 2017).

Die Alarm-Punkte und Reunions-Punkte liegen im Innervationsgebiet der metameren *Rami ventrales* von C8·Th1 bis L2·L3 (s. Abb. 2.8). Da hier Dermatome und Myotome deckungsgleich sind, ist die Empfindlichkeit der Head-Zonen in diesem Bereich besonders ausgeprägt und wird gegebenenfalls von den Patienten entsprechend eindringlich vorgetragen.

Da die *Rami ventrales* der thorakalen Spinalnerven mit dem entodermalen Darmrohr und dessen Derivaten, also dem Respirationstrakt, und den Verdauungsorganen Leber, Gallenblase, Pankreas in besonderer Beziehung stehen (Voigt 1850), finden sich die Head-Zonen dieser Organe vor allem im ventralen Längsdrittel der Bauchwand.

» Die Kernaussage dieser Ausführungen ist, dass die Alarm-Punkte und die Reunions-Punkte der **TCM** in den Head-Zonen der jeweiligen Organe verortet sind.

Die **chinesischen Namen** dieser Alarm- und Reunions-Punkte weisen daraufhin, dass die chinesischen Ärzte schon vor langer Zeit den neuroanatomischen Bezug dieser Punkte gekannt haben müssen. Dies beweist einmal mehr, dass die chinesische Akupunktur einer „Oberflächenanatomie" entspricht (Kennerknecht-Hirt 2009). Dieser Ansicht kann ich mich uneingeschränkt anschließen.

So können z. B. die chinesischen Bezeichnungen für die Akupunkturpunkte KG 15, KG 12, KG 4 als „obere, mittlere, untere Grube" ein Hinweis auf die Kenntnis der *Inscriptiones tendineae* des *M. rectus abdominis* sein. Die Lage des Ma 25 im Bereich der *Fascia umbilicalis* ist auch nicht ein mystischer Hinweis auf das „Himmelstor", sondern auf die Möglichkeit, von hier mit tiefem Stich in das Abdomen zu gelangen.

Diese Vermutung wurde von meinen chinesischen Lehrern bestätigt.

Das Ende des jeweiligen thorakalen Spinalnervenastes ist der sogenannte **Maximal-Punkt.** Die Maximal-Punkte weisen eine erhöhte Schmerzempfindlichkeit auf und bieten sich, wie schon gesagt, als therapeutische Ansatzstellen in Form der **Alarm-Punkte** oder **Reunions-Punkte** für Akupunktur und Neuraltherapie geradezu an.

Auf den Zusammenhang zwischen Maximal-Punkten und Akupunkturpunkten haben wir (König-Wancura) schon 1972 hingewiesen.

Was die **Stichrichtung** angeht, werden die im Bereich der *Linea alba* mittig liegenden Alarm-Punkte senkrecht gestochen, eine **Reizverstärkung** erfolgt durch zwei in gleicher Höhe von beiden Seiten aus auf die Mittellinie subkutan zugestochene Nadeln.

Der Einstich dieser vorgeschobenen Nadeln erfolgt auf beiden Seiten an der **Grenzlinie** zwischen dem Innervationsgebiet der metameren *Rami ventrales* und *laterales.*

Die horizontale Stichrichtung der beschriebenen subkutanen Nadeln am Unterbauch entspricht der Richtung der Hautspaltlinien (Abb. 2.9). Im Sternumbereich (Herz, Lunge, Magen) erfolgt die Stichrichtung nach kaudal und entspricht so der **TCM**: „Richtung des gesunden Qi für diese Organe". Wie schon an anderer Stelle ausführlich beschrieben, erfolgt dadurch eine **dermatombezogene Beeinflussung der sympathikotonen Piloarrektion** (**TCM:** *De-Qi*-Sensation).

Es handelt sich dabei um einen Reiz nach Art eines Fremdreflexes, der auf kutiviszeralem Weg Einfluss nehmen kann auf das innere Organ (s. auch früher in „Segment-Anatomie" beschriebene Tierexperimente von Wernoe 1925).

2

Ein Alarm-Punkt kann auch ein Reunions-Punkt sein, wenn seine segmentale Lage mehrere Segment-idente Enterotome in einer Körperhöhle beeinflussen kann.

Beispiel: Der Alarm-Punkt KG 12 in der Head-Zone des Magens im Segment Th8 kann in diesem Fall als Reunions-Punkt alle Organe beeinflussen, die mit Th8 über den bekannten Weg des Referred pain in Beziehung stehen, also Leber, Gallenblase, Milz, Pankreas, Magen, Duodenum (s. Auflistung der Alarm- und Reunions-Punkte in Tabelle 2.3 und Abb. 2.10).

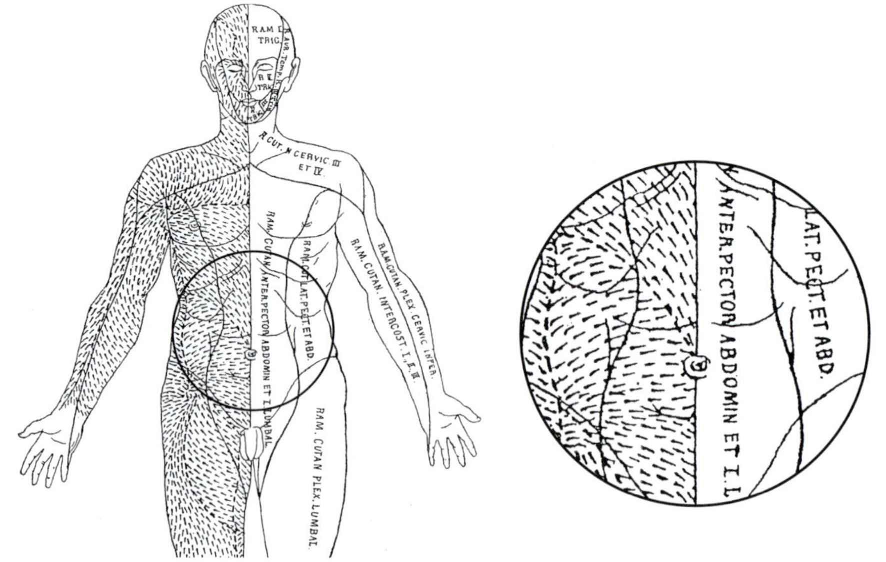

Abbildung 2.9
Die horizontale Stichrichtung am Unterbauch entspricht der Richtung der Hautspaltlinien.
[Nach Blaschko 1901]

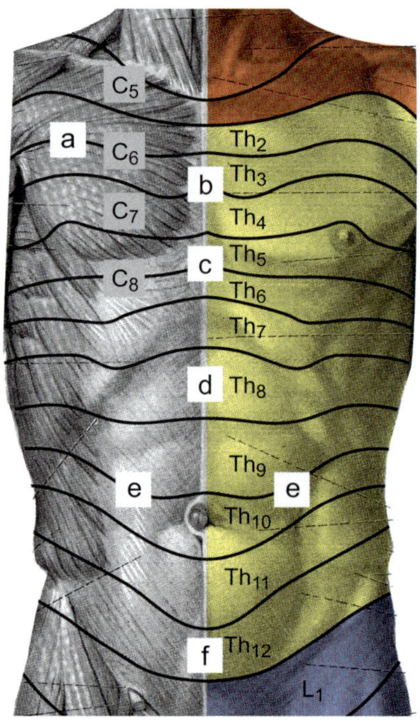

Abbildung 2.10
Darstellung der Alarm-Punkte und deren Überschichtung: In der kranialen Hälfte stimmen Dermatom und Myotom nicht überein; in der kaudalen Hälfte sind Dermatom und Myotom deckungsgleich.
[Modifiziert nach Braus-Elze 1960]

Tabelle 2.3 Die Alarm-Punkte und Reunions-Punkte sind segmental definiert.

	Akupunkturpunkte	Lage	Sklerozonen	Dermatome	Bezugsorgane
a	Lu 1	am Korakoid	C5 bis C8 der Flexoren des Arms	Th2 und Th3	Herz und Lunge
b	KG 17	in Sternummitte	C6·C7 des *M. pectoralis*	Th4 und Th5	Herz und Lunge
c	KG 15	am Xiphoid und KG 14	C8 des kaudalen Anteils des *M. pectoralis* und C3 der *Pars sternalis* des Diaphragma	Th6 und Th7	Herz, Magen, Duodenum
			Dermatome	**Myotome**	**Bezugsorgane**
d	KG 12	Mitte Epigastrium in der *Linea alba*	Th8	Th8	Oberbauchorgane über das *Ganglion coeliacum*
e	Ma 25	beiderseits in Nabelhöhe	Th10	Th10	Niere und Darm anteilig über das *Ganglion mesentericum superius*
f	KG 4	mittig in der Unterbauchquerfalte	Th11 und Th12	Th11 und Th12	Urogenitaltrakt, Blase, Rektum über *das Ganglion mesentericum inferius*

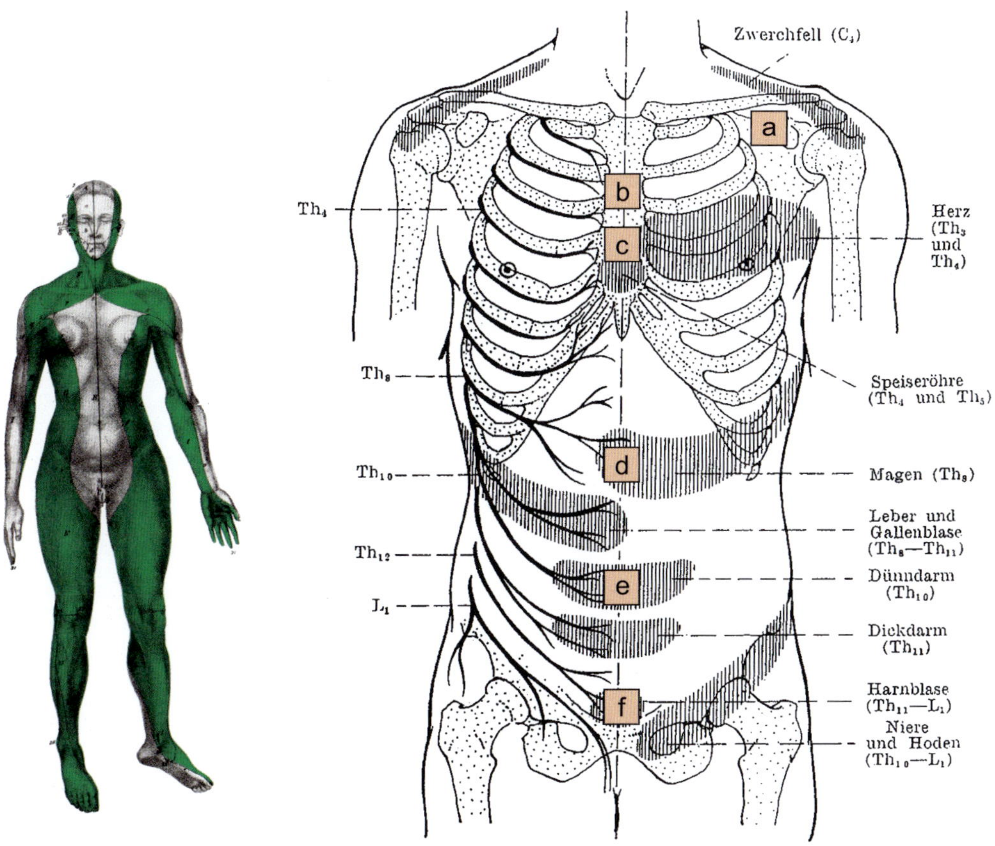

Abbildung 2.11
Darstellung der bekannten Head-Zonen im ventro-lateralen Längsdrittel des Rumpfes. Diese werden therapeutisch bei Akupunktur und Neuraltherapie gereizt. [Modifiziert nach Clara 1941] .

2.4 Segmentale Analyse der „besonderen" Reaktions-Punkte am Rumpf dorsal

TCM: Zustimmungs-Punkte

Um den Reflexweg der Zustimmungs-Punkte zu verstehen, muss man sich die Besonderheit der segmentalen Innervation des dorsalen Längsdrittels in Erinnerung rufen.

Die *Rami dorsales* der metameren Spinalnerven bilden mit ihren Dermatomanteilen an der Haut ein funktionell einheitliches dorsales Längsdrittel von der Scheitelhöhe bis zur Steißbeinspitze. Diese Dermatome sind durch histologisch nachgewiesene, intersegmentale Verbindungen innig miteinander verschaltet (Grosser und Fröhlich 1902).

Die *Rami dorsales* versorgen außer der Haut die autochthone Rückenmuskulatur und die Wirbelsäule.

Das Gebiet dieses dorsalen Längsdrittels zeigt insofern eine Besonderheit, als hier **die gesamte von den Extremitäten eingewanderte oberflächliche Rückenmuskulatur** vom Hinterkopf bis zum Beckenkamm aus **zervikal** innervierten Myotomen besteht (s. Abb. 2.12). Da die **Dermatome** des Rückens jedoch sämtlich von **thorakalen** Spinalnerven innerviert sind, kommt es am Rücken zu einer ausgedehnten **Überlagerung und Überschichtung nicht Segment-identer Dermatome, Myotome und Sklerotome bzw. Sklerozonen,** was bezüglich des dorsalen Längsdrittels von besonderer diagnostischer und therapeutischer Bedeutung ist (Abb. 2.13).

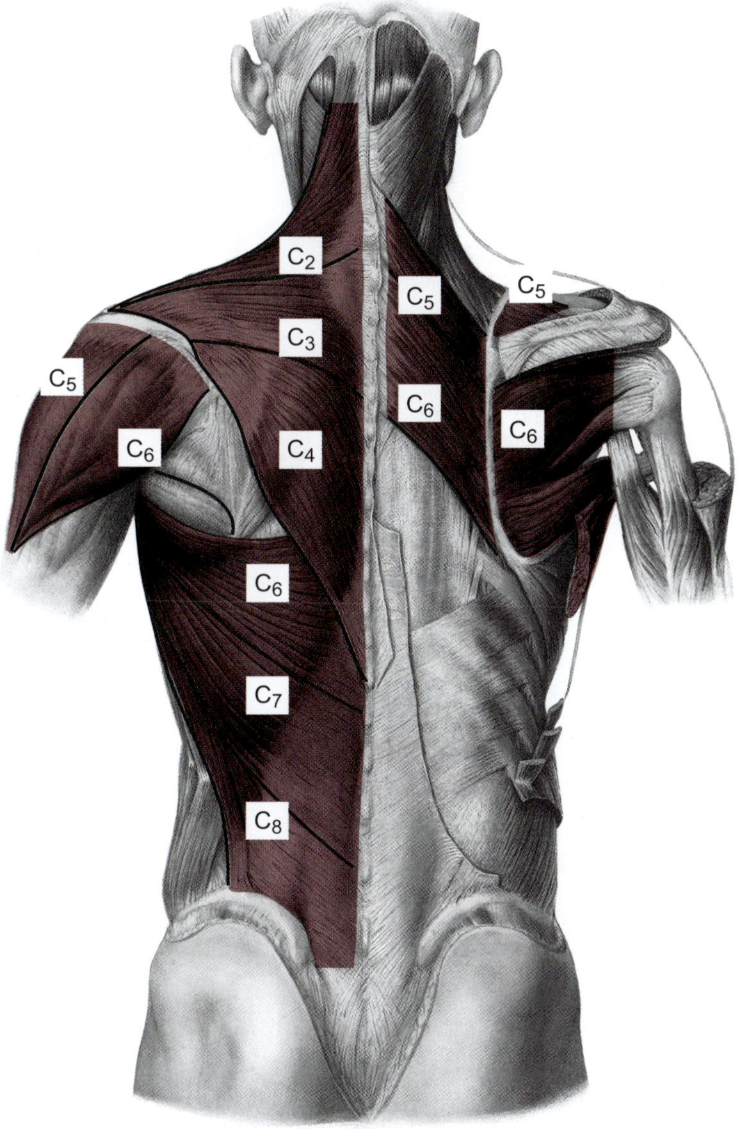

Abbildung 2.12
Schematische Darstellung der zervikal innervierten Myotome am Rücken vom Hinterkopf bis zum Beckenkamm, die von thorakal innervierten Dermatomen bedeckt werden. [Modifiziert nach Benninghoff 1977 und Braus-Elze 1960]

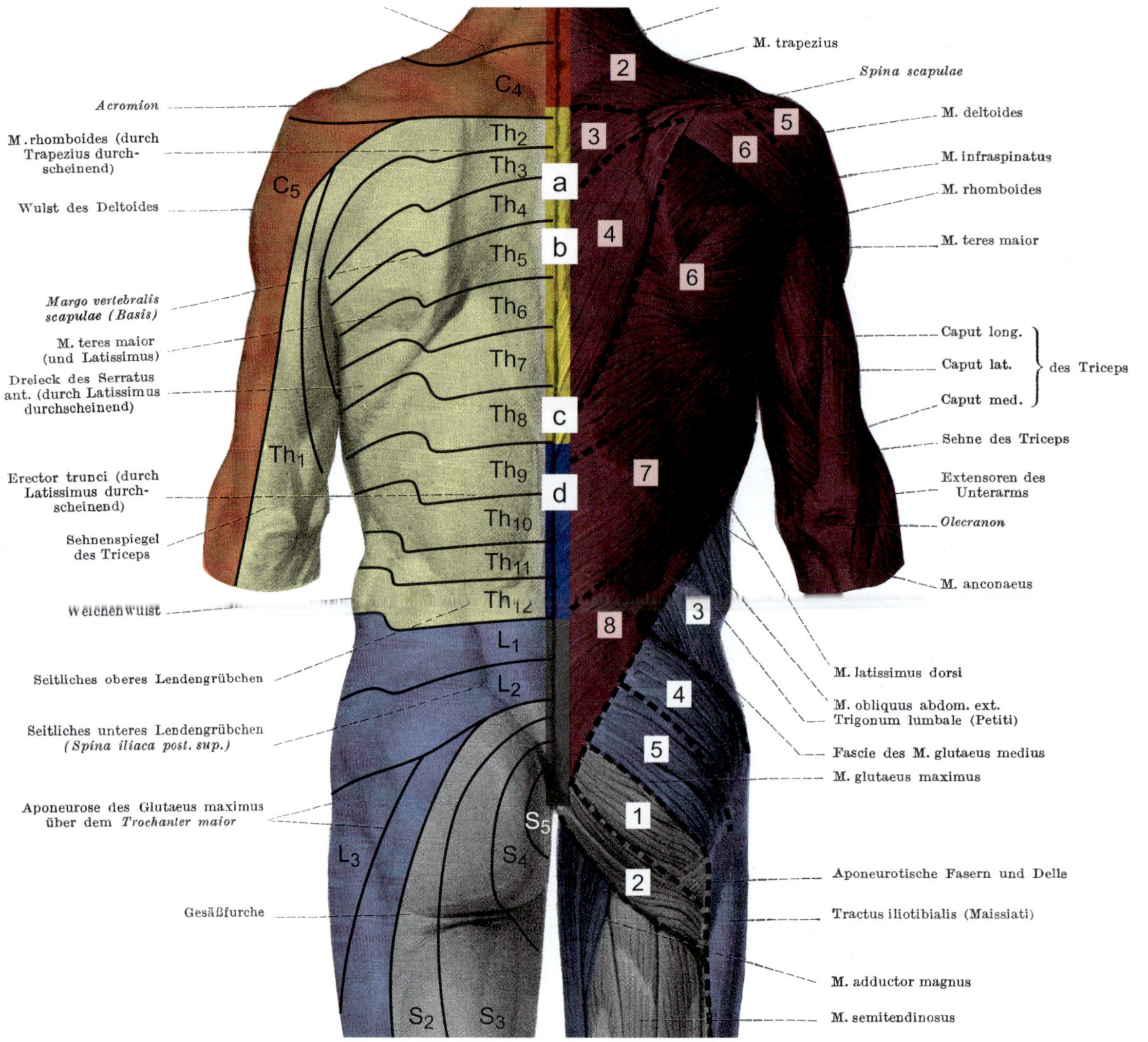

Abbildung 2.13
Schematische Darstellung der Überschichtung der Dermatome und Myotome am Rücken.
Rechts: Die Myotome C2 bis S2.
Links: Die Dermatome, zervikal rot, thorakal gelb, lumbal blau, sakral grau.
Mittig: Die Wirbelkörper, HWS rot, BWS gelb, LWS blau, Sakrum grau.
Die vier wichtigen Zustimmungs-Punkte – a = Bl 13, b = Bl 15, c = Bl 20, d = Bl 23 – liegen im Bereich der farblich markierten Wirbelsäulenabschnitte, jeweils 2 Querfinger lateral des Wirbelkörpers.
[Nach Braus-Elze 1960 und Benninghoff 1977]

Im Gegensatz dazu sind, wie bei den Alarm-Punkten beschrieben, **im ventralen Längsdrittel** Dermatome und Myotome vom Xyphoid bis zur Symphyse deckungsgleich (s. Alarm-Punkte S. 163). Ein Nadelreiz im Gebiet des *M. rectus abdominis*, also im Bereich der Head-Zonen, trifft demnach jeweils nur das Innervationsgebiet ein und desselben Spinalnerven.

Dorsal hingegen trifft ein tiefer Nadelstich paravertebral, z. B. in Höhe des 3. Brustwirbels,

- zuerst Dermatom und subkutanes Dermatom Th3,
- dann das Myotom C4 der *Pars asccendens* des Trapezius und an ihrer Unterseite den *N. accessorius,*
- anschließend die Myotome C5·C6 der *Mm. rhomboidei.*
- Geht der Nadelstich noch tiefer, erreicht man die Myotome Th3 und Th4 des *M. serratus posterior superior.*

So können mit einem einzigen tiefen Nadelstich paravertebral in Höhe des 3. Brustwirbels (**TCM:** Bl 13) die Rückenmarkssegmente von C4 bis Th3 beeinflusst und somit eine breite therapeutische Wirkung ausgelöst werden, z. B. auf alle Thoraxorgane, auf Dermatome, Myotome und Sklerotome der Thoraxwand, auf die Phrenikuskerne, die spinale Wurzel des *N. accessorius* (XI) sowie die von C4 bis Th3 versorgten Dermatome, Myotome und Sklerotome der oberen Extremität.

Liegt der Nadelstich etwa 3 cm lateral der dorsalen Mittellinie **(TCM:** Innerer Ast des Blasen-Meridians), so erreicht er bei einer Stichtiefe von etwa 2–3 cm den Bereich des *Foramen intervertebrale* (Brügger 1977), somit den Spinalnervenstamm.

» Dieses Gebiet ist nach Fanghänel (persönliche Mitteilung 2003) die einzige Stelle, an der spinale und sympathische Fasern noch nicht getrennt sind und daher noch gemeinsam erreicht werden können.

Die Lage der Zustimmungs-Punkte der Thorax-, Abdominal- und Beckenorgane lässt sich insofern relativ einfach beschreiben, als neben der bekannten, von der TCM vorgegebenen Lage auf dem inneren Ast des Blasen-Meridians immer die jeweils aktuelle Klopf- und/oder Druckempfindlichkeit eines Wirbelkörpers bei Vorliegen einer Störung eines jeweiligen inneren Organs für den Ort des Nadelreizes ausschlaggebend ist. Diagnostisch bedeutsam ist darüber hinaus, auf welcher Seite, von der Mittellinie aus gesehen, Klopf- und/oder Druckschmerz intensiver sind.

Beispiel: Geht man davon aus, dass die Zustimmungs-Punkte den Head-Zonen in den relevanten Dermatomen am Rücken entsprechen, so gilt hier, wie an früherer Stelle ausführlich dargestellt, das Lateralitätsprinzip für die rechts- oder linksseitige Projektion des Referred pain des jeweils betroffenen, gestörten inneren Organs (s. Abb. 2.14).

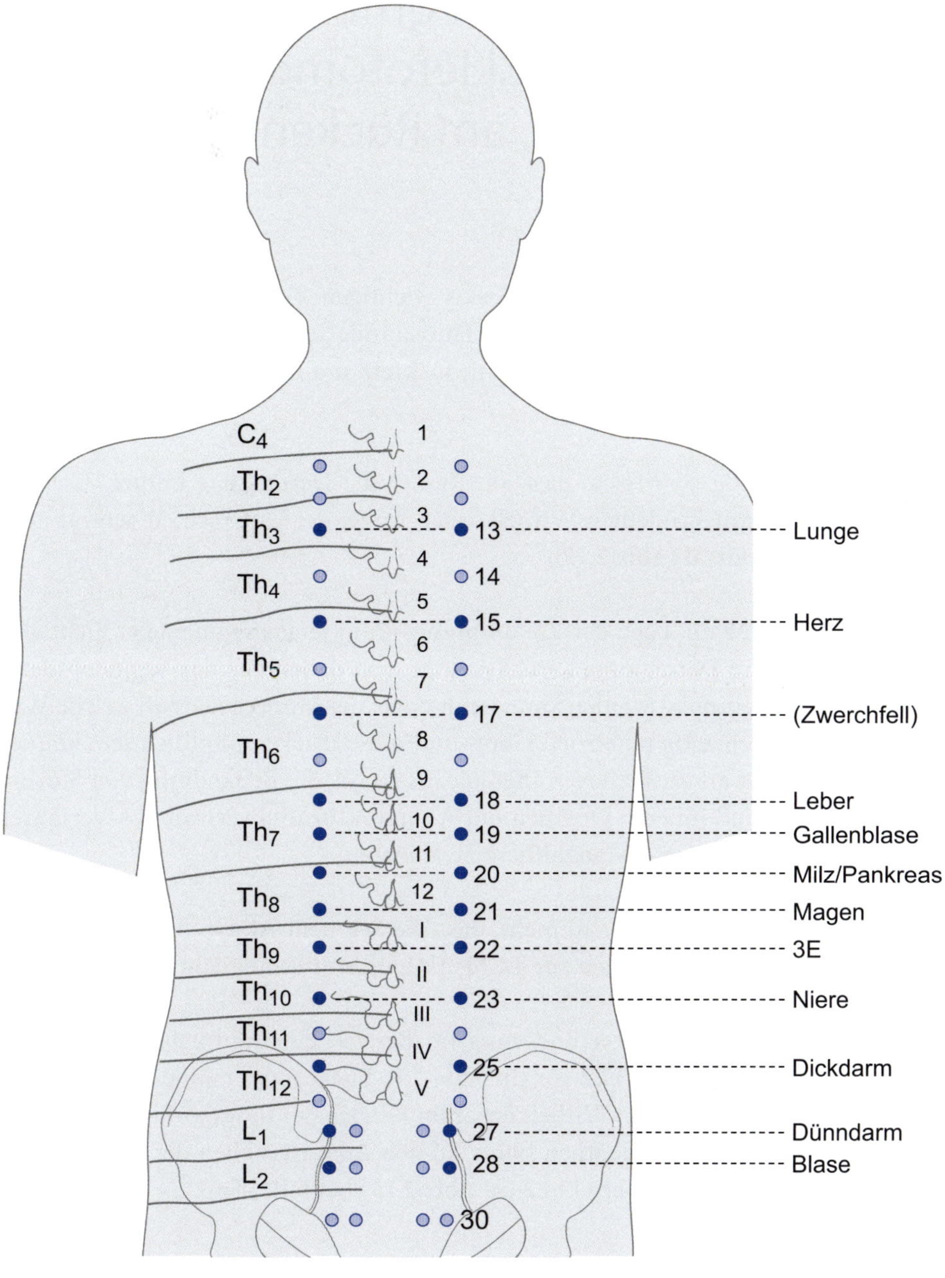

Abbildung 2.14
Die Lage aller Zustimmungs-Punkte in segmentalem Bezug zu den Head-Zonen in den Dermatomen am Rücken in Bezug zu den Dornfortsätzen. Beachte die Lage der Dornfortsätze. Die Zustimmungs-Punkte liegen jeweils in Höhe der Spitze der Dornfortsätze (jeweils 2 Querfinger lateral des Wirbelkörpers).
[Modifiziert nach Kitzinger 1989]

2.5 Übersicht über die unterschiedliche Höhenlokalisation Segment-identer Dermatome und Sklerotome, in diesem Fall Wirbelkörper, am Rücken

Im Folgenden sollen die für die Praxis wichtigen Zusammenhänge zwischen Erkrankungen innerer Organe und Hautveränderungen am Rumpf (Hyperästhesie, Dermatosen, Pigmentierungen, Juckreiz u. a.) und bestimmten Wirbelkörpern beschrieben werden.

Dabei ist wichtig zu wissen, dass am Rumpf die Dermatome immer tiefer liegen als die Segment-identen Wirbelkörper, wobei der Unterschied ventral noch größer ist als dorsal (Abb. 2.15).

Da in der **TCM** die Lage der Zustimmungs-Punkte aus segmentaler Sicht ausschließlich jene Dermatome berücksichtigt, von denen aus das Segment-idente Enterotom beeinflusst werden kann, fehlt dabei der Hinweis darauf, welche Wirbelkörper gleichzeitig potenziell klopf- und/oder druckempfindlich sein können und sich somit als zusätzlicher Therapieansatz für die Behandlung von Störungen an Haut und inneren Organen mit Akupunktur und verwandten Verfahren wie Neuraltherapie und Manualtherapie anbieten.

Gerade hier zeigt sich einmal mehr, dass die Segment-Akupunktur eine Therapieoptimierung im Vergleich zur **TCM**-Akupunktur ermöglicht.

Beispiel: Liegt eine Hautveränderung im Bereich der Inguinalgegend, also in den Dermatomen Th12·L1·L2 vor (in Abb. 2.15 blau), muss man den klopf- und/oder druckempfindlichen Wirbelkörper im Bereich des thorako-lumbalen Übergangs suchen, nämlich deutlich höher an den Austrittsstellen der Spinalnerven L1·L2 an den Wirbelkörpern L1·L2 (in Abb. 2.15 ebenfalls blau).

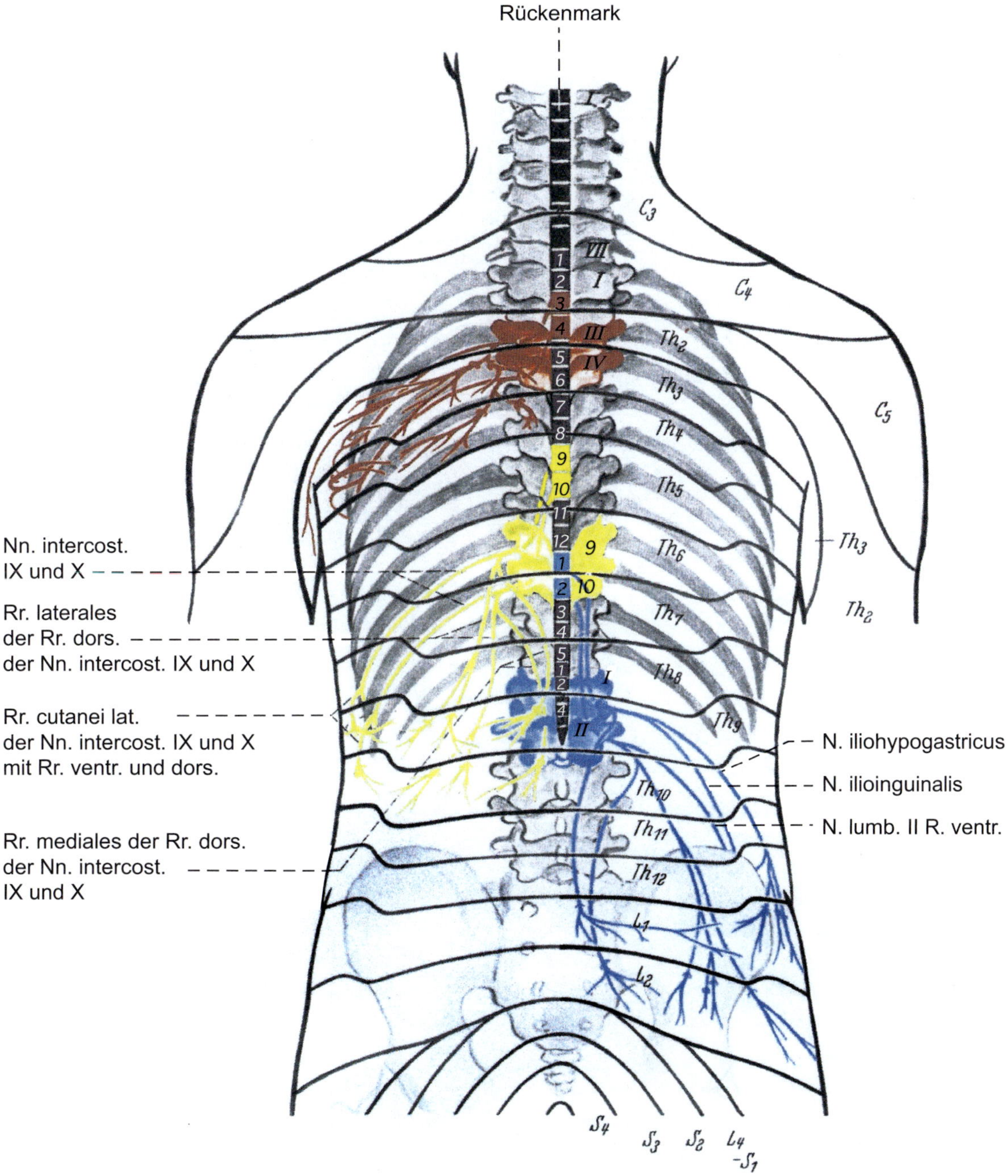

Abbildung 2.15
Unterschiedliche Höhenlokalisation von Dermatomen und Wirbelkörpern. [Modifiziert nach Hansen-Schliack 1962].

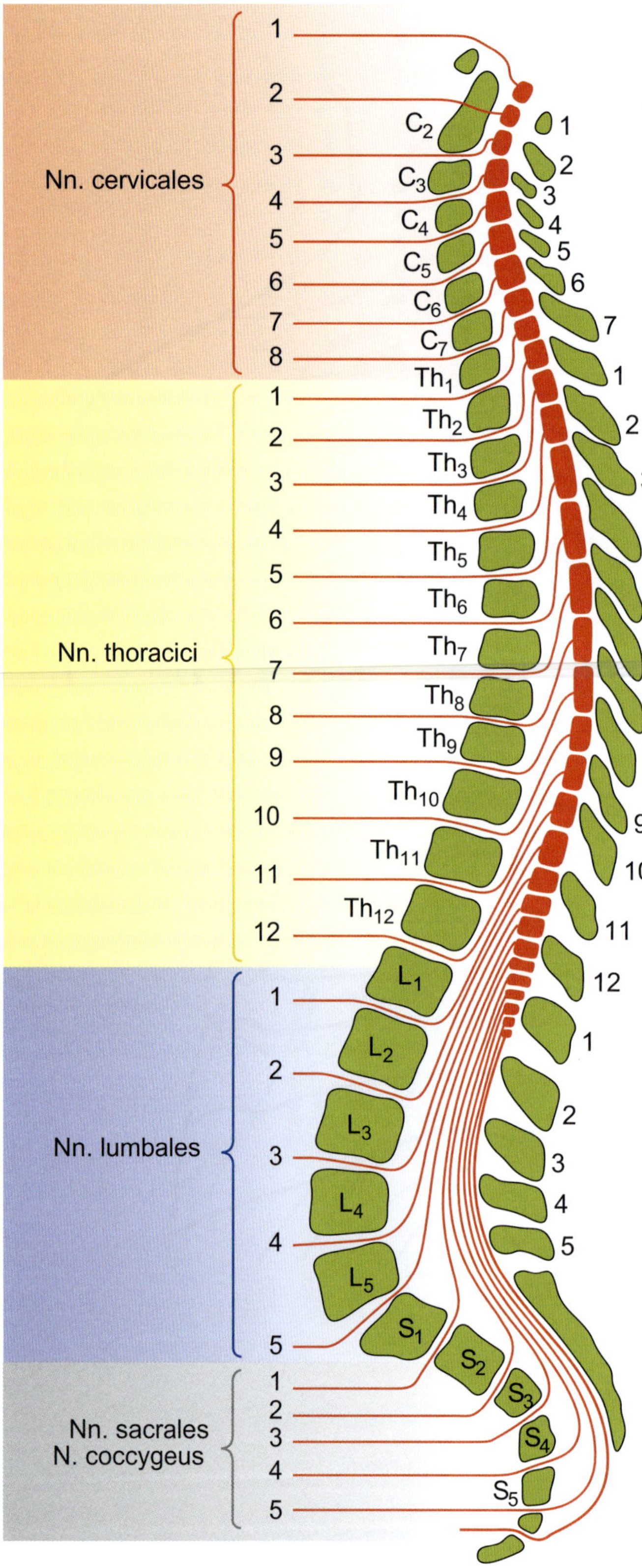

Dornfortsatz	Rückenmarks-segment
C1	C1|C2|3
C2	C3
C3	C3|C4
C4	C5|C6
C5	C7
C6	C8
C7	Th1|Th2
Th1	Th3
Th2	Th4
Th3	Th5
Th4	Th6
Th5	Th7|Th8
Th6	Th9
Th7	Th10
Th8	Th11
Th9	Th12
Th10	L1|L2
Th11	L3|L4
Th12	L5|S1
L1	S2|S4|S5
L2	filum terminale

Abbildung 2.16
Schematische Darstellung über die Höhenbeziehung von jeweiligem Rückenmarksabschnitt, zugehörigem Wirbelkörper und Austritt des zugehörigen Spinalnervs, Seitenansicht.

Die folgende Aufzählung, grafisch dargestellt in der Abbildung 2.16, basiert auf den Angaben von HANSEN-SCHLIACK 1962 und zeigt die unterschiedliche Höhenlokalisation von Dermatom und Wirbelkörper:

- Bei Erkrankungen von **Herz und Lunge** (Enterotome Th2 bis Th7) kann **die Haut** im Bereich der ganzen Skapula irritiert sein (Dermatome Th2 bis Th7, ein Dermatom Th1 gibt es nur am Arm).
  Die zugehörigen Wirbelkörper und ihre Dornfortsätze liegen jedoch höher bei C7 bis Th3·Th4 (in der Abb. 2.16 rot).
- Bei Erkrankungen von **Oberbauchorganen** (Enterotome Th6 bis Th9/Th10) kann **die Haut** im Bereich unterhalb des *Angulus inferior* der Skapula und handbreit oberhalb des Nabels irritert sein (Dermatome Th6 bis Th9/Th10).
  Die zugehörigen Wirbelkörper und ihre Dornfortsätze liegen jedoch höher bei Th4 bis Th10 (in der Abb. 2.16 gelb).
- Bei Erkrankungen von **Beckenorganen** (Rektum, Urogenitalorgane, Blase [Enterotome Th12 bis L2]) kann die Haut im Bereich der oberen Sakrumhälfte, in der Inguinalgegend und nach lateral bis zum Trochanter major irritiert sein (Dermatome Th12 bis L2).
  Die zugehörigen Wirbelkörper und ihre Dornfortsätze liegen jedoch höher bei Th12·L1 (in der Abb. 2.16 blau und Abb. 2.15).

Ergänzend muss gesagt werden, dass natürlich auch jene Wirbelkörper klopf- und/oder druckempfindlich sein können, die von Segment-fremden Dermatomen bedeckt sind. Dies gilt insbesondere für den **12. Brustwirbel,** der vom **Dermatom** Th8 bedeckt wird und somit bei allen Erkrankungen von Oberbauchorganen empfindlich sein kann. Ebenso gilt dieses für den **4. und 5. Lendenwirbel,** die vom **Dermatom** Th12 bedeckt werden und somit bei allen Erkrankungen von Beckenorganen empfindlich sein können.

Man könnte auch sagen: Wir Akupunkteure sind durch die **TCM** hinsichtlich Lokalisation und Darstellung der Zustimmungs-Punkte immer nur aus dem Blickwinkel des **Dermatoms** dazu verleitet worden, hier ausschließlich in einer einzigen horizontalen Ebene zu denken.

Diese einseitige Sichtweise kann durch die Erkenntnisse der segmentalen Innervation wesentlich erweitert und die Therapie dadurch optimiert werden.

Was den Zustimmungs-Punkt des Dünndarm-Meridians betrifft, dessen Lokalisation für uns immer etwas schwierig zu verstehen war, könnte eine Erklärung darin liegen, dass der Zustimmungs-Punkt des Dünndarms (Bl 27) im oberen ISG-Bereich etwa in Höhe des 1. Sakrallochs an der Stelle liegt, wo das **C8-Myotom des *Latissimus dorsi*** an der *Fascia thoracolumbalis* entspringt. Dadurch ergibt sich eine Beziehung zu den Segment-identen **C8-Myotomen am Arm,** die wiederum dem Verlauf des Dünndarm-Meridians entsprechen.

Da der **Zustimmungs-Punkt des Dünndarms** Bl 27 im Myotom C8, in unmittelbarer Nähe des Segments S1·S2 liegt (Zustimmungs-Punkt der Blase, Bl 28, also im unteren ISG-Bereich in Höhe des 2. Sakrallochs), könnte dieses auch eine Erklärung sein für eine Kontaktstelle zwischen den Segmenten C8 am Arm und S1·S2 am Bein, aus Sicht der **TCM** einer **Kontaktstelle zwischen Dünndarm- und Blasen-Meridian, was das *Tai-Yang*-Achsenmodell erklären könnte.**

Erklärungen hinsichtlich der anderen Achsenmodelle s. S. 184.

» Diese Tatsache würde auch dem Postulat der **TCM** Rechnung tragen, dass man vom Zustimmungs-Punkt aus nicht nur ein inneres Organ, sondern auch den gleichnamigen Meridian beeinflussen kann, was für die Behandlung von Störungen des Bewegungssystems von besonderer Bedeutung ist.

2.6 Segmentale Analyse der drei Yang-Meridian-Achsen am Rumpf

Im Folgenden wird der segment-anatomische Hintergrund für die drei Längsachsen der Yang-Meridiane („Oben-Unten“-Beziehung) dargestellt (s. a. S. 210).

Den segment-anatomischen Hintergrund für die drei Längsachsen der Yang-Meridiane am Rumpf muss man sich folgendermaßen vorstellen:

Das C6-Myotom des *M. latissimus dorsi* (in der Abb. 2.17 rot) hat über die *Fascia thoracolumbalis* im Bereich der oberen LWS „Kontakt“ mit den L4-Myotomen der *Mm. glutei* (in der gleichen Abbildung blau). Diese L4-Myotome der *Mm. glutei* entsprechen der Sklerozone L4 am Becken, wie Bolk (1890) sie dargestellt hat.

Dadurch besteht eine Beziehung zwischen der **radialen Hälfte des Arms** (Segment C5·C6) und der **tibialen Hälfte des Beins** (Segment L2·L3·L4), somit eine Beziehung zwischen den „anatomisch korrespondierenden“ Arealen an Arm und Bein, den **präaxialen** Bereichen.

TCM: *Yang-Ming*-Achse

» Auffälligerweise liegen im Bereich der Kontaktstelle zwischen C6 und L4·L5 die Zustimmungs-Punkte des Magen-und Dickdarm-Meridians.

Das C7-Myotom des *M. latissimus dorsi* (in der Abb. 2.17 hellrot) hat über die *Fascia thoracolumbalis* im Bereich der unteren LWS „Kontakt“ mit den L5-Myotomen der *Mm. glutei* (in der gleichen Abbildung hellblau). Diese L5-Mytome der *Mm. glutei* entsprechen der Sklerozone L5 am Becken, wie Bolk (1890) sie dargestellt hat.

Dadurch besteht auch hier eine Beziehung zwischen der **Axiallinie am Arm** (Segment C7) und der **Axiallinie am Bein** (Segment L5).
TCM: *Shao-Yang*-Achse

» Auffälligerweise liegen im Bereich der Kontaktstelle zwischen C7 und L5 die Zustimmungs-Punkte des 3E-Meridians.

Das C8-Myotom des *M. latissimus dorsi* (in der Abb. 2.17 rot und gelb gestrichelt) hat über die *Fascia thoracolumbalis* im Bereich der oberen Sakrumhälfte „Kontakt“ mit den S1·S2-Myotomen der Glutei (in der gleichen Abbildung grau). Diese Myotome S1·S2 der *Mm. glutei* entsprechen den Sklerozonen S1·S2 am Becken, wie Bolk (1890) sie dargestellt hat.

Dadurch besteht eine Beziehung zwischen der **ulnaren Hälfte des Arms** (Segment C8·Th1) und der **dorso-fibularen Hälfte des Beins** (Segment S1·S2), somit eine Beziehung zwischen den „anatomisch korrespondierenden" Arealen an Arm und Bein, den **postaxialen** Bereichen.

TCM: *Tai-Yang*-Achse

» Auffälligerweise liegen im Bereich der Kontaktstelle zwischen C8 und S1·S2 die Zustimmungs-Punkte des Dünndarm-und Blasen-Meridians.

Weitere Hintergründe zur Erklärung der Yang-Meridian-Achsen („Oben-Unten"-Regel für die Behandlung von Störungen des Bewegungssystems) s. S. 210.

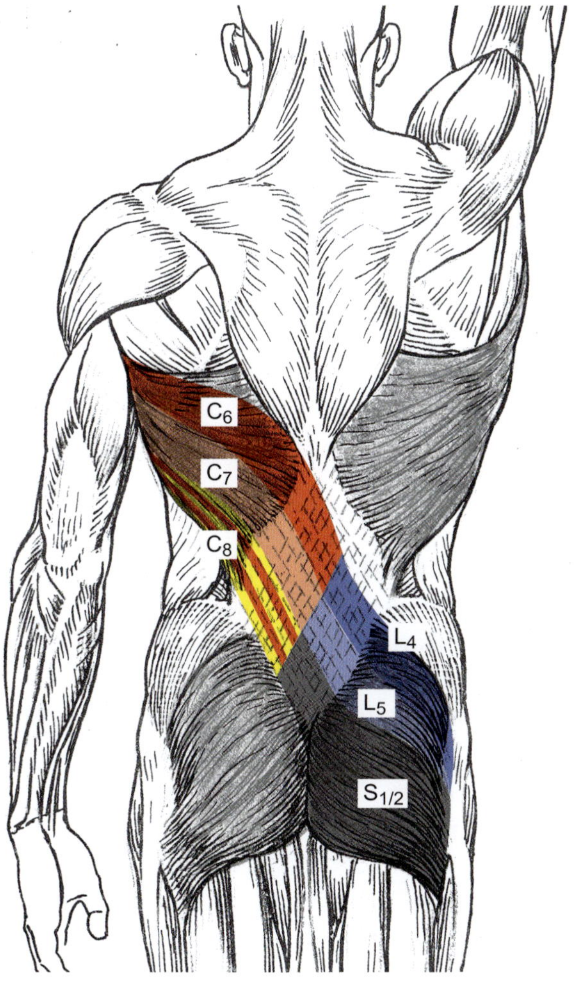

Abbildung 2.17
Der anatomische Hintergrund für die drei Längsachsen der Yang-Meridiane („Oben-Unten"-Beziehung: radial-tibial, ulnar-sakral, Axiallinie oben-unten).
[Modifiziert nach Tittel 2012]

2.7 Segmentale Analyse der „besonderen" Reaktions-Punkte an den Grenzlinien der Körperoberfläche

TCM: Vor allem Passage-Punkte, Reunions-Punkte, aber auch Alarm- und Zustimmungs-Punkte

Diese Punkte liegen
- an den Grenzen nicht-metamerer Dermatome (**Hiatus-Linien**) an Extremitäten und Rumpf (s. Abb. 1.31),
- an den Grenzen der ventralen (in der Abbildung gelb), lateralen (in der Abbildung grün) und dorsalen (in der Abbildung rot) Spinalnerven-Äste am Rumpf (**„Grenzlinien"** nach Voigt 1851, s. S. 191).

2.7.1 Die Hiatus-Linien

Die Grenzen nicht-metamerer Dermatome (Hiatus-Linien) liegen jeweils im Verlauf der Längsachsen an den Armen dorsal und ventral, an den Beinen lateral und medial.

Die Hiatus-Linien am Rumpf

Am Rumpf existiert eine Hiatus-Linie
- zwischen den Dermatomen C4 und Th2 sowie
- zwischen L2 und S2, jeweils ventral und dorsal (s. Abb. 2.18).

An diesen Hiatus-Linien enden die Spinalnerven mit ihren **Endästen in der Haut** und definieren so die **Dermatomgrenzen.** Auf diese Weise entsteht an den Hiatus-Linien ein Ort intensiver Erregungsweiterleitung, was die Lokalisation vieler Akupunkturpunkte an den Hiatus-Linien erklärt.

» Da ein Nadelreiz an einer solchen Stelle immer mehrere Segmente erreichen kann, kann die Wirkung eines einzigen solchen Nadelreizes breit gestreut sein.

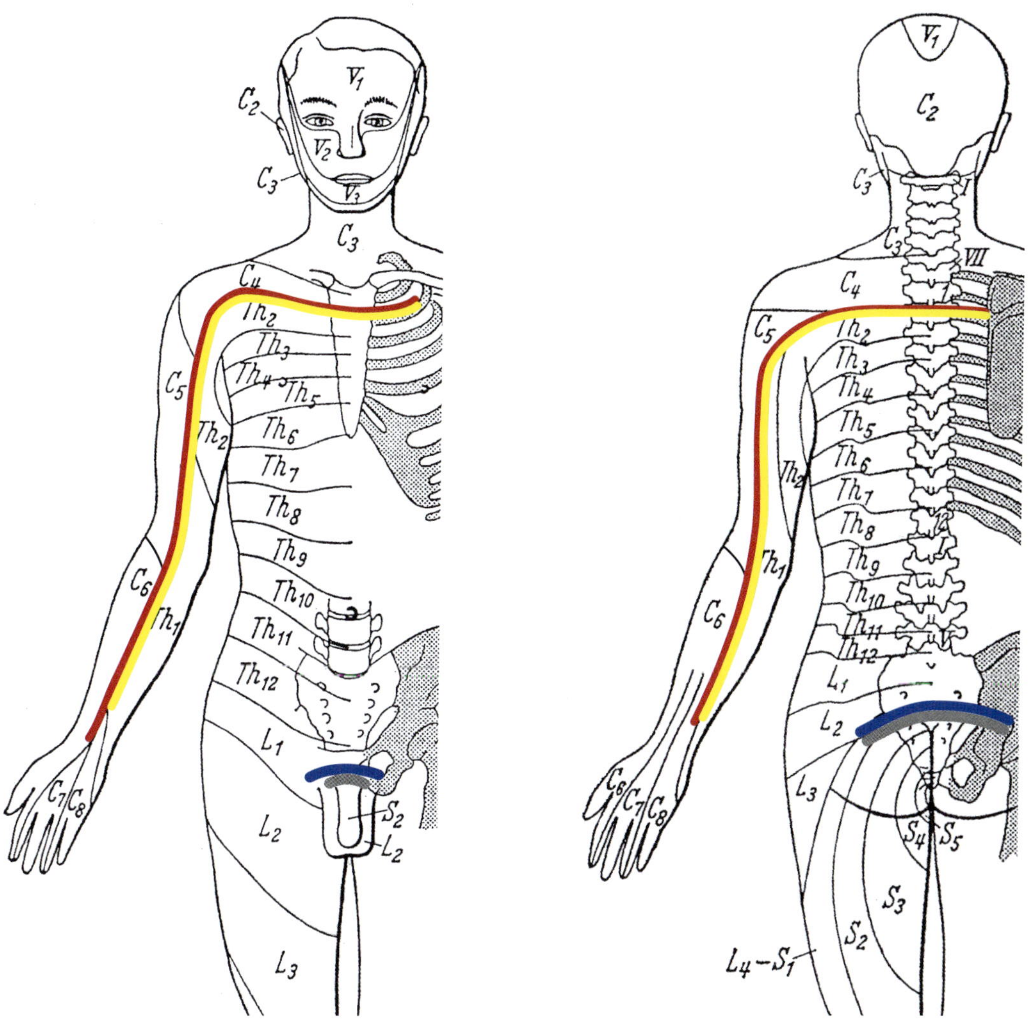

a b

Abbildung 2.18
Die Hiatus-Linien an der Beuge- und Streckseite der oberen Extremität (in der Abbildung rot und gelb) als Grenzen zwischen den nicht-metameren Dermatomen C5·C6 und Th1·Th2.
Die Hiatus-Linien ventral und dorsal im Beckenbereich (in der Abbildung blau und grau) als Grenzen zwischen den nicht-metameren Dermatomen L2 und S2.
[Modifiziert nach Kunert 1975]

2

Die Hiatus-Linien am Arm

- Am Arm existiert zum einen eine **dorsale Hiatus-Linie.** Hier grenzen am Akupunkturpunkt 3E 5 die radial gelegenen Segmente C5·C6·C7 an die ulnar gelegenen Segmente C8·Th1 (Extensorenmuskulatur, s. Abb. 2.19).
  Ein Reiz an dieser Stelle kann demnach den ganzen Rücken vom Schulterblatt bis zum Beckenkamm beeinflussen.
  TCM: 3E 5 Hauptpunkt für den ganzen Rücken
- Am Arm existiert ferner eine **ventrale Hiatus-Linie.** Hier grenzen am Akupunkturpunkt KS 6 ebenfalls die radial gelegenen Segmente C5·C6·C7 an die ulnar gelegenen Segmente C8·Th1 (Flexorenmuskulatur, s. Abb. 2.19).
  Ein Reiz an dieser Stelle kann demnach den ganzen *M. pectoralis* (Segmentanteile C5 bis C8) von der Klavikula bis zum epigastrischen Winkel beeinflussen.
  TCM: KS 6 Hauptpunkt für den gesamten ventralen Thoraxbereich, den Ort der subjektiven Empfindung bei Übelkeit und Erbrechen.

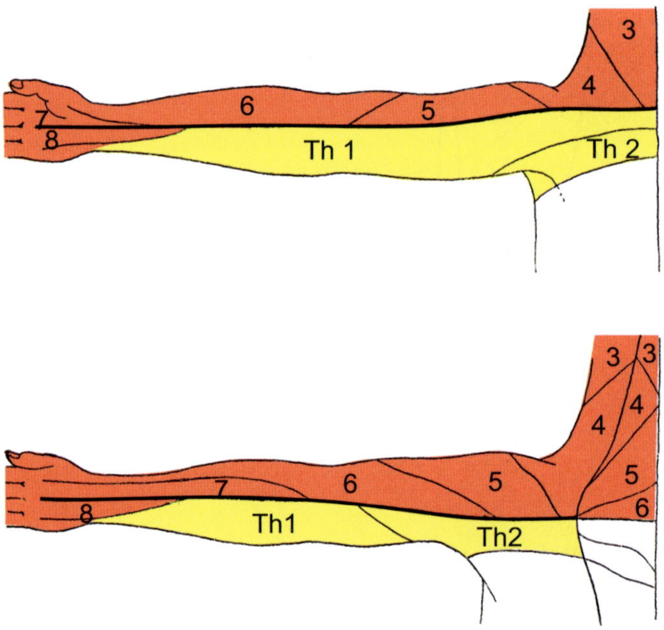

Abbildung 2.19
Die Hiatus-Linien zwischen den zervikalen (rot) und thorakalen (gelb) Dermatomen ventral und dorsal an der oberen Extremität.
[Modifiziert nach Bolk 1890]

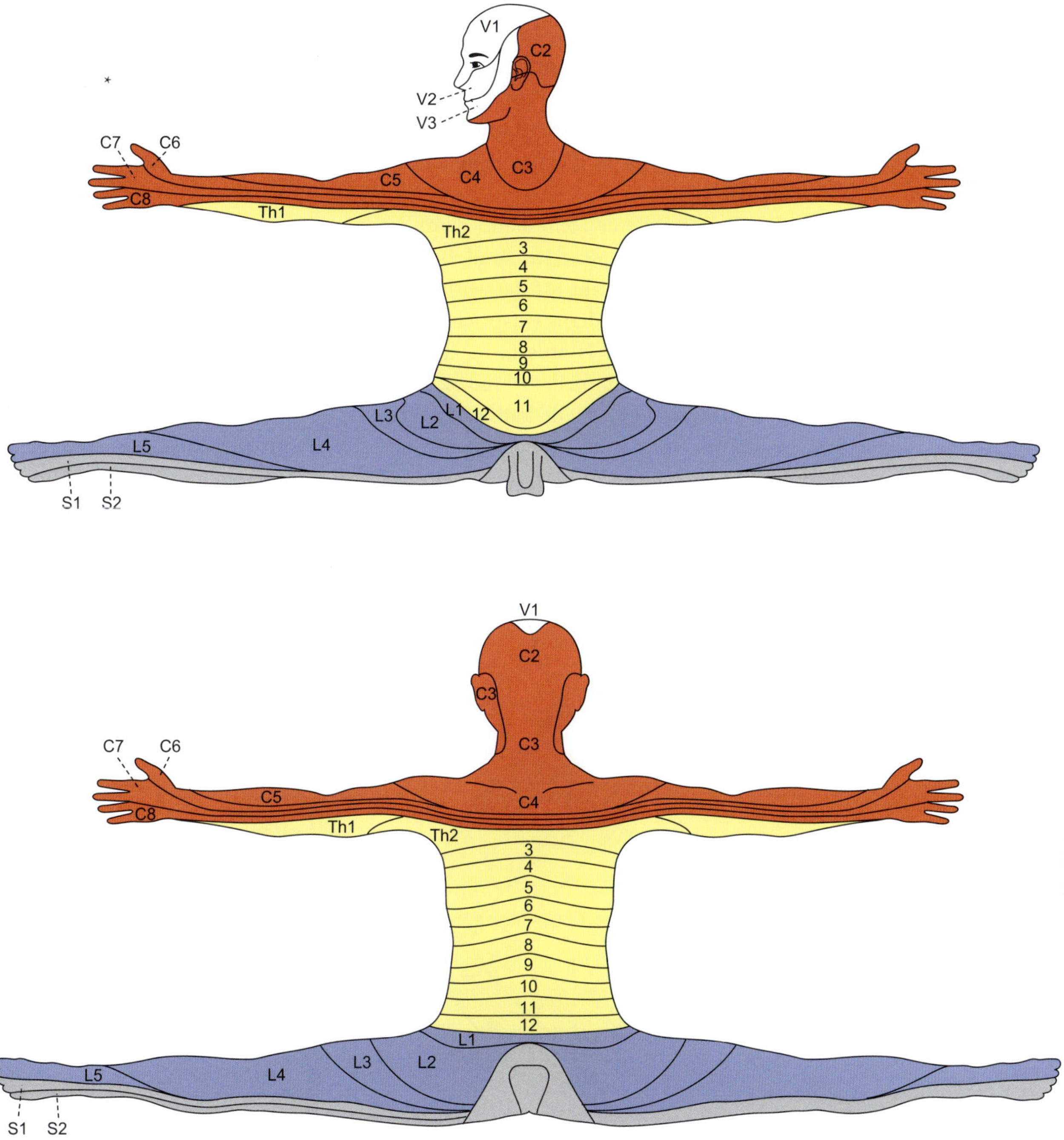

Abbildung 2.20
Kranio-kaudale Anordnung der metameren Segmente von zervikal bis sakral.
Die Embryonalhaltung – typische Haltung der Extremitäten des Embryo – zeigt dabei, dass Daumen und Großzehe jeweils nach kranial gerichtet sind.
[Modifiziert nach Hansen-Schliack 1962]

---

* Unterschiedliche Dermatomgrenzen bei den verschiedenen Autoren (Abb. 2.19).

Die Hiatus-Linien am Bein

Am Bein liegen die Hiatus-Linien, bedingt durch die embryologische Drehung des Beins, jeweils an der Außen- und Innenseite (s. Abb. 2.20 und Abb. 2.21). Beispiele:

- An der **lateralen Hiatus-Linie des Beins** grenzen am Akupunkturpunkt Gbl 39 oder Gbl 34 die Segmente L4 und S1 aneinander (Extensorenmuskulatur).
  Ein Reiz an dieser Stelle kann demnach den gesamten lumbosakral innervierten Bereich an Becken und Bein beeinflussen (**TCM:** Gbl 34, Unterer Einflussreicher Punkt für das seitliche Längsdrittel, welches dem Verlauf des Gallenblasen-Meridians entspricht).
- An der **medialen Hiatus-Linie des Beins** grenzen am Akupunkturpunkt MP 6 die Segmentanteile L4 und S2 aneinander (Flexorenmuskulatur).
  Ein Reiz an dieser Stelle kann demnach den gesamten ventro-medialen Bereich des Beins und der Bauchdecke erfassen (**TCM:** MP 6 als „Kreuzungs-Punkt der unteren Yin-Meridiane" mit Wirkung auf Beckenorgane und deren Projektionsareale an der Bauchdecke, in diesem Fall aber auch auf die Projektionsareale der Beckenorgane im Lumbosakralbereich, s. Abb. 1.47, S. 111).

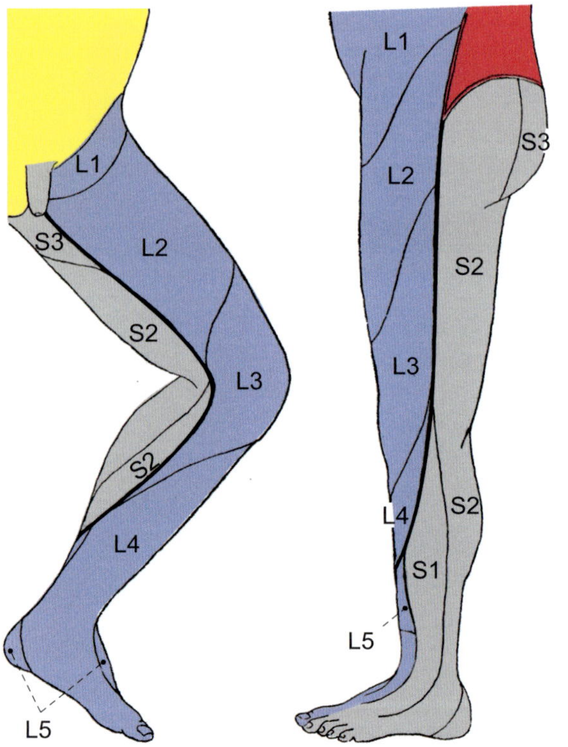

Abbildung 2.21
Die Hiatus-Linien zwischen den lumbalen (blau) und sakralen (grau) Dermatomen medial und lateral an der unteren Extremität. Beachte die etwas differenten Dermatomangaben bei den verschiedenen Autoren. [Modifiziert nach Bolk 1890]

2.7.2 Die Grenzlinien

Die Grenzen zwischen den Ästen metamerer Spinalnerven, nämlich den *Rami ventrales* (in der Abb. 2.22 gelb), den *Rami laterales* (in der Abb. 2.22 grün) und den *Rami dorsales* (in der Abb. 2.22 rot) sind die Basis für die Längsdrittelung am Rumpf.

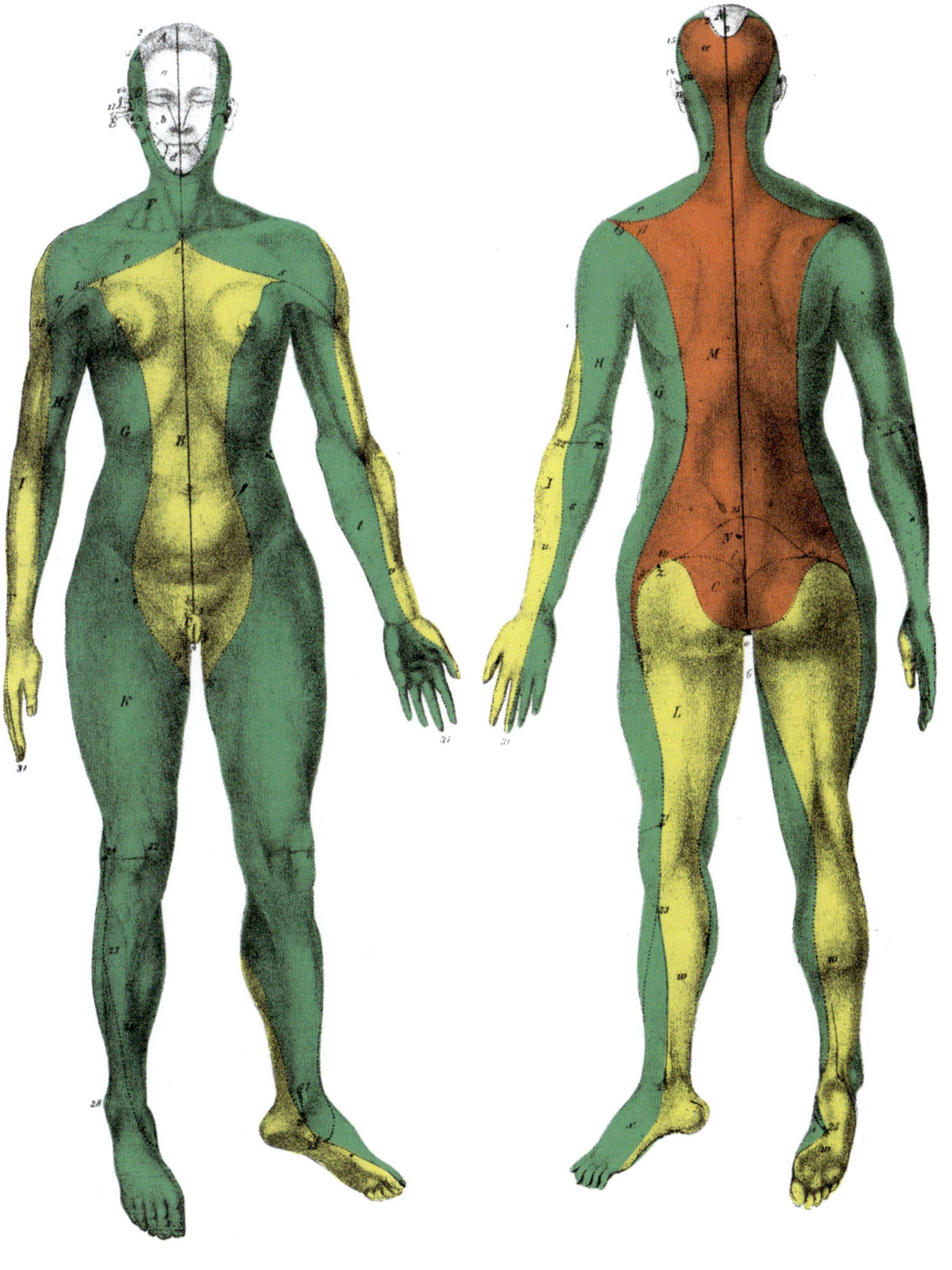

Abbildung 2.22
Die „Grenzlinien" zwischen den Innervationsarealen der dorsalen, ventralen und lateralen Spinalnervenäste am Rumpf.
[Modifiziert nach Voigt 1851]

Die ventralen Grenzlinien

Die beiden ventralen Grenzlinien (**TCM:** Magen-Meridian) werden in der chinesischen Akupunktur zur Behandlung von Erkrankungen des Magen-Darm-Trakts empfohlen.

» Hintergrund dafür ist die Erkenntnis, die Voigt schon 1850 dargestellt hat, dass nämlich die *Rami ventrales* der metameren thorakalen Spinalnerven bereits im Embryonalstadium eine intensive Beziehung zum Entoderm und seinen Derivaten Magen, Darm, Lunge und den Verdauungsdrüsen Leber und Pankreas haben.

Daher muss ein Reiz an der Körperoberfläche im Innervationsgebiet der *Rami ventrales* und insbesondere an ihren Grenzlinien (hier Magen-Meridian) eine Wirkung auf das Entoderm und seine Derivate haben. Damit findet das oben genannte Postulat der **TCM** eine wissenschaftlich plausible Bestätigung.

Die dorsalen Grenzlinien

Hinsichtlich der beiden **dorsalen Grenzlinien** (**TCM:** Blasen-Meridian) muss man sich folgende neuroanatomische Gegebenheiten in Erinnerung rufen, die ebenfalls auf Erkenntnisse von Voigt im Jahr 1850 zurückzuführen sind. Er ging nämlich davon aus, dass die *Rami dorsales* bereits im Embryonalstadium eine besondere Beziehung zum Ektoderm und damit zu nervalen Strukturen haben.

» Die Tatsache, dass diese nervalen Strukturen im dorsalen Längsdrittel besonders gehäuft vorkommen, lässt auf die enge Beziehung zwischen dem dorsalen Längsdrittel und dem Ektoderm schließen. Dabei bestehen die nervalen Strukturen in der Haut des dorsalen Längsdrittels hauptsächlich aus sympathischen Rezeptoren, die für Vasokonstriktion, Piloarrektion und Schweißsekretion zuständig sind.

Blasen-Meridian und Zustimmungs-Punkte

Bekanntlich besteht der Blasen-Meridian am Rücken aus einem inneren und einem äußeren Ast. Ebenso bestehen die *Rami dorsales* der Spinalnerven aus zwei Ästen, nämlich dem *Ramus cutaneus medialis* und dem *Ramus cutaneus lateralis.*

Während der *Ramus cutaneus medialis* vorwiegend für die Innervation der autochthonen Rückenmuskulatur zuständig ist, ist der *Ramus cutaneus lateralis* vom Schulterblatt bis zum Beckenkamm vorwiegend für die Haut verantwortlich.

- Die Begrenzung des dorsalen Längsdrittels nach lateral (in der Abb. 2.22 rot) liegt im Bereich der Endäste der *Rami cutanei* ***laterales*** der *Rami* ***dorsales.*** Dies entspricht in der **TCM** dem **Verlauf des äußeren Astes** des Blasen-Meridians und ist gleichzusetzen mit dem **Verlauf der dorsalen Grenzlinie** von VOIGT.
- Der innere Ast des Blasen-Meridians mit seinen auf ihm liegenden Zustimmungs-Punkten verläuft an den Austrittsstellen der *Rami cutanei* ***mediales*** der *Rami* ***dorsales.***

Vor diesem anatomischen Hintergrund wird verständlich, dass in der **TCM** ein Reiz an den Zustimmungs-Punkten auf dem inneren Ast des Blasen-Meridians für die Behandlung von Störungen innerer Organe und die Behandlung der Rückenmuskulatur empfohlen wird, ein Reiz am äußeren Ast des Blasen-Meridians hingegen zuständig ist für die sympathikotone Reaktion der Haut.

» Da die sympathikotone Reaktion der Haut eng verbunden ist mit affektiven Erregungszuständen wie Angst und Aggression, kann die Wirkung eines solchen Reizes am äußeren Ast des Blasen-Meridians folglich auch die Wirkung auf psychosomatische Reaktionen wie Angst und Aggression erklären.

Die Grenzlinie am Kopf

Ergänzend wird an dieser Stelle noch einmal auf die Grenzlinie am Kopf, die sogenannte **Scheitel-Ohr-Kinnlinie,** hingewiesen, welche zwischen dem trigeminal und zervikal innervierten Hautbereich des Kopfes liegt und für die Behandlung von Kopfschmerzen und Hautveränderungen von großer Bedeutung ist (Abb. 2.23, s. ausführliche Erläuterung s. S. 7).

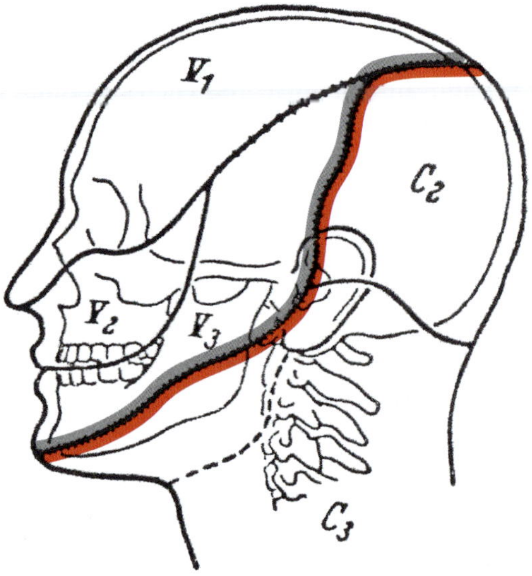

Abbildung 2.23
Hiatus-Linie als Grenze zwischen trigeminal und zervikal innerviertem Kopfbereich und als Ort wichtiger Akupunkturpunkte.
[Nach Hansen-Schliack 1962]

2.8 Weitere Areale an der Körperoberfläche mit „besonderen" Reaktions-Punkten

Die Kennmuskeln

Kennmuskeln sind monoradikulär innervierte Muskeln, die Segmentstörungen aufgrund von Irritationen im Bereich der Spinalnervenwurzel er**kenn**bar machen (Abb. 2.24).

Nach Hansen-Schliack (1962) sind die Kennmuskeln aus dem Verband ihrer peripheren Nerven „herausgeschossen" und bestehen nur aus **einem** Myotom. Kennmuskeln haben daher in Bezug auf eine Irritation der Spinalnervenwurzel dieselbe Aussagekraft wie die zugehörigen Dermatome.

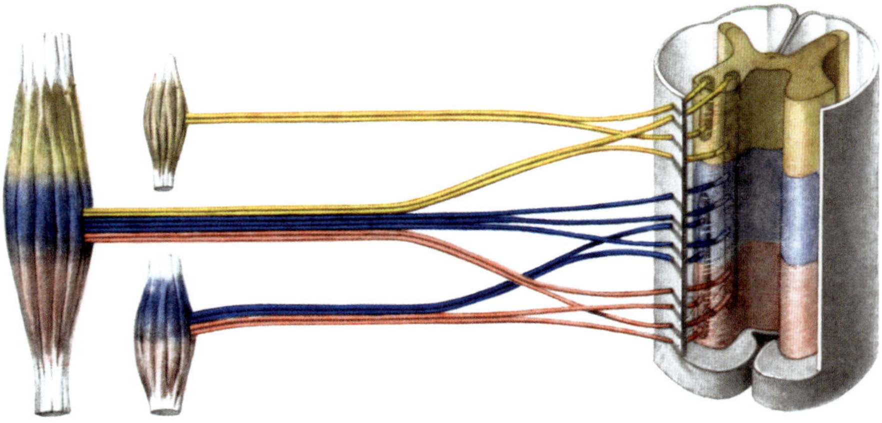

Abbildung 2.24
Schematische Darstellung der Innervationsmöglichkeiten eines Muskels: Monoradikulär (gelb), z.B. *M. subclavius* C5, biradikulär (blau und rot), z.B. *M. biceps* C5·C6, triradikulär (gelb, blau, rot), z.B. *M. deltoideus* C4·C5·C6.
[Nach Braus-Elze 1960]

2

Sie können in Form von einer **„Minus-Variation"** in Erscheinung treten. Wenn z. B. durch örtlichen Druck eines Bandscheibenvorfalls auf die Spinalnervenwurzel eine radikuläre Störung entsteht, äußert sich diese in einer **Abschwächung** oder gar **Lähmung** des jeweiligen **Kennmuskels** und in einer **Abschwächung** oder gar einem **Ausfall** seines typischen **Muskel-Sehnen-Reflexes** (Eigenreflexes).

Sie können aber auch in Form einer **„Plus-Variation"** in Erscheinung treten. Wenn z.B. als Projektionszeichen einer inneren Erkrankung eine viszerogene Muskelreizung entsteht, kann der **Kennmuskel schmerzhaft und überempfindlich** werden und eine **gesteigerte Reflexantwort** auslösen.

So kann z. B. eine Appendizitis ihre Th11·Th12-Affektion über den Grenzstrang nach L4 weiterleiten und den *M. tibialis anterior* als Kennmuskel von L4 irritieren. Diese Irritation tritt meist als Schmerz, vor allem im Bereich des *M. tibialis anterior,* aber auch im Bereich anderer lumbaler Myotome auf. Aus der Klinik ist bekannt, dass gerade Kinder bei einer Appendizitis ihren Schmerz oft in den ventralen Bereich des Beins, insbesondere in das Knie projizieren.

Nach Hansen-Schliack (1962) u. a. haben die Kennmuskeln, wie oben erwähnt, hinsichtlich der radikulären Symptomatik die gleiche Aussagekraft wie die zugehörigen Dermatome.

- Bei allen Dermatomen können die radikulär bedingten Störungen lokal als **„Minus-Variation"** in Form einer **Hypalgesie** oder gar **Analgesie** in Erscheinung treten.
- Bei viszerogen bedingten Störungen treten die Projektionszeichen als **„Plus-Variation"** in Form einer **Hyperästhesie** in Erscheinung, z. B. in den Head-Zonen.

In der Akupunktur spielen die Kennmuskeln insofern eine wichtige Rolle, als sie Träger wichtiger Akupunkturpunkte sind, deren Reizung den Spinalnerv in toto quasi „an seiner Wurzel" packt. Daher können über wichtige Akupunkturpunkte in den Kennmuskeln sowohl die entsprechenden Enterotome als auch Segment-idente Myotomketten und deren anatomisch korrespondierende Areale intensiver beeinflusst werden, als wenn der Reiz nur über den peripheren Nerven läuft.

» Die Akupunkturpunkte in den Kennmuskeln entsprechen nach meiner Analyse den Muskelreizpunkten (s.a. Abb. 1.63).

Wenn man die metameren Kennmuskeln mit ihren Muskelreizpunkten in eine Reihung bringt, so entspricht diese dem jeweiligen Meridianverlauf an den Extremitäten mit seinen wichtigen Akupunkturpunkten (vgl. Abb. 2.25).

Die metameren Kennmuskeln der Flexoren und Extensoren bilden eine Funktionseinheit, wie sie in der **TCM** auch den Meridianen an den Extremitäten zugesprochen wird.

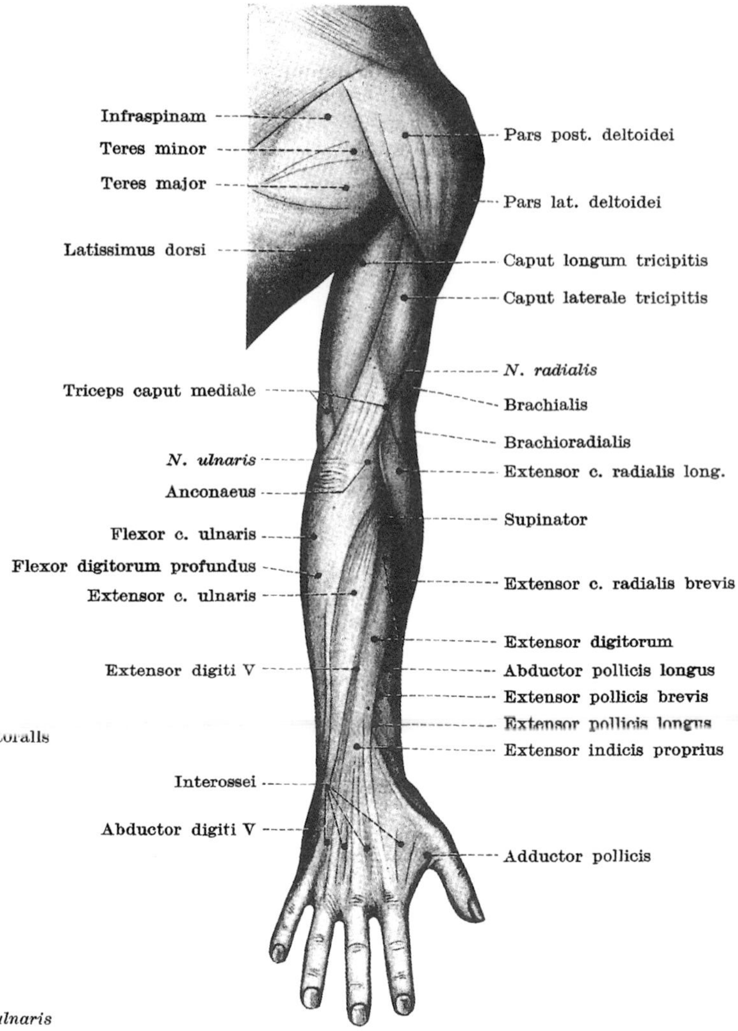

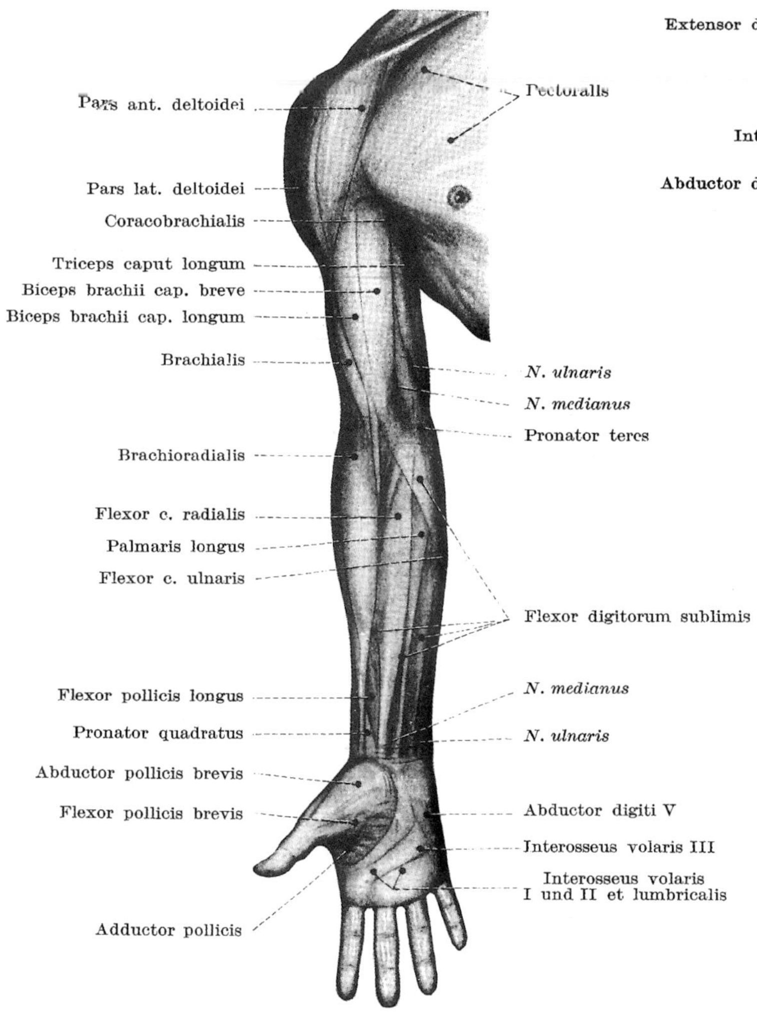

Die wichtigsten Kennmuskeln der oberen Extremität nach Hansen-Schliack (1962)

C 4	Zwerchfell
C 5	*M. deltoideus*
C 6	*Mm. biceps, brachialis, brachioradialis*
C 7	Daumenballenmuskeln
C 8	Kleinfingerballenmuskeln

Abbildung 2.25a
Die Muskelreizpunkte und Nervenreizpunkte an der **oberen** Extremität. Sie entsprechen wichtigen Akupunkturpunkten.
[Nach Schmid 1987]

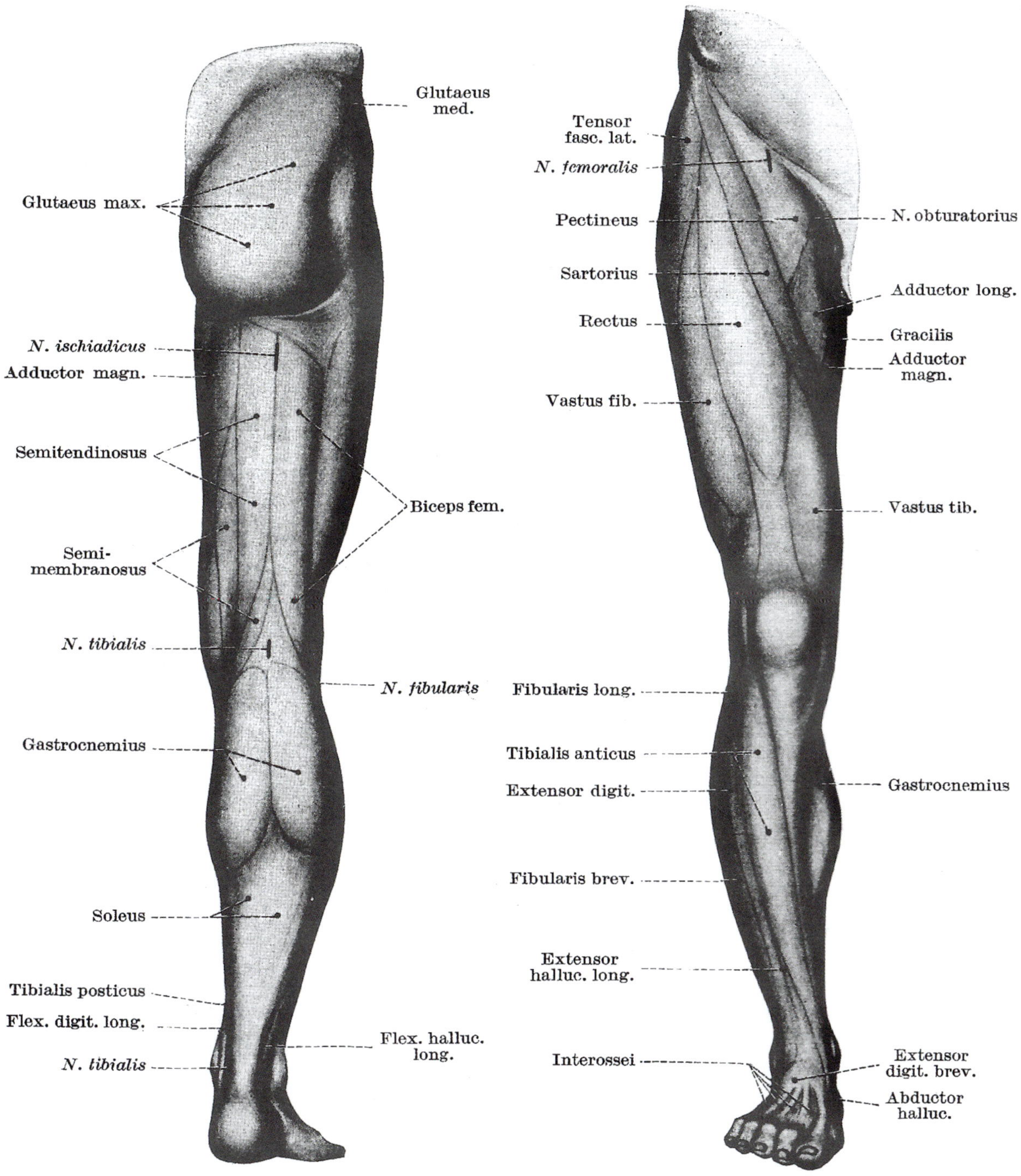

Abbildung 2.25b
Die Muskelreizpunkte und Nervenreizpunkte an der **unteren** Extremität. Sie entsprechen wichtigen Akupunkturpunkten.
[Nach Schmid 1987]

Die wichtigsten Kennmuskeln der unteren Extremität nach Hansen-Schliack (1962)

L 3	*M. quadriceps (M. rectus, M. vastus lateralis [fibularis]* und *tibialis [medialis])*
L 4	*M. tibialis anterior (M. anticus)*
L 5	*M. extensor hallucis longus*
S 1	*M. fibularis longus* und *brevis*

2

3

Segmentales Basiswissen für die Behandlung von Krankheiten mit Akupunktur

3.1 Segmentale Analyse der traditionellen Akupunkturregeln bei der Behandlung von Krankheiten des Bewegungssystems

Die von der **TCM** empfohlenen und in der Praxis bewährten Basispunktekombinationen für die Behandlung von Erkrankungen des Bewegungssystems liegen nach meiner Analyse

- in den **Muskelreizpunkten und Nervenreizpunkten der Kennmuskeln** der betroffenen Myotomketten und evtl. ihrer benachbarten Moytome, d. h. ihrer Metameren (**TCM: lokale Punkte**),
- in den anatomisch korrespondierenden Myotomen der oberen bzw. der unteren Extremität, entsprechend der Lokalisation der vom Schmerz betroffenen präaxialen bzw. postaxialen Segmente (**TCM: Fernpunkte**),
- in viszerogen sensibilisierten Arealen, wenn der Schmerz am Bewegungssystem als **Projektionsschmerz** zu verstehen ist.

Die **Stichrichtung** entspricht der Richtung der Hautspaltlinien, die ihrerseits Einfluss haben auf die Richtung der *De-Qi*-Ausstrahlung.

Die **Stichtiefe** muss dabei einerseits den peripheren Gefäß-Nerven-Strang erreichen, da die wichtigen Akupunkturpunkte der Basiskombinationen sowohl im Bereich des perivasalen sympathischen Geflechtes als auch im Bereich der peripheren Nerven liegen.

3.1.1 Die „Innen-Außen“-Regel für die Behandlung von Störungen des Bewegungssystems

TCM: Yin- und Yang-Meridian-Beziehung an den Extremitäten

Die Myotome ein- und desselben Spinalnervs sind an den Extremitäten in einem Längsverlauf angeordnet und bilden eine sogenannte Myotomkette.

Beispiel an der oberen Extremität

- Der *M. deltoideus* (C5·C6), der *M. brachioradialis* (C5·C6) und der *M. extensor carpi radialis longus et brevis* (C5·C6) bilden die **Extensorenkette** an der Radialseite des Arms, und zwar **streckseitig**.
  Aus Sicht der **TCM** entspricht sie dem Verlauf des **Yang-Meridians Dickdarm.**
- Der *M. biceps* (C5·C6), der *M. brachialis* (C5·C6) und die radialen Flexoren am Unterarm (C5·C6) bilden die **Flexorenkette** an der Radialseite des Arms, und zwar **beugeseitig**.
  Aus Sicht der **TCM** entspricht sie dem Verlauf des **Yin-Meridians Lunge.**

Bei Schmerzen im Bereich der **Extensorenkette** werden die genannten Kennmuskeln an ihren Muskelreizpunkten gereizt (s. Abb. 2.25). Dabei lässt sich aus Sicht der **TCM** unschwer erkennen, dass es sich hier um die Akupunkturpunkte Di 15, 3E 14, Di 10, 3E 5 handelt, die als lokale Punktekombination bei Schmerzen im Bereich der Extensorenkette des Arms empfohlen werden.

Bei Schmerzen im Bereich der **Flexorenkette** des Arms sind es die Akupunkturpunkte Lu 1, Lu 5, Lu 7.

Die Reflexverbindung zwischen den genannten Myotomen der Extensoren- bzw. Flexorenkette erfolgt nach **Art eines Eigenreflexes.**

An früherer Stelle wurde bereits beschrieben, dass in der Embryonalentwicklung Extremitätenmuskulatur auf den Rumpf zurückwandert, und zwar verlagert sich die Extensorenmuskulatur auf den Rücken, die Flexorenmuskulatur auf die Brust.

Dadurch erfolgt gleichsam eine Verlängerung der
- C5·C6-Extensorenkette auf das Schulterblatt, also dorsal, und der
- C5·C6-Flexorenkette auf die obere Hälfte des *M. pectoralis*, also ventral.

» Folgerichtig werden also
- bei Schmerzen im Verlauf der **Extensorenkette** auch Punkte im Bereich des Schulterblattes gereizt,
- bei Schmerzen im Verlauf der **Flexorenkette** Punkte im Bereich des oberen *M. pectoralis* und *M. subclavius* (Lu 1 am Korakoid).

Was Meridianverlauf und Akupunkturpunkte am Schulterblatt betrifft, stimmen hier die chinesischen Angaben **nicht** mit den Gegebenheiten aus Sicht der Segment-Anatomie überein: Die Muskulatur des Schulterblatts wird nämlich ausschließlich von C5·C6-Myotomen gebildet *(M. supraspinatus, M. infraspinatus, M. teres major et minor)*. Aus diesem Grund hat der Dünndarm-Meridian, der ja den Verlauf der C8-Myotome skizziert, am Schulterblatt nichts verloren. Daher ist auch die traditionelle Bezeichnung dieses Schulterblattbereichs mit Dü 11 falsch.

Ist am Beispiel einer **Epicondylitis radialis** von einem Schmerz nicht nur die Extensorenkette, sondern auch die Flexorenkette betroffen, so werden zu den **Muskelreizpunkten der Extensorenkette** (Di 10, Di 11, Di 14) zusätzlich auch die **Nervenreizpunkte im Bereich der Flexorenkette** (Lu 7 bzw. Lu 9) gereizt (s. Abb. 2.25). Hintergrund dafür ist die Tatsache, dass der *M. brachioradialis* von der Innervation her primär ein Extensor, von seiner Funktion her sekundär durch die embryonale Armdrehung aber ein Flexor und Innenrotator geworden ist, dessen Sehnenansatz am Handgelenk im Bereich des Nervenreizpunkts der C5·C6-Flexorenkette liegt.

Darüber hinaus sollte man bei einer Epicondylitis radialis zur Optimierung der eben beschriebenen **TCM**-Therapie auch die mittlere BWS auf Druck- und/oder Klopfschmerzhaftigkeit hin untersuchen und ggf. als zusätzlichen Therapieansatz nutzen. Dies basiert auf dem anatomischen Faktum, dass die **mittlere BWS** die **Sklerozone* der C5·C6-Myotome am Rücken** ist (*Mm. rhomboidei* und *Pars vertebralis* des *M. latissimus dorsi*, s. Abb. 1.22, S. 38).

Dieses Einbeziehen der mittleren BWS als zusätzlicher Therapieansatz zeigt einmal mehr die gegebenenfalls größere Effizienz der Segment-Akupunktur gegenüber der **TCM**-Akupunktur.

» In der **TCM** wird die gleichzeitige Reizung von Muskelreizpunkten Segment-identer Extensoren und Nervenreizpunkten im Bereich der Flexoren als Therapie über die „gekoppelten" Meridiane bezeichnet, in diesem Fall Lungen- und Dickdarm-Meridian (s. Abb. 2.25).

Dies entspricht der eingangs erwähnten **„Innen-Außen-Regel"** für die Behandlung von Störungen des Bewegungssystems.

* Sklerozonen sind Ursprungs- und Ansatzstellen der Myotome.

3

Beispiel an der unteren Extremität

Reflexbeziehungen zwischen Segment-identen Myotomen nach Art eines Eigenreflexes

- Der *M. gluteus maximus* ([L4]·L5·S1·S2) und die Peroneusgruppe im seitlichen Bereich des Beins (S1·S2, L5 [L4]) bilden die **Extensorenkette**, an der sich auch der distale Anteil des M. tibialis anterior beteiligt (proximaler Anteil L4, distaler Anteil L5). Aus Sicht der **TCM** entspricht die Extensorenkette an der Grenze von lumbal und sakral innerviertem Gebiet dem Verlauf des Yang-Meridians Gallenblase.
- Der *M. semitendinosus* (S1·S2), *M. semimembranosus* (S1·S2) sowie die *Mm. gastrocnemius* und *soleus* (S1·S2) bilden die **Flexorenkette** im hinteren Bereich des Beins, also der Beugeseite. Aus Sicht der **TCM** entspricht die Flexorenkette dem **Yang-Meridian Blase**.

Analog zur oberen Extremität werden auch an der unteren Extremität bei Schmerzen im Bereich der Extensorenkette die genannten Kennmuskeln an ihren Muskelreizpunkten gereizt (s. Abb. 2.25). Auch hier lässt sich aus Sicht der **TCM** unschwer erkennen, dass es sich dabei u. a. um die Akupunkturpunkte Gbl 30,
Gbl 31 und Gbl 34 handelt, die bei Schmerzen im Bereich der seitlichen **Extensorenkette** des Beins empfohlen werden.

Bei **Schmerzen im Bereich der Flexorenkette** des Beins sind es die Akupunkturpunkte Bl 50, Bl 40 und Bl 58.

Wie zuvor für die obere Extremität beschrieben, verlagert sich in der Embryonalentwicklung auch Extremtitätenmuskulatur des Beins auf den Rumpf zurück. Auch hierbei ist eine Systematik zu erkennen: An der Beckenschaufel liegen die Ursprünge der Extensorenmuskulatur im kranialen Bereich, die Ursprünge der Flexorenmuskulatur im kaudalen Bereich einer horizontal verlaufenden Linie durch das Azetabulum.

Dadurch erfolgt gleichsam eine Verlängerung der
- L1- bis L5-Extensorenkette auf die ventro-kraniale Hälfte der Beckenschaufel, und der
- S1·S2 (-L5)-Flexorenkette auf die dorso-kaudale Hälfte der Beckenschaufel.

Folgerichtig werden

- bei Schmerzen im Verlauf der **Extensorenkette** auch Punkte im Bereich der oberen Hälfte der Beckenschaufel und zwar im Bereich des *M. gluteus maximus* (z. B. Gbl 30) eingesetzt,
- bei Schmerzen im Verlauf der **Flexorenkette** Punkte im Bereich der unteren Hälfte der Beckenschaufel (*Tuber ossis ischii* S1·S2) und Sakrum-Bereich, je nach Schmerzempfindlichkeit, z. B. Bl 49 am *M. piriformis* S1·S2, eingesetzt.

Ist von einem Schmerz am Bein nicht nur die Extensorenkette, sondern auch die Flexorenkette betroffen, so werden hier zu den **Muskelreizpunkten der Extensorenkette** (z. B. Gbl 34, Ma 36) auch **Nervenreizpunkte im Bereich der Flexorenkette** (Ni 3, bzw. der Segment-idente MP 6) gereizt (vgl. Abb. 2.25).

Eine Besonderheit des Akupunkturpunkts MP 6 liegt darin, dass er an der Hiatus-Linie (Grenzlinie) zwischen den nicht-metameren Dermatomen L4 und S2 einerseits und gleichzeitig an der Grenze der Extensoren- und Flexorenmuskulatur liegt. MP 6 wird daher **sowohl bei Schmerzen im Bereich der Extensoren als auch der Flexoren** eingesetzt.

Ebenso ist bei gleichzeitigen **Schmerzen im Bereich der Extensoren und Flexoren** der Akupunkturpunkt MP 9 am *Pes anserinus* für die Therapie von Bedeutung (Abb. 3.1).

Der *Pes anserinus* ist der Sehnenansatzbereich des *M. semitendinosus, M. semimembranosus* und des *M. gracilis,* die alle Beugefunktion haben. Darüber hinaus findet sich am *Pes anserinus* der *M. sartorius*, der analog zum *M. brachioradialis* der oberen Extremität von seiner Innervation her primär ein Extensor, von seiner Funktion her sekundär durch die embryonale Beindrehung aber ein Flexor und Innenrotator geworden ist.

Wie schon für die obere Extremität beschrieben, wird in der **TCM die gleichzeitige Reizung von Muskelreizpunkten Segment-identer Extensoren und Nervenreizpunkten im Bereich der Flexoren als Therapie über die „gekoppelten" Meridiane bezeichnet,** in diesem Fall Nieren- und Blasen-Meridian (Ni 3 und Bl 58) bzw. Milz- und Magen-Meridian (MP 6 und Ma 36, Ma 40, **„Innen-Außen-Regel"**).

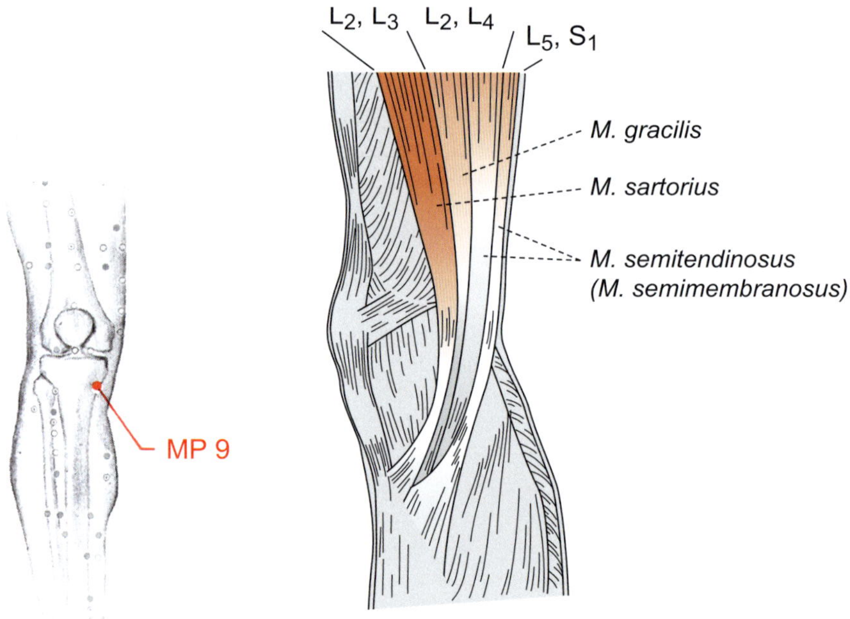

Abbildung 3.1
Die Lokalisation des MP 9 definiert seine Wirkung auf die ganze *Yang-Ming-* und *Tai-Yang-*Achse: *M. gracilis* und *M. sartorius* – lumbale Segmente wirken auf die radialen-zervikalen Segmente an der Schulter und der Reiz am *M. semitendinosus* und *M. membranosus* (S1·S2) wirkt auf die *Tai-Yang*-Achse, somit auf C8 im *M. latissimus dorsi*. Daher ist MP 9 in Ergänzung zu Ma 36 der Punkt, der die Handbewegung des „Schürzengriffs" beeinflussen kann. [Modifiziert nach Platzer 1975 und chinesischen Akupunkturtafeln]

Eine ganz wesentliche zusätzliche Bedeutung hat der Einsatz dieser Innen-Außen-Beziehung über die gekoppelten Meridiane (Quell-Punkt → Passage-Punkt) in Form der gleichzeitigen Reizung von Segment-identen Muskelreiz- und Nervenreizpunkten, aber auch für die Behandlung innerer Organe (s. S. 229ff).

Reflexbeziehungen zwischen Segment-identen Dermatomen und Myotomen (nach Art eines Fremdreflexes)

Bisher war die Rede von den Reflexbeziehungen zwischen **Segment-identen Myotomen,** die **nach Art eines Eigenreflexes** ablaufen und therapeutisch genutzt werden können.

Beispiel: Die Nadelung von Hand-Punkt 1 (tiefe Handmuskulatur C8·Th1) wirkt demnach auf Schmerzen im Bereich des unteren Rückens (kaudaler Anteil des *M. latissimus dorsi*, C8).

Aber auch Reflexbeziehungen zwischen **Segment-identen Dermatomen und Myotomen,** die **nach Art eines Fremdreflexes** ablaufen, können zur Behandlung von Schmerzen am Bewegungssystem therapeutisch genutzt werden.

Beispiel: Ein Bestreichen der Haut am radialen Unterarm oder ein Beklopfen der Haut nach Setzen einer Nadel am radialen Unterarm, wie es nach **TCM** „zur Weiterleitung der Energie im Meridian" empfohlen wird, löst nicht nur eine Piloarrektionswelle an der Haut der radialen Armseite (C5·C6) aus, sondern gleichzeitig ein Muskelzucken an den darunterliegenden C5·C6-Mytomen und darüber hinaus einen geänderten Spannungszustand der Segment-identen Muskulatur C5·C6 am Schulterblatt.

Diese Beziehungen zwischen Dermatom und Myotom nach Art eines Fremdreflexes sind im Grunde der wissenschaftlich plausible Hintergrund für die „Anleitung zur Selbstmassage, „um 100 Jahre in Gesundheit zu leben" (König-Wancura, Gao, 1985).

Neben den beschriebenen Eigenreflexen und Fremdreflexen kann ein Reiz an Haut und Muskulatur über den Weg **viszerogener Muskelreflexe** aber auch zur Behandlung von Störungen Segment-identer Enterotome eingesetzt werden (s. S. 233).

3.1.2 Die „Oben-Unten"-Regel für die Behandlung von Störungen des Bewegungssystems

Beziehung zwischen **präaxialer** bzw. **postaxialer Muskelanordnung** an oberer und unterer Extremität als Basis **anatomisch korrespondierender Areale.**

TCM: Yin-Yin- und Yang-Yang-Meridian-Achsen-Beziehung zwischen oberer und unterer Extremität

Für die Behandlung von Störungen am Bewegungssystem wurde zuvor der Segment-anatomische Hintergrund der „Innen-Außen"-Beziehung dargestellt.

Für die Behandlung von Störungen am Bewegungsappart gibt es in der **TCM** darüber hinaus die sogenannte „Oben-Unten"-Beziehung in Form der **Meridian-Achsen.**

- Für die Vorstellung von Meridian-Achsen wird in der **TCM** postuliert, dass die **radiale Hälfte** der oberen Extremität mit der **tibialen Hälfte** der unteren Extremität über das **ventrale Längsdrittel** des Rumpfes in Beziehung steht (*Yang-Ming*-Achse).
- Auf die gleiche Weise wird postuliert, dass die **ulnare Hälfte** der oberen Extremität mit der **fibularen Hälfte** der unteren Extremität über das **dorsale Längsdrittel** des Rumpfes in Beziehung steht (*Tai-Yang*-Achse).

Nach meiner segmentalen Analyse bedeutet dieses,

- dass die Myotome C5·C6 des Arms mit den Myotomen L1 bis L4·(L5) des Beins in Beziehung stehen,
- in gleicher Weise die Myotome C8·Th1 des Arms mit den Myotomen S1·S2 des Beins verknüpft sind.

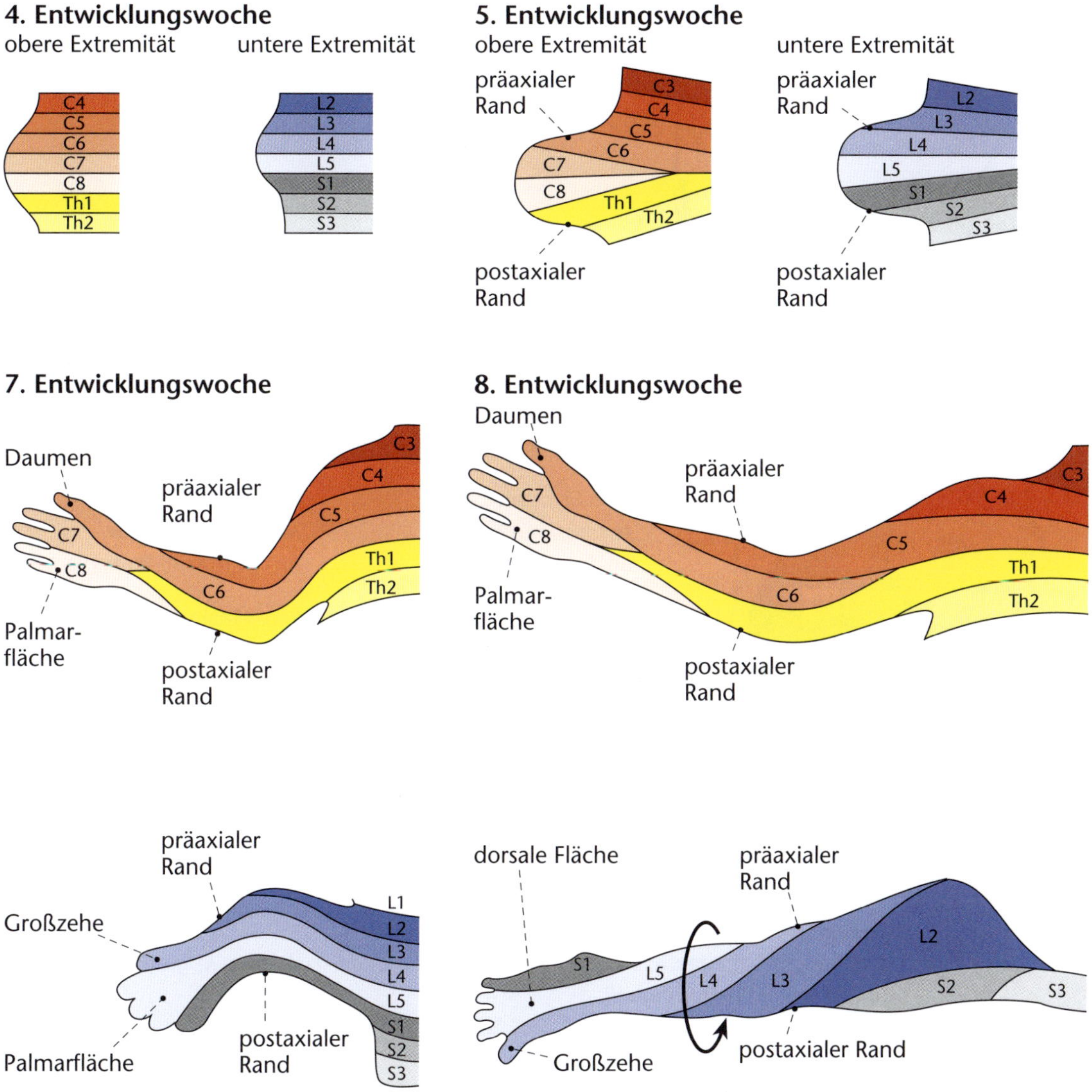

Abbildung 3.2
Ausstülpung der oberen Extremität C5 bis Th2 (rot-gelb) und der unteren Extremität L2 bis S2 (blau-grau) sowie die Drehung der unteren Extremität in verschiedenen Entwicklungswochen.
[Aus Wancura 2017, modifiziert nach Bolk, Clara und Netter]

3

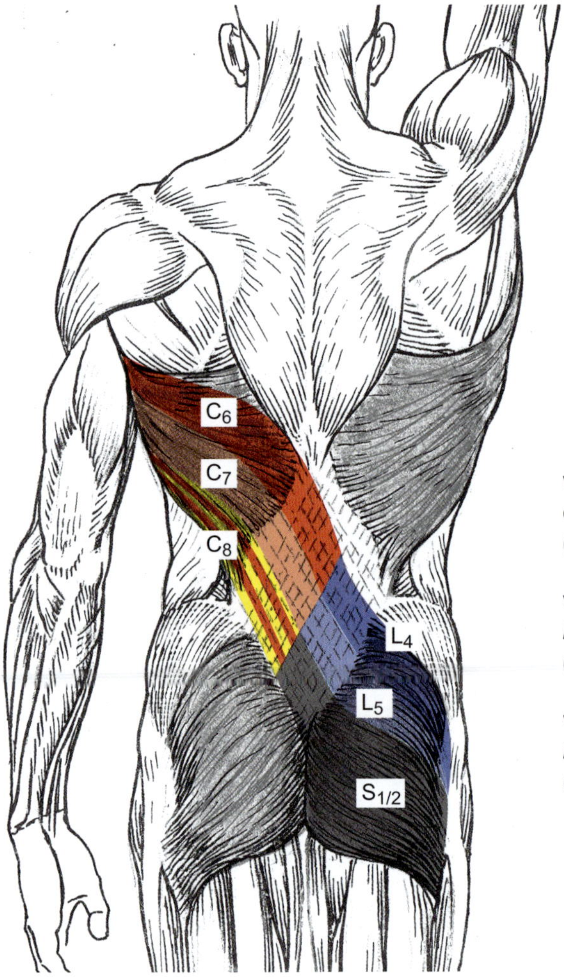

von den Myotomen C8 (Th1) des *M. latissimus dorsi* (in der Abb. rot und gelb) – zu den Myotomen S1-S2 des *M. gluteus maximus* (in der Abb. grau)

vom Myotom C7 des *M. latissimus dorsi* (in der Abb. hellrot) – zum Myotom L5 des *M. gluteus maximus* (in der Abb. hellblau)

vom Myotom C6 des *M. latissimus dorsi* (in der Abb. rot) – zum Myotom L4 im *M. gluteus maximus* (in der Abb. blau)

Abbildung 3.3
Darstellung des Kontaktes zwischen dem *M. latissimus dorsi* und dem *M. gluteus maximus* über die *Fascia thoracolumbalis*.
[Modifiziert nach Tittel 2012]

Diese Beziehungen kann man nur erklären und verstehen, wenn man sich die schematische Darstellung der segmental-metameren Myotomanordnung an oberer und unterer Extremität im Rahmen ihrer Ausstülpung z. B. in der fünften Woche der Embryonalentwicklung vorstellt (s. Abb. 3.2, s. a. Abb. 3.3) und wenn man sich diese Beziehung über die „Kontaktstelle“ der jeweiligen Myotome von oberer und unterer Extremität im Bereich der *Fascia thoracolumbalis* in Erinnerung ruft (Abb. 3.3).

Stellt man sich den Menschen in Vierfüßerhaltung oder in der sogenannten Embryonalhaltung vor, dann ergibt dieses embryonale Gestaltungsbild eine bestimmte Anordnung, wie die Abbildung 3.4 zeigt.

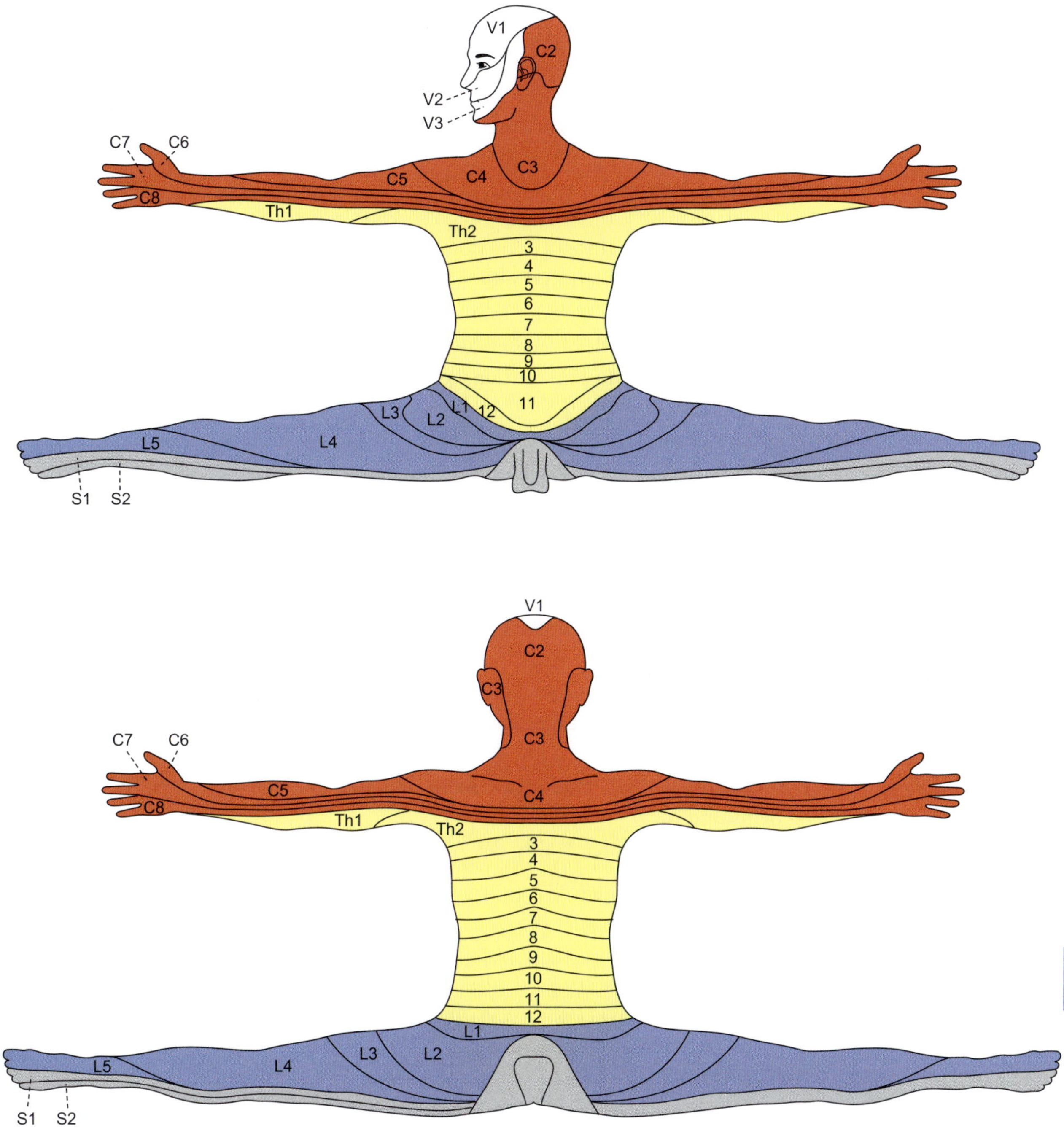

Abbildung 3.4
Kranio-kaudale Anordnung der metameren Segmente von zervikal bis sakral. Die Embyonalhaltung zeigt dabei, dass Daumen und Großzehe jeweils nach kranial gerichtet sind.
[Modifiziert nach Hansen-Schliack 1962]

» **Kranial** ist **radial** (zervikal C4·C5·C6·C7) und **tibial** (lumbal L1 bis L5),
kaudal ist **ulnar** (zerviko-thorakal C8 bis Th3) und **fibular** (lumbo-sakral L5 bis S2).

Frage: Wie ist nun erklärbar, dass die kranialen Segmente der oberen Extremität mit den kranialen Segmenten der unteren Extremität, die kaudalen Segmente der oberen Extremität mit den kaudalen Segmenten der unteren Extremität in funktioneller Wechselwirkung stehen?

Mit anderen Worten:

Wie ist erklärbar, dass
- die präaxiale Muskelfunktionskette (zerviko-radial) der oberen Extremität
- mit der präaxialen Muskelfunktionskette (lumbal-tibial) der unteren Extremität in funktioneller Wechselwirkung steht, ebenso
- die postaxiale Muskelfunktionskette (zerviko-thorako-ulnar) der oberen Extremität
- mit der postaxialen Muskelfunktionskette (lumbo-sakral) der unteren Extremität in funktioneller Wechselbeziehung steht?

Es zeigt sich, dass die kranialeren Myotome an oberer und unterer Extremität jeweils im **präaxialen** Teil liegen, die kaudaleren Myotome im **postaxialen Teil**.

Als Axiallinie bezeichnen die Embryologen übereinstimmend die **Längsachse der Extremität.**

Braus-Elze 1960 spricht hier von **„anatomisch korrespondierenden Arealen“.** Dies erklärt, warum
- die daumenseitige Hälfte des Arms mit der großzehenseitigen Hälfte des Beins und
- die kleinfingerseitige Hälfte des Arms mit der kleinzehenseitigen Hälfte des Beins in Beziehung steht.

Die Praxis der funktionellen Anatomie bestätigt diese aus der Embryologie abzuleitende Gesetzmäßigkeit, dargestellt und am besten verständlich am **Beispiel des Gehens und Laufens** (s. Abb. 3.5):

- Wenn z. B. an der unteren Extremität die **postaxialen Myotome** S1 und S2 in Aktion treten, also das **Bein im Kniegelenk beugen**, werden gleichzeitig an der oberen Extremität die **postaxialen Myotome** C7·C8·Th1 innerviert, die den **Arm im Ellenbogengelenk strecken** („**Bein beugt – Arm streckt**").
- Wenn an der unteren Extremität die **präaxialen Myotome** L1 bis L5 in Aktion treten, also das Bein im Kniegelenk strecken, werden gleichzeitig an der oberen Extremität die **präaxialen Myotome** C5 **und** C6·(C7) innerviert, die den **Arm im Ellenbogengelenk beugen** („**Bein streckt – Arm beugt**", s. Abb. 3.5).

Auch beim **Ein- und Ausatmen** zeigt sich dieses Zusammenspiel zwischen zervikal (radial) und lumbal (tibial, beides präaxial) bzw. thorakal (ulnar) und sakral (fibular, beides postaxial), wie Abbildung 3.6 zeigt.

» Mit anderen Worten: Zusammenspiel der jeweils **präaxialen** Muskulatur an der oberen und unteren Körperhälfte und der jeweils **postaxialen** Muskulatur an der oberen und unteren Körperhälfte.

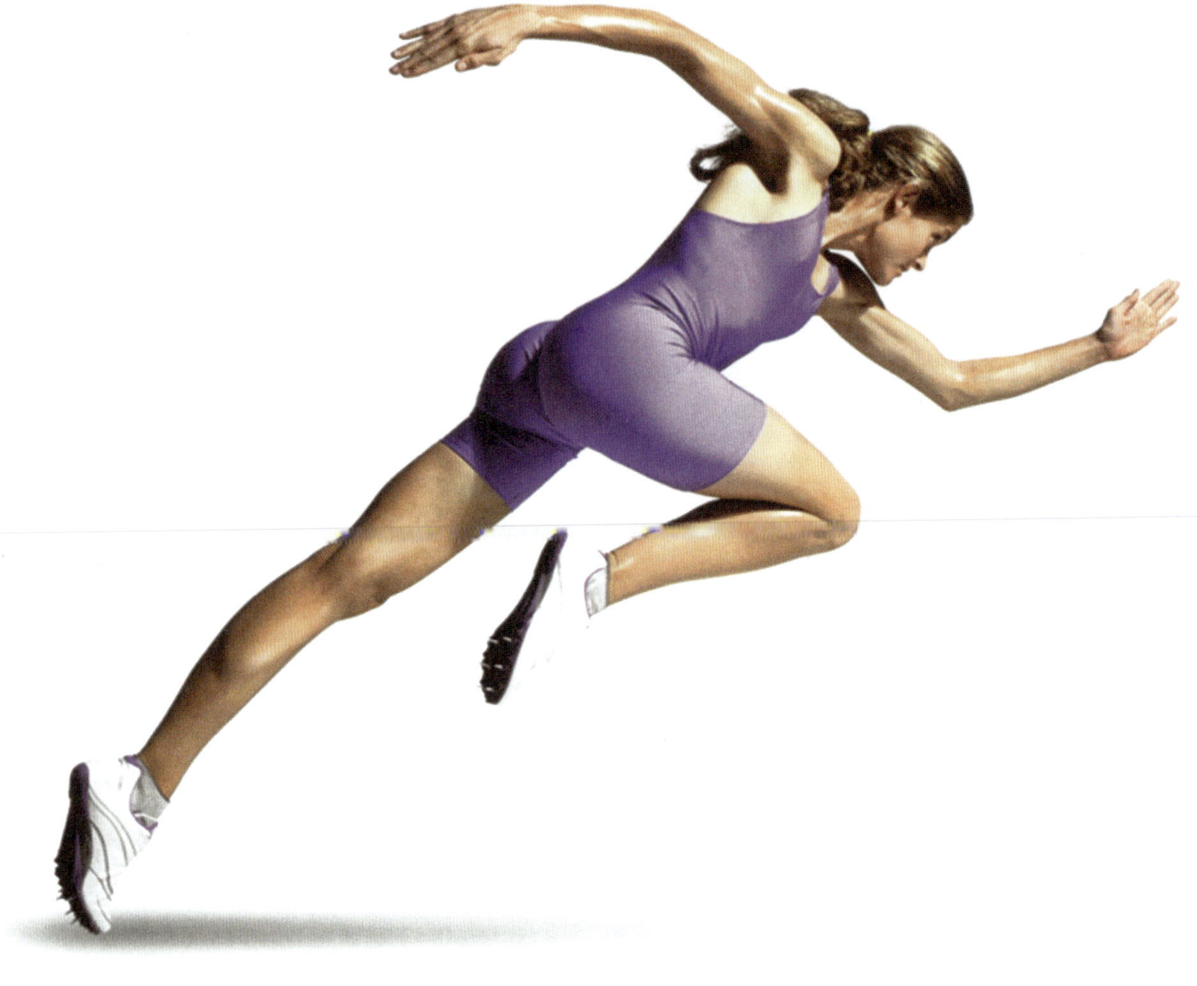

Abbildung 3.5
Beziehung der „anatomisch korrespondierenden Areale“:
Linkes Bein streckt, linker Arm beugt – rechtes Bein beugt, rechter Arm streckt.
[Aus einer Werbesendung der Fa. Janssen-Cilag]

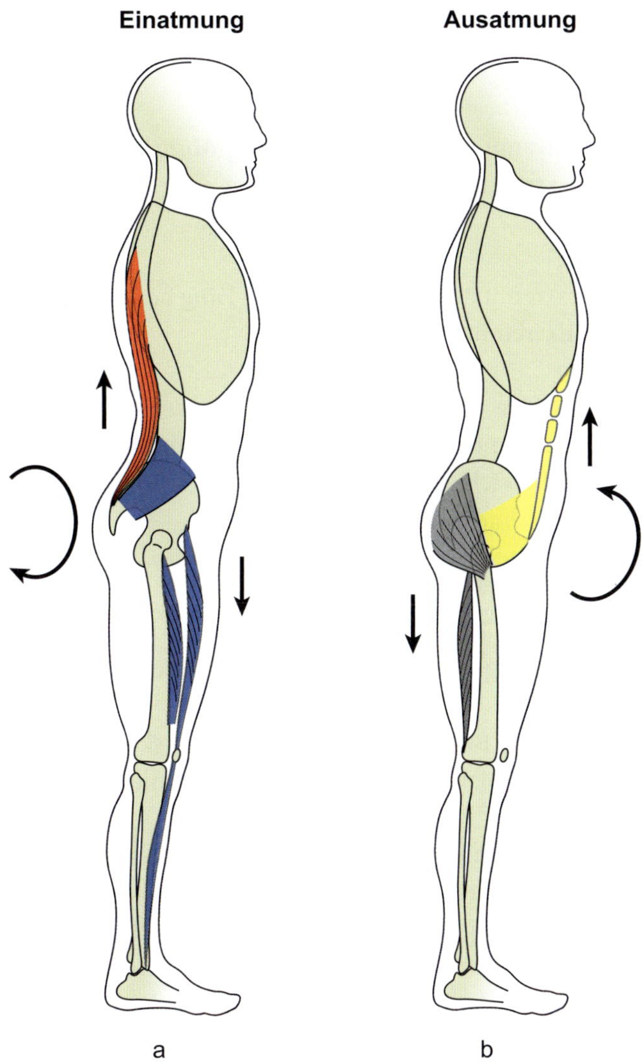

Abbildung 3.6
Schematische Darstellung des Zusammenspiels
- der zervikal innervierten Rückenmuskulatur (rot) und der lumbal innervierten Bein- und Beckenmuskulatur (blau) bei der Einatmung.
- der thorakal innervierten Bauchmuskulatur (gelb) und der sakral innervierten Bein- und Beckenmuskulatur (grau) bei der Ausatmung.

[In Anlehnung an Braus-Elze, Clara u.a.]

In der Akupunkturtheorie wird die Beziehung zwischen radial und tibial bzw. thorakal-ulnar und fibular noch besonders unterstrichen durch die idente Namensgebung der präaxialen bzw. postaxialen Myotome

Die **präaxiale** Seite

- an der oberen Extremität wird als **Hand-*Yang-Ming*** bezeichnet,
- an der unteren Extremität als **Fuß-*Yang-Ming*.**

Die **postaxiale** Seite

- an der oberen Extremität wird als **Hand-*Tai-Yang*** bezeichnet,
- an der unteren Extremität als **Fuß-*Tai-Yang*.**

Zwischen den präaxialen und postaxialen Bereich verortet die Akupunkturtheorie die Meridiane 3E und Gallenblase als ***Shao-Yang*-Meridian-Achse.** Dabei wird dieser mittlere Bereich

- am Arm als **Hand-*Shao-Yang*,**
- am Bein als **Fuß-*Shao-Yang*** bezeichnet.

In der Praxis hat die „Oben-Unten"-Beziehung eine ganz wesentliche Konsequenz für die Behandlung akuter und chronischer Beschwerden am Bewegungssystem:

- Bei **Beschwerden im Bereich der präaxialen Muskulatur des Arms** muss immer auch die präaxiale Muskulatur des Beins mitbehandelt werden, z. B. Di 15 und Ma 36.
  Analog sollte bei **Beschwerden im Bereich der präaxialen Muskulatur des Beins** immer auch die präaxiale Muskulatur des Arms mitbehandelt werden.
  So erfordern streckseitige Knieschmerzen die Mitbehandlung von Punkten des Arms, z. B. Ma 36 und Di 15 (Di 15 liegt im Bereich der *Pars clavicularis* des *M. deltoideus,* die ihrerseits funktionell als Beuger und Innenrotator agiert).
- Bei **Beschwerden im Bereich der postaxialen Muskulatur des Arms** muss immer auch die postaxiale Muskulatur des Beins mitbehandelt werden, z. B. in der von der **TCM** so häufig empfohlenen Punktekombination Dü 3, Hand-Punkt 1 (C8·Th1) mit Bl 60 bzw. Bl 40 (S1·S2).
  Analog sollte bei **Beschwerden im Bereich der postaxialen Muskulatur des Beins** immer auch die postaxiale Muskulatur des Arms mitbehandelt werden.

An dieser Stelle ist nur von den Yang-Meridian-Achsen an der Streckseite der Extremitäten die Rede, da diese nach **TCM** für die Behandlung am Bewegungsappart im Vordergrund stehen (*Biao*-Krankheiten, Oberflächenkrankheiten).

Denn auch aus Sicht der funktionellen Anatomie sind bei Schmerzen und Funktionsstörungen am Bewegungssystem die Extensoren häufiger und intensiver betroffen als die Flexoren.

Selbstverständlich gibt es analog auch an der Beugeseite der Extremitäten die „Oben-Unten"-Beziehungen in Form der Yin-Meridian-Achsen. Diese spielen jedoch für die Behandlung von Störungen am Bewegungssystem eine nachgeordnete Rolle.

» Nur bei Berücksichtigung dieser Zusammenhänge können zuvor chronische, therapieresistente Störungen des Bewegungssystems gebessert oder geheilt werden. Auch die eklatant gute Wirkung von Fernpunkten ist nur vor diesem anatomischen Hintergrund zu erklären, wie z. B. die Reizung von Punkten am *M. tibialis anterior* (Ma 36, Ma 38) bei Schulterschmerzen (s. S. 130).

An dieser Stelle ergibt sich die wesentliche **Frage:**
Wo gibt es eine anatomisch nachweisbare Verbindungs- oder Kontaktstelle am Rumpf für die beschriebenen Beziehungen zwischen oberer und unterer Extremität?

Nach meiner Analyse besteht für den **postaxialen Teil der oberen Extremität** ([C7]·C8·Th1) und den **postaxialen Teil der unteren Extremität** (S1·S2) eine direkte Kontaktstelle **am Sakrum bzw. am Iliosakralgelenk und damit an der *Fascia thoracolumbalis*** (s. Abb. 1.58, S. 131).

Hier bedeckt der kaudale Anteil des *M. latissimus dorsi* (*Pars longa,* C8) den ISG-Bereich. Die *Pars longa* des *M. latissimus dorsi* als **Strecker des Rückens** steht daher wegen der Segmentidentität C8 funktionell in Verbindung mit dem *Caput longum* des *M. triceps* (C7·C8) als **Strecker des Arms.**

ISG-Bereich und Sakrum ihrerseits gehören dem postaxialen Teil der unteren Extremität, also den Segmenten (L5)·S1·S2 an, ebenso wie die rückseitig gelegenen Beuger des Beins (*M. biceps, M. semitendinosus, M. semimembranosus* u. a., auch unter der Bezeichnung ischiokrurale Muskulatur bekannt, S1·S2).

Auf diesem Weg kann also eine Impulsweiterleitung in Form einer Reflexverbindung von den Streckern des Arms (*M. triceps,* C8·Th1) über den Segment-identen kaudalen Anteil des *M. latissimus dorsi* (C7·C8) zu den Beugern an der Rückseite des Beins (ischiokrurale Muskulatur S1·S2) zustande kommen.

In der **TCM** entspricht dieses der *Tai-Yang*-Meridian-Achse.

Zusammengefasst:

- Es gibt also eine funktionelle Beziehung zwischen der ulnaren Hälfte der oberen Extremität (C8) und der fibularen Hälfte der unteren Extremität (S1·S2), somit eine **Wechselwirkung** zwischen den anatomisch korrespondierenden Arealen **ulnar und fibular.**

- Ebenso gibt es eine funktionelle Beziehung zwischen der radialen Hälfte der oberen Extremität (C5·C6) und der tibialen Hälfte der unteren Extremität (L3·L4), somit eine **Wechselwirkung** zwischen den anatomisch korrespondierenden Arealen **radial und tibial**.

Diese funktionellen Beziehungen werden, wie oben beschrieben, ermöglicht über die *Fascia thoracolumbalis* (s. a. Kapitel 2.4 Zustimmungs-Punkte, S. 172).

Neben der beschriebenen Kontaktstelle über die *Fascia thoracolumbalis* besteht für den **präaxialen Teil der oberen Extremität** (C5·C6·[C7]) und den **präaxialen Teil der unteren Extremität** (L1 bis L5) eine direkte Kontaktstelle über die ***Pars lumbalis*** **des Zwerchfells.**

Zur Erinnerung:
Das Diaphragma setzt sich aus drei Myotomen zusammen, nämlich der *Pars sternalis* (C3), der *Pars costalis* (C4) und der *Pars lumbalis* (C5) (s. Abb. 1.9, S. 12). Die *Pars lumbalis* (C5) ihrerseits legt sich an die Vorderseite der LWK 1 bis 4 an und hat dadurch direkten Kontakt mit den Spinalnerven L1 bis L4, die gleichzeitig die Ursprungsfasern des *N. femoralis* sind, welcher die Strecker des Beins innerviert *(M. quadriceps)* und mit seinem Hautast, dem *N. saphenus,* bis zum medialen Fußgewölbe zieht.

Auf diesem Weg kann also eine Impulsweiterleitung in Form einer Reflexverbindung von Muskeln des Arms (u. a. *M. deltoideus, M. biceps, M. brachialis* und *M. brachioradialis,* C5·C6) über die Segment-idente *Pars lumbalis* des Zwerchfells (C5) zu den Streckern an der Vorderseite des Beins (*M. quadriceps* u. a., L1 bis L4) zustande kommen.

Die beschriebene Wechselwirkung basiert also auf der **präaxialen Muskelfunktionskette** zwischen oberer und unterer Extremität:

- die präaxialen Anteile der oberen Extremität, ventro-radial und daumenseitig gelegen
  und
- die präaxialen Anteile der unteren Extremität, ventro-tibial und großzehenseitig gelegen,

stehen über die *Pars lumbalis* des Zwerchfells und die LWK 1 bis 4, wie auch über die *Fascia thoracolumbalis,* in einer unmittelbaren Beziehung.

» Dies erklärt die bei Störungen in diesem Bereich so häufig empfohlene Punktekombination Di 15, Di 14, Di 10 mit Ma 36.

Im Grenzbereich zwischen den beschriebenen prä- und postaxialen Anteilen der Extremitäten liegt eine **Hiatus-Linie (Axialline)**, die in der **TCM**-Theorie in etwa dem Verlauf der ***Shao-Yang*-Meridian-Achse** entspricht. Dabei liegt der **Hand-*Shao-Yang*** (3E-Meridian) in der Mitte des *M. extensor digitorum communis* (C7), der **Fuß-*Shao-Yang*** (Gallenblasen-Meridian) im Bereich der Peroneusgruppe (L5).

Für diesen Grenzbereich zwischen prä- und postaxial besteht die direkte Kontaktstelle zwischen oberer und unterer Extremität hinsichtlich der *Shao-Yang*-Achse am Rumpf im Bereich der höchsten Stelle des Beckenkamms, wo der mittlere Teil des *M. latissimus dorsi* (C7) bzw. die *Fascia thoracolumbalis* an der Sklerozone L5 des Beckenkamms ansetzt, d. h.:

- Die Hiatus-Linie an der Außenseite des Arms (3E-Meridian) steht
- mit der Hiatus-Linie an der Außenseite des Beins (Gallenblasen-Meridian)
- über den Beckenkamm und die *Fascia thoracolumbalis* in einer unmittelbaren Beziehung.

» Dies erklärt die bei Störungen in diesem Bereich so häufig empfohlene Punktekombination 3E 5 mit Gbl 34.

Weitere Segment-anatomische Hintergründe für die Erklärung der Längsachsen der *Yang*-Meridiane s. a. S. 184, S. 218; s. a. Kapitel 2.4 Zustimmungs-Punkte S. 172.

Die wichtigste Verbindung zwischen der oberen und unteren Extremität ist aber das Segment Th12.

Einerseits liegt am 12. Brustwirbel (Segment Th12) der Usprung der *Pars ascendens* des *M. trapezius* (C4), sein Ansatz liegt im Akromioklavikularbereich ([C3],·C4-[C5]). Andererseits hat der 12. Brustwirbel Kontakt mit der *Pars vertebralis* des *M. latissimus dorsi* (C6) und auf diesem Weg auch mit den C6-Myotomen des Schultergürtels, nämlich dem *M. deltoideus* (C5·C6) und der Schulterblattmuskulatur (C5·C6).

» Der 12. Brustwirbel hat also einen breiten Bezug zur oberen Extremität und zum Schultergürtel.

Bei allen Störungen an der oberen Extremität und am Schultergürtel sollte daher zur Optimierung der Therapie in jedem Fall auch der 12. Brustwirbel mituntersucht und ggf. mitbehandelt werden.

» Darüber hinaus steht der 12. Brustwirbel, also das Segment Th12, aber auch mit der gesamten unteren Extremität in Beziehung.

Diese Beziehung wird hergestellt durch den *N. furcalis*, den „Gabelnerven", der mit seinen Ästen wie mit „Zinken" (daher auch die Bezeichnung „Gabelnerv") den *Plexus lumbalis* (L1 bis L5) mit dem *Plexus sacralis* (L5·S1·S2·S3) und mit Dermatom, Myotom und Sklerotom Th12 verbindet (s. auch S. 123 und 225).

Interessanterweise wird in der chinesischen Akupunktur der Kennmuskel des Gabelnervs, der *M. tibialis anterior* (L4), an seinem Muskelreizpunkt, entsprechend dem Areal des Akupunkturpunkts Ma 36, als *zu san li* („Fuß-*san-li*") bezeichnet, was soviel bedeutet wie „die drei Verbindungen des Beins". Die Namensgebung dieses Punkts lässt vermuten, dass die chinesischen Ärzte die beschriebenen drei makroskopisch sichtbaren anatomischen Verbindungen des Spinalnervs L4 gekannt haben könnten (s. Abb. 3.7).

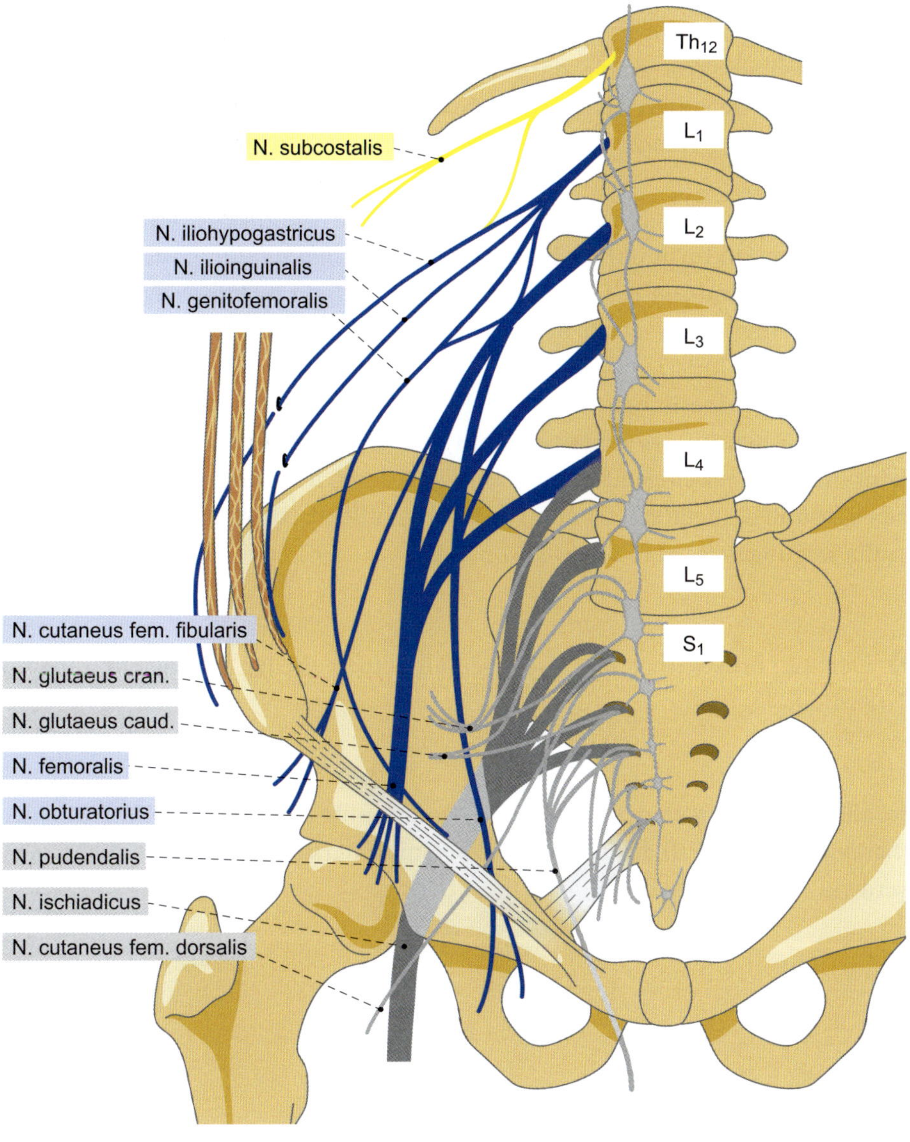

3

Abbildung 3.7
Schematische Darstellung des *N. furcalis* (Spinalnerv L4) und seine Verbindung zum *N. subcostalis* (Th12), zum *Plexus lumbalis* (L1 bis L4 [L5]) und *Plexus sacralis* (L5 bis S3). [Modifiziert nach Clara 1941]

Der *M. tibialis anterior* (L4) ist Teil der präaxialen Extensorenkette des Beins (L1 bis L4-[L5]). Wie zuvor dargestellt, steht die präaxiale Extensorenkette des Beins mit der präaxialen Extensorenkette des Arms (C5·C6) in Beziehung (**TCM**: *Yang-Ming*-Achse).

Ein wichtiger Muskelreizpunkt der präaxialen Extensorenkette des Arms, nämlich der Akupunkturpunkt Di 10, liegt am *M. brachioradialis* (C5·C6) und heißt *shou san li* („Hand-*san-li*"), da der *M. brachioradialis* (wie mehrfach beschrieben, von seiner Innervation her ein Extensor) anatomisch korrespondierend zum *M. tibialis anterior* liegt. Auch diese idente Namensgebung weist darauf hin, dass die chinesischen Ärzte die Beziehung zwischen dem radialen, daumenseitigen Bereich des Arms und dem tibialen, großzehenseitigen Bereich des Beins mit ihren jeweiligen Kennmuskeln und deren Muskelreizpunkten gekannt haben könnten, nicht zuletzt aufgrund der subtilen Beobachtung der Geh- und Laufbewegungen (s. Abb. 3.5, S. 216).

» Der 12. Brustwirbel hat also ebenfalls einen breiten Bezug zur unteren Extremität.

Bei allen Störungen an der unteren Extremität sollte daher zur Optimierung der Therapie in jedem Fall der 12. Brustwirbel mit untersucht und ggf. mitbehandelt werden.

Bezüglich der anatomischen Kenntnisse der chinesischen Ärzte sehe ich mich, wie schon erwähnt, in Übereinstimmung mit *Kennerknecht-Hirt* (2009), die in ihrem Buch „Anatomie in China" wiederholt darauf hinweist, dass **durch Sektion erkannte, anatomische Fakten sich in der Namensgebung von Akupunkturpunkten widerspiegeln.** Ihrer Meinung nach entspricht das Gerüst von Meridianen und Punkten einer **„Oberflächenanatomie"** tieferer Strukturen. Die jahrhundertelange Annahme, die Chinesen hätten damals nicht seziert, ist ganz sicher falsch. Im Gegenteil, die topografische und funktionelle Anatomie war ihnen durch genaue und gezielte Sektion an Tier und Mensch bekannt.

» Wie ich an anderer Stelle schon veröffentlicht habe, ist nach meiner Analyse die uns überlieferte traditionelle Akupunktur eine „kodierte Segment-Anatomie".

3.1.3 Die „Hinten-Vorne"-Regel für die Behandlung von Störungen des Bewegungssystems und der inneren Organe

Dermatomgerechte Beziehung zwischen Innervationsgebiet der *Rami ventrales* und der *Rami dorsales* der thorakalen Spinalnerven am Rumpf

TCM: *shu-mu*

Sowohl bei Schmerzen am Bewegungsappart als auch bei Krankheiten innerer Organe werden dermatomgerecht der Alarm-Punkt an der Vorderseite des Rumpfes und der Zustimmungs-Punkt am Rücken jeweils aus Sicht der Dermatome kombiniert.

Im Einzelnen siehe Kapitel 2.4 Zustimmungs-Punkte und 2.3 Alarm-Punkte S. 172 und 163.

3.2 Segmentale Analyse der traditionellen Akupunkturregeln bei der Behandlung von Erkrankungen innerer Organe

Die von der **TCM** empfohlenen und in der Praxis bewährten Basispunktekombinationen für die Behandlung innerer Krankheiten folgen nach meiner Analyse einem klaren segmentalen Schema.

Diese Basispunkte an Rumpf und Extremitäten sind nach **TCM** jeweils

- Quell-Punkt und Zustimmungs-Punkt,
- Alarm-Punkt und Unterer Einflussreicher Punkt,
- Einschalt-Punkte der acht „Wunder-Meridiane".

Sie entsprechen

- der peripheren Projektion der jeweils relevanten großen sympathischen Ganglien,
- der Grenzstrangverteilung ihrer assoziierten Segmente an der Körperoberfläche,
- den Viszero-viszeral-Reflexen mit ihren assoziierten Oberflächenarealen.

Zum besseren Verständnis der Basispunkte für die Akupunkturbehandlung von Erkrankungen innerer Organe muss man sich die großen sympathischen Ganglien, nämlich *Ganglion stellatum, Ganglion coeliacum, Ganglion mesentericum superius* und *inferius* in ihrer Beziehung zu den inneren Organen einerseits und zu den präganglionären Fasern andererseits in Erinnerung rufen.

Die präganglionären Fasern entsprechen nämlich aus segmentaler Sicht immer den somato-sensiblen Afferenzen von der Körperoberfläche zum Rückenmark.

Vereinfachend könnte man auch sagen, dass der Ort der jeweiligen Basispunkte für Thorax-, Abdominal- und Beckenorgane einer peripheren Projektion der großen sympathischen Ganglien am Rumpf entspricht (s. Abb. 3.8).

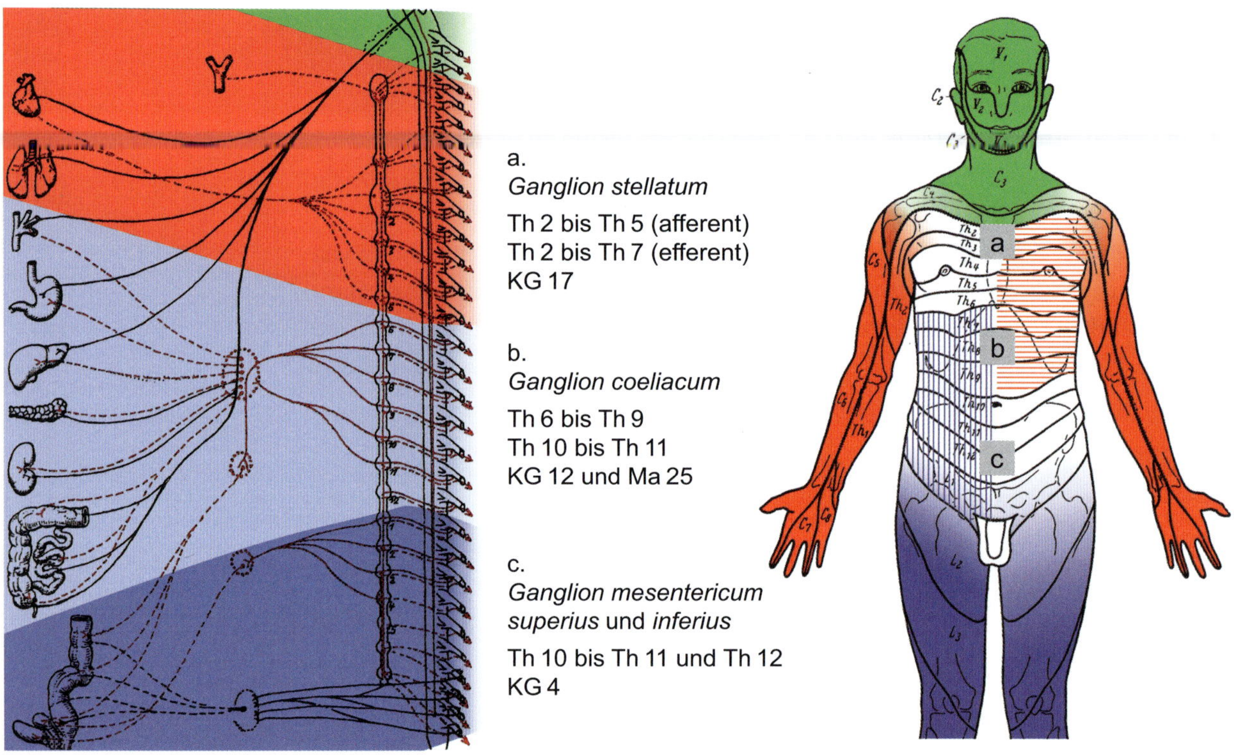

Abbildung 3.8
Zuordnung der sympathischen Versorgung der inneren Organe in ihrer Beziehung zu den großen sympathischen Ganglien (*Gg. stellatum, coeliacum, mesentericum superius et inferius*) entsprechend den drei in der **TCM** postulierten Körperhöhlen (oberer, mittlerer und unterer 3E) und den relevanten Akupunkturpunkten.
[Modifiziert nach König-Wancura 1975 und Waldeyer 2002]

3.2.1 Erkrankungen des Respirationstrakts aus segmentaler Sicht

Die Basiskombination zur Behandlung von Erkrankungen des „*Zang*-Organs Lunge“ besteht nach der **TCM** aus dem **Zustimmungs-Punkt Bl 13** und dem **Quell-Punkt Lu 9.** Ergänzend werden die Punkte KG 17, Lu 7, Di 4, Di 6, 3E 5 empfohlen. Diese traditionellen Therapievorschläge gelten auch für Erkrankungen von Larynx, Pharynx und Schilddrüse (Abb. 3.9).

Diese Basispunkte liegen im Bereich der peripheren Projektion des *Ganglion stellatum.*

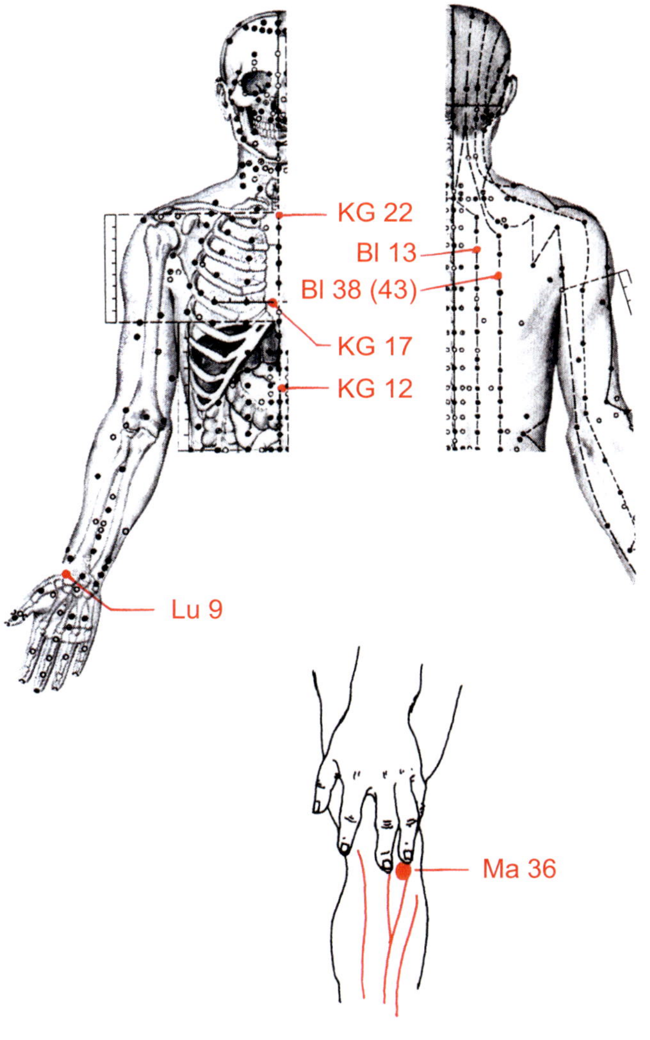

Abbildung 3.9
Basispunkte bei Erkrankungen des Respirationstrakts.
[Aus König-Wancura 1987]

Das *Ganglion stellatum (Ganglion cervico-thoracicum)* und seine akupunkturrelevanten Punkte an der Körperoberfläche

TCM: Oberer 3E

Frage: Lässt sich aus Sicht der Segment-Akupunktur ein plausibler Reflexweg für die Wirkung dieser Punktekombination nachweisen?

Zur Beantwortung dieser Frage muss auf die Bedeutung des *Ganglion stellatum* näher eingegangen werden.

Die Basispunkte für die Behandlung von Störungen der Thoraxorgane entsprechen nach meiner Analyse der peripheren Projektion des *Ganglion stellatum (Ganglion cervicale inferius).*

Das *Ganglion stellatum* erhält präganglionäre Fasern aus den Rückenmarkssegmenten Th2 bis Th7.
Die Rückenmarkssegmente Th2 bis Th7 versorgen aber nicht nur das *Ganglion stellatum,* sondern über ihre Spinalnerven auch die Thoraxwand Th2 bis Th7 (Klavikula bis epigastrischer Winkel).

» Das *Ganglion stellatum* erhält somit Impulse von Thoraxorganen (Herz, Lunge, Anteile des Magens) und von der Thoraxwand (Klavikula bis epigastrischer Winkel).

Die **prä**ganglionären Fasern Th2 bis Th7 gelangen über den Grenzstrang zum *Ganglion stellatum* und werden hier zu **post**ganglionären Fasern umgeschaltet, die über den Armplexus und über die Arterien des Arms die obere Extremität versorgen (s. Abb. 3.10).

Diese Weiterleitung von Impulsen aus den thorakalen Segmenten des Rumpfes zu den zervikalen Segmenten des Arms hat zur Folge, dass sympathische, vasomotorische Fasern, die aus den Seitenhörnern der Rückenmarkssegmente Th2 bis Th7 entspringen, Projektionszeichen in Muskulatur, Arterien und in der Haut des Arms und der Thoraxwand auslösen können.

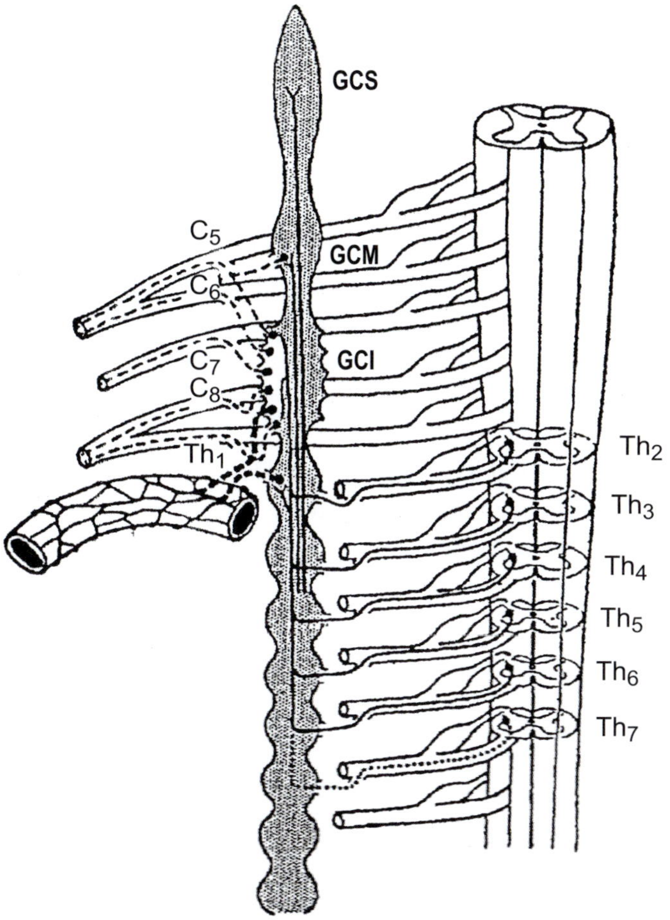

Abbildung 3.10
Darstellung des Reflexwegs der Vasomotoren aus den Rückenmarkssegmenten Th2 bis Th7 über den Grenzstrang zum *Ganglion stellatum (GCI)* und weiter sowohl zum Armplexus als auch zur *A. subclavia* und weiter zu deren Ästen *A. radialis* und *A. ulnaris*. [Aus Lazorthes 1949; s.a. Abb. 2.4, Seite 159]

3

Diese vegetativen Reflexe bewirken einen veränderten Muskeltonus und eine veränderte Vasomotorik, somit eine **viszerogene Sensibilisierung an Arm und Thoraxwand bei Störungen der Thoraxorgane und auch der Thoraxwand.**

Umgekehrt sind die viszerogenen sensibilisierten Areale an Arm und Thoraxwand Ausgangspunkt für eine Akupunkturbehandlung von Störungen der Thoraxorgane und der Thoraxwand (Abb. 3.11).

Am Rumpf liegen die Basispunkte für die Behandlung von Störungen der Thoraxorgane und der Thoraxwand daher

- **dorsal am Rumpf** im Schulterblattbereich Dermatom Th2 bis Th7, die Areale Bl 13, Bl 15 sowie
- **ventral am Rumpf** in den Oberflächensegmenten Th 2 bis Th 7, die Areale KG 17, KG 22, Lu 1.

Aus segmentaler Sicht entspricht die **Lage der Basispunkte** ventral und dorsal am Rumpf aber auch jenem **Bereich, in dem sich Segmentanteile überschichten,**

- die einerseits mit den **prä**ganglionären Fasern Th2 bis Th7 zum *Ganglion stellatum* in Beziehung stehen (Dermatom, Sklerotom und Interkostalmuskulatur),
- andererseits mit den **post**ganglionären Fasern C5 **bis** C8·Th1·Th2 des *Ganglion stellatum* in Beziehung stehen (Myotome des Arms und der auf den Rumpf zurückgewanderten Armmuskulatur *M. pectoralis* und Schulterblattmuskulatur).

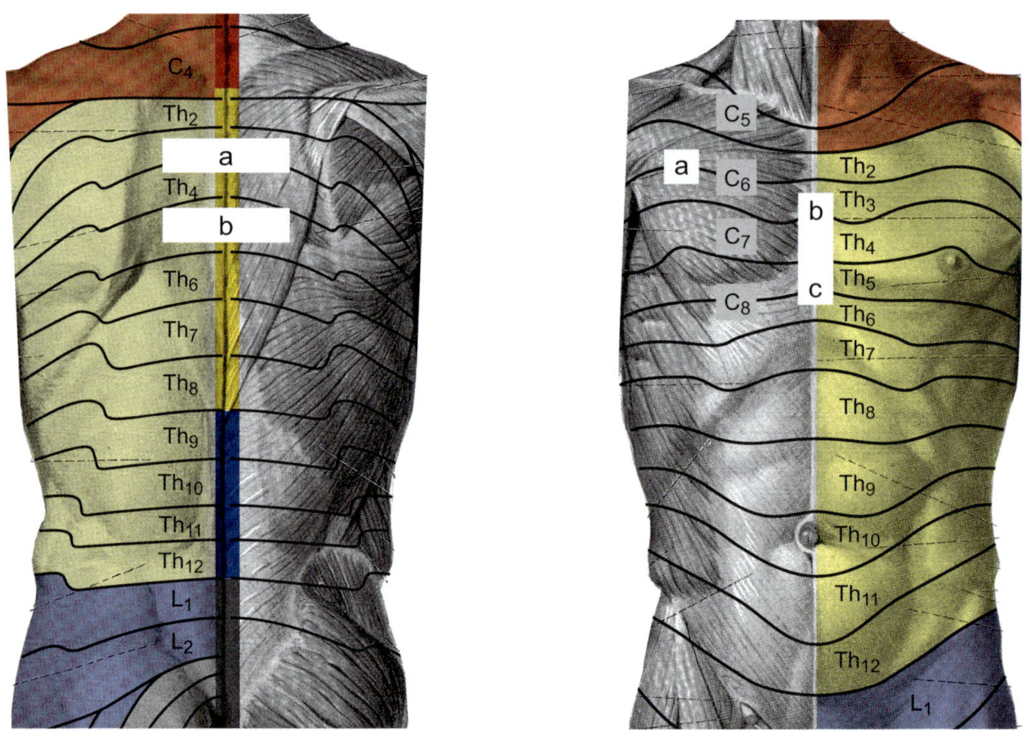

Abbildung 3.11
Die thorakalen Dermatome überlagern hier die zervikalen Myotome an Rücken und Brust. Die Areale der Zustimmungs-Punkte (links) für Lunge (a = Bl 13) und Herz (b = Bl 15) und die Areale der Alarm-Punkte (rechts) für Lunge (a= Lu 1), (b = KG 17) und Herz und anteilig Magen (c = KG 15/KG 16) .
[Modifiziert nach Braus-Elze 1960 und Bennighoff 1970]

» Nach der **TCM** sind die Basispunkte für die Lunge ventral am Rumpf der Alarm-Punkt **Lu 1**, ebenso KG 22, KG 17, und dorsal am Rumpf der Zustimmungs-Punkt **Bl 13,** evtl. auch Bl 14, Bl 15, je nach Druckempfindlichkeit.

Analysiert man die Topografie dieser Punktlokalisation, so zeigt sich sehr deutlich die zuvor beschriebene **Überschichtung** (von alten Segment-Anatomen auch als „Superponierung" bezeichnet): Der Alarm-Punkt Lu 1 liegt am Korakoid, also jenem Gebiet, in dem fast alle Flexoren des Arms entspringen (C5 bis C8·Th1·Th2). Das Korakoid wird seinerseits überschichtet von den Dermatomen Th2·Th3·(Th4).

» Ein Reiz am Alarm-Punkt Lu 1 entspricht demnach einem peripheren Reiz am *Ganglion stellatum,* welches sich durch seine **prä**ganglionären Fasern Th2 bis Th7 und seine **post**ganglionären Fasern C5 bis C8·Th1·Th2 „segmental definiert".

- Ganz ähnlich ist die topografisch-anatomische Situation **ventral am Rumpf** im Bereich der **Sternokostalgelenke,** wo der *M. pectoralis,* C5 bis C8, **überschichtet** wird von den Dermatomen Th2 bis Th7.
- Entsprechend ist die topografisch-anatomische Situation **dorsal am Rumpf** im Bereich der **Kostovertebralgelenke,** wo die Schulterblattmuskulatur (C5 bis C7) **überschichtet** wird von den Dermatomen Th2 bis Th7 (siehe Abb. 3.11).

An den Armen werden die Gefäßpunkte der *A. radialis* am Handgelenk gereizt (**TCM:** Quell-Punkt Lu 9, auch Lu 7).

Auch an diesen Stellen findet ein Aufeinandertreffen jener Segmente statt, die zum *Ganglion stellatum* in Beziehung stehen.

Wie an früherer Stelle beschrieben, wird **jede Arterie nerval doppelt versorgt:** In diesem Fall die *A. radialis* von den Spinalnervenfasern C5·C6·C7 im *N. medianus* und *N. radialis* und gleichzeitig von den sympathischen Vasomotoren aus den Rückenmarkssegmenten Th2 bis Th7 (s. S. 154).

Die Wirkung eines Akupunkturreizes am Gefäßpunkt der *A. radialis* beruht also auch hier auf der Überschichtung („Superponierung") von Segmentanteilen, die den prä- und postganglionären Fasern des *Ganglion stellatum* entsprechen.

» **Zusammengefasst:** Die Empfehlung der **TCM**, für die Behandlung von Erkrankungen der Thoraxorgane die Basispunktekombination Zustimmungs-Punkt und Alarm-Punkt in Verbindung mit dem Quell-Punkt zu verwenden, entspricht damit exakt einer peripheren Segmenttherapie über das *Ganglion stellatum*.

Das *Ganglion cervicale medium*

Das *Ganglion cervicale medium* ist funktionell häufig im *Ganglion stellatum* „enthalten".

Das *Ganglion cervicale medium* ist jenes sympathische Ganglion, welches einerseits sympathisch über postganglionäre Fasern Larynx, Pharynx, Schilddrüse versorgt. Andererseits sendet das *Ganglion cervicale medium* über postganglionäre Fasern aber auch Impulse in die Spinalnerven C5 und C6, also in die radiale Hälfte des Arms, die Schulterblattmuskulatur und die obere Hälfte des *M. pectoralis.* Hier können diese Impulse Projektionsschmerzen auslösen, z. B. an Schulter, Ellenbogen und Handgelenk („viszerogene Sensibilisierung an den Extremitäten", Hansen-Schliack 1962).

In umgekehrter Richtung kann man folglich durch einen Reiz im Segmentbereich C5 und C6 über das *Ganglion cervicale medium* auch eine Wirkung auf dessen sympathisches Versorgungsgebiet Larynx, Pharynx, Schilddrüse und anteilig Respirationstrakt ausüben.

» Die in der **TCM** dafür empfohlenen Punkte Lu 7, Lu 9, Di 4, Di 6, 3E 5 in den Segmenten C5 und C6 an der radialen Seite des Arms sind nur vor dem Hintergrund dieses segmentalen Reflexweges verständlich.

3.2.2 Die *Tan*-Schleim-Symptomatik aus segmentaler Sicht

Mit der *Tan*-Symptomatik wird in der **TCM** ein Symptomenbild beschrieben, welches durch die Bildung eines hochviskösen Sekrets, vor allem der Bronchialdrüsen, Speicheldrüsen und der Nasenschleimhaut sowie durch eine typische Puls- und Zungenveränderung charakterisiert ist.

Diese Symptomatik tritt vor allem bei Krankheiten des Respirations- und Digestionstrakts auf und zeigt sich als „sichtbarer *Tan*“ besonders in Nase und Mund.

Aus wissenschaftlicher Sicht entspricht dieses Symptom einer **Sympathikuswirkung**, bei der es zu einer Sekreteindickung und einer Sekretionsminderung des Speichels, Bronchialschleims und Nasensekretes kommt.

Letzteres ist vermutlich die Ursache für den „körnigen, vermehrten und dicken Zungenbelag“.

Da die **Parasympathikuswirkung** in einer Sekretverdünnung und Sekretionssteigerung der Speicheldrüsen besteht, muss das Therapieziel einer **Behandlung der *Tan*-Symptomatik eine parasympathikotone Reizung** sein.

Bekanntlich führt die parasympathikotone Stoffwechsellage zu einer Sekretionssteigerung und Verflüssigung im Bereich von Tränen-, Magen- und Darmdrüsen sowie Bronchialdrüsen, womit der sympathikotonen *Tan*-Symptomatik entgegengewirkt wird.

» Dieses Therapieziel wird in der Akupunktur angestrebt durch Reizung der Akupunkturpunkte Ma 40, KG 12 und des oberen Sternumbereichs (KG 22 bis KG 17). Diese Areale haben nach meiner Analyse aus segmentaler Sicht überraschenderweise eine besondere Beziehung zu jenen Rückenmarkssegmenten, die wiederum mit parasympathischen Fasern in besonderer Beziehung stehen.

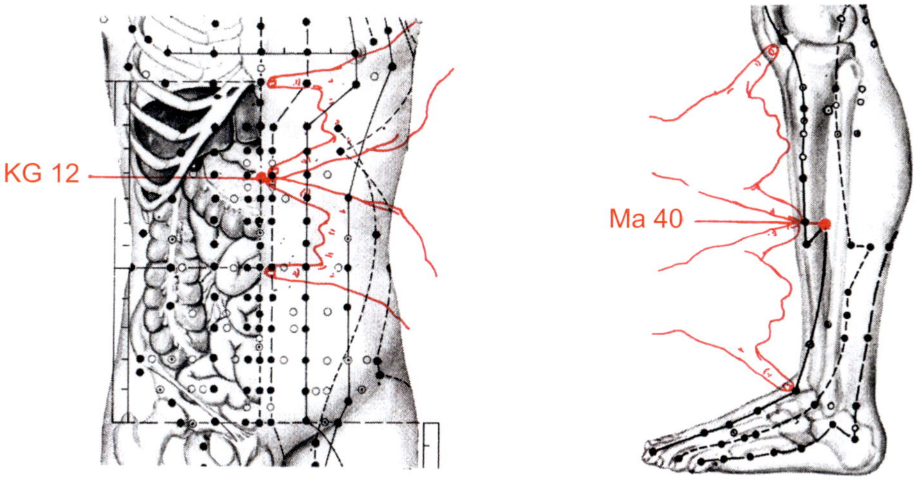

Abbildung 3.12
Basispunkte bei *Tan*-Schleim-Symptomatik.
[Aus König-Wancura 1987]

So liegt der **Hauptpunkt für die Behandlung der *Tan*-Symptomatik, Ma 40,** am lateralen Unterschenkel zwischen den *Mm. tibialis anterior* und *posterior* und der Extensorengruppe, also den Myotomen L5·S1·S2, sowie in Nähe der *A. tibialis anterior,* deren Innervation hier ebenfalls aus L5·S1·S2 erfolgt (Abb. 3.12).

Über somato-sensible Afferenzen aus der Peripherie werden damit die Rückenmarkssegmente S1·S2 beeinflusst, aus denen die parasympathischen Fasern für die *Nn. pelvici* entspringen.

Ein Reiz am Akupunkturpunkt Ma 40 ist also indirekt auch ein Reiz am Parasympathikus und könnte damit zu einer wissenschaftlich plausiblen Erklärung seiner parasympathikotonen Wirkung führen, wie sie in der **TCM** postuliert wird.

3

Weitere Hauptpunkte für die Behandlung der *Tan*-Symptomatik sind vor allem KG 22 bis KG 17, die im Bereich der oberen Sternumhälfte liegen. Die obere Sternumhälfte bildet die Hiatus-Linie der Dermatomgrenzen zwischen C4 und Th2-Th3 und hat damit Beziehung zum *Ganglion cervicale superius* (s. Abb. 1.1, S. 2), aber auch Beziehung zum *N. accessorius,* der den sternalen Anteil des *M. sternocleidomastoideus* innerviert (s. Abb. 1.18, S. 29).

Damit hat ein Reiz in der oberen Sternumhälfte über den *N. accessorius* als Ast des *N. vagus* ebenfalls eine parasympathikotone Wirkung.

In der Praxis zeigt sich das in Form einer sofortigen Steigerung der Speichelproduktion und Nasensekretion bei Reizung dieser Punkte.

» Die Kombination der Akupunkturpunkte Ma 40, KG 12, KG 22 bis KG 17 für die Behandlung der *Tan*-Symptomatik im Sinne einer sympathikotonen Stoffwechsellage könnte somit eine wissenschaftlich plausible Erklärung für ihre parasympathikotone Wirkung sein.

Konsequenz für die Praxis: Wenn bei einer asthmoiden Bronchitis, einer Gastritis oder einer Steigerung eines „verdickten" Nasensekrets gleichzeitig ein dicker und körniger Zungenbelag und ein „schlüpfriger" Puls vorliegen, wird man anstelle des Akupunkturpunkts Ma 36 den Punkt Ma 40 reizen.

3.2.3 Erkrankungen des Herzens aus segmentaler Sicht

Die Basiskombination zur Behandlung von Erkrankungen des „*Zang*-Organs Herz“ besteht nach TCM aus dem **Zustimmungs-Punkt Bl 15** und dem **Quell-Punkt He 7** (Abb. 3.13).

Ergänzend werden die Punkte **KG 15 (Alarm-Punkt)** und **KG 17 (Reunions-Punkt aller Thoraxorgane)** empfohlen.

Diese Basispunkte liegen im Bereich der **peripheren Projektion des *Ganglion stellatum* und des *Ganglion cervicale superius*.**

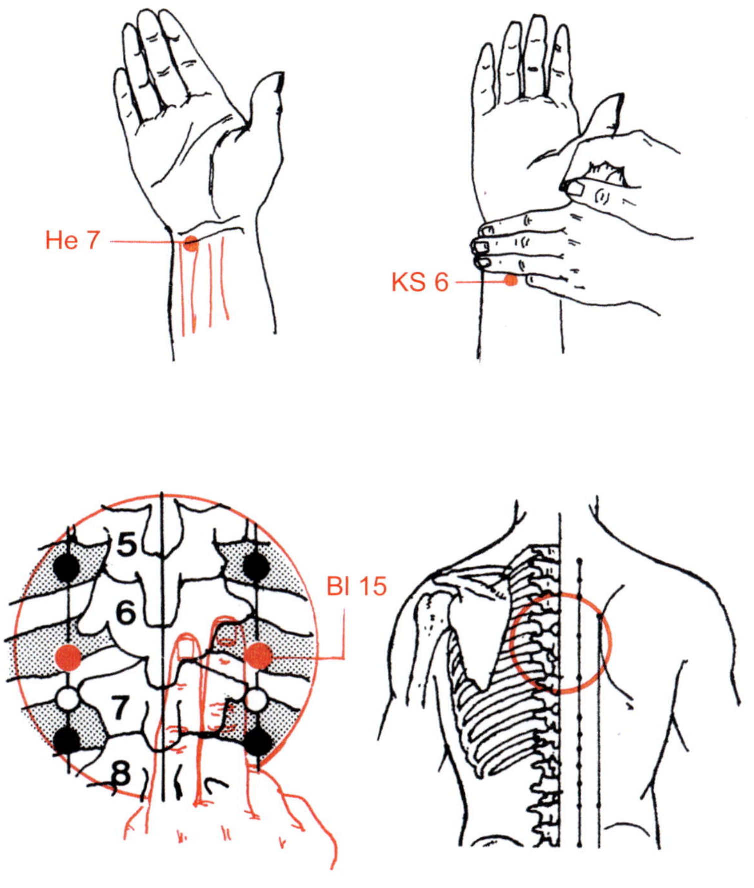

Abbildung 3.13
Basispunkte bei Herzerkrankungen.
[Aus König-Wancura 1987]

3

Frage: Lässt sich aus Sicht der Segment-Akupunktur ein plausibler Reflexweg für die Wirkung dieser Punktekombination nachweisen?

Zur Beantwortung dieser Frage muss zunächst darauf hingewiesen werden, dass das Herz von allen drei großen zervikalen sympathischen Ganglien versorgt wird (s. Abb. 3.14). Das bedeutet unter anderem, dass von der Scheitelhöhe bis zur Nabelhöhe eine viszerogene Sensibilisierung der Segmente von C2 bis Th9 stattfinden kann.

Dabei entspricht

- der Ventrikel als Enterotom den Rückenmarkssegmenten C8 bis Th4,
- der Vorhof entspricht Th5·Th6·(Th7).

Eine viszerogene Sensibilisierung kann daher an der dorso-ulnaren Seite des Arms C8 bis Th3 sowie an Schulterblatt und Sternumbereich (Th2 bis Th7) auftreten.

Die typischen Locus-dolendi-Punkte bei Erkrankungen des Herzens liegen daher im linken Sternum- und angrenzenden Sternokostalbereich (Th2 bis Th7), am Mastoid (Sklerozone C7·C8, Liebmann-Druckpunkt), und in der Zunge, wo von Bolk Th1-Fasern nachgewiesen wurden. Natürlich liegen die Locus-dolendi-Punkte bei Erkrankungen des Herzens seiten- und segmentspezifisch daher auch in dem allgemein bekannten dorso-ulnaren, d. h. kleinfingerseitigen Armbereich.

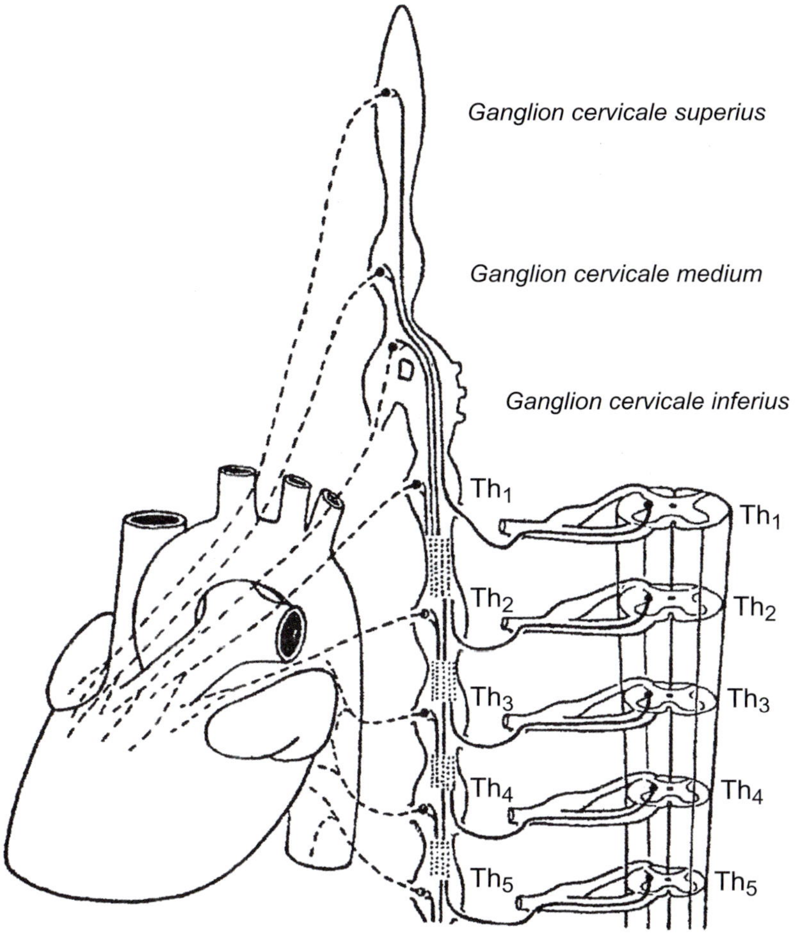

Abbildung 3.14
Innervationsmodus des Herzens, das von den *Ganglien cervicale superius, medium* und *inferius* versorgt wird. Die präganglionären Fasern stammen aus den Rückenmarkssegmenten Th1 bis Th5.
[Nach Lazorthes 1949]

3

Am Rumpf liegen die Basispunkte für die Behandlung von Störungen des Herzens

- **ventral am Rumpf** in den Oberflächensegmenten Myotom C8 *(M. pectoralis)* und dem darüber liegenden Dermatom Th6, somit im Xyphoidbereich, KG 15,
- **dorsal am Rumpf** im Bereich der unteren Schulterblatthälfte, insbesondere des *Angulus inferior* (Dermatom Th6·Th7), und im Bereich von Myotom C8·Th1 (*Pars longa* des *M. latissimus dorsi*), Bl 15.

Ebenso wie für die Lunge gelten auch für das Thoraxorgan Herz die gleichen Überlegungen bezüglich des *Ganglion stellatum* und seiner peripheren Projektion (s. S. 89).

» Nach der **TCM** sind die Basispunkte für das Herz ventral am Rumpf der Alarm-Punkt KG 15 (und KG 17), und dorsal am Rumpf der Zustimmungs-Punkt Bl 15.

An den Armen hat der Akupunkturpunkt He 7 an der ulnaren Handgelenksbeugefalte insofern eine zusätzliche Bedeutung, weil seine segmentale Definition in C8·Th1 auf die intensive Beziehung zum *Ganglion cervicale superius* hinweist.

Zur Erinnerung: Die präganglionären Fasern C8·Th1·Th2 stammen aus jenen Rückenmarkssegmenten, die somato-sensible Fasern aus dem Areal des Punkts He 7 erhalten. Damit beeinflusst dieses Areal auch die postganglionären Fasern des *Ganglion cervicale superius,* vor allem das perivasale Geflecht der *A. carotis* und *A. vertebralis* (s. Abb. 3.15). Die Hirn- und Schädeldurchblutung ist daher über das *Ganglion cervicale superius* vom Punkt He 7 aus zu beeinflussen.

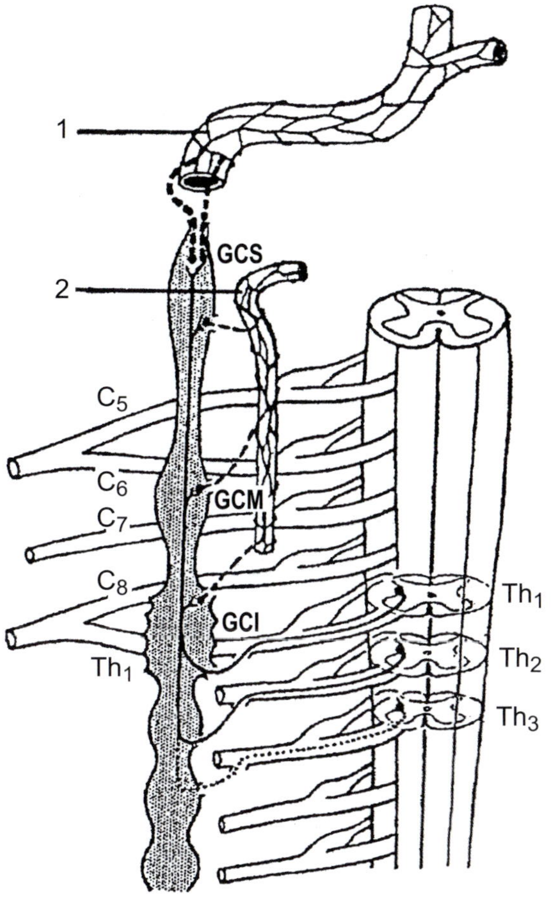

Abbildung 3.15
Darstellung des Reflexweges der Vasomotoren aus den Rückenmarkssegmenten Th1 bis Th3, die über die *Gg. cervicale inferius (GCI), medium (GCM)* und *superius (GCS)* die Wand der *A. carotis communis* (1) und der *A. vertebralis* (2) versorgen.
[Aus Lazorthes 1949]

Eine ähnliche Wirkung hat der im Bereich des *M. flexor carpi ulnaris* liegende Punkt ***xin pin,*** Myotom C8·Th1·Th2, der ebenfalls das *Ganglion cervicale superius* **und** das *Ganglion stellatum* beeinflussen und so die Herz- **und** Hirndurchblutung verbessern kann, was sich zumeist in einer erkennbaren Rötung von Gesicht und Ohrmuschel zeigt.

In unserer Praxis konnten wir vielfach beobachten, dass ein Reiz an ***xin pin*** nicht nur eine positive Wirkung bei Stenokardien und Beklemmungsgefühl hat, sondern bei hypotonen Patienten mit Kopfschmerzen auch eine verbesserte Schädeldurchblutung und ein Gefühl der Entspannung bewirkt.

Als zwerchfellnahes Organ hat das Herz außerdem eine besondere Beziehung zum *N. phrenicus.* Daher können die durch parasympathische Fasern vermittelten Organsensationen wie Übelkeit, Brechreiz, Tachykadie u. a. immer wieder auch funktionelle Herzstörungen auslösen, die als Viszero-viszeral-Reflexe bekannt sind (s. S. 100).

Ebenso wie bei der Lunge bieten sich die Myotome C3·C4·C5 am Rücken (Trapezius- und Schulterblattmuskulatur) als geeignete Orte für einen zusätzlichen Therapieansatz bei der Behandlung von Herzstörungen an.

3.2.4 Erkrankungen des Magen-Darm-Trakts aus segmentaler Sicht

Die Basiskombination zur Behandlung von Erkrankungen des „*Fu*-Organs Magen" besteht aus dem **Alarm-Punkt KG 12** und dem **Unteren Einflussreichen Punkt Ma 36** (Abb. 3.16). Ergänzend werden die Punkte Ma 21, Ma 25, Ma 37 und KG 10 empfohlen.

Diese traditionellen Therapievorschläge gelten auch für Erkrankungen des Darms.

Die Basispunkte liegen im Bereich der **peripheren Projektion des *Ganglion coeliacum*.**

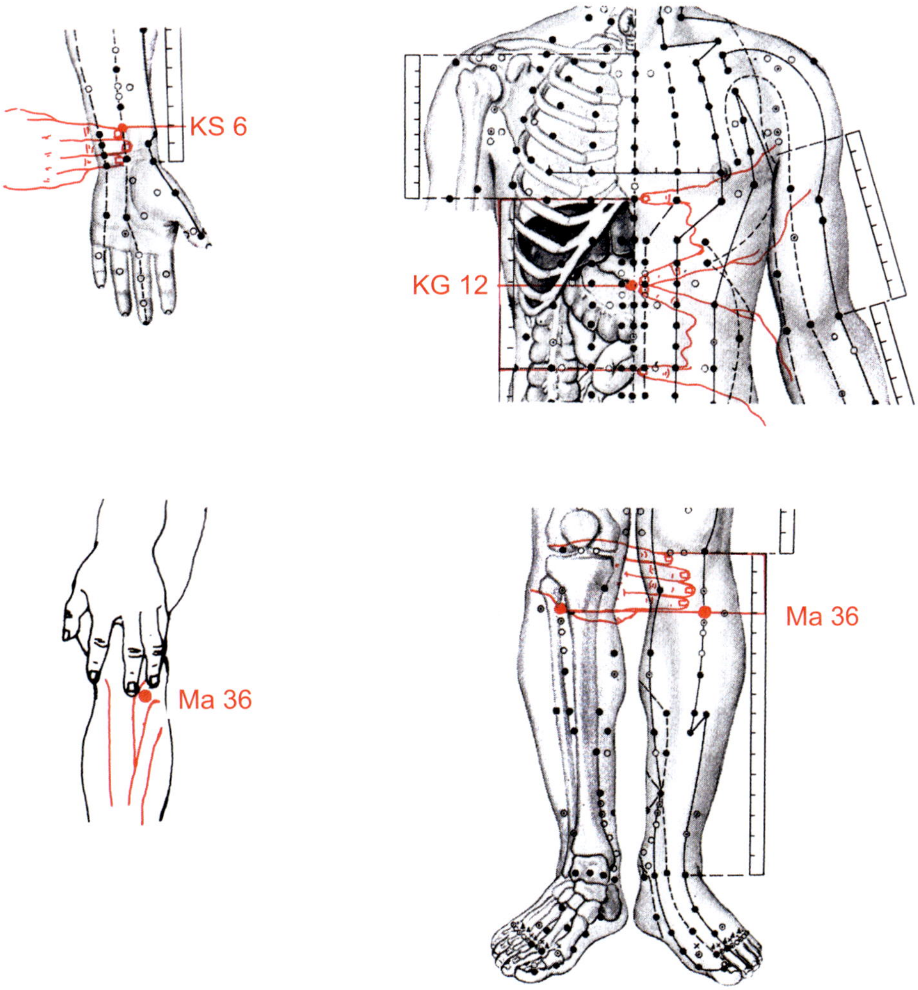

Abbildung 3.16
Basispunkte bei Magenerkrankungen.
[Aus König-Wancura 1987]

Frage: Lässt sich aus Sicht der Segment-Akupunktur ein plausibler Reflexweg für die Wirkung dieser Punktekombination nachweisen?

Zur Beantwortung dieser Frage muss auf die Bedeutung des *Ganglion coeliacum* näher eingegangen werden.

Die Basispunkte für die Behandlung von Störungen der Abdominalorgane entsprechen nämlich nach meiner Analyse am Rumpf der **peripheren Projektion** des *Ganglion coeliacum*.

Das *Ganglion coeliacum* und seine akupunkturrelevanten Punkte an der Körperoberfläche

TCM: Mittlerer 3E

Das *Ganglion coeliacum* erhält präganglionäre Fasern aus den Rückenmarkssegmenten Th6 bis Th9·(Th10), „gebündelt“ im *N. splanchnicus major.* Mit seinen postganglionären Fasern versorgt das *Ganglion coeliacum* im Körperinneren Magen, Darm, Leber, Pankreas, Milz (Abb. 3.17).

Die Rückenmarkssegmente Th6 bis Th9·(Th10) versorgen aber nicht nur den *N. splanchnicus major,* sondern über ihre Spinalnerven auch die Oberflächensegmente Th6 bis Th9·(Th10), also ventral im Bereich von *Xiphoid* bis zum Nabel in der *Linea alba* als Treffpunkt der sich in die linke bzw. in die rechte Bauchwand projizierenden abdominellen Organe.

Ventral am Rumpf ist der akupunkturrelevante Punkt für das *Ganglion coeliacum* der im Segment Th8 in der Mittellinie liegende Punkt KG 12.

TCM: Alarm-Punkt des Magens und „Reunions-Punkt der Organe des mittleren 3E“.

» Aus segmentaler Sicht ist Th8 und damit der Punkt KG 12 ein Bereich, in dem sich die Projektionsareale aller oben genannten Organe überschneiden (s. auch Viszero-viszeral-Reflexe S. 100).

Nach meiner Analyse sind daher die Segmente Th6 bis Th9 mit dem Punkt KG 12 die **ventrale periphere Projektion des *Ganglion coeliacum*.**

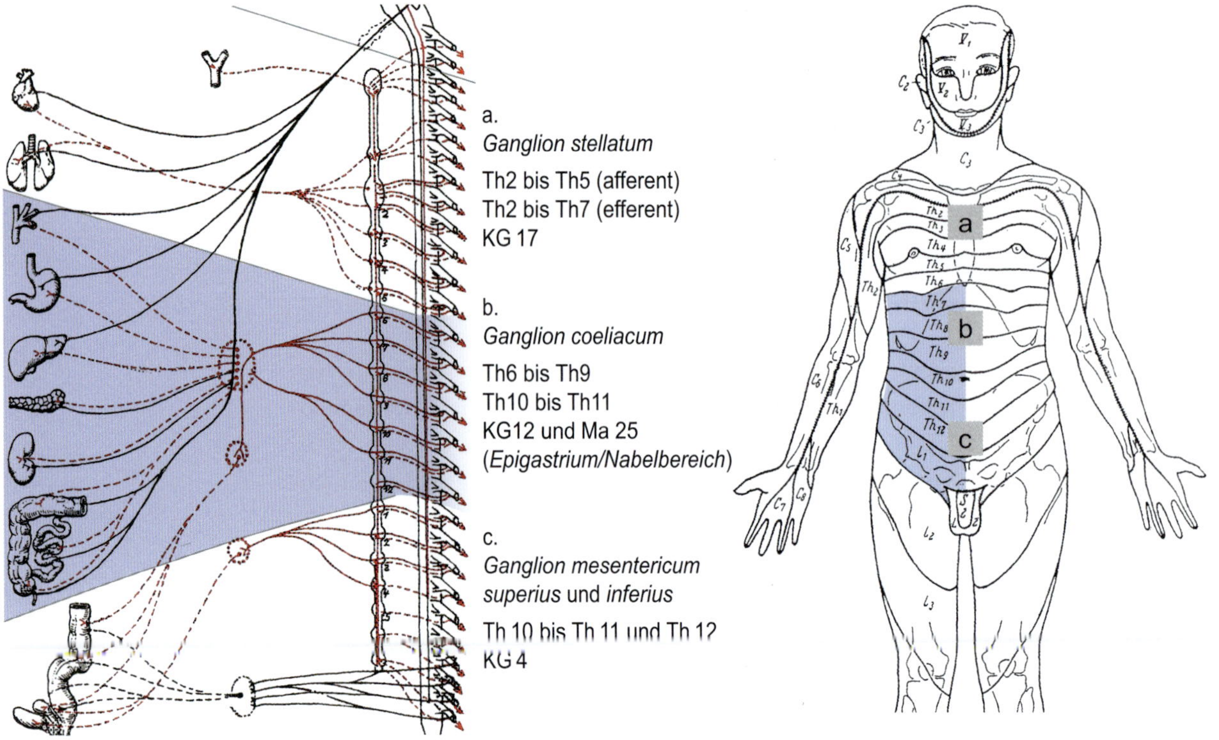

Abbildung 3.17
Zuordnung der sympathischen Versorgung der inneren Organe in ihrer Beziehung zu den großen sympathischen Ganglien. Die Segmente Th6 bis Th9 mit dem Punkt KG 12 sind die ventrale periphere Projektion des *Ganglion coeliacum*.
[Modifiziert nach König-Wancura 1975 und Waldeyer 2002]

Dorsal am Rumpf liegen die akupunkturrelevanten Zustimmungs-Punkte Bl 20, Bl 21 im Bereich des 12. Brustwirbels (Tab. 1.5, S. 98). Segmentaler Hintergrund hierfür ist die anatomische Tatsache, dass das Dermatom Th8 den 12. Brustwirbel und damit den thorakolumbalen Übergang bedeckt. Daher sind die pathologischen Impulse bei Erkrankungen der Abdominalorgane in diesem Bereich des Rückens als Projektionsareale „konzentriert“.

Bei der Behandlung von Störungen der genannten Abdominalorgane (Enterotome Th6 bis Th11) werden in der **TCM** neben den Akupunkturpunkten am Rumpf (den genannten Alarm-Punkten bzw. dem Reunions-Punkt ventral und den Zustimmungs-Punkten dorsal) immer auch Punkte **an der unteren Extremität** gereizt. Dieses lässt sich aus Sicht der Segment-Anatomie folgendermaßen plausibel erklären:

Impulse der Abdominalorgane (Enterotome Th6 bis Th11) gelangen in die Grenzstrangganglien Th6 bis Th11 und werden durch Verschaltungen im Grenzstrang zu den lumbalen sympathischen Ganglien L4·L5 weitergeleitet. Dadurch gelangen sie in den *Plexus lumbalis* und somit an die gesichtsseitige, ventromediale Seite des Beins.

Da der Kennmuskel für L4·L5 der *M. tibialis anterior* und der Kennmuskel für L2·L3 der *M. quadriceps* ist, „konzentrieren“ sich hier die pathologischen Impulse bei Erkrankung von Abdominalorganen.

So erklären sich auch Schmerzen im Bereich der Extensoren des Beins häufig als Projektionsschmerzen bei Abdominalerkrankungen, vor allem an Oberschenkel und Knie (Abb. 3.18).

Andererseits kann natürlich auch ein Reiz in diesem Projektionsareal in umgekehrter Richtung Einfluss nehmen auf Abdominalorgane. Dies erklärt die besondere Bedeutung der von der **TCM** postulierten, in diesem Projektionsareal liegenden Akupunkturpunkte Ma 36, Ma 37 bzw. auch Ma 34 und MP 9 im Kniebereich.

Ventral an der Körperoberfläche liegt der Punkt KG 12 im Dermatombereich Th8 und dem darunterliegenden, Segment-identen Myotom Th8 des *M. rectus abdominis.*

Ein tiefer Nadelreiz bleibt hier also ausschließlich im Segmentbereich Th8.

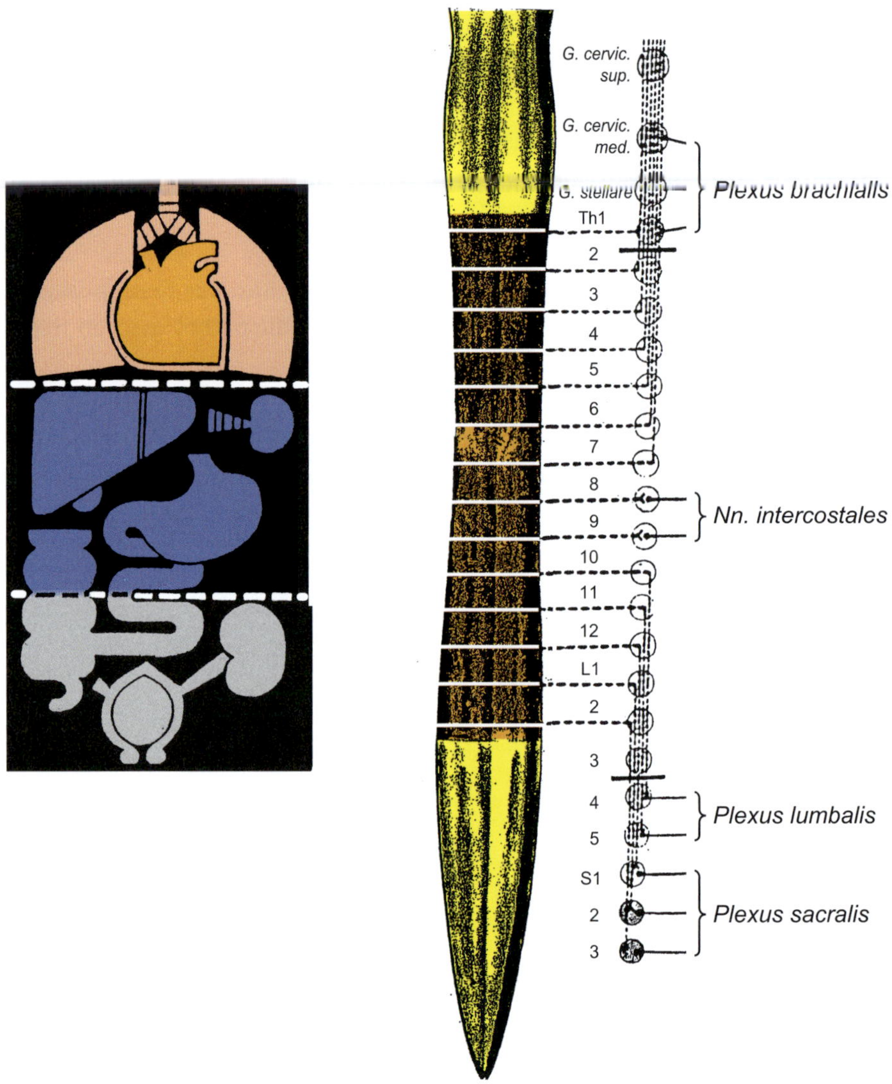

Abbildung 3.18 a
Schematische Darstellung der Weiterleitung viszeraler Impulse von den inneren Organen zum Rückenmark, weiter zum Grenzstrang und in die Plexus der Extremitäten. [Modifiziert nach Monnier 1963]

Auf dem bekannten **kuti-viszeralen** Weg erreicht der Reiz von der Head-Zone des Magens über das Rückenmarkssegment Th8 das Enterotom Magen (Th6 bis Th10).

Umgekehrt projiziert sich eine Erkrankung des Magens auf dem bekannten **viszero-kutanen** Weg in die Head-Zone des Magens.

Die Weiterleitung des Reizes vom Rückenmarkssegment Th8 erfolgt
- einerseits über präganglionäre Fasern zu den thorakalen Grenzstrang-ganglien Th5 bis Th11 (s. Tab. 1.4, S. 83);
- wie schon erwähnt, wird der Reiz von Th8 andererseits aber auch weitergeleitet nach kaudal in die lumbalen sympathischen Ganglien L4 und L5.

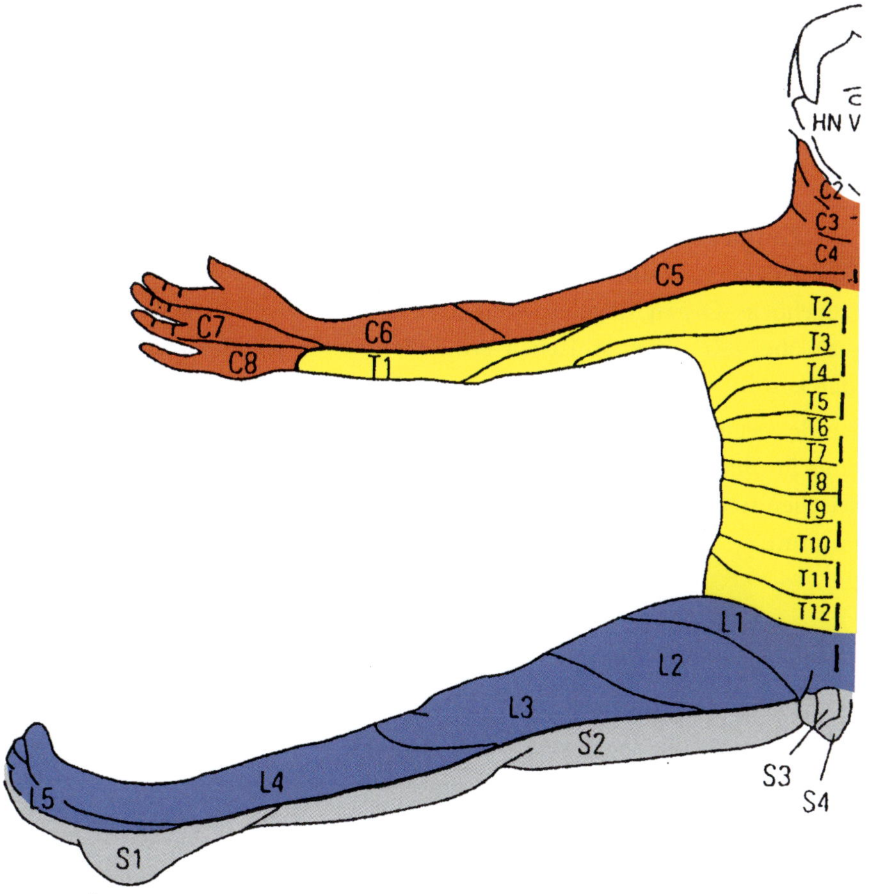

Abbildung 3.18 b
Viszerogene Sensibilisierung der relevanten Segmente an den Extremitäten. Zusätzlich finden sich Head-Zonen am Rumpf (nicht im Bild, s. S. 166).
[Modifiziert nach Waldeyer 2002]

3

Von hier erfolgt die Weiterleitung über postganglionäre Fasern in die Spinalnerven L1 bis L5, also in den *Plexus lumbalis* und damit in den *N. femoralis* und den *N. obturatorius.*

Krankhafte Impulse bei einer Irritation des Magen-Darm-Trakts gelangen also auf diesem Weg in das Versorgungsgebiet des *N. femoralis* und des *N. obturatorius* und damit in die tibiale, gesichtsseitige Hälfte des Beins. Sie können hier Projektionsschmerzen auslösen, z. B. Knieschmerzen. Auch hier liegt eine „viszerogene Sensibilisierung an den Extremitäten" vor.

In umgekehrter Richtung kann man durch einen Reiz im Segmentbereich L4·(L5), also vor allem an dem Muskelreizpunkt seines Kennmuskels, nämlich des *M. tibialis anterior* (Ma 36), über die lumbalen sympathischen Ganglien L4·L5 eine Wirkung auf die Rückenmarkssegmente Th8 bis Th10 ausüben. Damit werden auch die Organe des Oberbauches, die Enterotome Th6 bis Th10, beeinflusst.

Die in der **TCM** empfohlenen Unteren Einflussreichen Punkte Ma 36, Ma 37 in den Segmenten L4·L5 an der tibialen, gesichtsseitigen Hälfte des Beins mit ihrer Wirkung auf die Abdominalorgane sind nur vor dem Hintergrund dieses segmentalen Reflexweges verständlich.

» Die **Punktekombination Alarm-Punkt und Unterer Einflussreicher Punkt,** in diesem Fall KG 12 und Ma 36, stellt auch hier eine **Doppelstrategie** dar, indem das zugehörige Organ Magen sowohl direkt auf kuti-viszeralem Weg als auch zusätzlich über seine sympathischen Projektionszonen am Unterschenkel erreicht werden kann.

Es handelt sich also auch bei dieser Basispunktekombination Alarm-Punkt + Unterer Einflussreicher Punkt eindeutig um eine **Segmenttherapie, die auf die algetischen und vegetativ-reflektorischen Projektionszonen dieses Organs Bezug nimmt.**

Ganglion mesentericum superius

Außer dem *Ganglion coeliacum* muss bei der Behandlung von Störungen der unteren Abdominalorgane (*Colon descendens* und *Sigma*) und der Niere auch auf das *Ganglion mesentericum superius* hingewiesen werden.

Die Basispunkte für die Behandlung von Störungen der unteren Abdominalorgane und segmentanteilig der Niere entsprechen nämlich nach meiner Analyse **am Rumpf** der **peripheren Projektion des *Ganglion mesentericum superius*.**

Das *Ganglion mesentericum superius* erhält präganglionäre Fasern aus den Rückenmarkssegmenten Th10 und Th11, „gebündelt" im *N. splanchnicus minor.* Dabei muss darauf hingewiesen werden, dass der *N. splanchnicus minor* sich dazu eng an das *Ganglion coeliacum* anlegt und mit diesem eine **Funktionseinheit** in Form des *Plexus solaris* bildet.

Mit seinen postganglionären Fasern versorgt das *Ganglion mesentericum superius* vegetativ im Körperinneren die unteren Abdominalorgane und vor allem segmentanteilig die Niere.

Am Bauch versorgen die Rückenmarkssegmente Th10 und Th11 nicht nur den *N. splanchnicus minor,* sondern über ihre Spinalnerven auch die Oberflächensegmente Th10 und Th11, also die Bauchdecke handbreit in Höhe des Nabels und über den Grenzstrang ventral die Haut vom Xiphoid zu den Beinen (Th7 bis Th12 und L1·L2).
TCM: Ma 25 beidseits.

Ein Reiz an dieser Stelle hat daher über das *Ganglion mesentericum superius* vor allem eine Wirkung auf die Niere.

Aus der Klinik ist bekannt, dass Nabelekzeme oft auch ein Hinweis auf mögliche Nieren- und/oder Urogenitalerkrankungen sein können.

Eine weitere Besonderheit des Segments Th10 ist, dass das Dermatom Th10 seitlich den freien Rand der zwölften Rippe bedeckt.

Hier liegt, wie schon erwähnt, nach der **TCM** der Alarm-Punkt der Niere, nämlich der Akupunkturpunkt Gbl 25, der bei Nierenerkrankungen druckempfindlich sein kann.

Am Rücken bedeckt das Dermatom Th10 den zweiten und dritten Lendenwirbel.

Nach der **TCM** liegt hier der Zustimmungs-Punkt der Niere Bl 23 beiderseits.

Alle erwähnten Akupunkturpunkte, nämlich Ma 25 und Nabel, Gbl 25 und Bl 23 entsprechen nach meiner Analyse der peripheren Projektion des *Ganglion mesentericum superius.*

Plexus solaris

Wie schon erwähnt, haben das *Ganglion mesentericum superius* und das *Ganglion coeliacum* als *Plexus solaris* eine gemeinsame Projektionsstelle am Rücken in einem etwa handbreiten Bereich des thorako-lumbalen Übergangs. Dies erklärt sich aus der anatomischen Tatsache, dass das Dermatom Th8 den 12. Brustwirbel und damit den thorako-lumbalen Übergang bedeckt. Damit sind die Projektionsareale von Magen, Darm, Leber, Pankreas, Nieren am Rücken in diesem Bereich durch ihre Zustimmungs-Punkte „gebündelt“.

» Diese Zustimmungs-Punkte in Kombination mit dem Alarm-Punkt und gleichzeitigen Reunions-Punkt KG 12 entsprechen somit der **peripheren Projektion** des *Plexus solaris* **am Rumpf.**

An den Beinen liegen die relevanten Akupunkturpunkte

- für die Oberbauchorgane (Th6 bis Th9) im kranialen Drittel des *M. tibialis anterior*, der in diesem Bereich ein ausschließliches L4-Myotom ist, **TCM:** Ma 36
- für die Unterbauchorgane bis zur linken Flexur (Th10·Th11) im kaudalen Teil des *M. tibialis anterior*, der hier zusätzlich bereits L5-Fasern erhält, **TCM:** Ma 37

Dazu eine wichtige Besonderheit: Wie die original·chinesischen Akupunkturtafeln zeigen, muss bei richtiger Nadelung von Ma 36 und Ma 37 die Nadelspitze das Gebiet der *A. tibialis anterior* erreichen. Das perivasale sympathische Geflecht der *A. tibialis anterior* wiederum stammt aus den Seitenhörnern der Rückenmarkssegmente Th10 bis L2, vor allem aus der oberen Hälfte (Th10·Th11·Th12).

An früherer Stelle wurde bereits eine Beobachtung von Lazorthes (1949) erwähnt, wonach die **kranialeren** Rückenmarkssegmente für die Oberbauchorgane Th6 bis Th10·Th11, ihre Vasomotoren in das **kranialer** liegende lumbale Segment L4 am Bein abgeben. Dies erklärt, warum die Oberbauchorgane Th6 bis Th10·Th11 und das zu diesen Enterotomen oberflächenassoziierte Segment in Oberbauchmitte Th8 (**TCM:** KG 12) als relevanten Akupunkturpunkt an der unteren Extremität den Punkt Ma 36 (L4) erhalten.

Nach der gleichen Gesetzmäßigkeit der segmentalen Ordnung geben die **kaudaleren** Rückenmarkssegmente Th11·Th12 ihre Vasomotoren in das **kaudaler** liegende lumbale Segment L5 am Bein ab. Dies erklärt, warum die Enterotome Th10·Th11 (segmentanteilig Niere, *Colon transversum, Colon descendens* und *Sigma* sowie *Rectum*) und die zu diesen Enterotomen oberflächenassoziierten Segmente in Nabelhöhe Th10·Th11 (**TCM:** Ma 25) als relevanten Akupunkturpunkt an der unteren Extremität den Punkt Ma 37 (L5) erhalten.

3

3.2.5 Erkrankungen der Beckenorgane aus segmentaler Sicht

Die Beckenorgane bestehen aus Sicht der **TCM** aus dem Urogenitaltrakt und dem Dickdarm distal der *Flexura coli lienalis* (Cannon-Böhm-Punkt).

Organ-Symbol für die Beckenorgane ist die **Niere**.

Die Basispunktekombination zur Behandlung von Erkrankungen der Beckenorgane, hier am Beispiel von gynäkologischen Erkrankungen, besteht aus

- KG 4, „Reunions-Punkt der 3 Yin-Organe Leber, Milz und Niere“ und
- MP 6, „Reunions-Punkt der 3 unteren Yin-Meridiane Leber, Milz und Niere“ (Abb. 3.19).

Die Basispunkte liegen im Bereich der **peripheren Projektion** des *Ganglion mesentericum inferius.*

Aus segmentaler Sicht zählen zu den Beckenorganen die Enterotome Th11 bis L2-L3.

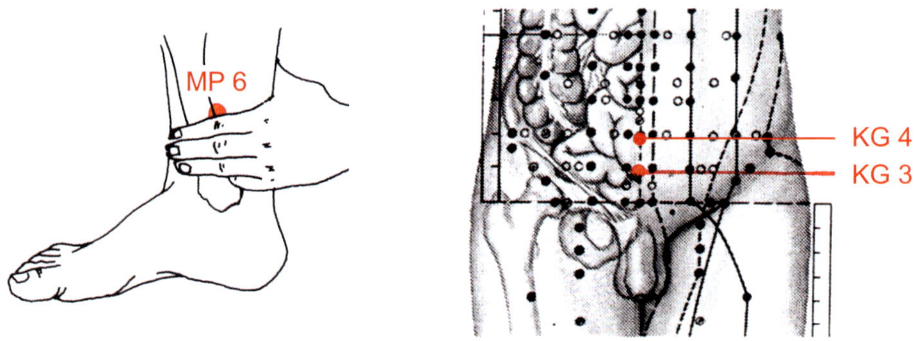

Abbildung 3.19
Basispunkte bei Erkrankungen der Beckenorgane.
[Aus König-Wancura 1987]

Frage: Lässt sich aus Sicht der Segment-Akupunktur ein plausibler Reflexweg für die Wirkung dieser Punktekombination nachweisen?

Zur Beantwortung dieser Frage muss auf die Bedeutung des *Ganglion mesentericum inferius* näher eingegangen werden.

Die Basispunkte für die Behandlungen von Störungen der Beckenorgane entsprechen nämlich nach meiner Analyse am Rumpf der **peripheren Projektion** des *Ganglion mesentericum inferius* (s. Abb. 3.20).

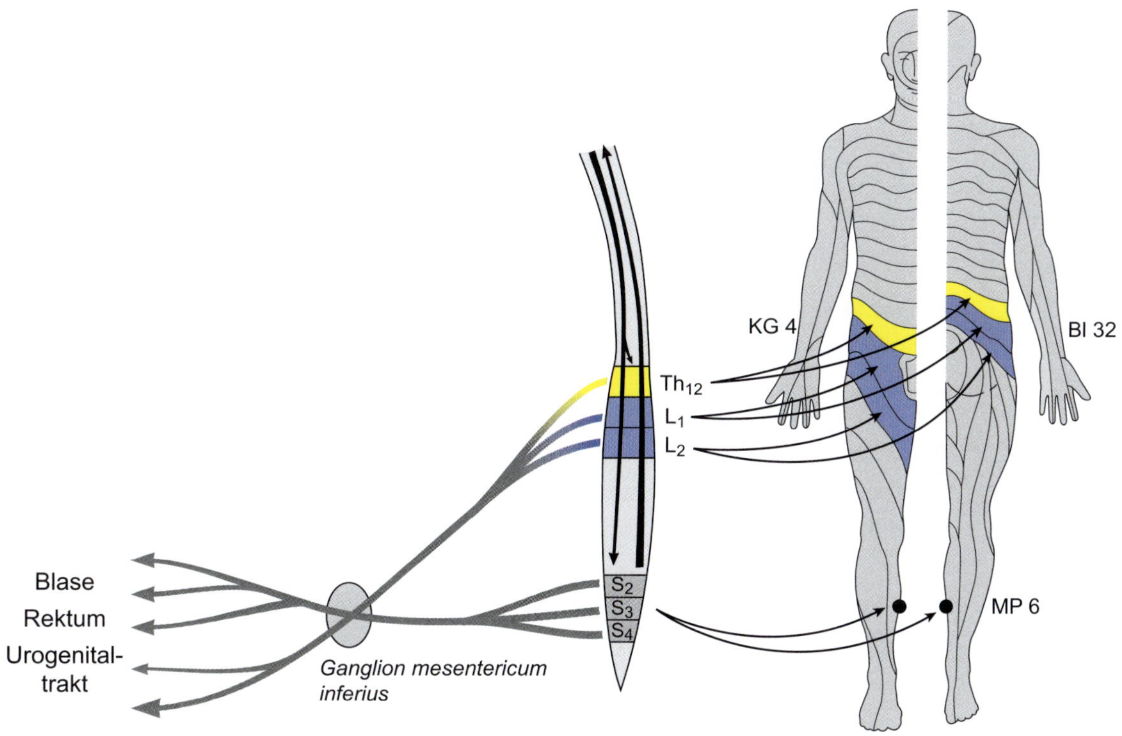

Abbildung 3.20
Schematische Darstellung der Rückenmarkssegmente Th12·L1·L2 und deren präganglionäre Fasern zum *Ganglion mesentericum inferius* und dessen postganglionärem Zielgebiet Blase, Rektum, Urogenitaltrakt.
Ferner schematische Darstellung der somato-sensiblen Fasern Th12·L1·L2 zu den Segment-identen Rückenmarkssegmenten.
Ferner Einfluss der parasympathischen *Nn. pelvici,* die aus den Rückenmarkssegmenten S2·S3·S4 entspringen.
[Modifiziert nach König-Wancura 1975 und Waldeyer 2002]

Das *Ganglion mesentericum inferius* und seine akupunkturrelevanten Punkte an der Körperoberfläche

TCM: Unterer 3E

Das *Ganglion mesentericum inferius* erhält seine **präganglionären Fasern** aus den Seitenhörnern der Rückenmarkssegmente Th12·L1·L2 und S1·S2·S3.

Mit seinen **postganglionären Fasern** versorgt das *Ganglion mesentericum inferius* im Körperinneren Urogenitaltrakt, Blase und Rektum.

Die Rückenmarkssegmente Th12·L1·L2 versorgen über ihre Spinalnerven aber auch die Oberflächensegmente Th12·L1·L2, also den Bereich der Unterbauchquerfalte bis zur Symphyse, und beeinflussen über die Grenzstrangverteilung auch die Haut der unteren Körperhälfte (Th10 bis S5) vom Nabel zum Bein.

TCM: KG 4.

» Ein Reiz an dieser Stelle hat daher über das *Ganglion mesentericum inferius* vor allem eine Wirkung auf Urogenitaltrakt, Blase und Rektum.

Wie schon erwähnt, ist zur oben beschriebenen Beteiligung von S1·S2·S3 noch Folgendes anzumerken:

Das *Ganglion mesentericum inferius* erhält parasympathische Fasern aus den *Nn. pelvici,* die in den Rückenmarkssegmenten S1·S2·S3 entspringen. Die aus diesen Rückenmarkssegmenten entspringenden Spinalnerven S1·S2·S3 innervieren ihrerseits die Rückseite des Beins und einen Teilbereich des Sakrums.

Daher stehen diese Oberflächensegmente umgekehrt auch mit Blase, Rektum und Urogenitaltrakt in Beziehung (s. Abb. 3.20).

An der Körperoberfläche liegen die Projektionsareale des *Ganglion mesentericum inferius* daher **am Bauch** und **am Rücken** im Bereich jener breiten Hiatus-Linie, an der L2 an S2 grenzt (s. Abb. 3.21).

Diese Hiatus-Linie erstreckt sich über die Mitte des Sakrums (**TCM:** Bl 31, Bl 32) und über den *M. gluteus maximus* bis zur Rückseite des *Trochanter major.*

Aus klinischer Sicht ist das jener Bereich, in welchem die **Beckenorgane,** vor allem die weiblichen Adnexe, Projektionsschmerzen auslösen können, ebenso wie ein symptomatischer Herpes zoster bei Erkrankungen der Beckenorgane in diesem Bereich auftreten kann.

An den Beinen liegen die relevanten Akupunkturpunkte für die Beckenorgane (Th12·L1·L2 und S1·S2) im Bereich von *N.* und *A. tibialis posterior* sowie den Flexoren des Beins.

TCM: Ni 3 (L4·L5, S2) und MP 6 (L4·L5, S2).

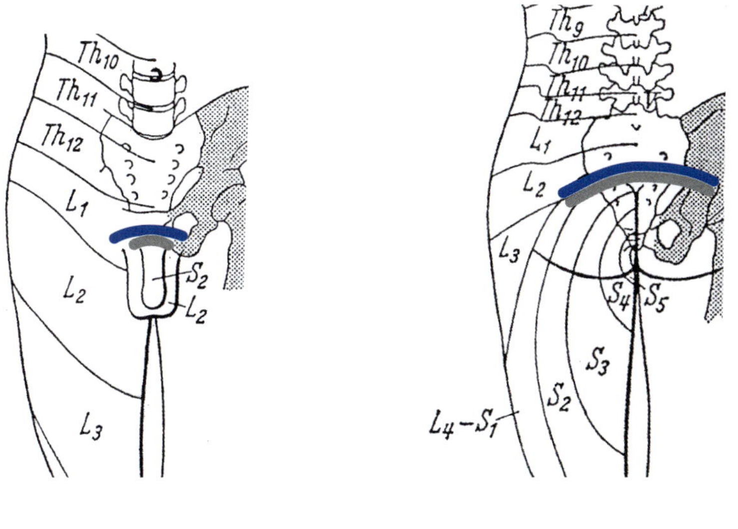

a b

Abbildung 3.21
Die Hiatus-Linien im Bereich des Beckens an der Grenze von L1·L2 (blau) und S2 (grau), ventral und dorsal.
[Modifiziert nach Hansen-Schliack 1962]

Dazu wieder, wie zuvor, eine wichtige Besonderheit: Nach den chinesischen Angaben muss bei richtiger Nadelung von Ni 3 und MP 6 die Nadelspitze das Gebiet von *A.* und *V. tibialis posterior* erreichen. Das perivasale sympathische Geflecht dieser Blutgefäße wiederum stammt nach Lazorthes (1949) aus den Seitenhörnern der Rückenmarkssegmente Th10 bis L2 und aus den sakralen Segmenten S1·S2.

Auch hier gilt das gleiche segmentale Ordnungsprinzip, dass die **kaudaleren** Rückenmarkssegmente für die Beckenorgane (Th12·L1·L2) ihre Vasomotoren in die **kaudaler** liegenden unteren lumbalen (L5) und die sakralen (S1·S2) Segmente abgeben.

» Dies erklärt, warum die Beckenorgane Th12·L1·L2 und S1·S2 sowie ihre Segment-identen Oberflächenareale (**TCM:** KG 4, Bl 31, Bl 32) als relevante Akupunkturpunkte an der unteren Extremität die Punkte Ni 3 bzw. MP 6 erhalten.

An der Körperoberfläche liegt der Punkt KG 4 im Dermatombereich Th11·Th12 und im darunterliegenden Segment-identen Myotom Th11·Th12 des *M. rectus abdominis*. Ein tiefer Nadelreiz bleibt hier also ausschließlich im Segmentbereich Th11·Th12.

Auf dem bekannten **kuti-viszeralen** Weg erreicht der Reiz von der **ventral** gelegenen Head-Zone der gynäkologischen Organe über die Rückenmarkssegmente Th11·Th12 die Enterotome Th11·Th12, also die weiblichen Fortpflanzungsorgane. An der **dorsal** gelegenen Head-Zone der gynäkologischen Organe erstrecken sich die Projektionszonen von Th11 bis L2.

Umgekehrt projiziert sich eine Erkrankung gynäkologischer Organe auf dem bekannten **viszero-kutanen** Weg in die genannten Head-Zonen.

Die Weiterleitung des Reizes von den Rückenmarkssegmenten Th11·Th12 (sowie L1·L2) erfolgt über präganglionäre Fasern zu den unteren thorakalen und oberen lumbalen Grenzstrangganglien Th11 **bis** L2 (s. Tab. 1.4, S. 83 und Abb. 3.18 a, S. 252).

Von hier aus wird der Reiz aber auch weitergeleitet nach kaudal in die lumbalen sympathischen Ganglien L4·L5 **und** in die sakralen sympathischen Ganglien S1·S2·S3 (s. ebenfalls Tab. 1.4).

3

Von hier erfolgt die Weiterleitung über postganglionäre Fasern in die Spinalnerven L4·L5 **und** die Spinalnerven S1·S2 ·S3, also anteilig in den *Plexus lumbalis* mit den Fasern von L4 und L5 und in den *Plexus sacralis* mit den Fasern von S1·S2 ·S3. Damit wird das Versorgungsgebiet des *N. ischiadicus* an der Rückseite des Oberschenkels und des *N. tibialis* an der Rückseite des Unterschenkels, aber auch des *N. peroneus* an der Außenseite des Unterschenkels erreicht.

Krankheitsimpulse bei gynäkologischen Erkrankungen gelangen also auf diesem Weg in die fibulare und rückseitige Hälfte des Beins, aber auch in den *Pes anserinus* (L4 bis S2, s. Abb. 3.1, S. 208) und auch zur Sitzfläche. Sie können hier Projektionsschmerzen und Hautveränderungen auslösen, z. B. Schmerzen in der Kniekehle oder Achillodynie, aber auch Schmerzen im medialen Kniebereich (*Pes anserinus*, s. o.).

In umgekehrter Richtung kann man durch einen Reiz im Segmentbereich L5·S1·S2 über die sympathischen Ganglien L5·S1·S2 eine Wirkung auf die Rückenmarkssegmente Th11·Th12·L1·L2 ausüben und damit die Enterotome Th11 bis L2 des Beckens beeinflussen.

» Die in der **TCM** empfohlenen Akupunkturpunkte, nämlich der Reunions-Punkt der drei unteren Yin-Organe am Rumpf KG 4 und Bl 32 am Sakrum, sowie der Kreuzungs-Punkt der drei Yin-Meridiane an der unteren Extremität MP 6, werden mit ihrer Wirkung auf die Beckenorgane vor dem Hintergrund des beschriebenen segmentalen Reflexweges verständlich und erhalten damit eine wissenschaftlich plausible Begründung für ihre Wirkung.

Auch hier handelt es sich also um eine Segmenttherapie, die auf die algetischen und vegetativ-reflektorischen Projektionszonen der Beckenorgane Bezug nimmt.

3.3 Segmentale Analyse der traditionellen Akupunkturregeln bei der Behandlung von vegetativen und psychovegetativen Beschwerden aus segmentaler Sicht

TCM: *Jing-Shen*-Krankheiten („Essenz-Geist-Störungen")

Die von der **TCM** empfohlene Basispunktekombination zur Behandlung von vegetativen und psychovegetativen Beschwerden, He 7 und MP 6, wird aus segmentaler Sicht verständlich, wenn man das *Ganglion cervicale superius* als zuständig für „Kopf und Geist" sieht, das *Ganglion mesentericum inferius* als zuständig für das „Irdische", nämlich die Entleerungsfunktion (Abb. 3.22).

Bei psychovegetativen Beschwerden ist das Gleichgewicht zwischen „Geistigem" und „Irdischem" gestört.

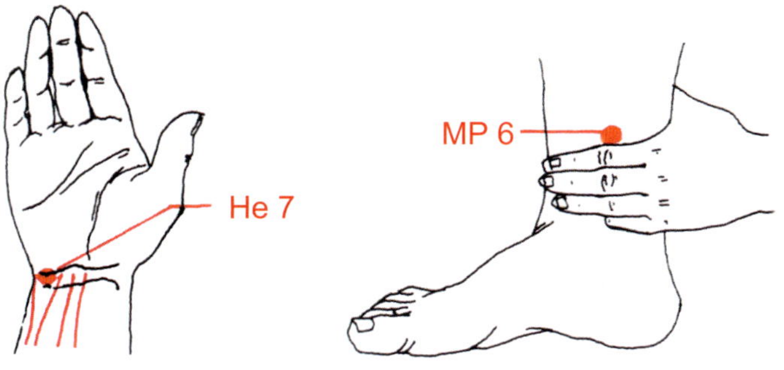

Abbildung 3.22
Basispunkte bei vegetativen und psychovegetativen Beschwerden.
[Aus König-Wancura 1987]

Tabelle 3.1 Beispiele: Segmentbezug und Akupunkturpunkte bei vegetativen Störungen

Vegetative Störungen im Bereich	Segmentbezug	Basiskombination He 7 und MP 6 und
Respirationstrakt	Th2 bis Th7 und C5·C6	Bl 13 und KG 17, evtl. zusätzlich Lu 9
Herz-Kreislauf-System	C8 bis Th6 und C5 bis Th1	Bl 15 und KG 17
Digestionstrakt	Th8 bis Th10 und L4	KG 12 und Ma 36
Urogenitaltrakt	Th11 bis L2 und S1·S2	KG 4 und Bl 23

Die große Gruppe der vegetativen, psychovegetativen und psychosomatischen Beschwerden, in der **TCM** die *Jing-Shen*-Krankheiten („Essenz-Geist-Störungen"), wird vor allem auf eine gestörte Beziehung zwischen dem mentalen Aspekt (*Shen*-Geist, aber auch Geister, Dämonen) und dem körperlichen, nach Ansicht meiner Lehrer in Peking vor allem sexuellen Aspekt (*Jing*-Sperma, „Essenz"), zurückgeführt. Durch diese Dysbalance komme es zu einer Verminderung der Lebensenergie und Lebensfreude und damit zu vielfältigen Befindensstörungen.

Nach **TCM**-Theorie hat der mentale Aspekt der Lebensenergie seinen „Sitz" in Herz und Hirn.

Daher wird zur Behandlung dieser Beschwerden einerseits der Akupunkturpunkt He 7 (*shen men*, „Tor des Geistes") empfohlen, andererseits als weiterer Basispunkt MP 6, der zu den Beckenorganen in Beziehung steht (Tab. 3.1). Ergänzt werden diese beiden Basispunkte durch PaM 1 auf der Scheitelhöhe.

Von den westlichen Akupunkteuren werden diese Beschwerden oft als **„psychosomatische Beschwerden"** bezeichnet.

Diese westliche Interpretation ist meiner Meinung nach nur eingeschränkt richtig, weil es nach *Unschuld* (2012) eine „psychische Deutung von Krankheiten" in der **TCM** nie gegeben hat.

Nach meinen persönlichen Beobachtungen in den Ambulanzen in Peking entspricht die „*Jing-Shen*-Störung" einem neurasthenischen Konstitutionstyp. Wenn man nämlich *Jing-Shen* umgangssprachlich übersetzt, so entspricht es der Beschreibung eines „saft- und kraftlosen" Menschen (*Jing:* Essenz, Sperma), dem alles „über den Kopf" wächst (*Shen:* Geist) und der auf jede Störung unreflektiert mit vegetativen Beschwerden seitens Herz, Magen und Sexualität reagiert. So gesehen nimmt ein solches Beschwerdebild auf den neurasthenischen Konstitutionstypen und nicht auf die Krankheit Bezug.

Der neurasthenische Konstitutionstyp ist als solcher vor allem durch nasskalte Hände und Füße gekennzeichnet. Treten Störungen jedweder Art hinzu, kommt es zu einer Verstärkung dieser charakteristischen Symptome, die man in der **TCM** durch die Akupunkturpunkte He 7 und MP 6 positiv zu beeinflussen versucht.

Dies ist aus segmentaler Sicht möglich, weil Handflächen (C8) und Fußsohlen (S1-S2) vasomotorisch besonders reich versorgt sind.

Ein Reiz an He 7 (C8) und MP 6 (S1-S2) beeinflusst über das entsprechende Rückenmarkssegment die Durchblutung von Händen und Füßen und wirkt dadurch der Empfindung von Nässe und Kälte entgegen.

Auch hier zeigt sich, dass die **Akupunktur eine Segment-Therapie** ist.

Frage: Wie lässt sich die Wirkung dieser Basispunkte He 7 (Quell-Punkt), MP 6 (Reunions-Punkt) und PaM 1 bei vegetativer Dystonie aus Sicht der Segment-Akupunktur interpretieren?

» Der **Akupunkturpunkt He 7** entspricht dem **Nervenreizpunkt** am *N. ulnaris* (C8·Th1) und dem **Gefäßpunkt** an der *A. ulnaris.*

Die intensive Reizung von He 7 (C8·Th1) bewirkt eine Beugung der Finger, eine ulnare Abduktion im Handgelenk und eine Adduktion des Daumens nach Art einer Krallenhand.

Die Reizung der Myotome der ulnaren Flexoren (C8·Th1) bewirkt ferner eine Beugung im Handgelenk.

Die Reizung des Myotoms C8 beeinflusst darüber hinaus über das Myotom C8 im *M. pectoralis* die Adduktion und Beugung der oberen Extremität.

Insgesamt gesehen bewirkt also die Reizung von C8·Th1 an den von *Rami ventrales* innervierten Flexoren eine Haltung von Arm und Hand, die an sich schon **auf somato-vegetative Weise entspannend wirkt,** man denke hier nur an die **Pfötchenstellung von Tier und Mensch beim Einschlafen.**

Bezüglich des Akupunkturpunkts He 7 als Gefäßpunkt besteht über das sympathische Geflecht der *A. ulnaris* und über das *Ganglion cervicale superius* eine Beeinflussung der Schädel- und Hirndurchblutung (*A. carotis externa* und *interna* und *A. vertebralis,* s. S. 244).

Der Punkt He 7 kann daher auch die Vigilanz des Patienten deutlich beeinflussen.

Eine Reizung von C8·Th1 über den Akupunkturpunkt He 7 kann darüber hinaus aber auch die Haut der gesamten oberen Körperhälfte sympathisch beeinflussen.

Möglich wird dies durch die Reizweiterleitung über somato-sensible Afferenzen zum Rückenmark, und zwar zum *Centrum ciliospinale* C8·Th1·Th2 und von hier zum *Ganglion cervicale superius* und *Ganglion cervicale inferius:*

- Über das *Ganglion cervicale superius* erfolgt die sympathische Beeinflussung der Haut von Kopf, Gesicht, Hals und oberem Brustbereich C2·C3·C4.
- Über das *Ganglion cervicale inferius* erfolgt die sympathische Beeinflussung der Haut von Th1 bis Th9 (s. S. 93).

Vom *Ganglion cervicale superius* wird auch die fazialisinnervierte Muskulatur beeinflusst, ebenso wie die Pupillen- und Lidspaltweite (Entspannung des Gesichts und „Schlafzimmerblick". Dieser Effekt lässt sich fast immer während der Akupunkturbehandlung mit Nadelung von He 7 beobachten).

Somit kann man über eine Reizung des Akupunkturpunkts He 7 also auch die unbewusste vegetative Mimik beeinflussen.

Eine besondere Bedeutung erhält He 7 (C8·Th1) darüber hinaus durch seine Nähe zum sympathischen Geflecht der *A. ulnaris.*

Die Arterien sind immer doppelt innerviert (s. S. 155), und zwar „indirekt" von einem Spinalnervenast, hier dem *N. ulnaris*, C8·Th1, und „direkt" von einem sympathischen Ganglion (Lazorthes 1949), hier dem *Ganglion cervicale superius* und dem *Ganglion cervicale inferius,* die beide präganglionäre Fasern vom *Centrum ciliospinale* erhalten.

Durch diese doppelte Innervierung der *A. ulnaris* wird die Wirkung von He 7 ausgeweitet, indem die Haut der gesamten oberen Körperhälfte beeinflusst wird. Natürlich hat dieser Reiz von He 7 außer seiner Wirkung auf die Haut auch Wirkung auf die Herztätigkeit.

» Der **Akupunkturpunkt MP 6** entspricht dem **Nervenreizpunkt** am *N. tibialis posterior* (L4·L5·S1·S2) und dem Gefäßpunkt an der *A. tibialis posterior* (s. Abb. 3.23).

MP 6 liegt an der Innenseite des Unterschenkels im Bereich von *A.* und *N. tibialis posterior* und der drei Flexoren *(M. tibialis posterior, M. flexor hallucis longus und M. flexor digitorum longus).* Da sich die Fasern der genannten Muskeln hier „kreuzen", wird dieser Bereich auch Chiasma genannt. Mehr als auffällig ist, dass die Chinesen den Punkt MP 6 als „Kreuzung der 3 Yin" bezeichnen. Diese Namensgebung weist in auffälliger Weise auf zu Grunde liegende anatomische Kenntnisse hin.

Ein Reiz an diesem Areal wird weitergeleitet über das sympathische Geflecht der *A. tibialis posterior* zu den Rückenmarkssegmenten Th8 bis Th12 (s. Abb. 1.11, S. 17) und beeinflusst die Beckenorgane (Enterotome Th10 bis Th12, L1·L2, s. auch Abb. 3.20, S. 259).

Die Reizung dieser Stelle löst bei tiefem Stich aber auch eine Flexion der Myotome L5·S1·S2 in den *Mm. tibialis posterior, flexor hallucis longus* und *flexor digitorum longus* aus, wodurch eine Beugung und Außenrotation von Bein und Fuß bewirkt wird.

Damit wird auch die untere Extremität in eine entspannte Körperhaltung gebracht, analog zur Beugung und Pfötchenstellung der oberen Extremität durch Reizung an He 7.

Da der Reiz am MP 6 (L4, S2) an der Hiatus-Linie der Dermatome L4 und S2 erfolgt, löst er einerseits eine oft sichtbare Piloarrektionswelle am Bein aus.

Andererseits wirkt der Reiz an MP 6 (L4, S2) nach Art eines Fremdreflexes auf den *M. cremaster* (L2, S2) und löst den bekannten Kremasterreflex aus. Darüber hinaus hat der Reiz an MP 6 (L4 bis S2) über den sympathischen Grenzstrang Einfluss auf die Segment-identen Enterotome von Abdomen (Th8 bis Th12) und Becken (Th12 bis L2 und S1·S2).

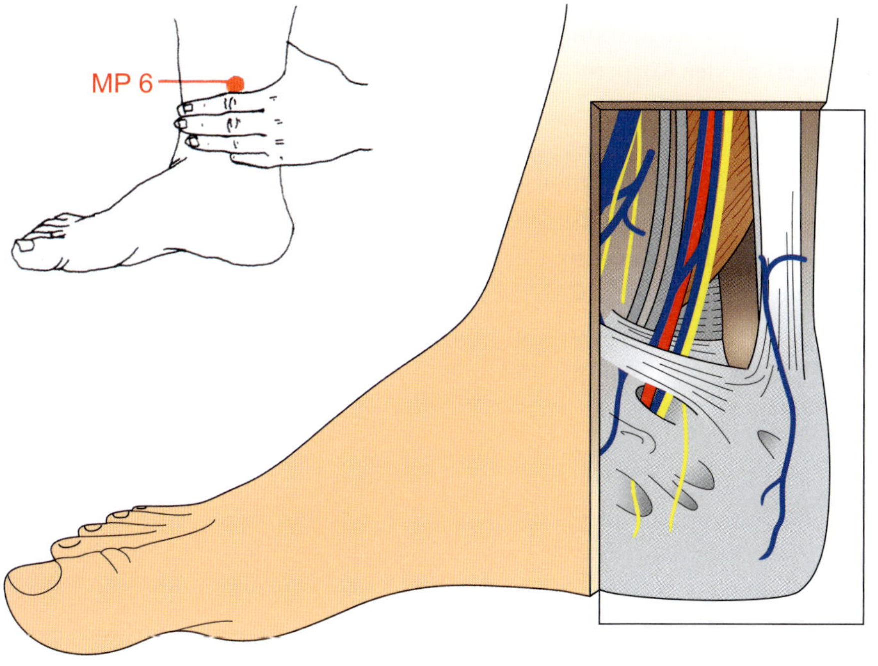

Abbildung 3.23
Schematische Darstellung des Areals des Akupunkturpunkts MP 6, „Kreuzung der 3 Yin", mit den Sehnen des *M. flexor hallucis longus, M. flexor digitorum longus* und *M. tibialis posterior* (grau) sowie *A., V. und N. tibialis posterior* (rot, blau, gelb).

Ein Reiz an MP 6 beeinflusst aber auch sakrale parasympathische Fasern, die über die *Nn. pelvici* und die Sakral-Segmente im Rückenmark mit den Sakral-Segmenten an der Körperoberfläche (Rückseite der Beine und *Regio perianalis*) in Beziehung stehen.

Miktion, Defäkation, Erektion und Ejakulation können also über einen kutiviszeralen Reflex von den beschriebenen Sakral-Segmenten an der Körperoberfläche aus beeinflusst werden. Der Punkt MP 6, an dem sich die Segmente L4 bis S2 treffen und der nach **TCM**-Theorie zu Recht als „Herr der unteren Körperöffnungen" bezeichnet wird, nimmt als erogene Zone Einfluss auf den sexuellen Aspekt der Lebensenergie und Lebensfreude, die bei psycho-vegetativen Beschwerden gestört sind.

» Der Akupunkturpunkt PaM 1 liegt auf der Scheitelhöhe an der Innervationsgrenze von C2 und Trigeminus (s. Abb. 1.5, S. 7).

Über den spinalen Trigeminus-Trakt und -Kern (V) besteht darüber hinaus eine enge Verbindung zu C2 und C3 und zu den parasympathischen Fasern des *N. vagus* (X).

Über den spinalen Trigeminus-Kern besteht außerdem eine Verbindung zu den Hirnnerven Fazialis (VII), Glossopharyngeus (IX) und Hypoglossus (XII), wie Neuhuber 2005 und 2009 eindrucksvoll nachweisen konnte.

Daher können sich alle vom *N. vagus* (X) innervierten Organe (Thorax-, Abdominal- und Beckenorgane bis zum Cannon-Böhm-Punkt) auch an Kopf und Gesicht projizieren. Dies erklärt, warum in der **TCM** Anfangs- oder Endpunkte der Yang-Meridiane an Kopf und Gesicht verortet sind.

Die Beziehung von spinalem Trigeminus-Kern zu Vagus und C2·C3 kann aber auch zur Lokalisation der **Somatotopien** an Kopf, Ohr und Gesicht eine Erklärung beisteuern (s. S. 333 und 362).

Umgekehrt kann ein Reiz an den Projektionsarealen des Vagus (X) eine parasympathische Wirkung auslösen. Diese Tatsache erklärt m. E. auch, warum die parasympathischen Projektionsareale am Kopf in allen Kulturen rituell verwendet werden: Segnen, Beruhigen erfolgt durch Handauflegen auf der Scheitelhöhe und durch Glattstreichen der Haare, wodurch eine parasympathische Wirkung ausgelöst wird, die z. B. einer sympathikotonen Piloarrektion („Haaresträuben“) entgegenwirkt.

» PaM 1 auf der Scheitelhöhe unterstützt also die beruhigende Wirkung von He 7 und MP 6.

Zusätzlich zu den beschriebenen Basispunkten PaM 1, He 7, MP 6 können, je nach vordergründigem Ort und Symptom der vegetativen Beschwerden, Punkte bzw. Areale am Rumpf, die zum Respirationstrakt, Herz-Kreislauf-System, Digestionstrakt oder Urogenitaltrakt in besonderer Beziehung stehen, eingesetzt werden. Es sind dies vornehmlich die **entsprechenden Zustimmungs-Punkte** am Rücken und **Alarm-Punkte** an der Ventralseite des Rumpfes, wie im Folgenden dargestellt wird.

Da die sogenannten **„Inneren Faktoren"** aus traditioneller chinesischer Sicht bzw. die psychischen Faktoren aus westlicher Sicht im Zusammenhang mit vegetativen Funktionen stehen, können auch die mit dem betroffenen Funktionstrakt in Beziehung stehenden Muskeln verspannt sein. Daraus ergibt sich, wie wir (König-Wancura) schon 1978 analysiert haben, eine Segment-Therapie für psycho-vegetative Beschwerden in Form eines **somato-psychischen Therapieansatzes.** Man könnte auch sagen: **Die Akupunktur behandelt die „periphere Manifestation der psychischen Störung"** (König-Wancura, 1978).

Der psycho-somatische und somato-psychische Konnex besteht darin, dass sich ein „Emovere", ein Hinausbewegen der psychischen Befindlichkeit, einerseits in der entsprechenden vegetativen Fehlfunktion niederschlägt, andererseits in einer Verspannung segmentbezogener Myotome bemerkbar macht, was dann zur jeweiligen typischen Körperhaltung, Mimik und Gestik führt (König-Wancura 1978). Diese Erkenntnis wurde von zahlreichen Autoren übernommen.

In gleicher Weise können die sogenannten **„Äußeren Faktoren"** aus traditioneller chinesischer Sicht bzw. die bioklimatischen Faktoren aus westlicher Sicht im Zusammenhang mit vegetativen Funktionen stehen.

Zum Beispiel ist vor allem die subjektive Empfindung der Kälte und des Kälterieselns von Bedeutung: Sie entsteht durch die sympathikotone Reaktion von Piloarrektion, erhöhter Schweißsekretion und Vasokonstriktion und wird vor allem im dorsalen Längsdrittel beobachtet und subjektiv empfunden.

Vermutlich aufgrund dieser subjektiven Wahrnehmung ordnet die phänomenologisch orientierte **TCM** dem dorsalen Längsdrittel die Empfindung Kälte zu und setzt sie mit dem „Inneren Faktor" Angst in Beziehung, die sich objektiv und subjektiv in gleicher Weise und am gleichen Ort äußert.

Anatomischer Hintergrund für das Gesagte ist natürlich auch das gehäufte Vorkommen von Kälterezeptoren in der Haut von Nacken und Rücken.

In Tabelle 3.2 werden die Beziehungen zwischen **Emotionen, vegetativen Funktionen** und zugehörigen **Oberflächensegmenten** zusammengefasst.

Tabelle 3.2 Beziehungen von psychischen Faktoren, vegetativen Funktionen und Oberflächensegmenten und Akupunktur-Basiskombinationen.

„Innerer Faktor"	Vegetative Funktion	Oberflächen-segmente	Basiskombination He 7 und MP 6 und
Trauer	Hyperventilation (Weinen)	Zerviko-thorakale Segmente C5·C6 Th2 bis Th5 „Kummerrücken"	Bl 13 und KG 17 3E 5*, evtl. Lu 9, Lu 7
Hektik, überschießende Freude	Tachykardie, Unruhe	Zerviko-thorakale Segmente C8·Th1 bis Th6 „Zappelphilipp"	Bl 13 und KG 17 3E 5*, evtl. Lu 9, Lu 7
Depressive Verstimmung	Gestörte Verdauungsfunktion, gestörtes Essverhalten	Thorako-lumbale Segmente Th6 bis Th10 L1 bis L4 „Affengang, Affenhaltung"	Ma 36 und KG 12 3E 5
Angst, Furcht, Schreckhaftigkeit	Blasenfunktionsstörung, Defäkationsstörung, sexuelle Störungen	Lumbo-sakrale Segmente L4 bis S3 „Geduckter Angsthase, Lendenlahmer"	Bl 23 und KG 4 evtl. Ni 3
Reizbare Schwäche, Zorn, Wut, Aggression	Spasmen, Kreislauflabilität	Zerviko-thorako-lumbale Segmente C7 – Th12 – L4·L5 „Rumpelstilzchen"	Le 3 und KS 6

* Der Punkt 3E 5 beeinflusst die Oberflächensegmente des ganzen Rückens, d. h. alle zerviko-thorakalen und auch lumbalen Myotome. Er ist damit in der Lage, die mit dem jeweils betroffenen Funktionstrakt in Beziehung stehenden verspannten Muskeln zu beeinflussen und damit die periphere Manifestation der psychischen Störung zu behandeln.

3

Bei Behandlung von **vegetativen Störungen** wird oft auch der jeweilige Quell-Punkt gereizt, weil er aus segmentaler Sicht als Gefäßpunkt nicht nur Wirkung auf die Körperoberfläche, sondern auch auf das zugehörige innere Organ hat (s. auch doppelte Innervation der Gefäße, LAZORTHES 1949, s. Abb. 2.2, S. 155).

3.4 Die acht zusätzlichen Meridiane („Wunder-Meridiane") und ihre Beziehung zu inneren Organen aus segmentaler Sicht

Die Viszero-viszeral-Reflexe in ihrer Beziehung zu den Längsdritteln und zur Vorder- und Rückseite des Rumpfes

Die „Wunder-Meridiane" entsprechen einerseits hinsichtlich ihrer Oberflächenareale am Rumpf den drei Ästen der Spinalnerven.

Andererseits entsprechen sie hinsichtlich ihrer Wirkrichtung der ventralen bzw. dorsalen Hälfte des Rumpfes.

Die „Wunder-Meridiane" haben jeweils Beziehung zu mehreren inneren Organen und deren vegetativen Funktionen, die über Viszero-viszeral-Reflexe miteinander in Verbindung stehen.

Analysiert man die acht „Wunder-Meridiane" aus segmentaler Sicht, so zeigt sich, dass sie in Beziehung zu den Innervationsgebieten der drei Spinalnervenäste stehen, welche die Dermatomanteile des vorderen, seitlichen und hinteren Längsdrittels am Rumpf bilden.

Da das laterale Längsdrittel (s. Abb. 2.11, S. 171), aufgrund der Innervation durch einen vorderen und einen hinteren Ast des *Ramus lateralis* des Spinalnervs, aus einem vorderen und einem hinteren Anteil besteht, kommt es aufgrund der horizontalen Verbindung der Äste innerhalb eines Spinalnervs zur Bildung einer jeweils ventralen und dorsalen Körperhälfte.

Berücksichtigt man darüber hinaus die Tatsache, dass Extremitätenmuskulatur auf den Rumpf „zurückgewandert" ist und sich unter thorakale und lumbosakrale Dermatome geschoben hat (s. Abb. 1.14, S. 22/23), wird aus der Dritteilung eine Halbierung in eine ventrale und dorsale Hälfte des Rumpfes, indem sich die Flexoren der Extremitätenmuskulatur in der ventralen Hälfte anlagern, die Extensoren in der dorsalen Hälfte.

» Auf der Grundlage dieser Innervation durch die Spinalnervenäste können sich die Organe von Thorax, Abdomen und Becken in die gesamte vordere und hintere Hälfte des Rumpfes segmentgerecht projizieren.

Ein weiterer wichtiger Aspekt bei der segmentalen Analyse der „Wunder-Meridiane" ist die Tatsache, dass mehrere Organe durch sympathische Organreflexe (Viszero-viszeral-Reflexe) über ein gemeinsames, großes sympathisches Ganglion „gebündelt" sind.

TCM: Mutter-Sohn-Regel, Ehemann-Ehefrau-Regel

Traditionell sind die „Wunder-Meridiane" eingeteilt in

- die Yin-Gruppen der „Wunder-Meridiane"
  - Die **ventrale Rumpfhälfte** (Thorax, Abdomen) und ihre Beziehung zum Organ Herz und zu den Oberbauchorganen (Magen, Milz, Leber, Gallenblase, Niere, Zwerchfell).
  - Das **ventrale Längsdrittel** (Thorax, Rachen, Unterbauch, Becken) und seine Beziehung zu Lunge und Niere

- die Yang-Gruppen der „Wunder-Meridiane"
  - Die **dorsale Rumpfhälfte** (einschließlich Becken und Schädel) und ihre Beziehung zu den Organen Leber, Milz, Magen, Niere.
  - Das **dorsale Längsdrittel** (Rücken, Hinterkopf) und seine Beziehung zu den Organen Herz, Leber, Niere.

(s. Abb. 3.24)

	Yang-Gruppen		Yin-Gruppen	
Außen *Biao*	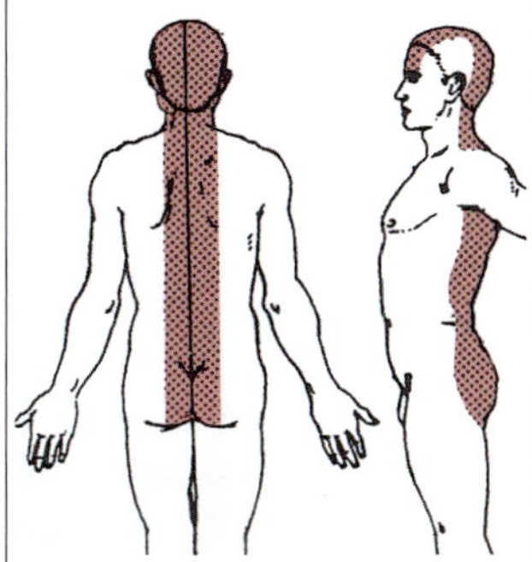	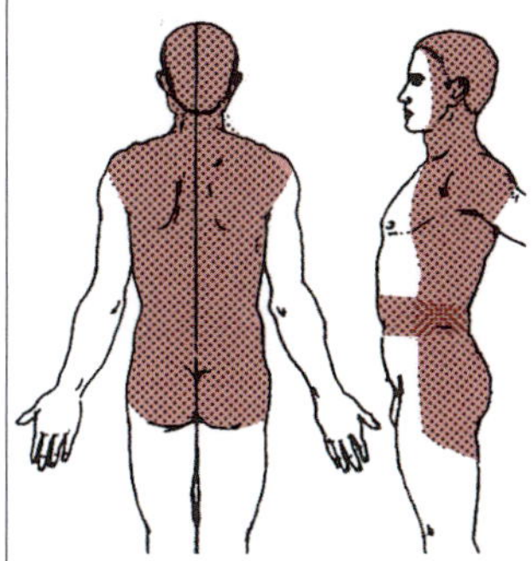	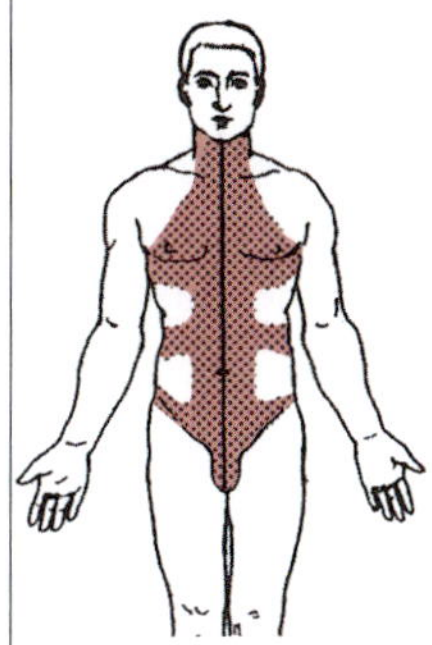	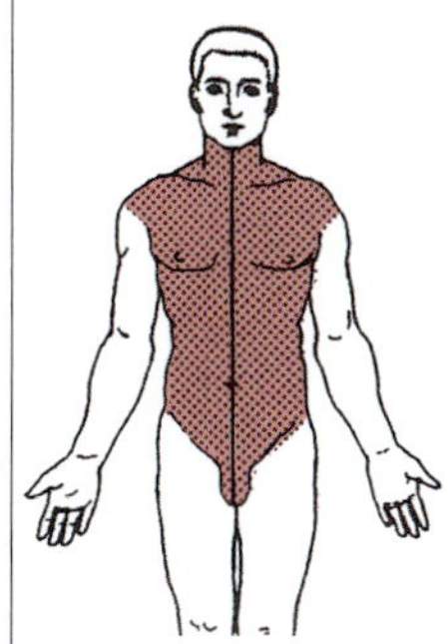
betroffen	Rücken Hinterkopf	Rücken Becken Schädel	Thorax Rachen Unterbauch	Thorax Abdomen
Innen *Li*	Herz-*Xin* Leber-*Gan* Niere-*Shen*	Leber-*Gan* Milz-*Pi* Magen-*Wei* Niere-*Shen*	Lunge-*Fei* Niere-*Shen*	Leber-*Gan* Milz-*Pi* Niere-*Shen* Herz-*Xin* Magen-*Wei* Zwerchfell-*Ge*
	du mai *yang qiao mai*	*yang wei mai* *dai mai*	*ren mai* *yin qiao mai*	*chong mai* *yin wei mai*
Einschalt-Punkte	Dü 3 Bl 62	3E 5 Gbl 41	Lu 7 Ni 6	KS 6 MP 4

Abbildung 3.24
Die zwei Yang-Gruppen und die zwei Yin-Gruppen der „Wunder-Meridiane“ und ihre Beziehungen zur Körperoberfläche und zu den inneren Organen mit ihren „Einschalt-Punkten“.
[Aus König-Wancura 1983]

3.4.1 Die Yin-Gruppen der „Wunder-Meridiane“

Erste ventrale „Wunder-Meridian“-Gruppe: Herz und Abdominalorgane

Die ventrale Rumpfhälfte (Thorax, Abdomen) und ihre Beziehung zum Organ Herz und zu den Oberbauchorganen (Magen, Milz, Leber, Gallenblase, Niere, Zwerchfell)
yin wei mai, chong mai

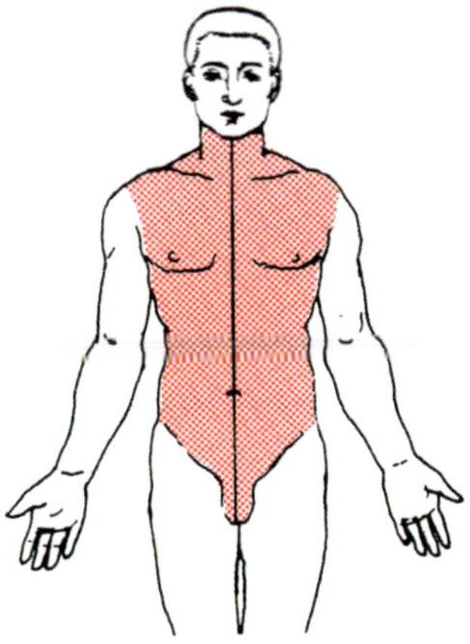

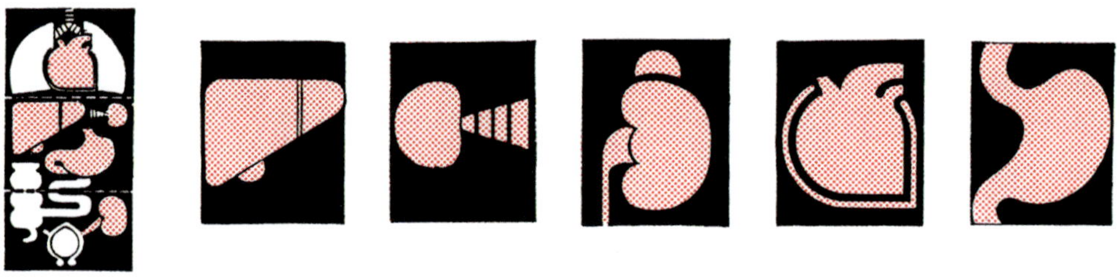

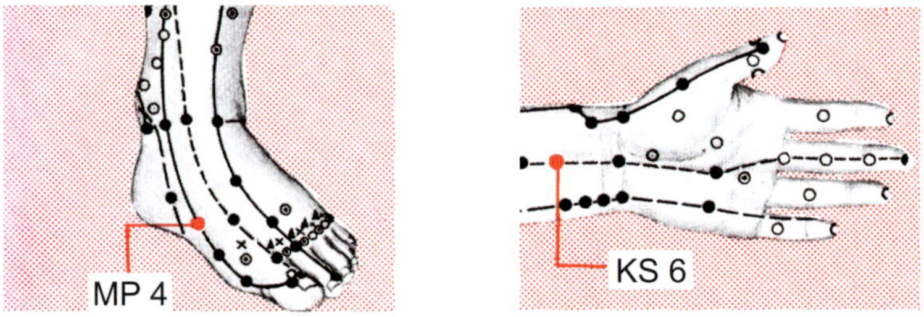

Abbildung 3.25
Einschaltpunkte des *chong mai* und des *yin wei mai.*
[Aus König-Wancura 1987]

» **Zur Erinnerung:** Wenn Abdominalorgane – z.B. Magen, Leber, Gallenblase – gestört sind, so kann eine solche Störung andere, an sich gesunde Organe „mitreagieren" lassen (Hansen-Schliack 1962).

So kann z.B. eine Refluxsymptomatik tachykarde Rhythmusstörungen des Herzens auslösen und damit ein gemeinsames Reagieren eines Organs mit einem anderen über einen **sympathischen Organreflex im Sinne eines Viszero-viszeral-Reflexes** auslösen.

Möglich wird dies, weil das *Ganglion stellatum* und das *Ganglion coeliacum* ihre präganglionären sympathischen Fasern z.T. aus denselben Rückenmarkssegmenten erhalten:

- Das *Ganglion stellatum* erhält seine präganglionären sympathischen Fasern aus den Rückenmarkssegmenten Th2 bis Th7.
- Das *Ganglion coeliacum* erhält seine präganglionären Fasern aus den Rückenmarkssegmenten Th6 bis Th9.

Somit „überschneiden" sich die Rückenmarkssegmente Th6·Th7·(Th8) und bilden damit die Grundlage für den sympathischen Organreflex zwischen Magen und Herz, in der Klinik als gastro-kardialer Symptomenkomplex (ROEMHELD) bekannt.

Die beschriebene „Überschneidung" erklärt somit auch die gemeinsame Head-Zone von Magen und Herz im epigastrischen Winkel.

Da das *Ganglion stellatum* darüber hinaus aber auch den gesamten Armplexus mit sympathischen Fasern versorgt, können von Segmenten des Armplexus aus über das *Ganglion stellatum* rückwirkend die Thorax- **und** oberen Abdominalorgane beeinflusst werden.

» Dies erklärt, warum ein Punkt (KS 6) an der Hiatus-Linie des Unterarms, an der sich alle Segmente des Armplexus treffen, eine Wirkung sowohl auf das Herz als auch auf die Oberbauchorgane haben kann.

» Die „Wunder-Meridiane“ ihrerseits verbinden aus traditioneller Sicht mehrere Organe.

Wenn nun ein Nadelreiz an einem einzigen Punkt („Schlüssel-Punkt“, „Kardinal-Punkt“ oder „Einschalt-Punkt“) die durch den sympathischen Organreflex verbundenen Organe gemeinsam beeinflussen, „einschalten“ kann, hat er damit auf mehrere vegetative Funktionen Einfluss. Auf diese Weise können ggf. viele Akupunkturpunkte eingespart werden.

» Die traditionell bewährte Punktekombination bei gleichzeitig auftretenden vegetativen Störungen von Herz und Oberbauchorganen besteht aus folgenden Punkten:

KS 6 (Hiatus-Linie der Segmente des Armplexus),

KG 12 (im Segment Th8) und

Ma 36 (im Kennmuskel von L4).

An früherer Stelle wurde ausführlich beschrieben, dass Ma 36 im Kennmuskel L4 über den *N. furcalis* (L4) Einfluss auf lumbale und sakrale Segmente, über den *N. subcostalis* aber auch Beziehung zu Th12 hat.

Da Wirbelkörper und Spinalnerv Th12 vom Dermatom Th8 „überschichtet“ wird, besteht eine enge Beziehung von Th12 zum epigastrischen Winkel (Th6·Th7·Th8), der Head-Zone von Herz und Magen.

Die Wirkung von Ma 36 ergänzt somit die Wirkung von KG 12 (Th8), der im epigastrischen Winkel liegt und der Projektionszone von Herz und Oberbauchorganen entspricht.

Zum „Kardinal-Punkt“ KS 6 wird traditionell der Punkt MP 4 am Metatarsale I als zweiter „Kardinal-Punkt“ empfohlen. Hintergrund für seine Wirkung ist seine Lage am Sehnenansatz des *M. tibialis anterior* (L4) am proximalen Ende des Metatarsale I.

» Dadurch ist MP 4 Segment-ident mit dem Ma 36 (L4) und hat folglich auf die gestörten vegetativen Funktionen von Herz- und Oberbauchorganen dieselbe Wirkung.

Zweite ventrale „Wunder-Meridian"-Gruppe: Lunge und Niere

Das ventrale Längsdrittel (Thorax, Unterbauch, Becken) und seine Beziehung zu Lunge und Niere
ren mai, yin qiao mai

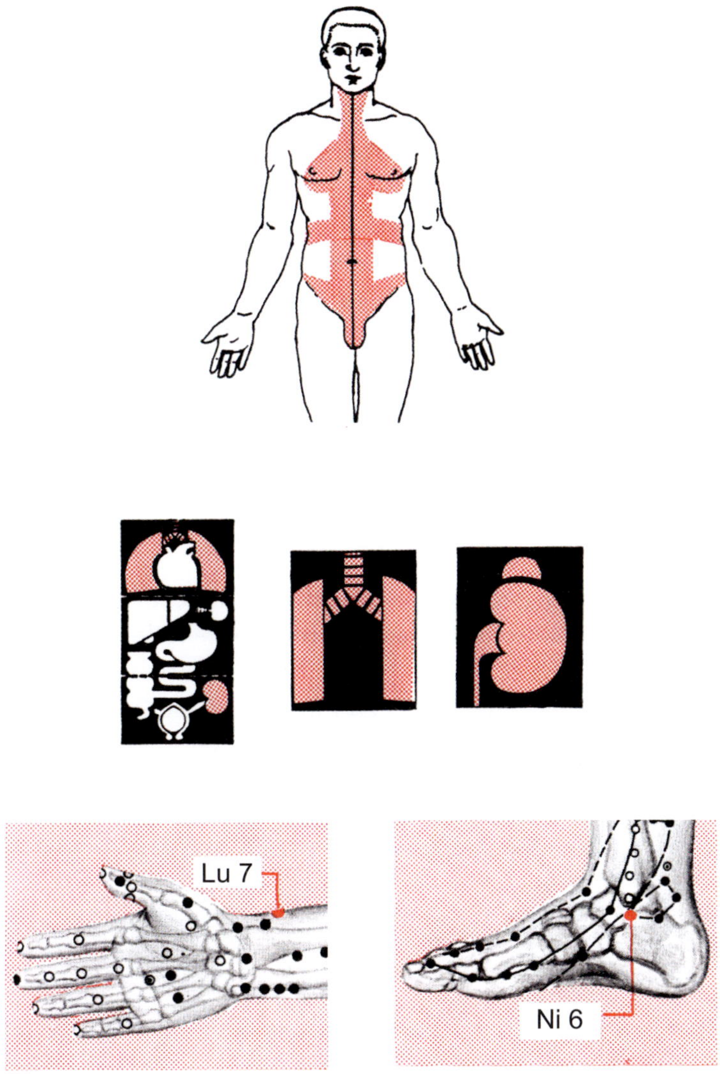

Abbildung 3.26
Einschaltpunkte des *ren mai* und des *yin qiao mai*.
[Aus König-Wancura 1987]

Herz und Oberbauchorgane haben ihre Projektionsareale aufgrund der zuvor beschriebenen Innervation nicht nur in der **gesamten ventralen Rumpfhälfte**, sondern, wie die Anordnung der Head-Zonen zeigt, vor allem im **ventralen Längsdrittel.**

» Ausschließlich im vorderen Längsdrittel projizieren sich Lunge und Niere, also der Respirationstrakt und der Urogenitaltrakt, und bilden den Hintergrund für die zweite ventrale „Wunder-Meridian"-Gruppe.

Frage: Wie können Respirationstrakt und Urogenitaltrakt segmental miteinander in Beziehung stehen?

Aus klinischer Beobachtung weiß man, dass die **Entleerungsfunktion der Beckenorgane zum Inspirium und Exspirium in Beziehung steht**. Sie wird erleichtert durch das Exspirium, gehemmt durch das Inspirium.

» Aus Sicht der **TCM** haben aufgrund der gleichen klinischen Beobachtung Lunge und Niere mit Atmung und Entleerung zu tun.

Lunge und Niere werden über das vordere Längsdrittel erreicht (s. Abb. 3.26), die Lunge über seine obere Hälfte, die Niere über seine untere Hälfte.

Die entsprechenden „Einschalt-Punkte" sind Lu 7 (Segment C5·C6) für die obere Hälfte des vorderen Längsdrittels, Ni 6 (Segment S1·S2) für seine untere Hälfte.

Beziehung zwischen Atemfunktion und Entleerungsfunktion
Betrachtet man die Beziehung zwischen Lunge und Niere und die Beziehung zwischen Atemfunktion und Entleerungsfunktion aus der Sicht der großen sympathischen Ganglien, so lässt sich folgendes feststellen:

Der „Kardinal-Punkt" Lu 7 (Segment C5·C6) steht mit dem Respirationstrakt in Wechselbeziehung, weil Impulse der Lunge über Verschaltungen im Grenzstrang zum *Ganglion cervicale medium* gelangen, welches einen Verbindungsast zu C5·(C6) besitzt. Die Zielorgane des *Ganglion cervicale medium* sind Larynx, Pharynx und Schilddrüse, die ebenso wie die Lunge von besagtem „Kardinal-Punkt" Lu 7 beeinflusst werden können.

Das Segment C5·(C6) hat aber darüber hinaus noch eine besondere Beziehung zu den Beckenorganen, also zu den Enterotomen Th12·L1·L2, weil es als *Pars lumbalis* des Diaphragma (C5) die Wirbelkörper und Spinalnerven Th12 und L1·L2 bedeckt.

Da aus den Rückenmarkssegmenten Th12·L1·L2 die präganglionären Fasern für das *Ganglion mesentericum inferius* stammen, welches seinerseits die Entleerungsfunktion von Urogenitaltrakt, Rektum und Blase steuert, kann somit über die *Pars lumbalis* des Zwerchfells (Myotom C5) auch das *Ganglion mesentericum inferius* beeinflusst werden.

» Dies erklärt die Tatsache, dass der Punkt Lu 7 am Unterarm, ebenfalls Segment C5·(C6), über eine verbesserte Ausatmung Einfluss nehmen kann auf die Funktion von Urogenitaltrakt, Blase und Rektum im Sinne einer verbesserten Entleerung.

Darüber hinaus muss erwähnt werden, dass die Entleerungsfunktion durch die Kombination von „Kardinal-Punkt“ Lu 7 mit dem zweiten „Kardinal-Punkt“ Ni 6 unterhalb des Innenknöchels (Segment S1·S2) zusätzlich beeinflusst wird.

Dies erklärt sich aus der Tatsache, dass die Spinalnerven S1·S2 aus jenen Rückenmarkssegmenten stammen, aus denen die *Nn. pelvici* ihre parasympathischen Fasern erhalten und so für die Entleerungsfunktion von Bedeutung sind.

» Es können also durch einen Reiz in der Peripherie über die Segmente C5·(C6) [Lu 7] und die Segmente S1·S2 [Ni 6] das *Ganglion cervicale medium* und mit ihm die Atemfunktion, aber auch das *Ganglion mesentericum inferius* und mit ihm die Entleerungsfunktion beeinflusst werden.

Dieses Wissen aus der Segment-Anatomie bestätigt also das traditionelle Postulat einer Beziehung zwischen ventralem Längsdrittel, Atemfunktion und Entleerungsfunktion.

3.4.2 Die Yang-Gruppen der „Wunder-Meridiane"

Erste dorsale „Wunder-Meridian"-Gruppe: Leber, Milz, Magen, Niere

Die dorsale Rumpfhälfte (einschließlich Becken und Schädel) und ihre Beziehung zu den Organen Leber, Milz, Magen, Niere
yang wei mai, dai mai

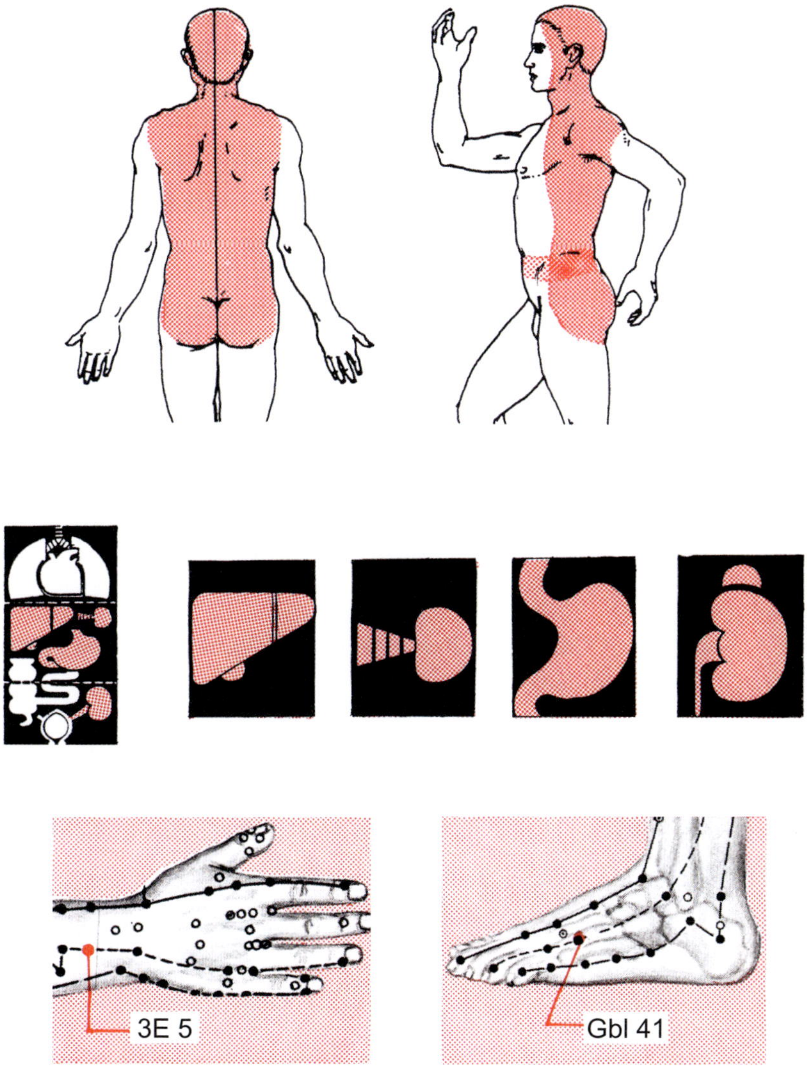

Abbildung 3.27
Einschaltpunkte des *yang wei mai* und des *dai mai*.
[Aus König-Wancura 1987]

Die dorsale Rumpfhälfte ist laut **TCM** in Gänze dem Yang-Bereich zugeordnet. Aufgrund dieses Yang-Aspekts können auch Schmerzen an der Körperoberfläche, hier Rückenschmerzen, über die Yang-Gruppen der „Wunder-Meridiane" behandelt werden.

» Als „Einschalt-Punkte" für die dorsale Rumpfhälfte werden 3E 5 und Gbl 41 empfohlen.

Der 3E 5 liegt an der dorsalen Hiatus-Linie des Unterarms und steht dadurch zu allen vom Armplexus innervierten Extensoren in Beziehung. Aufgrund der „Rückwanderung" der Extensorenmuskulatur des Arms auf die Dorsalseite des Rumpfes ist die gesamte oberflächliche Rückenmuskulatur von der Schulterhöhe bis zum Beckenkamm zervikal innerviert.

Wie die Abbildung 1.8 (S. 11) zeigt, reihen sich diese zervikalen Myotome in streng kranio-kaudaler Ordnung aneinander (Bolk 1890).

Vor dem Hintergrund dieser Myotomverteilung wird verständlich, dass der 3E 5 nach Art eines Eigenreflexes auf alle mit den Extensoren des Arms Segmentidenten Myotome des Rückens Einfluss nehmen kann.

Da der *M. trapezius* als ein auf den Rücken gewanderter „Kopfmuskel" über sympathische Gefäßverbindungen mit der Muskulatur des Rückens in Beziehung steht, kann 3E 5 auch auf die Muskulatur des Hinterkopfes Einfluss nehmen.

Neben 3E 5 wird laut **TCM** als weiterer „Einschalt-Punkt" für die dorsale Rumpfhälfte Gbl 41 empfohlen.

Gbl 41 liegt lateral am Fußrücken im Segment L5-S1. Ein Reiz an Gbl 41 gelangt, wie an früherer Stelle beschrieben, über das perivasale sympathische Geflecht der Beinarterien letztlich bis zur Aorta und von dort direkt in die Rückenmarkssegmente Th8 bis Th12 (Foerster u. a., s. Abb. 1.11, S. 17).

Die Rückenmarkssegmente Th8 bis Th12 bilden ihrerseits einen breiten Segmentgürtel um die Bauchdecke herum, der als „**Gürtelgefäß** ***(dai mai)***" somit vom Punkt Gbl 41 erreicht werden kann.

Damit wird also auch ein **Segmentstreifen an der ventralen Rumpfhälfte** erfasst.

Vor diesem Hintergrund wird verständlich, dass über Gbl 41 nicht nur Störungen an der Körperoberfläche, sondern auch die von Th8 bis Th12 innervierten Enterotome Milz, Magen, Leber, Gallenblase, Niere beeinflusst werden können.

Diese Organe stehen untereinander über sympathische Organreflexe in Wechselbeziehung.

» So können mit einem einzigen Punkt auf segmentalreflektorischem Weg der beschriebene gürtelförmige Bereich an der Körperoberfläche und die Segmentidenten Enterotome Th8 bis Th12 beeinflusst werden.

Wie Abbildung 3.24 und 3.27 zeigen, erstreckt sich die **Wirkung der beiden „Einschalt-Punkte" 3E 5 und Gbl 41 auch auf die Glutealmuskulatur**. Dies wird erklärbar durch die anatomische Tatsache, dass der *M. latissimus dorsi* (C6·C7·C8) über die *Fascia thoracolumbalis* an die Glutealmuskulatur (L3 bis S2) „andockt". Dies wird in der Abbildung von Tittel (Abb. 1.58, S. 131) in Form der Muskelschleifen dargestellt.

3

Zweite dorsale „Wunder-Meridian“-Gruppe: Herz, Leber, Niere

Das dorsale Längsdrittel an Rücken und Hinterkopf und seine Beziehung zu den Organen Herz, Leber und Niere
du mai, yang qiao mai

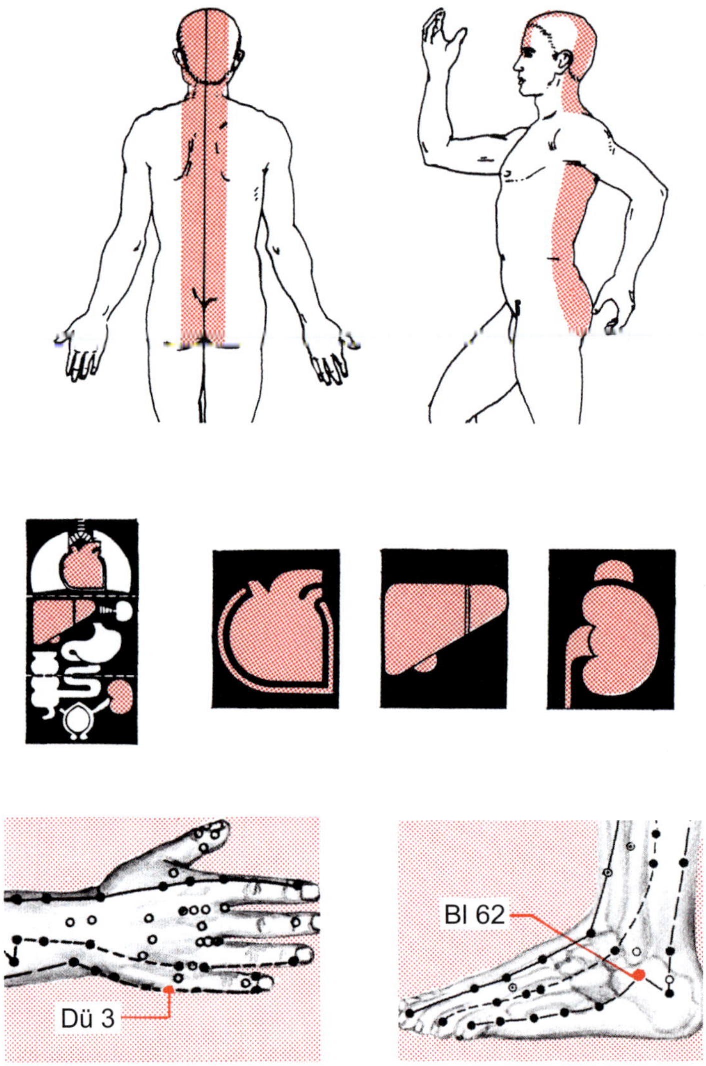

Abbildung 3.28
Einschaltpunkte des *du mai* und des *yang qiao mai*.
[Aus König-Wancura 1987]

Das dorsale Längsdrittel ist definiert durch die kontinuierliche vertikale Verbindung der *Rami dorsales* aller Spinalnerven.

Da die *Rami dorsales,* anders als die *Rami ventrales* und *laterales,* für die Extremitätenbildung nicht verwendet werden, bleiben sie mit ihren Dermatomen und subkutanen Dermatomen sowie mit der in der Tiefe gelegenen autochthonen Rückenmuskulatur und der Wirbelsäule als funktionell einheitlicher Längsstreifen von der Scheitelhöhe bis zur Steißbeinspitze erhalten.

Zwischen autochthoner Rückenmuskulatur und Dermatomstreifen schiebt sich die eingewanderte Extremitäten- und Kopfmuskulatur.

Da das **dorsale Längsdrittel die meisten sympathischen Fasern** besitzt, ist es für affektive Erregungszustände, also sympathikotone Reize wie Angst, Furcht, Zorn, ein besonders sensibles Areal.

Da alle **Hautspaltlinien** (Abb. 1.43, S. 86/87) am dorsalen Längsdrittel in **vertikaler Richtung** verlaufen und damit die einheitliche Haarwuchsrichtung vorgeben, kann eine einheitliche Piloarrektionswelle bei affektiven Erregungszuständen ein längsgerichtetes Schauerrieseln auslösen. Diese Tatsache ist vermutlich die Erklärung dafür, dass in der **TCM** Angst, Furcht, Kälte dem dorsalen Längsdrittel zugeordnet sind.

Da es bei Angst und Kälte leicht zum Einnässen und Einkoten kommen kann, wie zahlreiche Redewendungen aus dem Volksmund zeigen, wird **der untere Anteil des dorsalen Längsdrittels** mit den **Beckenorganen** in Beziehung gesetzt.

» Der **obere Anteil des dorsalen Längsdrittels** wird vor allem mit dem **Herzen** in Beziehung gesetzt.

Aus segmentaler Sicht hat das dorsale Längsdrittel vor allem Beziehung zu den Myotomen C8-Th1. Diese Myotome C8-Th1 ziehen als kaudalster Anteil des *M. latissimus dorsi* in Form seiner *Pars longa* fast parallel zur Wirbelsäule vom medialen Beckenkammbereich bis zum Ansatz des *M. latissimus dorsi* an der *Crista tuberculi minoris* am Oberarm.

Das Segment C8 erstreckt sich also vom medialen Beckenkamm und vom Sakrum bis zum zerviko-thorakalen Übergang. Dies erklärt, warum eine Störung in einem Teilbereich dieser Strecke letztlich dann auch zu Schmerzen im gesamten Rückenbereich führen kann.

Wie oben erwähnt wird der obere Anteil des dorsalen Längsdrittels mit dem Herzen in Beziehung gesetzt. Das Herz selbst als Enterotom C8 bis Th4 (Ventrikel) steht mit den C8-Segmentanteilen an der ulnaren Seite des Arms in Wechselbeziehung.

Erkrankungen des Herzens projizieren sich demnach nicht nur in den oberen Anteil des dorsalen Längsdrittels, sondern auch in die ulnare Arm- und Handhälfte.

» Als „Einschalt-Punkte“ für das dorsale Längsdrittel werden Dü 3 und Bl 62 empfohlen.

Dü 3 liegt im Bereich des Hypothenar, dem Kennmuskel von C8, und zwar an seiner dorsalen Seite.

Ein Reiz in diesem Bereich kann, wiederum nach Art eines Eigenreflexes, auf die *Pars longa* des *M. latissimus dorsi* und damit auf das ganze dorsale Längsdrittel einwirken.

Ergänzend muss gesagt werden, dass die Rückenmarkssegmente C8·Th1·Th2 präganglionäre Fasern zum *Ganglion cervicale superi*us liefern, welches mit postganglionären Fasern unter anderem die Segmente C1·C2·C3·C4 beeinflusst. Damit steht der oberste Teil des dorsalen Längsdrittels von der Scheitelhöhe bis zum zerviko-thorakalen Übergang ebenfalls in Beziehung zu C8·Th1 und kann mit einem Nadelreiz an Dü 3 beeinflusst werden.

(Bezüglich der Wirkungsweise des Akupunkturpunkts Di 4 s. S. 151)

» Neben Dü 3 wird laut **TCM** als weiterer „Einschalt-Punkt“ für das dorsale Längsdrittel der Punkt Bl 62 empfohlen.

Bl 62 liegt unterhalb des Außenknöchels im Segmentbereich S1·S2. Ein Reiz an dieser Stelle gelangt über die Rückseite des Beins (S1·S2) bis zu Sakrum und Iliosakralgelenk.

Hier trifft der Reiz über die *Fascia thoracolumbalis* auf den kaudalen Anteil des *M. latissimus dorsi* (C8).

Damit entsteht an Rücken und Hinterkopf bis zur Scheitelhöhe ein funktionell einheitliches Längsdrittel, das durch Punkte an den Extremitäten im Bereich von C8 und S1·S2 „eingeschaltet“ werden kann.

Da die Segmente S1 und S2 über die *Nn. pelvici* mit dem *Ganglion mesentericum inferius* in Verbindung stehen, kann der Punkt Bl 62 über die Segmente S1 und S2 auch die Zielgebiete des *Ganglion mesentericum inferius*, nämlich Urogenitaltrakt, Blase, Rektum erreichen.

Zwischen dem Herzen und dem Urogenitaltrakt bestehen vielfache Viszero-viszeral-Reflexe, so z. B. Harnflut nach paroxysmaler Tachykardie.

Ergänzend muss noch erwähnt werden, dass sich in der **TCM** die Viszero-viszeral-Reflexe in der Bezeichnung „Mutter-Sohn-Regel" wiederfinden, aber auch in der Bezeichnung „Ehemann-Ehefrau-Regel".

In der europäischen Akupunktur werden die „Wunder-Meridiane" fälschlicherweise vor allem für die Behandlung psychischer und psychosomatischer Störungen herangezogen. Da sich psychische Störungen immer vegetativ äußern, sollte man „**TCM**-gerecht" besser von vegetativen und nicht von psychischen Störungen sprechen. Damit finde ich mich in Übereinstimmung mit UNSCHULD 2012, der wiederholt darauf hinweist, „dass es eine psychische Deutung von Krankheitssymptomen in der **TCM** nicht gibt und nie gegeben hat".

3.5 Kopfschmerzen aus segmentaler Sicht

3.5.1 Basiswissen

Für die Kopfschmerztherapie mit Akupunktur ist aus traditioneller Sicht vor allem der subjektiv empfundene Schmerzort am Kopf für die Auswahl der **lokalen Basispunkte Gbl 20, LG 20, PaM 9** von Bedeutung.

Die traditionelle Einteilung des Kopfes in ein ventrales, laterales und dorsales Drittel entspricht aus segmentaler Sicht einer Einteilung des Kopfes in ein trigeminales und zervikales Innervationsgebiet sowie in einen Bereich an der Grenzlinie zwischen beiden (s. Abb. 3.29 und Tab. 3.3).

Die Organprojektionszonen, entsprechend den **„Head-Kopfzonen“**, werden vor allem bestimmt durch die parasympathischen Fasern in den *Nn. vagus, phrenicus* und *pelvici*, die ihrerseits hyperalgetische Projektionszonen am Kopf auslösen können (Tab. 3.4, s.a. Abb. 3.30).

Tabelle 3.3 Beziehungen zwischen Kopfzonen und inneren Organen. [nach Head 1889]

Zonen	Aorta und Ventrikel	Herz, Vorhöfe	Lungen	Magen	Darm	Leber	Gallenblase	Hoden	Ovar
rostral	■		■						
fronto-nasal	■		■	■		■			
mittel-orbital	■		■	■		■			
fronto-temporal	■	■	■				■		
temporal		■	■	■		■	■		
vertikal		■	■	■	■	■			
parietal		■	■	■	■	■			
okzipital					■			■	■

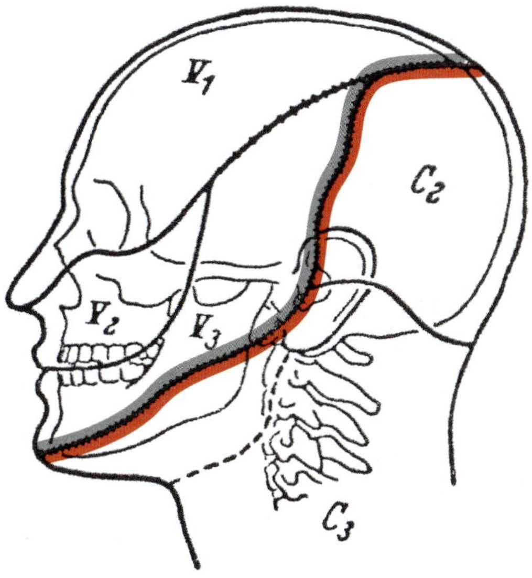

Abbildung 3.29
Hiatus-Linie als Grenze zwischen trigeminal und zervikal innerviertem Kopfbereich und als Ort wichtiger Akupunkturpunkte.

Aus traditioneller Sicht ist für die Behandlung von Kopfschmerzen mit Akupunktur vor allem wichtig, Schmerzort und Schmerzart zu definieren und daraus das betroffene Längsdrittel an Kopf, Rumpf und Extremitäten für die Auswahl von Lokal- und Fernpunkten zu bestimmen.

Da die traditionelle Vorstellung der langen *Yang*-Meridiane mit den Fernpunkten an den Extremitäten für die Therapie von Kopfschmerzen von besonderer Bedeutung ist, sollen in diesem Kapitel die traditionell chinesische und die segmentale Grundlage noch einmal dargestellt werden.

Der Schmerzort

Ein Kopfschmerz im **vorderen Längsdrittel** des Kopfes mit Gesichts- und Stirnkopfschmerz wird als ***Yang-Ming*-Kopfschmerz** bezeichnet und mit den gleichnamigen Meridianen Hand-*Yang-Ming* an der oberen Extremität und Fuß-*Yang-Ming* an der unteren Extremität und mit den Verdauungsorganen in Beziehung gebracht.

Ein Kopfschmerz im **hinteren Längsdrittel** des Kopfes mit Nacken- und Hinterkopfschmerz wird als ***Tai-Yang*-Kopfschmerz** bezeichnet und mit den gleichnamigen Meridianen Hand-*Tai-Yang* an der oberen Extremität und Fuß-*Tai-Yang* an der unteren Extremität und mit den unteren Abdominal- und den Beckenorganen in Beziehung gebracht.

Ein Kopfschmerz im **seitlichen Längsdrittel** des Kopfes mit Schläfen- und Scheitelkopfschmerz wird als ***Shao-Yang*-Kopfschmerz** bezeichnet und mit den gleichnamigen Meridianen Hand-*Shao-Yang* an der oberen Extremität und Fuß-*Shao Yang* an der unteren Extremität und mit den zwerchfellnahen Oberbauchorganen in Beziehung gebracht.

Schon Head hat experimentell gefundene Kopfzonen beschrieben, die er als Projektionsphänomene bei Erkrankungen von Thorax-, Abdominal- und Beckenorganen interpretiert hat.

Da diese Head-Kopfzonen eine auffallende Übereinstimmung mit der traditionellen Verortung der namensgebenden Yang-Meridiane an Kopf und Gesicht aufweisen, werden sie im Folgenden dargestellt (Abb. 3.30).

Vorderkopfschmerzen (*Yang-Ming*-Kopfschmerzen) Betroffenes Meridian-Paar: Hand- und Fuß-*Yang-Ming* (Dickdarm- und Magen-Meridian)	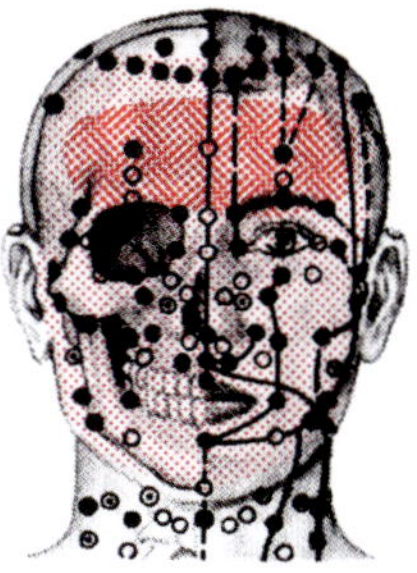
Seitenkopfschmerzen (*Shao-Yang*-Kopfschmerzen) Betroffenes Merdian-Paar: Hand- und Fuß-*Shao-Yang* (3E- und Gallenblasen-Meridian)	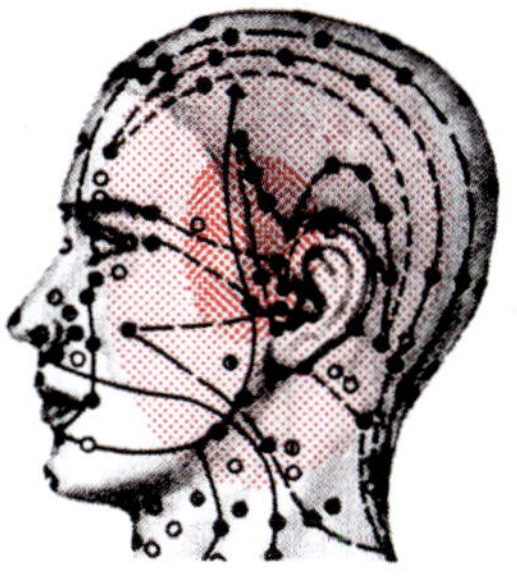
Hinterkopfschmerzen (*Tai-Yang*-Kopfschmerzen) Betroffenes Meridian-Paar: Hand- und Fuß-*Tai-Yang* (Dünndarm- und Blasen-Meridian)	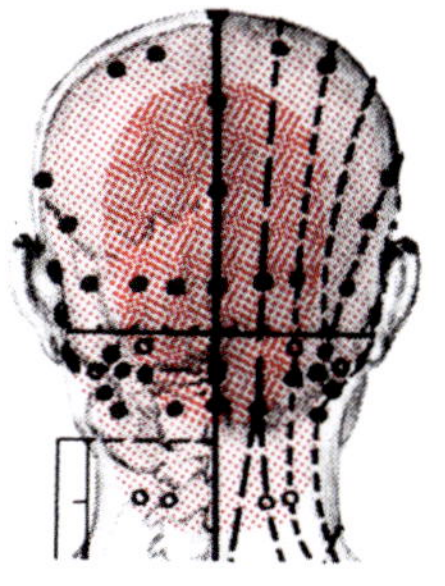
Scheitelkopfschmerzen (*Yue-Yin*-Kopfschmerzen; **nicht** gesondert besprochen, da der *Yue-Yin*-Kopfschmerz im Schläfenkopfschmerz enthalten ist) Betroffenes Meridian-Paar: Hand- und Fuß-*Yue-Yin* (KS- und Leber-Meridian)	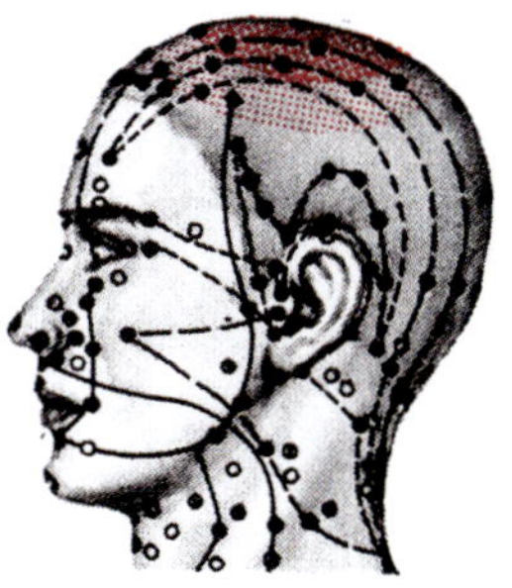

Abbildung 3.30
Die Klassifizierung der Kopfschmerzen nach dem Schmerzort.

- Die **Thoraxorgane**, zu denen man aus segmentaler Sicht auch Magen und Duodenum zählen muss, projizieren sich in den Stirn- und Schläfenbereich *(Yang-Ming).*
- Die **Abdominalorgane** projizieren sich in den Schläfen- und Scheitelbereich *(Shao-Yang).*
- Die **Beckenorgane** projizieren sich auf den Hinterkopf *(Tai-Yang).*

Tabelle 3.4 Beziehungen zwischen den segmentalen Rumpfzonen, den Kopfzonen und den inneren Organen. [Nach Head 1898]

Segmentale Zone an Kopf und Rumpf	Damit verbundene Zone am Kopf	Organe, die mit diesen Zonen in besonderer Verbindung stehen
C3	Fronto-nasal	Lungenspitzen, Magen, Leber
C4	Fronto-nasal	
Th 2	Mittel-orbital	Lunge, Herz (Ventrikel), aufsteigender Aortenbogen
Th 3	Mittel-orbital	Lunge, Herz (Ventrikel), Aortenbogen
Th 4	Zweifelhaft	Lunge
Th 5	Fronto-temporal	Lunge, Herz (zuweilen)
Th 6	Fronto-temporal	Unterer Lungenlappen, Herz (Vorhöfe)
Th 7	Temporal	Lungenbasis, Herz (Vorhöfe), Magen (Kardiateil)
Th 8	Vertikal	Magen, Leber, oberer Teil des Dünndarms
Th 9	Parietal	Magen (Pylorusende), oberer Teil des Dünndarms
Th 10	Okzipital	Leber, Darm, Ovarien, Hoden
Th 11	-	Darm, Tuben, Uterus, Blase (Kontraktion)
Th 12	-	Darm (Kolon), Uterus usw.

Die Projektion innerer Organe am Kopf bildet nach **TCM**-Theorie die Basis für die Verortung der namensgebenden Meridiane, die Längsdrittelung des Kopfes und die Auswahl der Reizareale (Akupunkturpunkte).

- Eine wichtige Rolle als Vermittler zwischen Körperinnerem und Kopf spielen der *N. vagus (X),* der *N. phrenicus* und auch die *Nn. pelvici.*
- Eine weitere Vermittlerrolle spielt das *Ganglion cervicale superius,* welches Impulse aus dem *Centrum cilio-spinale* erhält. Dieses wiederum erhält Impulse von allen inneren Organen und leitet sie über das *Ganglion cervicale superius* zu dessen Zielgebieten am Kopf weiter.

Emotionen und Kopfschmerz

Bei der Lokalisation des Kopfschmerzes lässt sich auch in Hinblick auf auslösende Emotionen und Affekte eine gewisse Gesetzmäßigkeit beobachten:
- dass **Zorn und Ärger** häufig Kopfschmerzen an Schläfe, Scheitelhöhe, Augenbraue auslösen
- dass **Angst und Furcht** häufig Kopfschmerzen an Nacken und Hinterkopf auslösen
- dass **Abwehrhaltung und skeptisches Misstrauen** häufig Kopfschmerzen an Stirn und im Kieferbereich auslösen.

EXKURS

Archaische Reaktionen, die in der Erbstruktur des Menschen verankert sind, können als unbewusste Mechanismen zu einer Muskelverspannung in verschiedenen Körperregionen oder zu einer Vasokonstriktion und somit zu Schmerzen führen. Zorn und Ärger, Angst und Furcht, Abwehrhaltung als emotionelle Basis von Angriffsreaktionen, Fluchtreaktionen und Abwehrhaltung können also über unbewusste, in uns verankerte Mechanismen zu Muskelverspannungen, Vasokonstriktionen und Kopfschmerzen führen.
Die Beziehung zwischen der Lokalisation von Kopfschmerzen und den auslösenden Emotionen soll im Folgenden beschrieben werden.

Zorn und Ärger

Zorn und Ärger sind die emotionale Basis für eine Angriffsreaktion. Aggressionen können deshalb die archaischen Reflexe einer Angriffssituation hervorrufen: So wird unter anderem an den lateralen Kopfabschnitten, an den „Angriffsstellen" des Kopfes (Scheitelhöhe, *Tuber frontalis* und in der Augenbrauengegend – betrachtet man diese entwicklungsgeschichtlich) ein erhöhter Muskeltonus, eine geänderte Durchblutung auftreten. Weiterhin wird eine Verengung des Lidspalts zu beobachten sein, die den Zweck hat, einerseits den Augapfel zu schützen und andererseits den Blickwinkel einzuengen, um das Ziel besser fixieren zu können; gleichzeitig entsteht dadurch der Eindruck eines finsteren, bösen Blicks, wie er in einer Kampfsituation ja meistens zu beobachten ist.
Damit übereinstimmend wurden in der chinesischen Medizin das laterale Drittel von Kopf und Körper mit Zorn, Ärger, Aggression, und dem Auge in Beziehung gesetzt und durch das Organ Leber *(gan)* symbolisiert.
Kopfschmerzen, die im Zusammenhang mit Zorn, Ärger und Aggression auftreten und häufig an den Angriffsstellen des Kopfes, also an Scheitelhöhe und *Tuber frontalis* lokalisiert sind, werden in der chinesischen Akupunktur wie Seitenkopfschmerzen behandelt (3E-/Gallenblasen-Meridian).

Missmut, Misstrauen, Ablehnung

Missmut, Misstrauen und Ablehnung werden durch eine Mimik des Widerwillens, der Ablehnung und durch eine verneinende Gebärde ausgedrückt. Dabei tritt eine Kontraktion der Gesichtsmuskulatur, besonders an der Stirn und perioral, somit im Viszerokranium auf. So entsteht entweder der Eindruck einer Art Rüsselstellung mit hochgezogener Oberlippe („Schnoferl") und somit ein Gesichtsausdruck, wie er beim Ausspucken und Anspucken zu beobachten ist, wodurch ja manche Menschen eine Ablehnung, ein Misstrauen ausdrücken. Misstrauen, Missmut, Ablehnung könnte man auch als abgeschwächtes Äquivalent einer ständigen Abwehrhaltung interpretieren, welcher aber der Impuls zum Gegenangriff fehlt.

Im Gegensatz dazu wird Vertrauen, Offenheit durch eine Mimik und Gestik der Zustimmung und eine bejahende Gebärde ausgedrückt. Dabei kann man einen leicht geöffneten Mund, geöffnete, große Lidspalten und eine völlig entspannte Gesichtsmuskulatur beobachten (ein Bild, wie es im Märchen von Hans-Guck-in-die-Luft dargestellt wird).

Der Ausdruck „jemandem die Stirn bieten" deutet auf den defensiven Charakter einer kontrahierten Stirnmuskulatur hin. Man findet dies beim skeptischen Stirnrunzeln ebenso wie beim skeptischen Lächeln verhaltener Zuneigung.

Im Volksmund kennen wir den Ausdruck „ang'speist und ang'fressen sein" für missmutiges, ablehnendes Befinden. Hier kommt – wie auch vorhin – die Beziehung zur Verdauungsfunktion zum Ausdruck. Diese Emotion äußert sich am Kopf meistens im Bereich des Viszerokraniums.

Ganz analog wurde in der chinesischen Medizin das vordere Drittel von Kopf und Körper zur Verdauungsfunktion und zu den Emotionen Missmut, Sorge, zum phlegmatischen Charakter in Beziehung gesetzt.

Missmut, Misstrauen, Ablehnung sind oft auch mit einer Atempause verbunden, d. h. einem angehaltenen Inspirium, wodurch eine Kontraktion der Thoraxwandmuskulatur und damit ein Schutz, eine Abwehr für den Brustkorb entstehen.

Folgt dann in einem weiteren Schritt eine Steigerung der Abwehrhaltung – im Tierreich ein drohendes und fauchendes Ausatmen – dann geben Menschen einen Ton von sich, der in allen Sprachen das Nein der Ablehnung ausdrückt (no, non, njet, nej, bu usw.).

Immer wiederkehrende Emotionen des Misstrauens und der Ablehnung können nun – entsprechend archaischen Reflexen – Stirnkopfschmerzen und Schmerzen am Oberkiefer verursachen.

Eine schmerzende Verspannung im Kiefergelenk findet man sehr oft auch bei verbissenen und „bissigen" Menschentypen, bei Charakteren, deren defensive Grundhaltung einer Beißbereitschaft entspricht. Diese Menschen werden im Volksmund als „leicht eingeschnappte" Charaktere bezeichnet und damit ihre unsichere Abwehrhaltung beschrieben, die sie verfrüht zuschnappen lässt.

Durch Misstrauen, Missmut und Ablehnung ausgelöste Kopfschmerzen werden wie Stirnkopfschmerzen behandelt (Dickdarm-/Magen-Meridian).

Angst und Furcht

Angst und Furcht haben ihre Resonanzareale am Nacken, am Hinterkopf, im dorsalen Längsdrittel des Körpers.

Wenn z.B. ein Hund mit festem Griff am Nacken hochgehoben wird, dann erkennt er daran den Herrn, den Dominierenden.

Es kann also ein Reiz an dieser Stelle Unterwerfung und Angst auslösen und umgekehrt können Unterwerfung und Angst durch einen veränderten Muskeltonus am Nacken ausgedrückt werden.

Devotes Kopfbeugen, ein Buckeln, signalisieren Unterwerfung, die aufrechte Kopfhaltung hingegen symbolisiert den freien, „aufrechten" Menschen, der „gerade steht" für seine Handlung.

Damit übereinstimmend wird in der chinesischen Medizin mit den Emotionen Angst und Furcht das dorsale Drittel von Kopf und Körper in Beziehung gesetzt, weiterhin das Ohr und das Hören, welches – wenn man es entwicklungsgeschichtlich betrachtet – ja auch dem dorsalen Längsdrittel zugeordnet ist.

Ein ängstlich verspannter Mensch wird einen ständig erhöhten Tonus der dorsalen Streckermuskulatur zeigen – ähnlich wie beim archaischen Fluchtreflex, welcher zur Innervation dieser Streckermuskulatur führt, um die Flucht, das Wegspringen, rechtzeitig zu ermöglichen.

Kopfschmerzen, die bei ängstlich verspannten Menschen auftreten, somit durch Angst und Furcht „ausgelöst" werden, erhalten entsprechend ihrer Lokalisation am Hinterkopf Punkte des Dünndarm- und Blasen-Meridians.

Die Rolle des *N. vagus* (X) bei der Entstehung der Projektionszonen am Kopf

» Der *N. vagus* (X) ist als „Eingeweidenerv" der „Vermittler" zwischen pathologischen Impulsen bei Störungen der Thorax- und Abdominalorgane einerseits und der Lokalisation von Schmerzen in **Gesicht, Stirn und Scheitelhöhe** andererseits (nach **TCM** vorderes Längsdrittel).

Der *N. vagus* hat über den spinalen Trigeminus-Trakt und -Kern (V) Verbindung zu den Rückenmarkssegmenten C2 und C3 und zum *N. trigeminus* selbst (hierzu umfangreiche Literatur bei Neuhuber 2005). Da der *N. vagus* alle Thorax- und Abdominalorgane innerviert, projizieren sich diese Organe in die trigeminal und zervikal innervierten Kopfbereiche.

Dies erklärt nicht nur Kopfschmerzen an Gesicht, Stirn und Scheitelhöhe, die bei Störungen von Thorax- und Abdominalorganen auftreten können, sondern ist auch ein Erklärungsmodell für die Gesichtssomatotopie (s. Abb. 3.31, Kapitel Somatotopien S. 351).

- Die **Thoraxorgane** stehen vor allem mit den **radial** gelegenen Segmenten der **oberen Extremität** (präaxiale Segmente) in Beziehung.
  Das Herz bildet eine Ausnahme, da es mit allen drei sympathischen Ganglien, dem *Ganglion cervicale superius, Ganglion cervicale medium, Ganglion cervicale inferius* und daher mit den prä- **und** postaxialen Segmenten der oberen Extremität in Wechselbeziehung steht.
- Die **Oberbauchorgane** stehen vor allem mit den **tibial** gelegenen Segmenten der **unteren Extremität** (präaxiale Segmente) in Beziehung.

Die **Fernpunkte** für **Gesichts-, Scheitel- und Schläfenkopfschmerz** liegen daher im radialen und tibialen, also jeweils präaxialen Bereich von oberer und unterer Extremität (**TCM:** Di 4 und Ma 36).

Die **lokalen Punkte** liegen daher an der Grenze des trigeminal und zervikal innervierten Kopfbereichs (**TCM:** LG 20, Gbl 20, PaM 9, evtl. lokale Schmerzpunkte). Das Reizareal des PaM 9 an der Schläfe liegt im *M. temporalis,* der vom dritten Trigeminusast versorgt wird und bei allen trigeminal bedingten Beschwerden von Bedeutung ist. Darüber hinaus treffen sich an der Schläfe alle drei Trigeminusinnervationsgebiete.

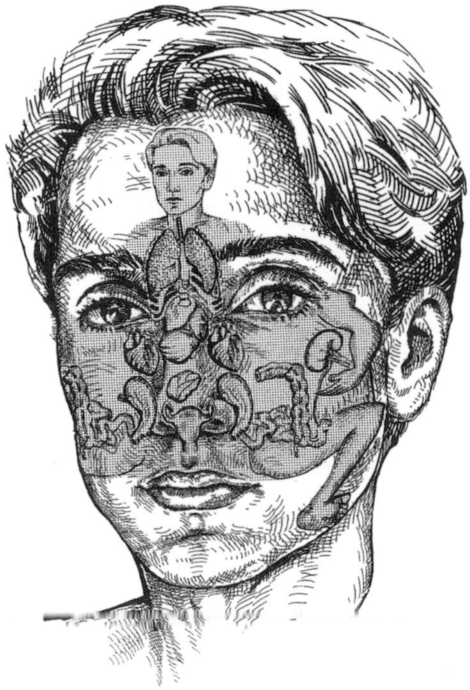

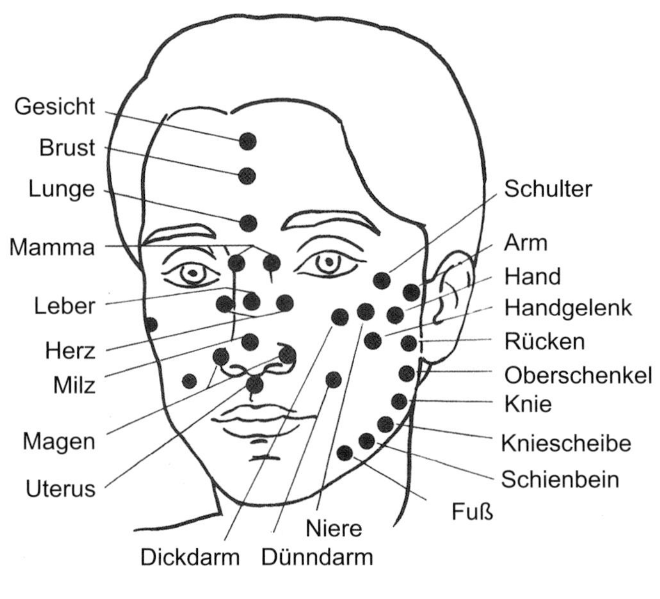

Abbildung 3.31
Projektion des menschlichen Körpers in das Gesicht. Die Projektion betrifft nur die Vagus-innervierten Organe und die mit C2 in Verbindung stehenden zervikalen Segmente (Arm) und lumbalen Segmente (Bein). Dies erklärt Kopfschmerzen an Gesicht, Stirn und Scheitelhöhe, die bei Störungen von Thorax- und Abdominalorganen auftreten können und ist ein Erklärungsmodell für die Gesichtssomatotopie.
[Aus Wancura 1987, nach chinesischen Angaben]

Die Rolle des *N. phrenicus* bei der Entstehung der Projektionszonen am Kopf

» Der *N. phrenicus* ist als Nerv zwerchfellnaher Organe der „Vermittler“ zwischen pathologischen Impulsen bei Störungen zwerchfellnaher Organe und Schläfen-/Seitenkopfschmerzen.

Der *N. phrenicus* entspringt aus den Rückenmarkssegmenten (C2)·C3·C4·C5·(C6) und liefert Informationen aller zwerchfellnahen Organe in das Gebiet des *Plexus cervico-brachialis,* im Kopfbereich also in das Innervationsgebiet des *N. occipitalis minor, N. auricularis magnus* und der *Nn. supraclaviculares.* Der *N. phrenicus* liefert also Informationen von Thorax-, Abdominal- und Beckenorganen in Kopf, Hals, Nacken und Schulter/Arm. Der neuro-anatomische Weg ist folgender:

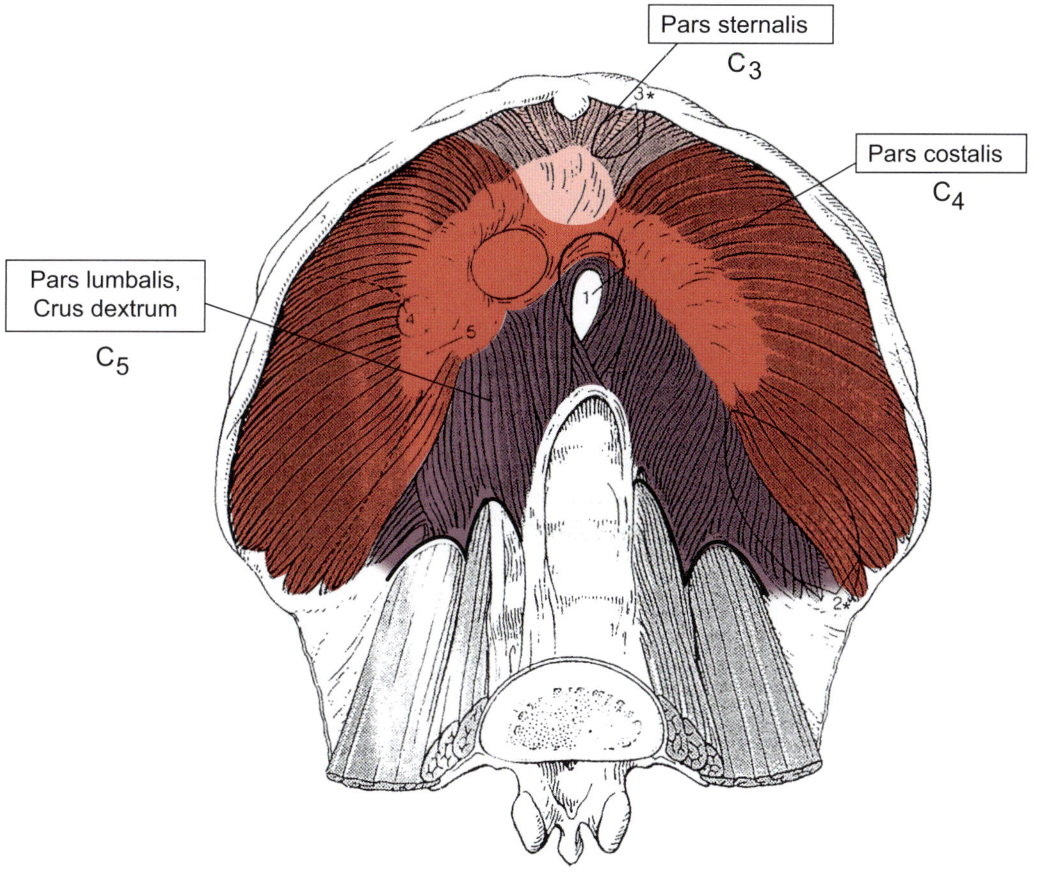

*Die Pars costalis reicht von 3 – dem Trigonum sternocostale – bis 2 – dem Trigonum lumbocostale.

Abbildung 3.32
Die Myotome des Zwerchfells, *Pars sternalis* (C3), *Pars costalis* (C4), *Pars lumbalis* (C5).
Das *Crus dextrum* der *Pars lumbalis* reicht bis zu den LWK 3 und 4 (s. Abb. 1.57b, S. 129).
[Nach Platzer 1975]

3

Das Zwerchfell wird gebildet von C3·C4·C5-Myotomen.

Nach Braus-Elze (1960) liegt das Myotom C3 am weitesten ventro-kranial und bildet die *Pars sternalis* des Zwerchfells. Die *Pars sternalis* steht ihrerseits mit den thorakalen Segmenten Th5·Th6·Th7·Th8, also dem epigastrischen Winkel, in Wechselbeziehung. Damit hat die *Pars sternalis* des Zwerchfells sowohl direkt als auch indirekt über die im Bereich des epigastrischen Winkels liegenden Head-Zonen Verbindung zu den Thoraxorganen.

Das Myotom C4 bildet die *Pars costalis* des Zwerchfells. Die *Pars costalis* steht ihrerseits mit den thorakalen Segmenten Th8 bis Th12, also sowohl direkt mit den Enterotomen Th8 bis Th12 selbst (Abdominalorgane) als auch indirekt über die im Bereich der Bauchdecke von Mitte des Epigastriums bis zu Symphyse liegenden Head-Zonen der Abdominalorgane in Wechselbeziehung. Darüber hinaus hat die *Pars costalis* des Zwerchfells als C4-Myotom Beziehung zur *Pars ascendens* des *M. trapezius,* die ebenfalls ein C4-Myotom ist und über die dort austretenden Spinalnerven Th8 bis Th12 auch Beziehung zu den Abdominalorganen hat.

Das Myotom C5·(C6) bildet die *Pars lumbalis* des Zwerchfells. Nach Braus-Elze (1960) liegt die *Pars lumbalis* am weitesten dorso-kaudal (s. Abb. 3.32 und 1.57b, S. 129) und bedeckt die Wirbelkörper L1 bis L4(L5). Damit steht die *Pars lumbalis* des Zwerchfells über die hier austretenden Spinalnerven L1 bis L4(L5) direkt mit den Beckenorganen in Beziehung.

Darüber hinaus besteht die Beziehung zu den Beckenorganen aber auch über ihre im Bereich von Unterbauch und Inguinalgegend liegenden Head-Zonen.

Die **Fernpunkte** für den Schläfen- und Seitenkopfschmerz, also für den vom *Plexus cervicalis* innervierten Bereich des Kopfes (**TCM:** seitliches Längsdrittel), liegen im Bereich der Hiatus-Linien an Beuge- und Streckseite des Arms, Segment C5·C6·C7. Die Hiatus-Linie entspricht dabei der Axiallinie, also der Längsachse der **oberen Extremität** (**TCM:** 3E 5, KS 6).

An der **unteren Extremität** liegen die entsprechenden Fernpunkte ebenfalls im Bereich der Axiallinie, Segment L5 (**TCM:** Le 3, Gbl 41, Gbl 34).

Die **lokalen Punkte** für den vom *Plexus cervicalis* innervierten Bereich des Kopfes liegen auf der *Linea nuchae* in der Nähe des Mastoid, im Innervationsgebiet des *N. occipitalis minor* und des *N. auricularis magnus,* die halbmondförmig, schalenartig hinter und unter dem Ohr verlaufen (s. Abb. 1.2, S. 3).

Zusätzlich werden ein Punkt oberhalb der Ohrspitze im Bereich des *M. temporoparietalis* (**TCM:** Gbl 8) und ein Punkt an der Schläfe im Bereich des *M. temporalis* gereizt (**TCM:** PaM 9, *tai yang*).

Die Rolle der *Nn. pelvici* bei der Entstehung der Projektionszonen am Kopf

» Die *Nn. pelvici* sind als Nerven der Organe des kleinen Beckens zusammen mit den *Rami dorsales* aller Spinalnerven die „Vermittler“ zwischen pathologischen Impulsen bei Störungen der Beckenorgane einerseits und Hinterkopfschmerzen andererseits.

Die *Nn. pelvici* stammen aus den Rückenmarkssegmenten S1·S2·S3 und stehen einerseits über das *Ganglion mesentericum inferius* mit dem Urogenitaltrakt, der Blase und dem Rektum in Beziehung, andererseits über die Spinalnerven S1·S2·S3 mit den Oberflächensegmenten S1-S2·S3, also Rückseite der Beine, Sakrum, ISG und Perianalregion.

Auf diesem Weg können daher über die parasympathischen Fasern in den *Nn. pelvici* Hyperästhesien nach Art von Head-Zonen in diesem Oberflächenbereich entstehen (Braus-Elze 1960).

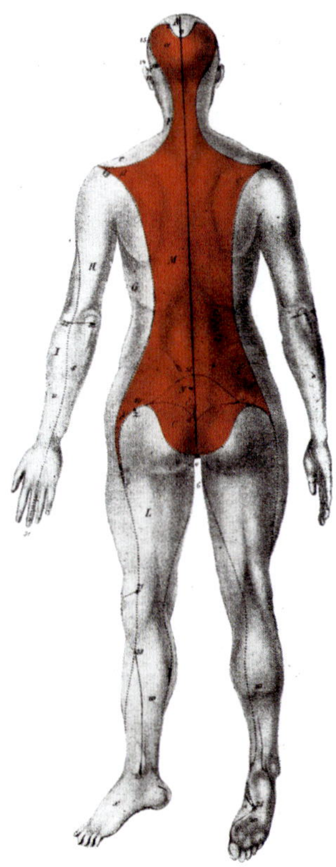

Abbildung 3.33
Innervationsgebiet der *Rami dorsales* (rot) aller Spinalnerven in metamerer Folge von der Scheitelhöhe bis zur Steißbeinspitze.
[Nach Voigt 1851]

Die Weiterleitung in den Hinterkopf ist auf folgendem Weg anatomisch plausibel: Beginnend mit den *Nn. clunei medii* (*Rami dorsales* von S1·S2) und über die reichlich vorhandenen intersegmentalen Verbindungen aller *Rami dorsales* der Spinalnerven können daher Impulse aus Urogenitaltrakt, Blase und Rektum zum Hinterkopf bis zur Scheitelhöhe gelangen, also von S1·S2 zu C2·C3 (s. Abb. 3.33).

Die **Fernpunkte** für den von den *Rami dorsales* versorgten Bereich des Hinterkopfs (**TCM:** hinteres Längsdrittel) liegen

- an der **unteren Extremität** im Bereich der S1·S2-Muskulatur. Die Nervenreizpunkte liegen retromalleolär an Innen- und Außenknöchel, die Muskelreizpunkte liegen im Bereich des *M. gastrocnemius*. Dies entspricht dem postaxialen fibularen Bereich der unteren Extremität (**TCM:** Bl 60, Ni 3, Bl 58).
- an der **oberen Extremität** anatomisch korrespondierend im postaxialen **ulnaren** Bereich, somit in den Segmenten C8·Th1·Th2 (**TCM:** Dü 3 und 3E 5).

Die Verbindung zwischen den postaxialen Segmenten der unteren und den postaxialen Segmenten der oberen Extremität kommt dadurch zustande, dass der kaudale Anteil des *M. latissimus dorsi*, C8, direkt an Sakrum und ISG „andockt" und somit die Verbindung zwischen S1·S2 und C8 herstellt.

» Die Merdidian-Achse Dünndarm (C8) und Blase (S1·S2), nach der **TCM** die *Tai-Yang*-Achse, entspricht daher aus wissenschaftlicher Sicht der Verbindung zwischen den postaxialen Segmenten der oberen und unteren Extremität.

Die **lokalen Punkte** für Hinterkopfschmerzen liegen am Ansatz des *M. trapezius*, Segment C2·C3, Austrittsbereich des *N. occipitalis major*, der aus den *Rami dorsales* der Spinalnerven C2·C3 stammt (**TCM:** Bl 10).

Ergänzend sollte ein Punkt im Bereich der Stirn gestochen werden, da dieses Gebiet des ersten Trigeminusastes über seine Wurzel mit C3 in Verbindung steht (**TCM:** Bl 2).

Wechselwirkung zwischen Kopf und Rumpf und Extremitäten

Aus segmentaler Sicht würde die Auswahl der beschriebenen Nah- und Fernpunkte bedeuten, dass von jeweils anatomisch korrespondierenden Arealen an den Extremitäten aus über spinale und vegetative Verbindungen der Schmerz am Kopf beeinflussbar ist.

Eine anatomisch plausible Erklärung für diese Annahme liefern, wie bereits erwähnt, spinaler Trigeminus-Trakt und -Kern:

- Sie ermöglicht einerseits eine Wechselwirkung zwischen trigeminal und zervikal innervierten Bereichen an Kopf und Hals.
- Sie ermöglicht andererseits über parasympathische Afferenzen im *N. vagus* und im *N. phrenicus* Organprojektionen in trigeminal und zervikal innervierte Bereiche an Kopf und Hals.

Über diese beiden Wege ist die Verortung der Head-Kopfzonen und die Ähnlichkeit ihrer Lokalisation mit den chinesischen Zuordnungen hinsichtlich der Längsdrittel zu verstehen (s. Tabelle 3.4, S. 298)

Eine weitere anatomisch plausible Erklärung der Wechselwirkung zwischen Kopf, Rumpf und Extremitäten liefern die **interspinalen Verbindungen** in metameren Dermatomen und Myotomen, über die Impulse zum Kopf gelangen können.

Eine dritte anatomisch plausible Erklärung liefert das vegetative Nervensystem, welches über die **sympathischen Ganglien** den Kopf mit Rumpf und Extremitäten in Beziehung setzt.

3.5.2 Der *Yang-Ming*-Kopfschmerz

Lokalisation

Ventrales Längsdrittel, also Stirn und Gesicht, Viszerokranium. Dieser Bereich entspricht dem Versorgungsgebiet des Trigeminus-Bereichs.

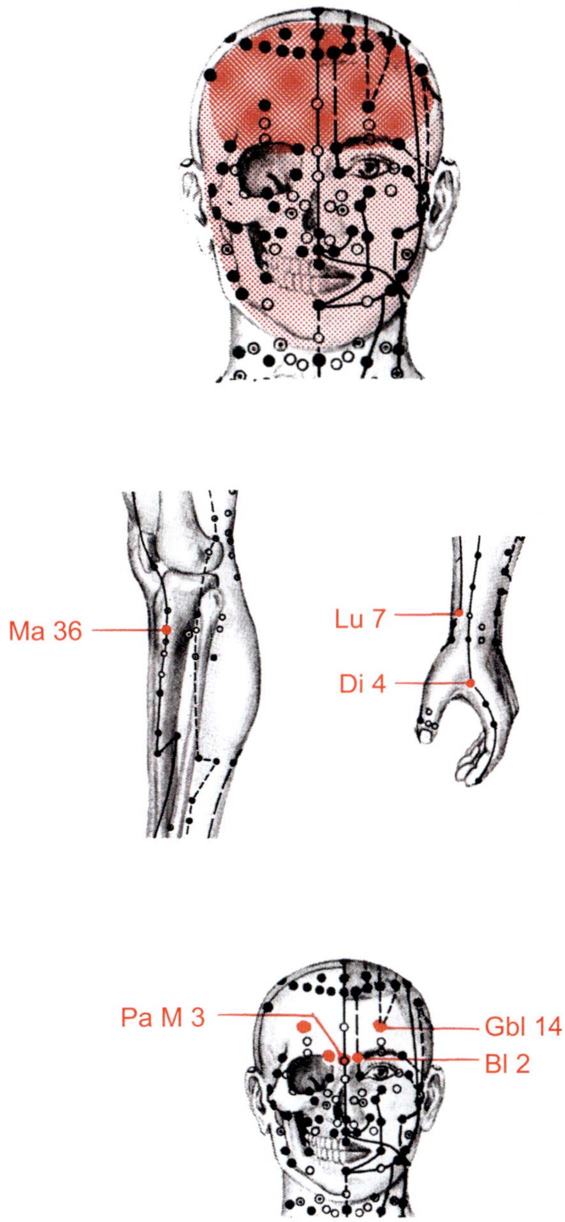

Abbildung 3.34
Yang-Ming-Kopfschmerz: Lokalisation, Lokalpunkte und Fernpunkte.
[Aus König-Wancura 1987]

Wechselwirkungen

- mit der oberen Extremität radial, zervikal, präaxial.
  TCM: Dickdarm-Meridian, Hauptpunkt Di 4 (C6 und C8),
- mit der unteren Extremität tibial, lumbal, präaxial.
  TCM: Magen-Meridian, Hauptpunkt Ma 36 (L4 und L5),
- mit dem Rumpf im ventralen Längsdrittel mit Bezug zu den *Rami ventrales* und mit Bezug zu Respirations- und Digestionstrakt.
  TCM: Magen-Meridian, Hauptpunkt KG 12 (Th8),
- mit den *Gg. cervicale superius* und *medium*.

Die lokalen Punkte für den *Yang-Ming*-Kopfschmerz

Meist sind es spontan- und druckempfindliche Punkte:

- Diese liegen an der Grenze vom Viszerokranium zum Neurokranium in der Nähe der Austrittsstelle des 1. Trigeminusastes.
  TCM: Bl 2, Gbl 14.
- Sie liegen ferner an der „Scheitel-Ohr-Kinn-Linie", der Grenze von trigeminal und zervikal innerviertem Kopfgebiet.
  TCM: LG 20 an der Grenze zwischen 1. Trigeminusast und *Ramus dorsalis* von C2, PaM 9 *(tai yang)* an der Grenze zwischen allen Trigeminusästen und dem *Plexus cervicalis*.

Die lokalen Punkte liegen **aber auch** am Hinterkopf, da der *M. epicranius* aus dem *M. frontalis* an der Stirn und dem *M. occipitalis* am Hinterkopf besteht.

Beide Muskelanteile gehören aufgrund der Innervation durch den *N. facialis* zur mimischen Muskulatur. So ist z. B. aus der Klinik bekannt, dass periphere Fazialislähmungen oft mit einem dumpfen Schmerz am Hinterkopf beginnen, umgekehrt ein Schmerz am Hinterkopf eine Art „Durchstechgefühl" im Stirnbereich auslösen kann.

Aus evolutionärer Sicht ist das als Drohgebärde so wichtige Stirnrunzeln nur möglich über die Anbindung des *M. frontalis* an seinen Antagonisten, den *M. occipitalis*.

TCM: Empfohlen wird beim *Yang-Ming*-Kopfschmerz immer auch die gleichzeitige Nadelung von Punkten an der *Linea nuchae*, so z. B. Gbl 20 oder Bl 10.

Die Fernpunkte für den *Yang-Ming*-Kopfschmerz

Obere Extremität

Der Hauptpunkt an der oberen Extremität für die Behandlung von Kopfschmerzen im Allgemeinen und Gesichtsschmerzen im Besonderen ist Di 4.

Die segmentale Analyse der Lokalisation von Di 4 erklärt seine breite Wirksamkeit, wie sie in der **TCM**-Theorie postuliert wird.

Er liegt im Dermatom C6, im Myotom C8 *(M. interosseus I)* und im Vasotom C8. Diese Segmente beeinflussen auf somato-sensiblem Weg die Rückenmarkssegmente C6·C7·C8.

Die Zuordnung des Vasotoms zu C8 wird dadurch erklärt, dass ein Ast der *A. radialis* das Interspatium I versorgt, aber hier vom perivasalen Geflecht aus dem *N. ulnaris* (C8·Th1) umgeben ist.

In den Rückenmarkssegmenten C8·Th1·Th2 entspringen die **prä**ganglionären Fasern für das *Ganglion cervicale superius.*

Vom *Ganglion cervicale superius* gelangen die Impulse über postganglionäre Fasern zum **post**ganglionären Zielgebiet des *Ganglion cervicale superius,* nämlich dem Versorgungsgebiet des *N. trigeminus (V), N. facialis (VII), N. glossopharyngeus (IX), N. vagus (X), N. accessorius (XI)* u. a., sowie zu dem Versorgungsgebiet der Spinalnerven C1·C2·C3·C4, also zu Kopf, Hals und Schulterhöhe.

Daher kann ein Nadelreiz am Akupunkturpunkt Di 4 das gesamte postganglionäre Zielgebiet des *Ganglion cervicale superius* beeinflussen und damit die breite Wirksamkeit des Di 4 wissenschaftlich plausibel erklären.

» Nach meiner Analyse kann man daher Di 4 als periphere Projektion des *Ganglion cervicale superius* bezeichnen.

Der Punkt Di 4 ist daher an der oberen Extremität der wichtigste Fernpunkt für den **ganzen Kopf** und nicht nur für das Gesicht, wie in der **TCM** beschrieben. Das heißt, dass auch bei Lokalisation von Kopfschmerzen seitlich oder hinten dieser Punkt Di 4 **als Universalpunkt** eingesetzt wird und er andere Punkte an der oberen Extremität ggf. überflüssig machen kann.

Bekanntlich wird in der **TCM** neben dem Punkt Di 4 auch der Punkt GBl 20 empfohlen. Dieser liegt am Hinterkopf im Bereich der Austrittsstelle des *N. occipitalis major,* also im Segmentbereich C2·C3 *(Rami dorsales).*

» Das bedeutet nach meiner Analyse, dass, so wie hier, auch bei anderen Basiskombinationen immer jene Segmente gemeinsam gereizt werden, die zum einen dem präganglionären Zustrom zu einem sympathischen Ganglion entsprechen, zum anderen aber auch jenen Segmenten, die den postganglionären Fasern entsprechen.

Man könnte auch sagen: C8·Th1, präganglionär, und C2·C3, postganglionär, sind als „assoziierte Segmente" gleichsam „Segmentpartner".

Diese „Doppelstrategie" bei der Punkteauswahl gilt für alle großen sympathischen Ganglien.

Untere Extremität

Der Hauptpunkt an der unteren Extremität für die Behandlung des *Yang-Ming*-Kopfschmerzes ist der Akupunkturpunkt Ma 36. Dieser liegt im oberen Drittel des *M. tibialis anterior,* dem Kennmuskel von L4·L5.

Der Spinalnerv L4 steht als *N. furcalis* („Gabelnerv“), über drei Verbindungsäste mit dem gesamten *Plexus lumbalis, Plexus sacralis* und mit dem Spinalnerven Th12 in Beziehung (s. auch Abb. 3.7, S. 225).

Der Punkt Ma 36 (L4) steht damit in Beziehung zu den Abdominal- und Beckenorganen.

Darüber hinaus hat der Punkt Ma 36 (L4) eine Wechselbeziehung zum dorsalen Drittel des Zwerchfells, nämlich der *Pars lumbalis* des Zwerchfells, Myotom C5.

Diese *Pars lumbalis* (C5) bedeckt die LWK 1–4 und tritt daher auch mit den Spinalnerven L1 bis L4 in Beziehung (s. Abb. 3.32).

» Das bedeutet, dass zwischen L4 (Ma 36) und C5 eine Wechselwirkung besteht.

Dadurch erklärt sich, wie schon an früherer Stelle (S. 128/129) ausführlich beschrieben, sowohl die Wirkung zwischen Ma 36 und den C5-Anteilen von Schulter und Arm als auch die Verstärkung eines Nadelreizes an Di 4, der ja seinerseits auch in Beziehung zu den Spinalnerven C5·C6, vor allem aber C8 steht.

Wie oben beschrieben, hat der *N. furcalis* (L4) aber nicht nur Verbindung zum *Plexus lumbo-sacralis,* sondern über seinen obersten Verbindungsast auch zum Spinalnerv Th12 und damit zum gesamten Segment Th12. Der BWK 12 steht über den Ursprung der *Pars ascendens* mit dem gesamtem *M. trapezius* in Verbindung. Über diesen Weg gelangen Impulse von der unteren Extremität somit über den BWS-Bereich und HWS-Bereich zum Kopf.

Zum Gesicht und damit zum vorderen Längsdrittel werden die Impulse weitergeleitet über eine Verbindung von C3 (unter anderem *Pars horizontalis* des *M. trapezius*) mit dem 1. Trigeminusast. Bekanntlich haben alle 3 Trigeminusäste eine spinale Wurzel. Die Wurzel des 1. Trigeminusastes reicht weit nach kaudal, nämlich bis C3 und erreicht nach Sobotta (2010) hier auch die Phrenikuskerne.

» Das Versorgungsgebiet des 1. Trigeminusastes (Nase, Stirn, Scheitelhöhe) steht daher in Wechselbeziehung zu C3.

Auf diesem Weg können umgekehrt also auch Impulse aus C3 in das Versorgungsgebiet des 1. Trigeminusastes (Nase, Stirn, Scheitelhöhe) geleitet werden. Dieser zuletzt beschriebene Weg wäre damit die letzte Verbindungsstrecke des Impulsweges von Ma 36 zum Gesicht.

Eine Weiterleitung von Impulsen aus der unteren Extremität über den Spinalnerv Th12 und sein ganzes Segment erfolgt natürlich auch über die 12. Rippe. Diese steht mit der gesamten seitlichen Bauchwandmuskulatur in Beziehung, so auch mit dem *M. transversus abdominis* (Th6 bis Th12), der seinerseits mit der *Pars sternalis* (C3) und der *Pars costalis* (C4) des Zwerchfells in Verbindung tritt.

» Über das gesamte Zwerchfell (C3·C4·C5) können also Impulse von der unteren Extremität auch in den vorderen Halsbereich und den unteren Kieferwinkel (C3) gelangen.

Somit wäre die zuvor beschriebene letzte Verbindungsstrecke zwischen Ma 36 und dem Kopf nicht nur im dorsalen, sondern auch im ventralen Bereich gegeben.

Namensgebend für den Magen-Meridian ist der Magen-Darm-Trakt. Die Impulse des Magens gelangen über den bekannten viszero-kutanen Reflexweg in seine Head-Zonen an der Bauchdecke, aber auch über die Verbindungen im Grenzstrang zu den lumbalen sympathischen Ganglien L4·L5 und folglich über den *Plexus lumbalis* in den tibialen, gesichtsseitigen Bereich des Beins (Monnier 1963).

3.5.3 Der *Tai-Yang*-Kopfschmerz

Lokalisation

Dorsales Längsdrittel, also Hinterkopf, Scheitelhöhe, Nacken. Dieser Bereich entspricht dem Versorgungsgebiet der Rami dorsales der oberen Zervikalnerven (Dermatome und subkutane Dermatome C2 bis C4, s. Abb. 1.14 a, S. 22; Abb. 1.13, S. 21).

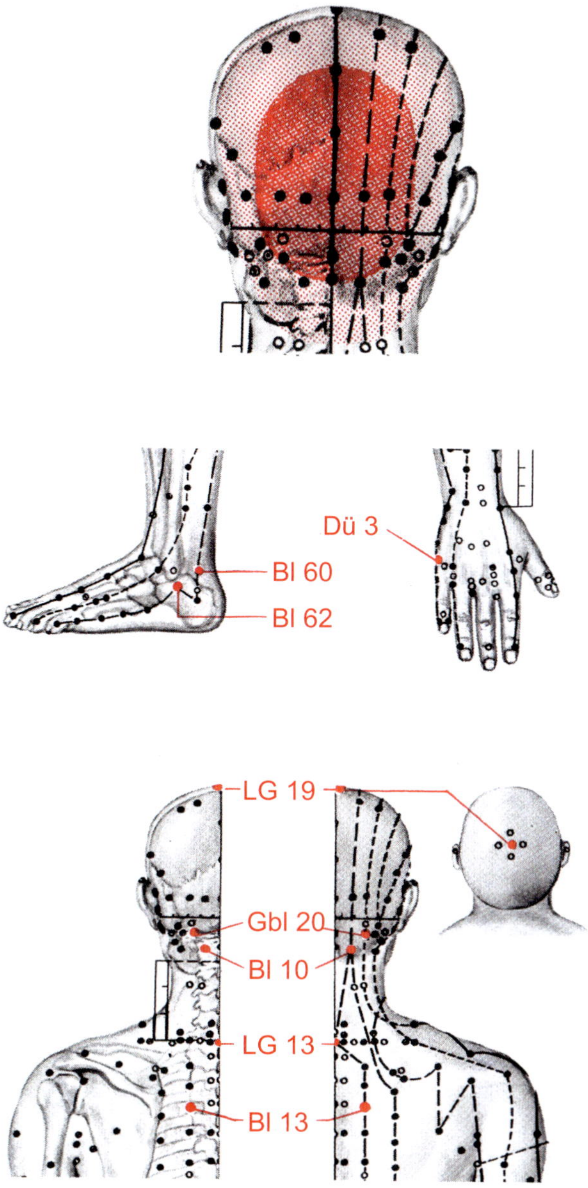

Abbildung 3.35

Tai-Yang-Kopfschmerz: Lokalisation, Loakalpunkte und Fernpunkte. Anmerkung: in der chinesischen Literatur entspricht der LG 19 dem LG 20.
[Aus König-Wancura 1987]

3

Wechselwirkungen

- mit der oberen Extremität ulnar, zerviko-thorakal, postaxial.
  TCM: Dünndarm-Meridian, Hauptpunkt Dü 3 (C8·Th1),
- mit der unteren Extremität fibular, sakral, postaxial.
  TCM: Blasen-Meridian, Hauptpunkt Bl 60 (L5·S1·S2),
- mit dem Rumpf im dorsalen (und auch lateralen) Längsdrittel mit Bezug zu den *Rami dorsales* (und *laterales*) und mit Bezug zu den Beckenorganen (s. Abb. 3.33).
  TCM: Blasen-Meridian, Hauptpunkte Bl 23, Bl 25, Bl 32 (*Rami dorsales* der lumbo-sakralen Dermatome, unterlagert von den Myotomen L5·S1), sowie Bl 13 und Bl 15 (*Rami dorsales* der oberen thorakalen Dermatome Th3 und Th5, unterlagert von den Myotomen C3·C4, *M. trapezius,* und den Myotomen C5·C6, *Mm. rhomboidei*),
  mit dem *Ganglion cervicale superius* und seinen Versorgungsgebieten und mit den *Ganglien mesentericum superius* und *inferius* und deren Versorgungsgebieten.

Die lokalen Punkte für den *Tai-Yang*-Kopfschmerz
Meist sind es spontan- und druckempfindliche Punkte, vor allem an der *Linea nuchae.*
TCM: Bl 10, GBl 20.

An der *Linea nuchae* inserieren von medial nach lateral in streng metamerer und horizontaler Ordnung von C2 bis C7 die Myotome der *Mm. semispinalis capitis* und *splenius capitis* (Insertions-Punkte nach Sell, nachgewiesen von den Anatomen Christ und Grimm, s. Abb. 1.7, S. 10).

Dieser streng metamere Insertionsmodus nach Sell hat eine wichtige therapeutische Konsequenz für die Behandlung von Schmerzen im Bereich des **ganzen Rückens.**

Denn, wie bekannt, reiht sich die oberflächliche, zervikal innervierte eingewanderte Rückenmuskulatur ebenfalls in streng metamerer Ordnung **vertikal** vom Hinterkopf (Myotom C2) bis zum Sakrum (Myotome C7·C8 im *M. latissimus dorsi,* siehe Schema Abb. 1.8, S. 11).

Bei Schmerzen im ISG-, Sakrum- und medialen Beckenkammbereich (Myotom C8 des *M. latissimus dorsi*) sollte daher auch das Segment-idente Myotom C7·C8 im Bereich des Mastoid untersucht und behandelt werden.

In diesem Zusammenhang ist die Lokalisation des **Liebmann-Druckpunkts** an der Spitze des Mastoid interessant, der bei Herzinfarkt stark druckempfindlich ist.

Zur Erinnerung: Der Herzventrikel ist das Enterotom C8 bis Th4.

In gleicher Weise sollten bei Schmerzen in der mittleren BWS und zwischen den Schulterblättern (Myotome C5·C6 der *Mm. rhomboidei*) auch die Segment-identen Myotome C5·C6 im mittleren Teil der *Linea nuchae* auf beiden Seiten untersucht und behandelt werden. Auf der betroffenen Seite ist dabei der Druckschmerz meist intensiver. Dieses entspricht in etwa der Lokalisation des Akupunkturpunkts Gbl 20 in der Vertiefung zwischen den Ansätzen der *Mm. sternocleidomastoideus* und *trapezius.*

Bei Schmerzen im medialen Bereich der *Linea nuchae* auf beiden Seiten wird der C2-Anteil des *M. trapezius* an seinem Ursprung über den Punkt Bl 10 gereizt.

Da die Myotome C2·C3 des *M. trapezius* im lateralen, kranialen Bereich der Klavikula ansetzen, kann auch dieser Bereich bei Hinterkopfschmerzen druckempfindlich sein und sollte dann ebenfalls in Untersuchung und Behandlung mit einbezogen werden.

Desgleichen sind beim Hinterkopfschmerz häufig das Sternoklavikulargelenk und die *Incisura jugularis* empfindlich, da dieses Gebiet die Sklerozone des *M. sternocleidomastoideus* (C2·C3) ist.

Bezüglich seiner Innervation hat der *M. sternocleidomastoideus* aber noch eine Besonderheit: Wie die Abbildung 1.18 (S. 29) zeigt, besteht er aus zwei Teilen:

- Der Teil, der vom Sternum zum Mastoid zieht, wird vor allem vom *N. accessorius* innerviert.
- Der Teil, der von der Klavikula zum Mastoid zieht, wird vor allem von den Spinalnerven C2·C3·C4 versorgt. Das Jugulum und die obere Hälfte des Sternums stehen demnach unter dem Einfluss des *N. accessorius,* der als Vagusast parasympathische Impulse in dieses Gebiet sendet.

Die Wirkung der in diesem Bereich lokalisierten Akupunkturpunkte KG 22 und KG 17 bei asthmatischen Beschwerden lässt sich auf diese Weise auch als Vagusreiz interpretieren.

Bei Hinterkopf- und Nackenschmerzen findet sich häufig auch paravertebral an der HWS eine Gewebsverquellung, die bis zum Dornfortsatz von HWK 7 reicht. Die Verquellung entsteht im Bereich der subkutanen Dermatome, welche die Auswanderung in die oberen Extremitäten nicht mitmachen.

Daher hat der subkutane Dermatombereich um den Dornfortsatz HWK 7 Beziehung zum Respirationstrakt. Er steht nämlich zu den subkutanen Dermatomen C5·C6 in Beziehung und hat daher Reflexbeziehungen zum Respirationstrakt, der seinerseits ja Impulse über den Grenzstrang in die Segmente C5·C6 weiterleitet.

Ein Nadelreiz in Höhe des Dornfortsatzes HWK 7, bekannt als **Neupunkt 45** mit hustenreizstillender Wirkung, kann daher vegetative Reflexe des Respirationstrakts beeinflussen.

Bei Hinterkopfschmerzen wird aber auch empfohlen, einen Punkt auf der Scheitelhöhe an der Versorgungsgrenze von C2 und Trigeminus (V) zu reizen (LG 20, PaM 1), ebenso wie auch druckempfindliche Stellen oberhalb der Augenbrauen (Bl 2, Gbl 14). Wie zuvor schon beschrieben, ist die Erklärung für ein gleichzeitiges Auftreten von Stirnkopfschmerzen und Hinterkopfschmerzen durch den *M. epicranius* gegeben, der ja aus dem *M. frontalis* und dem *M. occipitalis* besteht. Desgleichen wurde an früherer Stelle schon auf die Wechselwirkung zwischen 1. Trigeminusast und C3-Segmentanteilen hingewiesen (s. S. 315/316).

Diese Wechselwirkung zwischen 1. Trigeminusast und C3-Segment am Hinterkopf könnte auch das oft beobachtete Auftreten eines **Fließschnupfens** als Anfangssymptom bei Hinterkopfschmerzen erklären, da der 1. Trigeminusast die Nasenschleimhaut versorgt. Ebenso liegt hier eine Erklärungsmöglichkeit der positiven Wirkung eines im Nacken, also in C3, aufgelegten Eisbeutels bei **Nasenbluten**.

Hinterkopfschmerzen sind häufig auch mit **Organsensationen** wie Übelkeit, Brechreiz, Herzbeklemmung, Schwindel, innerer Unruhe verbunden. Dieses Phänomen erklärt sich aus segmentaler Sicht durch den Einfluss des *N. accessorius,* der als Vagusast Organsensationen in den *M. trapezius* projizieren kann (Fanghänel 2003). Wenn also Hinterkopfschmerzen mit obigen Organsensationen gleichzeitig auftreten, muss auch eine Verspannung im *M. trapezius* gelockert werden, z. B. durch Schröpfbehandlung. So wird in der **TCM** bekanntlich bei der Behandlung des Hinterkopfschmerzes ja immer auch die Mitbehandlung des Gebiets von Th3 (Bl 13) mit empfohlen.

Die Fernpunkte für den *Tai-Yang*-Kopfschmerz

Obere Extremität

Der **Hauptpunkt** an der oberen Extremität für die Behandlung von Hinterkopfschmerzen sind nach **TCM** die Akupunkturpunkte Dü 3 (Segment C8) oder 3E 5 (Hiatus-Linie zwischen C8/Th1 und C6).

In Abweichung von dieser **TCM**-Empfehlung wurde bei der Analyse des Akupunkturpunkts Di 4 als Fernpunkt an der oberen Extremität für die Behandlung des *Yang-Ming*-Kopfschmerzes schon darauf hingewiesen, dass dieser als Universalpunkt für die Behandlung von Kopfschmerzen auch mit anderer Lokalisation weitere Fernpunkte an der oberen Extremität gegebenenfalls entbehrlich macht, und zwar aufgrund seiner Beziehung zum *Ganglion cervicale superius* und damit zu dem Versorgungsgebiet der Spinalnerven C1 bis C4 an Hals, Kopf und Nacken.

Untere Extremität

Der **Hauptpunkt** an der unteren Extremität für die Behandlung von Hinterkopfschmerzen ist der Akupunkturpunkt Bl 60.

Dieser liegt im Segmentbereich L5·S1 zwischen der Achillessehne und den Sehnen der Peroneusgruppe. Ein Nadelreiz am Punkt Bl 60 gelangt zunächst über die L5·S1-Segmente zu Sakrum und ISG-Bereich und von hier über die intersegmentale Verbindung aller Äste der *Rami dorsales* bis zum Hinterkopf. Die intersegmentale Verbindung aller Äste der *Rami dorsales* der Spinalnerven wurde in meinem Buch „Segment-Anatomie" ausführlich beschrieben.

3.5.4 Der *Shao-Yang*-Kopfschmerz

Lokalisation

Laterales Längsdrittel, also Scheitel, Schläfe, lateraler Hinterkopf. Dieser Bereich entspricht der Grenzlinie, nach HANSEN-SCHLIACK „Brandungszone“ (1962) zwischen Hirnnerven- und Spinalnerveninnervation, das heißt, der Grenzlinie zwischen zervikal und trigeminal innerviertem Bereich, der sogenannten Scheitel-Ohr-Kinnlinie.

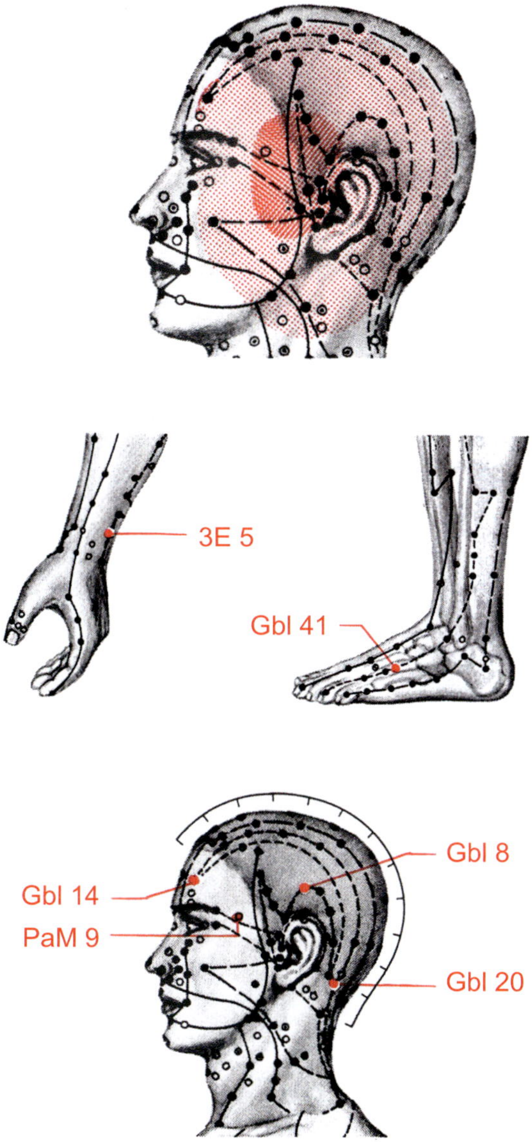

Abbildung 3.36
Shao-Yang-Kopfschmerz: Lokalisation, Loakalpunkte und Fernpunkte.
[Aus König-Wancura 1987]

Wechselwirkungen

- **mit der oberen Extremität,** und zwar der Längsachse (C7) an der Streckseite, also der dorsalen Grenzlinie zwischen radialer und ulnarer Hälfte des Arms. Diese Grenzlinie entspricht der Axiallinie der oberen Extremität (s. S. 187/188) und der Hiatus-Linie zwischen nichtmetameren Segmenten (s. S. 187), in diesem Fall zwischen C5·C6 und C8·Th1.
  TCM: 3E-Meridian, Hauptpunkt 3E 5,
- **mit der unteren Extremität,** und zwar mit der lateralen Grenzlinie zwischen Extensoren und Flexoren. Aus embryologischer Sicht entspricht diese Grenzlinie der Längsachse der unteren Extremität (L5).
  TCM: Gallenblasen-Meridian, Hauptpunkt Gbl 41, Gbl 39,
- **mit dem Rumpf** im lateralen Längsdrittel mit Bezug zu den *Rami laterales*, zu den Oberbauchorganen Leber, Gallenblase, und zu Schultergürtel und Beckengürtel.
  TCM: Gallenblasen-Meridian, Punkte je nach Schmerzort, vor allem im Bereich der achten und neunten Rippe,
- **mit dem Kopf** über alle drei Trigeminusäste sowie C2 und C3,
- **mit dem *Ganglion coeliacum*** und dessen Versorgungsgebiet (s. S. 250)

Die lokalen Punkte für den *Shao-Yang*-Kopfschmerz

Meist sind es spontan- und druckempfindliche Punkte an der Grenzlinie von Trigeminus und C2. Diese liegen

- am *M. temporalis* (**TCM:** PaM 9),
- am *M. temporo-parietalis* (**TCM:** Gbl 8), und
- am *M. occipitalis* (**TCM:** Gbl 20), eventuell auch
- an der Scheitelhöhe (**TCM:** LG 20).

» Die Grenzlinie zwischen zervikal und trigeminal innerviertem Gebiet hat eine segmentale Besonderheit: Sie steht mit vielen inneren Organen und vielen Oberflächenarealen in Wechselwirkung, weil sie gleichsam den spinalen Trigeminus-Kern an der Oberfläche repräsentiert (s. S. 295, Abb. 3.29).

Im Trigeminus-Kern (V) findet sich eine „Verzahnung“ (Neuhuber 2005 und 2009) von trigeminalen mit zervikalen Fasern und mit Vagusfasern sowie mit Fazialis- und Glossopharyngeusfasern.

Durch diese „Verzahnung“ gelangen Impulse aller vom Vagus innervierten Organe in die „Brandungszone“ an Scheitel, Schläfe, Hinterkopf.

Wie bekannt, leitet der *N. vagus (X)* zwar keine Schmerzimpulse, sondern nur Organsensationen wie Übelkeit, Brechreiz, Tachykardie, Schweißausbruch weiter. Diese Organsensationen können jedoch in ihrem Projektionsbereich Verspannungen und damit sekundär auch Schmerzen auslösen.

Solche Organsensationen können aber aufgrund der oben beschriebenen Verschaltung „Projektionszonen nach Art von Head-Zonen“ (Braus-Elze 1960) am Kopf darstellen.

» Dieser Effekt könnte eine Erklärung dafür sein, dass Kopfschmerzen so häufig mit vegetativen Störungen verbunden sind, die ihrerseits umgekehrt oft nur durch Berührung, Massage, Druck an den Schmerzstellen am Kopf positiv beeinflusst werden können.

Da diese Projektionszonen innerer Organe am Kopf von großer praktischer Bedeutung sind, möchte ich nochmals zusammenfassend darauf eingehen.

Head hat die Projektion innerer Organe am Kopf im Bereich der zervikalen Segmente in eine gewissen Systematik gebracht, die für die Segment-Akupunktur deshalb interessant ist, weil Heads klinische Experimente der Meridian- und Organ-Zuordnung der **TCM** weitgehend entsprechen.

Wie schon in meinem Buch „Segment-Anatomie“ beschrieben, hat Head

- die **kranialen** thorakalen Oberflächensegmente und Enterotome (Th2 bis Th7, Herz, Lunge, Magen) vor allem dem Bereich von Stirn, Nase, Schläfe zugeordnet und als „fronto-nasale, fronto-temporale und mittel-orbitale Kopfzone“ bezeichnet,
- die **kaudaleren** thorakalen Oberflächensegmente und Enterotome (Th7 bis Th10, Magen, Leber/Gallenblase, Dünndarm) vor allem dem Bereich von Scheitel, Schläfe und auch Hinterkopf zugeordnet und als „vertikale, parietale, temporale und okzipitale Kopfzone“ bezeichnet.
  Aus der Klinik ist z. B. bekannt, dass Kopfschmerzen in diesem Bereich bei Verdauungsbeschwerden auftreten können und auch als „Migraine biliaire“ bezeichnet werden,
- die **kaudalsten** thorakalen Oberflächensegmente und Enterotome (Th9 bis Th12, Urogenitaltrakt und Dickdarm) vor allem dem Bereich des Hinterkopfes zugeordnet und als „okzipitale Kopfzone“ bezeichnet.
  Aus der Klinik ist z. B. bekannt, dass Querschnittsgelähmte eine volle Blase als „Irritation“ im Hinterkopfbereich spüren.

Für die Praxis von Bedeutung ist, dass man jetzt umgekehrt von einer stets wiederkehrenden Schmerzlokalisation oder vegetativen Veränderung wie z. B. Schweißausbruch an immer gleicher Stelle am Kopf Rückschlüsse auf mögliche Störungen des entsprechenden inneren Organs ziehen kann.

In unserer Praxis konnten wir beobachten, dass im Vorfeld von Prostata- und Blasenkarzinomen in der „okzipitalen Kopfzone“ ungewöhnlich starke Schweißsekretion sowie auch Haarausfall bzw. Weißfärbung der Haare aufgetreten sind und somit ein Frühsymptom dargestellt haben.

Die Fernpunkte für den *Shao-Yang*-Kopfschmerz

- **Obere Extremität:** Der Hauptpunkt an der oberen Extremität für die Behandlung von *Shao-Yang*-Kopfschmerzen ist der Akupunkturpunkt 3E 5. Der 3E 5 liegt in den distalen zervikalen Segmentbereichen C6·C7·C8. Zur segmentalen Analyse des 3E 5 im Einzelnen s. auch S. 204, 288 und 327.
- **Untere Extremität:** Der Hauptpunkt an der unteren Extremität für die Behandlung des *Shao-Yang*-Kopfschmerzes ist der Akupunkturpunkt Gbl 41 oder Gbl 39, eventuell auch Le 3 bei ausgesprochenem „Haubenkopfschmerz". Diese Fernpunkte liegen vor allem im Segmentbereich L5.

Die Wirkung der Fernpunkte 3E 5 und Gbl 41 bei der Behandlung des *Shao-Yang*-Kopfschmerzes lässt sich durch folgende neuroanatomische Gegebenheit erklären:

Wie Neuhuber 2005 beschreibt, gibt es bereits im Rückenmark eine fixe Verschaltung zwischen C2 mit den distalen zervikalen und den lumbalen Segmenten. Daraus kann man umgekehrt schließen, dass Impulse im Bereich der distalen zervikalen Segmente (so z. B. 3E 5), und der lumbalen Segmente (so z. B. Gbl 41, Le 3) auf den Segmentbereich C2 einwirken können.

Dieses würde also die in der **TCM** bewährte Punktekombination 3E 5 und Gbl 41 bei der Behandlung des *Shao-Yang*-Kopfschmerzes aus segmentaler Sicht wissenschaftlich plausibel erklären.

» Auch hier zeigt sich, dass die Wirkungsweise der Akupunktur auf segmentalreflektorischen Zusammenhängen beruht und daher eine Segment-Akupunktur ist, wodurch die altchinesische Naturphilosophie als Erklärung dieser Wechselwirkungen entbehrlich ist.

3.6 Projektionszonen der oberen zervikal innervierten Segmente und der vagal innervierten Organe im Gesicht (Lähr-Sölder-Linien)

Die **Lähr-Sölder-Begrenzungslininen** zeigen die Projektionsareale von zervikal innervierten Segmenten (C2·C3) und die Projektionsareale der mit C2 in Verbindung stehenden unteren zervikalen (C5·C6·C7·C8) und lumbalen Segmente, also der Arme und Beine.

Darüber hinaus projizieren sich in diese Begrenzungslinien die vagal innervierten inneren Organe von Thorax und Abdomen sowie die von Phrenikus und Pelvizi innervierten Beckenorgane. Diese Projektionszonen sind sowohl

- eine Erklärung für die Lokalisation der langen Yang-Meridiane an Kopf und Gesicht als auch
- der Somatotopien.

Etwa um 1890 beobachteten und dokumentierten die Neurologen Lähr und Sölder, dass Patienten mit Erkrankungen wie Syringomyelie, Myelitis und Tumoren in den oberen Rückenmarkssegmenten nicht nur an Hinterkopf, Hals und Nacken, sondern auch im Gesicht gesetzmäßig dissoziierte Empfindungsstörungen wie Anästhesie bzw. Hyperästhesie aufwiesen, die in Abhängigkeit von den erkrankten Rückenmarkssegmenten auftraten und in konzentrischen Ringen von perioral bis zur Scheitel-Ohr-Kinnlinie angeordnet waren. Diese Linien wurden nach ihren Entdeckern als **Lähr-Sölder-Linien** bezeichnet (Abb. 3.37).

Während Empfindungsstörungen wie Anästhesie oder Hyperästhesie in den oberen zervikalen Dermatomen von Hinterkopf, Hals und Nacken als Projektionsphänomene bei Erkrankungen der Rückenmarkssegmente C2·C3·C4 gedeutet werden können, stellen sich die **Fragen:**

Warum kann im Gesicht, das sensibel ja ausschließlich vom *N. trigeminus* und nicht von den Spinalnerven C2·C3·C4 versorgt wird, dennoch eine Projektion der Rückenmarkssegmente C2·C3·C4 entstehen?

Warum projizieren sich Erkrankungen von Viszeralorganen in diese konzentrischen Kreise und können dort sowohl vegetative Veränderungen, vor allem in Form von geänderter Vasomotorik und Schweißsekretion, als auch Empfindungsstörungen wie Hypästhesie bzw. Hyperästhesie auslösen?

Lähr und Sölder 1896 interpretierten dieses Phänomen als Fernprojektion von Erkrankungen der oberen Rückenmarkssegmente in das Gesicht und erkannten, dass der „Vermittler" dieser Fernprojektion der spinale Trigeminus-Trakt und -Kern ist.

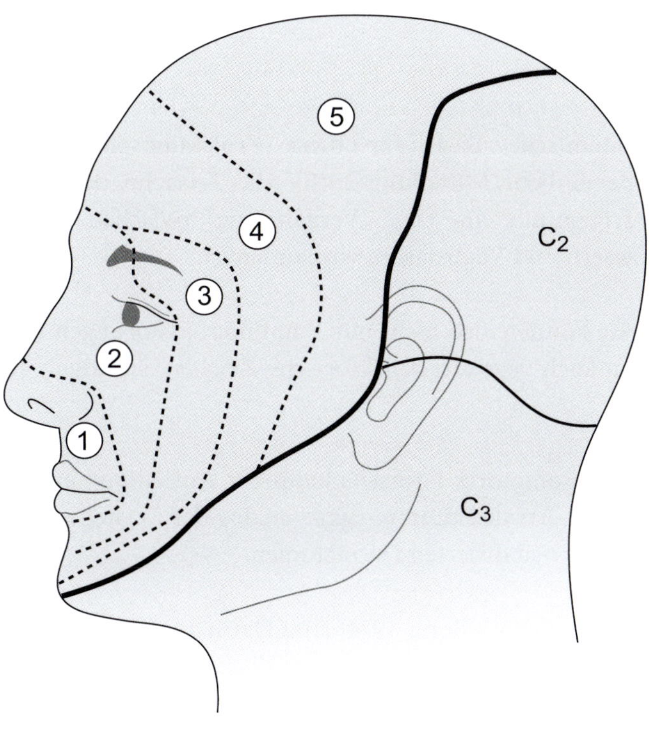

Abbildung 3.37
Die Projektionszonen der Thorax-, Abdominal- und Beckenorgane im Trigeminusgebiet, zwiebelschalenartig in den Arealen 1 bis 5 angeordnet, begrenzt durch die Lähr-Sölder-Linien.

Bekanntlich haben der Trigeminus-Kernkomplex und jeder der drei Trigeminusäste eine spinale Wurzel, die tief bis in die Medulla reicht.

So reicht z. B. die Wurzel des ersten Trigeminusastes bis in das Rückenmarkssegment C3, wo sie auf die Phrenikuskerne trifft (Braus-Elze 1960, Sobotta 2010 u. a.).

Diese neuroanatomische Tatsache ist daher sowohl für das Verstehen der Kartografie der Ohr-, Gesichts- und Nasenakupunktur (s. S. 333) als auch für die Lokalisation der Yang-Meridiane am Kopf (s. S. 326, s.a. S. 298) von Bedeutung.

» Demnach können also pathologische Impulse aus den obersten Rückenmarkssegmenten in das Innervationsgebiet der drei Trigeminusäste gelangen und dort Empfindungsstörungen auslösen. Darüber hinaus können aber auch pathologische Impulse aus viszeralen Organen über den *N. vagus* in den spinalen Trigeminus-Trakt und -Kern gelangen und von dort in das Gesicht projiziert werden.

Bei dieser Projektion spielt auch der *N. phrenicus* insofern eine Rolle, als eine Verbindung zwischen spinalem Trigeminus-Trakt und -Kern und den Phrenikus-Kernen in C3·C4·C5 besteht.

Die neuroanatomische Basis für diese Projektionsphänomene ist nach Neuhuber (persönliche Mitteilung 2015) die Tatsache, dass in der spinalen Wurzel des Trigeminus eine enge **„Verzahnung"** zwischen Trigeminusfasern, spinalen C2-Fasern und Vagusfasern vorhanden ist.

Auf diese Weise können also nicht nur Empfindungsstörungen im Gesicht auftreten, sondern auch vegetativ-reflektorische Zeichen, vor allem als veränderte Vasomotorik.

Die veränderte Vasomotorik ihrerseits kann zur Ansiedlung pathogener Keime in den Lähr-Sölder-Arealen führen – ganz analog der Entstehung von Dermatosen in viszerogen sensibilisierten Dermatomen.

Nach Hauser (Hautklinik Bonn 1974) sind Dermatosen im Gesicht sehr häufig Ausdruck von Störungen vagal innervierter Viszeralorgane.

Nach HAUSERS (1974) Untersuchungen wird das **Perioralfeld** (in der Abb. 3.37 Kreis 1) sehr häufig bei Erkrankungen von Organen des kleinen Beckens irritiert, sodass bei Kolpitiden, bei Menstruation, bei Einnahme von Ovulationshemmern, aber auch bei Tumoren oder Tumormetastasen im kleinen Becken periorale Dermatosen auftreten können. Bekannt ist z. B. der Herpes menstruationis an den Lippen.

Die an das Perioralfeld **anschließenden mittleren Trigeminus-Projektionsareale** (in der Abb. 3.37 Kreise 2 und 3) werden nach HAUSER von den Oberbauchorganen reflektorisch beeinflusst. So kann z. B. eine Rosacea an der rechten Wange mit Leber-Gallenblasen-Störungen korrespondieren, nach meiner Erfahrung aber auch mit Duodenalerkrankungen. Wie alle viszeralen Projektionen am Körper sind auch die des Gesichts seitenspezifisch.

Die anschließenden, äußersten Trigeminus-Projektionsareale (in der Abb. 3.37 Kreise 4 und 5) werden nach HAUSER von den Thoraxorganen Herz und Lunge reflektorisch beeinflusst. So kann z. B. ein endogenes Ekzem im seitlichen Gesichtsbereich wie auch der Haarausfall im Bereich der lateralen Augenbrauen mit Asthma und Bronchitis korrespondieren.

Die beschriebene Verortung von Beckenorganen, Oberbauchorganen und Thoraxorganen in den konzentrischen Kreisen vom Perioralfeld (in der Abb. 3.37 Kreis 1) bis zur Scheitel-Ohr-Kinn-Linie (in der Abb. 3.37 Kreis 5) ist nach meiner Analyse aber auch eine Erklärung für die **Kartografie der Gesichtsakupunktur** (s. Abb. 3.38).

Wie in der Homunculus-Darstellung in Abbildung 3.38 zu sehen ist, liegen

- seine Beckenorgane und die segmental entsprechenden unteren Extremitäten im Perioralfeld,
- seine Abdominalorgane und die segmental entsprechenden Extremitätenanteile in den mittleren konzentrischen Kreisen,
- seine Thoraxorgane und die segmental entsprechenden oberen Extremitäten und auch der Kopf in den äußersten konzentrischen Kreisen.

Aus Sicht einer segmentalen Interpretation der Gesichtssomatotopie ist durch die Zuordnung von Becken-, Abdominal- und Thoraxorganen auch erklärt,

- warum der Dickdarm-Meridian mit seinem Endpunkt Di 20 im Projektionsareal der Beckenorgane liegt, nämlich im Perioralfeld,
- warum Dü 18/Dü 19 in dem an das Perioralfeld anschließenden Projektionsareal der Oberbauchorgane liegt, und
- warum der Magen-Meridian mit zwei Ästen sowohl im Projektionsareal der Oberbauchorgane (Ma 4) als auch im Projektionsareal der Thoraxorgane (Ma 1) liegt.

Zur Erinnerung: Der Magen ist als Enterotom Th6 bis Th8 ein Thoraxorgan, als Enterotom Th8 bis Th10 ein Abdominalorgan. „Daher" projiziert sich das Thoraxorgan Magen mit einem Ast des Magen-Meridians in das Projektionsgebiet des Thorax (Ma 1 an der Schläfe) und mit einem zweiten Ast in das Projektionsgebiet der Abdominalorgane (Ma 4 unter dem Auge).

» Die Existenz von zwei Ästen des Magen-Meridians im Gesicht ist nur durch die beschriebene Segment-anatomische Gegebenheit zu erklären.

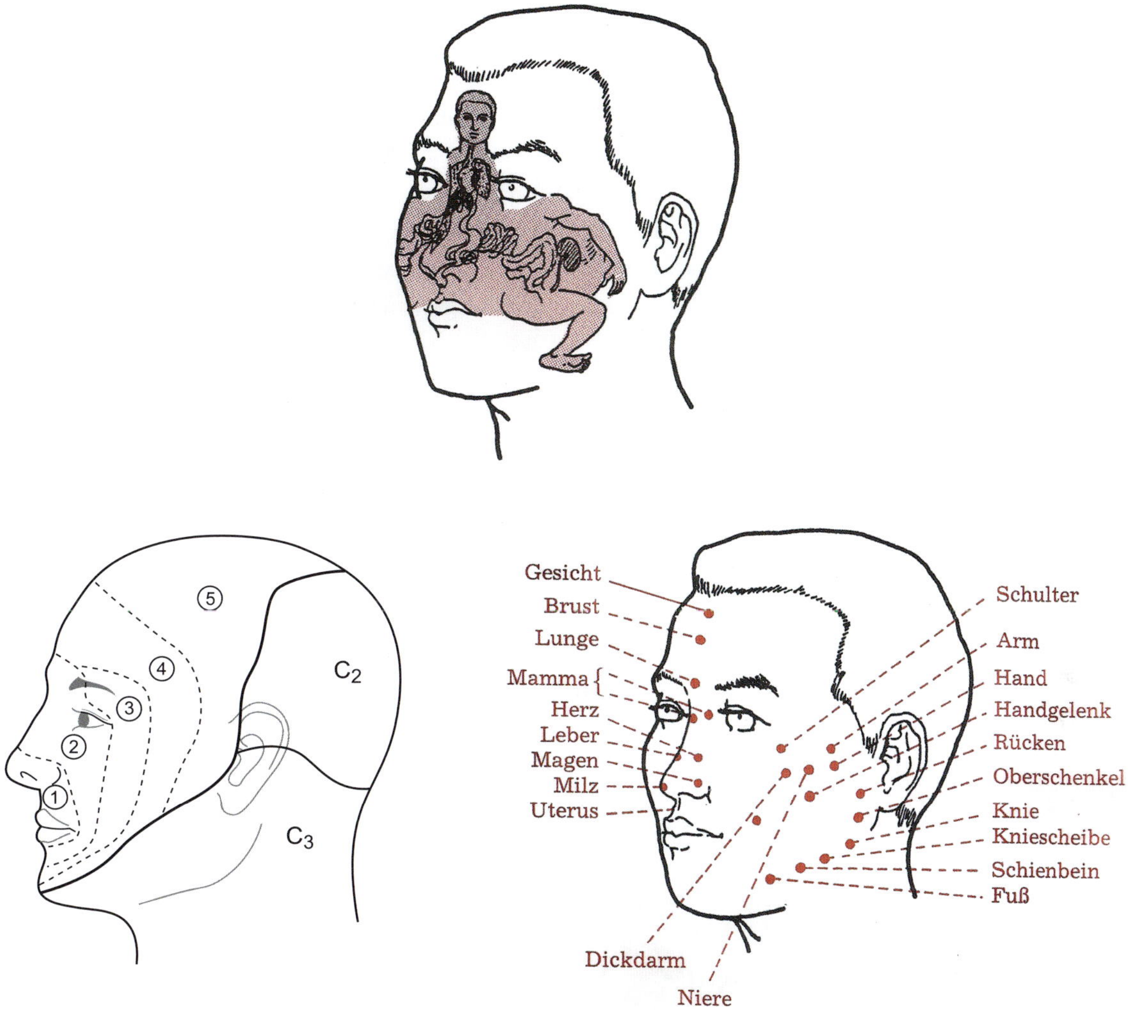

Abbildung 3.38
Projektion des menschlichen Körpers in das Gesicht. Die Projektion betrifft nur die Vagus-innervierten Organe und die mit C2 in Verbindung stehenden zervikalen Segmente (Arm) und lumbalen Segmente (Bein), als Basis der Gesichtssomatotopie.
[Nach chinesischen Angaben]

Die Zusammenhänge von viszeralen Störungen und entsprechenden Projektionen im Gesicht sind für Diagnose und Therapie von großer Bedeutung.

Einerseits ermöglicht die Lokalisation von Hautveränderungen im Gesicht Rückschlüsse auf eine mögliche Störung der entsprechenden inneren Organe als deren Ursache.

Andererseits darf die Behandlung einer Hautveränderung im Gesicht nicht nur durch lokale Maßnahmen erfolgen, sondern es muss gleichzeitig eine kausale Behandlung der zugehörigen inneren Organe durchgeführt werden.

Eine Optimierung der Therapie von Dermatosen im Gesicht kann darüber hinaus erfolgen, wenn man
- bei Hautstörungen im Perioralfeld das *Ganglion mesentericum inferius* über Akupunktur oder Neuraltherapie beeinflusst,
- bei Hautstörungen im mittleren Bereich das *Ganglion coeliacum* und
- bei Hautstörungen im periphersten Bereich das *Ganglion stellatum* beeinflusst.

» Therapieresistente Dermatosen im Gesicht lassen sich oft nur durch Kenntnis dieser Zusammenhänge erfolgreich behandeln.

3.7 Hautveränderungen aus segmentaler Sicht

Im Folgenden werden vor allem jene Hautveränderungen beschrieben, die eine segmentale Komponente haben und daher auch durch eine Segmenttherapie unterstützend behandelt werden können.

» Hautveränderungen, deren Form und Begrenzung sowie deren örtliches Auftreten schon auf den ersten Blick die charakteristische Form von Dermatomen haben, bezeichnet man nach FEGELER, KAUTZKY 1952 u. a. als „systematisierte" Dermatosen im Sinne von „segmental zugeordnet".

Wie Abbildung 3.39 zeigt, sind diese Dermatosen
- an den Extremitäten parallel zur Längsachse linear-vertikal ausgedehnt, den Dermatomgrenzen entsprechend,
- am Rumpf horizontal flächen- bzw. fleckförmig ausgedehnt dem Zentrum der Dermatome entsprechend.

Vorausschickend muss an dieser Stelle darauf hingewiesen werden, dass bei allen Hautstörungen die dermatologische Behandlung Vorrang haben muss und eine Behandlung durch Akupunktur bzw. Neuraltherapie nach segmentalen Aspekten eine, wenn auch wesentliche, Ergänzung darstellen kann.

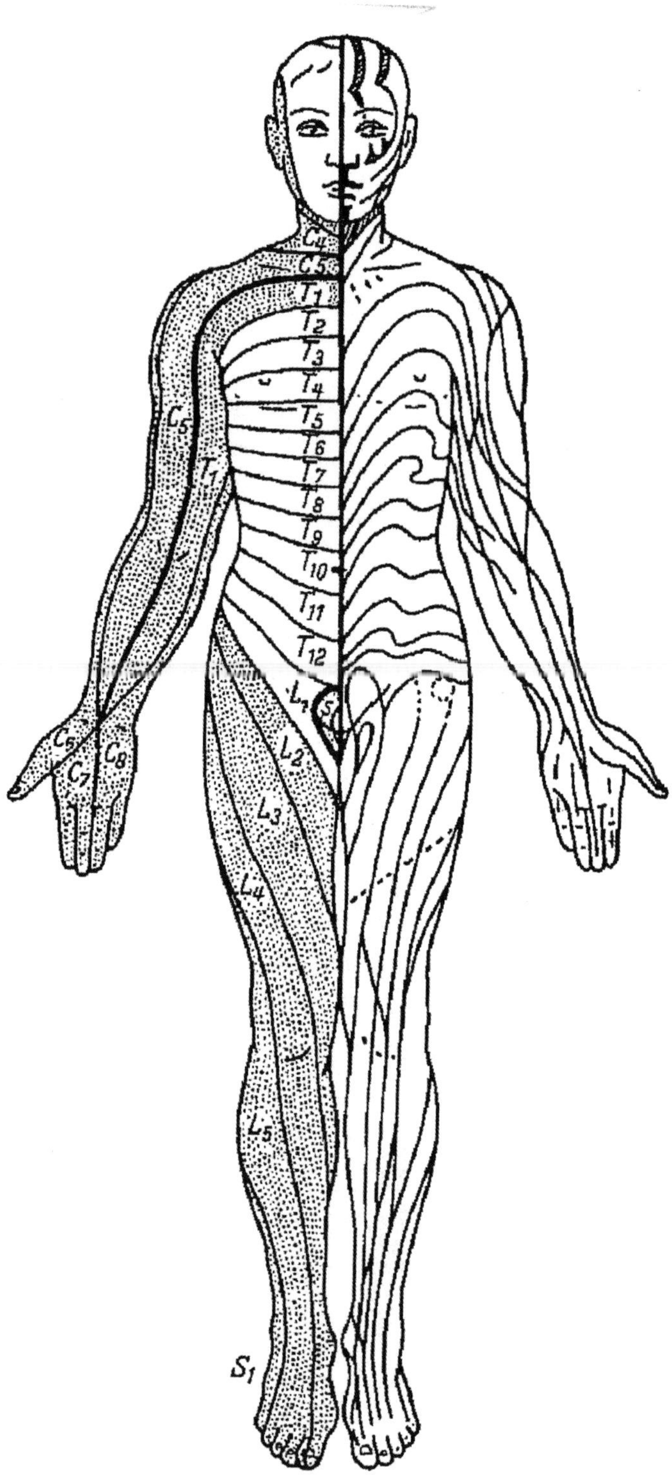

Abbildung 3.39
Dermatomschema (rechts) und Schema des Verlaufs linearer Dermatosen (links). [Nach Keagan 1947 (rechts) und Blaschko 1901 (links)]

3.7.1 Basispunkte bei Hautveränderungen

Unabhängig von der Art der Hautveränderungen, Ekzeme, Urtikaria, Neurodermitis u. a., werden in der traditionellen Akupunkturtherapie nachfolgend aufgeführte Basispunkte empfohlen:

- Gbl 20, Dermatom C2·C3, Myotom C5 und auch C2
- Lu 7 oder Di 11, beide Segment-ident Dermatom und Myotom C5·C6, Vasotom Th3
- Bl 13, Dermatom Th3·Th4, Myotom C4·C5·C6
- MP 10, Dermatom und Myotom L3, Vasotom *A. femoralis*

Frage: Gibt es für die Lokalisation der Basispunkte für die Behandlung von Hautveränderungen eine anatomisch plausible Erklärung?

Es fällt auf, dass diese Basispunkte

- in direkter Beziehung zum Spinalnerv Th3 stehen: Bl 13 am Austritt des 3. Thorakalnervs,
- in **in**direkter Beziehung zum Spinalnerv Th3 stehen: Lu 7, Di 11 im Dermatom und Myotom C5·C6.

Die Spinalnerven C5·C6 ihrerseits stehen als postganglionäre Fasern des *Ganglion cervicale medium* mit dessen präganglionären Fasern Th3·Th4 in Wechselbeziehung.

Außerdem bedeckt ein Myotom C5 der *Mm. rhomboidei* den 3. Brustwirbel. Ein weiteres Myotom C5 der *Mm. splenius capitis* und *semispinalis capitis* liegt mit seiner Ansatzstelle an der *Linea nuchae* und entspricht der Lage des Punkts Gbl 20.

3

Frage: Warum sind diese Punkte – Bl 13, Lu 7, Di 11 – nach der **TCM** für die Haut der oberen Körperhälfte zuständig?

Eine Erklärung könnte darin liegen, dass das Rückenmarkssegment Th3 präganglionäre Fasern zu allen drei zervikalen sympathischen Ganglien sendet und damit deren postganglionäre Fasern von der Scheitelhöhe bis zur Nabelhöhe beeinflussen kann, und zwar beeinflusst

- das *Ganglion cervicale superius* die Dermatome C2·C3·C4,
- das *Ganglion cervicale medium* die Dermatome C5·C6,
- das *Ganglion cervicale inferius (stellatum)* die Dermatome C8 bis Th9.

Somit können vom 3. thorakalen Spinalnerv (Bl 13) sympathikotone Veränderungen an den Vasomotoren, Pilomotoren und Sudomotoren der Haut der oberen Körperhälfte ausgelöst werden.

Da alle drei zervikalen sympathischen Ganglien ebenfalls mit dem *N. phrenicus* in Verbindung stehen, können auch parasympathische Impulse in die Hautareale der oberen Körperhälfte gelangen und entsprechende parasympathikotone Veränderungen auslösen.

Bekanntlich ist die veränderte Hautdurchblutung sehr häufig die Basis für die Ansiedlung hämatogen gestreuter Erreger und damit für die Entstehung von Hauterkrankungen (Hauser 1974).

Frage: Warum ist der Punkt MP 10 nach der **TCM** ergänzend für die Behandlung von Hautstörungen der unteren Körperhälfte zuständig?

Der Punkt MP 10 liegt im Bereich des *M. vastus medialis* (L2-L3). Ein tiefer, nach **TCM**-Postulat schräg nach proximal geführter Nadelstich erreicht das perivasale Geflecht der *A. femoralis,* wie an früherer Stelle für alle gefäßnahen Punkte der unteren Extremität ausführlich beschrieben (s. Abb. 1.11, S. 17). Somit kann ein Impuls von MP 10 aus über das perivasale Geflecht der Aorta in die Rückenmarkssegmente Th8 bis Th12 gelangen und damit die Haut der unteren Rumpfhälfte beeinflussen. In die Beine gelangen diese Impulse über die Grenzstrangverteilung von Th8 bis Th12 in die lumbalen und sakralen Segmente.

Es fällt auf, dass die beschriebenen Basispunkte Lu 7 und Di 11 in Handgelenks- und Ellenbogenbereich liegen, MP 10 im Kniegelenksbereich. Diese Gelenkbereiche weisen einen besonderen Vasomotorenreichtum auf, über welchen sie die Haut der beschriebenen Zielgebiete zusätzlich beeinflussen.

» Dies würde auch erklären, warum ein Mikroaderlass im Ellenbogen- oder Kniegelenksbereich allergische Hautveränderungen und Juckreiz in der oberen bzw. der unteren Körperhälfte positiv beeinflussen kann.

3.7.2 Systematisierte (dermatombezogene, segmentale) Hautveränderungen als Projektionsphänomene

Systematisierte Hautveränderungen, die bei Störungen innerer Organe auftreten, sind als Projektionsphänomene ein „sichtbar gewordener Referred pain“ (Hauser 1974).

Sie entstehen als vegetativ-reflektorische Zeichen, wobei vor allem die geänderte Vasomotorik eine umschriebene Durchblutungsstörung bedingen kann. Diese veränderten Strömungsverhältnisse führen zur Ansiedlung hämatogen gestreuter Erreger, die sich in dem viszerogen sensibilisierten Terrain ansiedeln können (Hauser 1974).

Diese systematisierten Hautveränderungen sind auch von diagnostischer Bedeutung, wenn sie rezidivierend auftreten und therapieresistent sind oder wenn sie streng homolateral auftreten bzw. im Gesicht eine erkennbare Begrenzung durch die Lähr-Sölder-Linien aufweisen.

Am Rumpf entsprechen diese Dermatosen vor allem den „vasodilatatorischen Dermatomen“, wie sie Foerster 1936 durch Reizung der Hinterwurzel experimentell sichtbar machen konnte (s. Abb. 3.40 a, b, c, d und Abb. 3.40 e, f, g, h).

So zeigt z. B. der Herpes zoster am Rumpf eine fleckförmige bis flächenförmige, horizontale Ausdehnung.

An den Extremitäten, wo der Zoster seltener auftritt, ist seine Ausdehnung entsprechend den Dermatomgrenzen linear-vertikal.

Im Gesicht entspricht die Ausdehnung des Zoster den drei Trigeminusästen, wobei die Projektion der oberen Zervikalsegmente in das Trigeminusgebiet nach Art der Lähr-Sölder-Begrenzungslinien erkennbar wird (s. Abb. 3.37, S. 329).

Analog folgen nach Blaschko 1901 u. a. angeborene Naevi und Hämangiome mit ihrer Lokalisation dem gleichen segmentalen Schema (s. Abb. 3.39, S. 336).

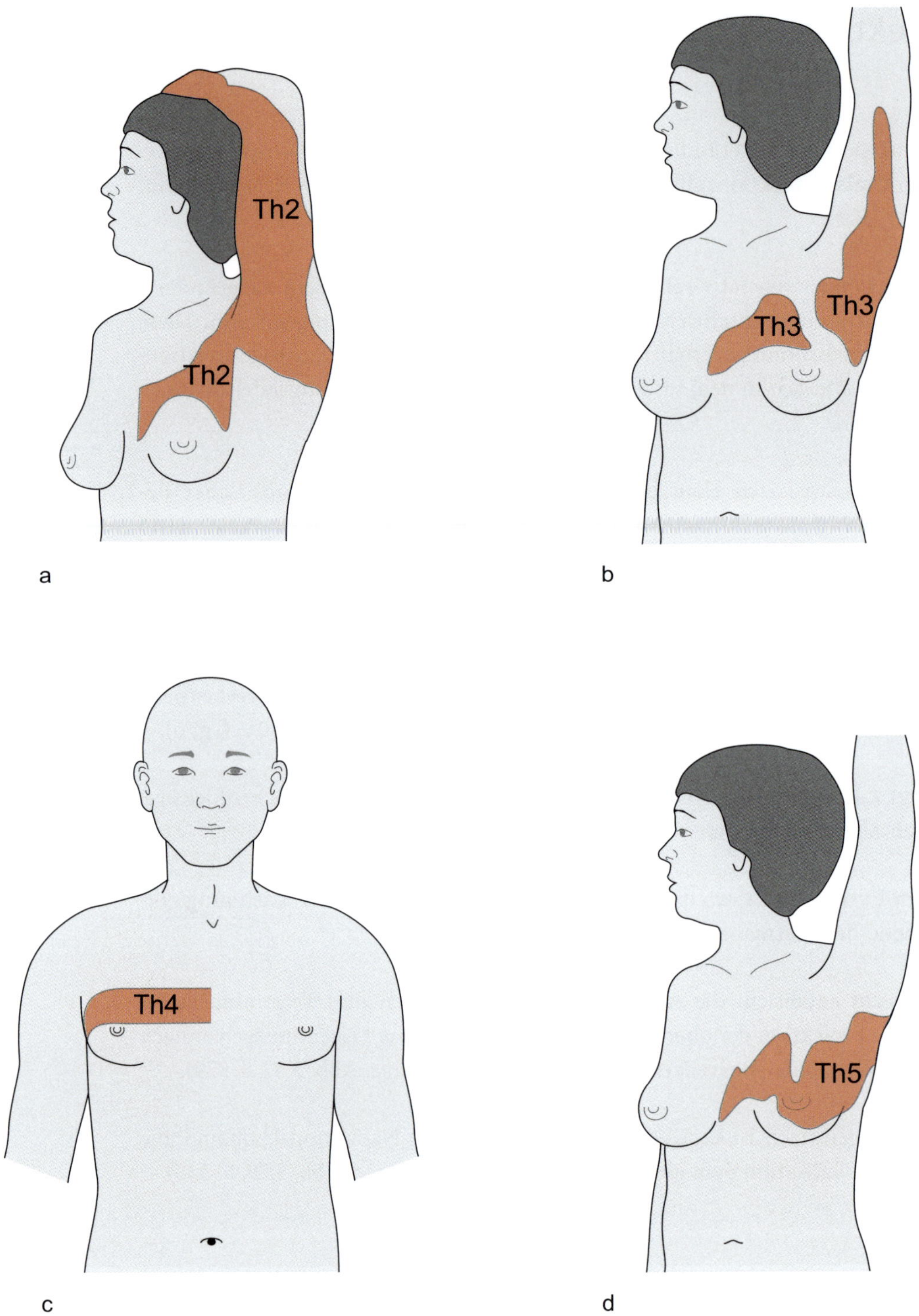

Abbildung 3.40 a–d
Die vasodilatatorischen Dermatome Th2 (a), Th3 (b), Th4 (c), Th5 (d). [Modifiziert nach Foerster 1936]

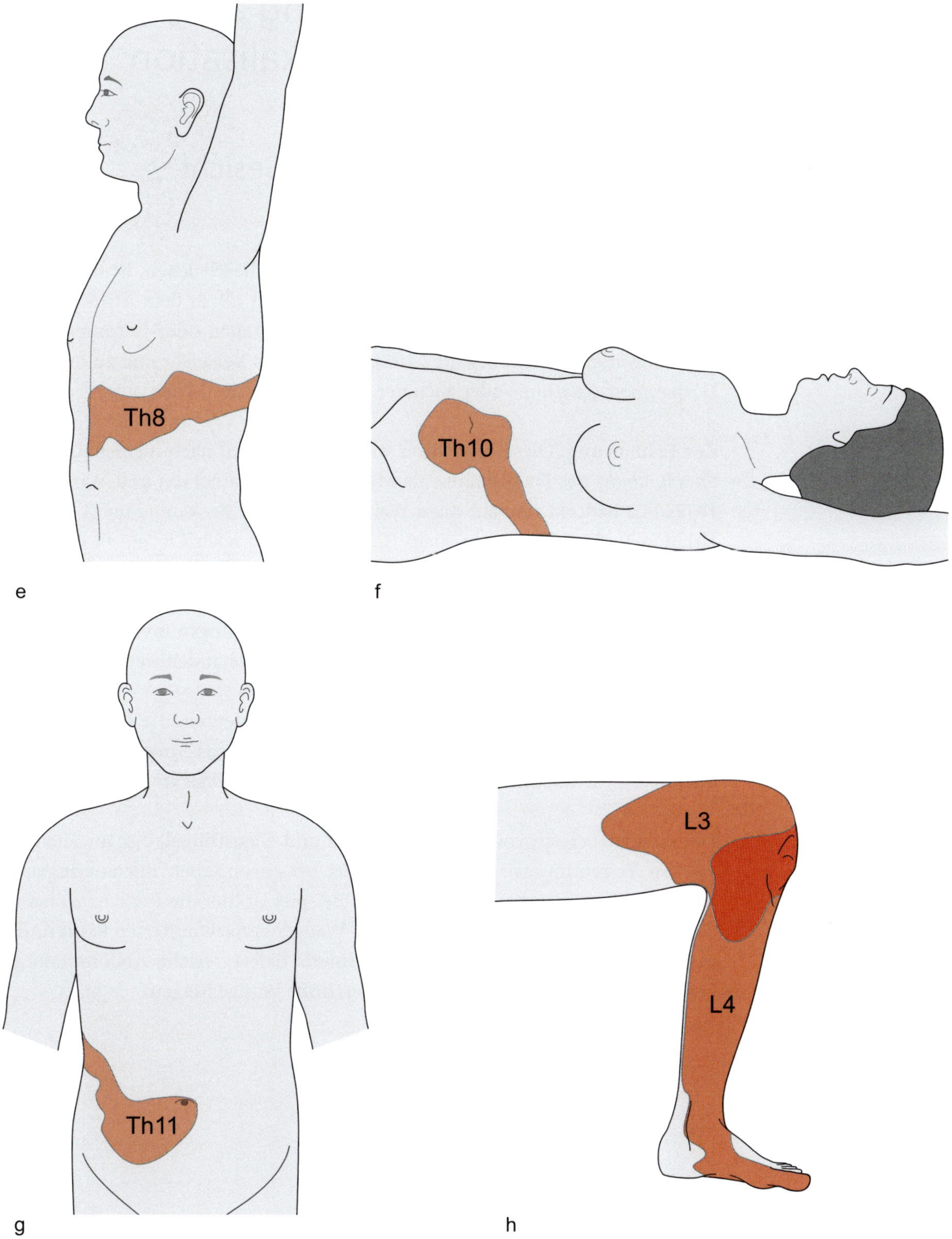

Abbildung 3.40 e–h
Die vasodilatatorischen Dermatome Th8 (e), Th10 (f), Th11 (g), L3·L4 (h).
[Modifiziert nach Foerster 1936]

3.8 Hautveränderungen und ihre diagnostische Bedeutung aufgrund ihrer segmentbezogenen Lokalisation

3.8.1 Hautveränderungen im Gesicht

Wie schon auf S. 328 bei den Lähr-Sölder-Linien beschrieben, ist das **Perioralfeld** mit Kinn und Oberkieferbereich, welches vor allem dem dritten Trigeminusast zugeordnet ist, bei chronischen Erkrankungen oder hormonellen Veränderungen der **Beckenorgane** häufig irritiert. Als Beispiele sind zu nennen der Herpes menstruationis oder auch der Bartwuchs in der Menopause.

Zur Erinnerung: Diese Projektion wird möglich, weil nach meiner Analyse die *Pars lumbalis* des Diaphragma als Myotom C5 Spinalnerven und Wirbelkörper Th12·L1·L2 bedeckt und auf diese Weise Impulse der Beckenorgane (Enterotome Th12·L1·L2) über den *N. phrenicus* (C3·C4·C5) auch nach C5 und in den dritten Trigeminusast und damit in das Perioralfeld gelangen.

Bei einer Therapie von persistierenden Hautveränderungen im Perioralfeld müssen Störungen der Beckenorgane in jedem Fall mitbehandelt werden.

Aus Sicht der Segment-Akupunktur würde das bedeuten, die **Basispunkte für die Beckenorgane** KG 4 (Th11·Th12) und MP 6 (Hiatus-Linie L4/S2) zu reizen oder neuraltherapeutisch das *Ganglion mesentericum inferius* zu infiltrieren.

Der Gesichtsbereich von **Wange, Unterlid und Nasenflügel,** der vor allem dem zweiten Trigeminusast zugeordnet ist, ist bei chronischen Erkrankungen von **Abdominalorganen** häufig irritiert. Als Beispiel ist hier die Rosacea zu nennen, die homolateral im rechten oder linken Wangenbereich auftreten kann und damit einen wichtigen diagnostischen Hinweis liefert, welche Abdominalorgane gestört sein können (rechte Wange Leber, linke Wange Magen).

Bei der Therapie einer Rosacea muss daher das entsprechende innere Organ in jedem Fall mitbehandelt werden.

Aus Sicht der Segment-Akupunktur würde dies bedeuten, die **Basispunkte für die Abdominalorgane** KG 12 (Th8) und Ma 36 (L4) zu reizen oder neuraltherapeutisch z. B. das *Ganglion coeliacum* zu infiltrieren (Wander persönliche Mitteilung 2010).

Darüber hinaus muss erwähnt werden, dass man bei chronischen Dermatosen im Wangenbereich gegebenenfalls auch an eine neuraltherapeutische Entstörung von Narben in C2 sowie an Armen und Beinen denken muss. Zu C2 und seinen zervikalen und lumbalen Verbindungen s. S. 304.

Der Gesichtsbereich von **Stirn, Oberlid und Nasenrücken,** der vor allem dem ersten Trigeminusast zugeordnet ist, ist bei chronischen Erkrankungen der **Thoraxorgane und anteilig des Magens** häufig irritiert.

Zur Erinnerung: Der erste Trigeminusast steht über seine spinale Wurzel mit C3 in Verbindung und damit auch mit der *Pars sternalis* des Zwerchfells, ebenfalls C3. Dadurch können sich die Enterotome Th2 bis Th7 (Thoraxorgane und Magen anteilig) über die *Pars sternalis* nach C3 und über dessen Verbindung zum ersten Trigeminusast in Stirn und Nasenrücken projizieren.

Bei einer Therapie von Hautveränderungen in diesem Bereich müssen Thoraxorgane und Magen in jedem Fall mitbehandelt werden.

Aus Sicht der Segment-Akupunktur würde dies bedeuten, die **Basispunkte für die Thoraxorgane** Bl 13 (Th3-Th4), KG 17 (Th3-Th4) und Di 4 **für das Gesicht** (Dermatom C6, Myotom C8) zu reizen oder neuraltherapeutisch z. B. das *Ganglion stellatum* zu infiltrieren.

3.8.2 Hautveränderungen am Hals

Hautveränderungen **seitlich und ventral** am Hals (Dermatom C3 und C4) findet man vor allem bei Störungen an den Tonsillen sowie bei chronischer Laryngitis, Pharyngitis und bei Schilddrüsenstörungen. In unserer Praxis konnten wir darüber hinaus therapieresistente Hautveränderungen am Hals bei Wirbelgelenksblockierungen von C3 und C4 beobachten, die sich nach manueller Behandlung schlagartig besserten.

Hautveränderungen seitlich und ventral am Hals können aus Sicht der Segment-Akupunktur über die Basispunkte Di 4, Lu 7 und Ni 27 im Bereich der Sternoklavikulargelenke (Hiatus-Linie C4/Th2·Th3) beeinflusst werden.

Dies entspräche einer Therapie über die Segmente C4·C5 und die Hiatus-Linie C4/Th2·Th3, somit den segmental entsprechenden prä- und postganglionären Fasern des *Ganglion cervicale medium,* welches natürlich auch neuraltherapeutisch infiltriert werden kann.

Hautveränderungen **dorsal am Hals** (subkutane zervikale Dermatome C3 bis C7, s. Abb. 1.13, S. 21) findet man vor allem bei Störungen der HWS selbst, der Schulterblattmuskulatur und der gesamten Rückenmuskulatur bis zum Beckenkamm (C2 bis C8).

3.8.3 Hautveränderungen am Thorax ventral und dorsal

Die Haut des ventralen Thoraxbereichs ist häufig bei Erkrankungen der Thoraxorgane und des Mediastinums irritiert (s. Abb. 3.41), die in jedem Fall mitbehandelt werden müssen.

Aus Sicht der Segment-Akupunktur werden die **Basispunkte für den Thorax** KG 17, KG 15 (Dermatom Th4 und Th6) und der Punkt KS 6 (Hiatus-Linie aller Armsegmente) gereizt. Neuraltherapeutisch wäre die Injektion an das *Ganglion stellatum* zu erwägen.

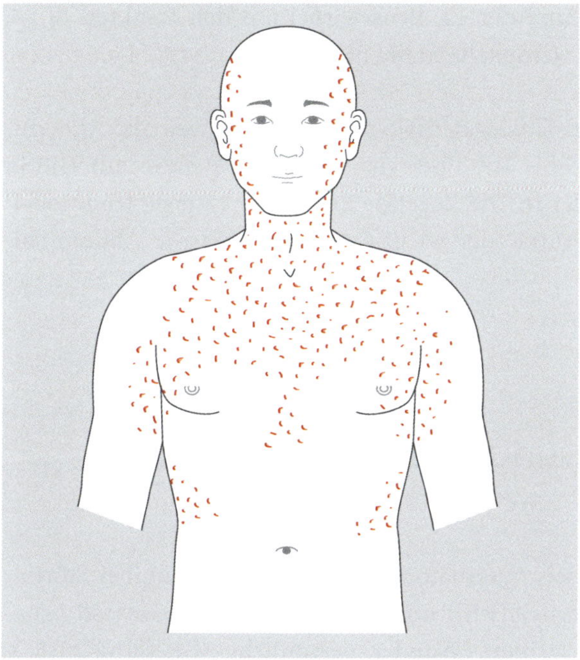

Abbildung 3.41
Hautveränderungen bei Mediastinaltumor.
[Modifiziert nach Hauser 1974]

3.8.4 Hautveränderungen im Bereich der vorderen Bauchwand

Die Haut der vorderen Bauchwand vom Xyphoid bis zum Nabel ist häufig bei Störungen der oberen Abdominalorgane irritiert (rechts Leber, Gallenblase, Duodenum, v. a. am rechten Rippenbogenrand, links Magen, Pankreas, vor allem am linken Rippenbogenrand). Diese Hautbereiche weisen zuweilen auch nur Hyperpigmentierungen oder chronische Kratzspuren auf, die als Folge viszerogener Sensibilisierung seitens der genannten Organe anzusehen sind (s. Abb. 3.40 a–d usw.).

Aus Sicht der Segment-Akupunktur müssen die **Basispunkte für die oberen Abdominalorgane** KG 12 (Th8) und der 12. Brustwirbel mit den Punkten Bl 20, Bl 21 (Dermatom Th8) gereizt werden, dazu Ma 36 (L4).

Zur Erinnerung: Das Segment Th8 ist deshalb so wesentlich, weil alle Abdominalorgane als Enterotome Th6 bis Th9 über viszero-kutane Reflexe mit Th8 in Beziehung stehen. Daher ist der in Th8 liegende Punkt KG 12 nach traditionellen Angaben als „Reunions-Punkt" der wichtigste Punkt für alle Abdominalorgane.

3.8.5 Hautveränderungen im Nabelbereich

Die Haut im Bereich des Nabels (Dermatom Th10-Th11) ist häufig bei Störungen der Niere sowie von Pylorus (Th10) und Darm bis zur *Flexura coli lienalis* (Th10 bis Th12) ekzematös irritiert (Wander, persönliche Mitteilung 2015, s. Abb. 3.40a–d usw.).

Aus Sicht der Segment-Akupunktur müssen dabei die **Basispunkte für den Unterbauch** Ma 25 (Th10-Th11) sowie der Bereich des zweiten Lendenwirbels mit den Punkten LG 4 und Bl 23 (Dermatom Th10-Th11) gereizt werden.

Bei Hautveränderungen im Nabelbereich können neben Projektionsphänomenen natürlich auch rein lokale mechanische Ursachen vorliegen, z. B. in Form von therapieresistenten Hautulzerationen in einem tief eingezogenen Nabel, die gegebenenfalls durch chirurgische Exzision des Nabels versorgt werden müssen.

3.8.6 Hautveränderungen im Bereich des Unterbauchs und der Inguinalgegend

Die Haut im Bereich des Unterbauches und der Inguinalgegend (Th12·L1·L2) ist bei Mykosen des Darms sowie bei gynäkologischen Problemen häufig selbst mykotisch verändert, (s. Abb. 3.42). Beschrieben werden auch urtikaria-ähnliche Veränderungen, die während der Menstruation in der Inguinalgegend auftreten. Diese können sich auch im Bereich des Sakrums an der Hiatus-Linie L2/S2 manifestieren (s. a. S. 186).

Aus Sicht der Segment-Akupunktur werden vor allem die **Basispunkte** MP 10, Ma 36 **und** Le 3 empfohlen. Die Wirkung dieser Punkte erklärt sich durch den ihnen gemeinsamen Reiz am perivasalen sympathischen Geflecht von *A. tibialis anterior* und *A. femoralis.* Durch diesen Reiz kann der Dermatombereich von Th8 bis Th12 beeinflusst werden (s. S. 17).

Ergänzend muss gesagt werden, dass die angegebenen Behandlungsvorschläge auch für den Herpes zoster gelten.

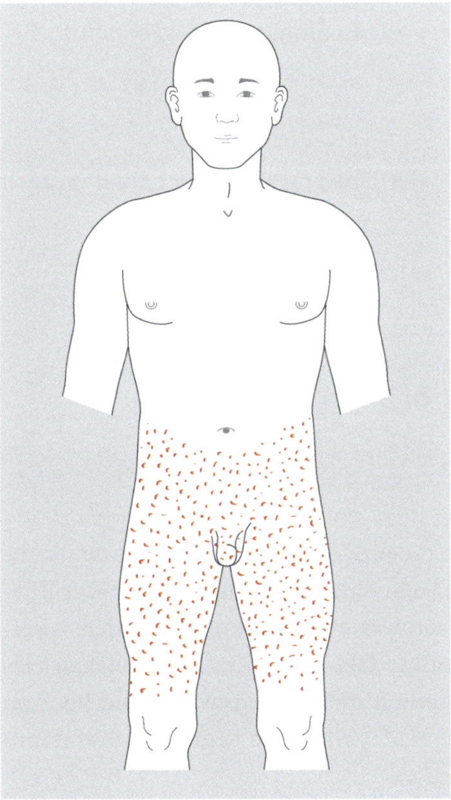

Abbildung 3.42
Mykosen im Bereich des Unterbauches und der Inguinalgegend bei Darmmykosen (z. B. Soor). [Modifiziert nach Hauser 1974]

3

Sind die Hautveränderungen mit starkem **Juckreiz** verbunden, so wird nicht nur der Di 11 gereizt, sondern es wird zusätzlich ein **Mikroaderlass** in Ellenbeuge und/oder Kniekehle empfohlen.

Der sehr oft verwendete **Allergie-Punkt** an der Ohrspitze kann ebenfalls durch einen Mikroaderlass gereizt werden. Die Wirkung könnte dadurch erklärt werden, dass die Ohrspitze (C2) mit den zervikalen und lumbalen Segmenten in Beziehung steht und daher eine ähnliche Wirkung hat wie der Reiz an Di 11 im zervikalen Segment C5·C6 sowie der Reiz an MP 10 im lumbalen Segment L3.

Zum Punkt Di 11 muss man sich Folgendes in Erinnerung rufen: Di 11 wird bei angewinkeltem Arm senkrecht tief gestochen, sodass die Nadelspitze die Gegend des perivasalen Geflechtes der *A. radialis* erreicht. Aus segmentaler Sicht werden damit sowohl Dermatom und Myotom C5·C6 als auch das Vasotom Th3 gereizt. Th3·Th4 und C5·C6 stehen über das *Ganglion cervicale medium* in Wechselbeziehung, wobei die Segmente Th3·Th4 den präganglionären Fasern zum *Ganglion cervicale medium* entsprechen, die Segmente C5, C6 dem postganglionären Zielgebiet dieses Ganglions.

Th3 hat seinerseits, wie schon beschrieben, insofern eine besondere Beziehung zur Haut der oberen Körperhälfte, als dieses Rückenmarkssegment Th3 mit allen 3 sympathischen Ganglien und deren postganglionären Zielgebieten in Beziehung steht.

» Daher ist in der **TCM** der Punkt Bl 13 der Universalpunkt der Haut (s. auch S. 337).

3.8.7 Hautveränderungen an der oberen Extremität

Hier ist vor allem das sogenannte Hausfrauenekzem an der Handinnenfläche (C6·C7·C8) zu erwähnen. Die angegebene Segmentzuordnung verlangt eine Therapie im Bereich der unteren HWS, besonders am zerviko-thorakalen Übergang, und eine intensive Reizung des Punkts Gbl 20 an der *Linea nuchae.* Da hier Myotome von C2 bis C7 ansetzen, können mit einer vom Mastoid bis zum Ansatz des Trapezius schräg gestochenen Nadel alle diese Segmente und damit alle Myotome des Armplexus erreicht werden.

3.8.8 Hautveränderungen an der unteren Extremität

Bei Störungen von Oberbauchorganen, insbesondere beim Diabetes, sind schuppende und bräunlich-fleckige Hautirritationen im Bereich des Unterschenkels, vor allem an der vorderen Tibiakante, bekannt. Sie entstehen als **Projektionszeichen von Impulsen der Oberbauchorgane** (Th6 bis Th10), aber auch der **Beckenorgane** (Th12 bis L2), die über Grenzstrangverschaltungen zu den sympathischen Ganglien L4·L5 weitergeleitet werden und von hier in das Innervationsgebiet des *N. femoralis* gelangen.

Fußsohle und Interdigitalräume sind L5·S1·S2 zugeordnet. Sie stehen über L5 mit Abdominalorganen und über S1·S2 mit Beckenorganen in Verbindung. Experimentell konnte Higier nachweisen, dass bei Denudation der *A. poplitea* in der Kniekehle (L5·S1·S2) ein brennender Schmerz an der Fußsohle auftritt (ebenfalls L5·S1·S2). Diese Zusammenhänge könnte man sich in der Therapie zunutze machen, indem man bei hartnäckigen Ekzemen an der Fußsohle bzw. bei Interdigitalmykosen in Ergänzung zur dermatologischen Behandlung das perivasale Geflecht der *A. poplitea* reizt oder in der Kniekehle einen Mikroaderlass durchführt.

Darüber hinaus wäre bei Hautveränderungen an Fußsohle und Interdigitalräumen auch eine diagnostische und therapeutische Miteinbeziehung des ISG (L5·S1·S2) zu erwägen.

Hautveränderungen können außer vor dem Hintergrund von Projektionsphänomenen insbesondere am Unterschenkel natürlich auch in Form von trophischen Störungen durch venösen Rückstau bei Varikosis auftreten.

4

Pulsdiagnose und Somatotopien aus segmentaler Sicht

4.1 Zur Pulsdiagnose in der TCM aus Sicht der Segment-Anatomie

Der Spannungszustand der Arterienwand ist abhängig vom Einfluss sympathischer und parasympathischer Vasomotoren, die an der *A. radialis* am Handgelenk durch Erregungsimpulse vor allem aus thorakalen Rückenmarkssegmenten und den *Gg. cervicale superius, stellatum* und *mesentericum superius* und *inferius* stammen.

Dadurch können Rückschlüsse auf den Zustand der Thorax-, Abdominal- und Beckenorgane und auf die von Arm- und Beinplexus innervierte Muskulatur gezogen werden. Demnach wäre die Pulsdiagnose zu den Somatotopien zu zählen.

Nach **TCM**-Theorie ist es möglich, aus der Lokalisation und Tastqualität des Pulses der *A. radialis* am Handgelenk diagnostische Rückschlüsse auf den Zustand der Thorax-, Abdominal- und Beckenorgane sowie deren viszerogen sensibilisierte Oberflächensegmente zu ziehen.

Die Zuordnung der inneren Organe zu Abschnitten der *A. radialis* nach **TCM**-Theorie und der topografisch anatomische Hintergrund an den klassischen Pulstaststellen ist aus der Abbildung 4.1 zu entnehmen.

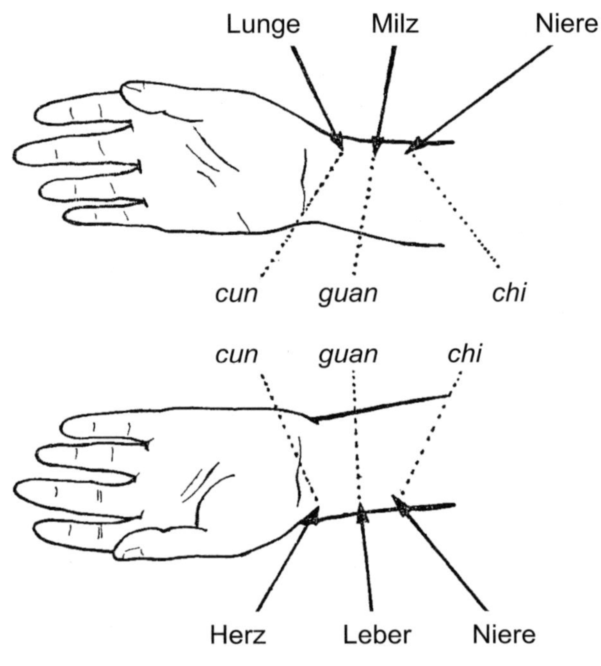

Abbildung 4.1
Die drei Pulstaststellen links und rechts an der *A. radialis*.
[Nach chinesischen Angaben]

Frage: Hat dieses Postulat der TCM einen anatomischen Hintergrund?

Legt man ihrem Postulat die segmentale Innervation der Arterien zugrunde, also das Wissen über Wechselwirkungen und Zusammenhänge der großen sympathischen Ganglien und deren Vasomotorenverteilung, so hat nach meiner Analyse **die empirisch evaluierte Pulsdiagnose einen wissenschaftlich plausiblen Hintergrund.**

Dazu muss man sich noch einmal den Innervationsmodus der Arterien, hier der *A. radialis,* in Erinnerung rufen.

Wie schon bei den Gefäßpunkten beschrieben, werden nach Lazorthes 1949, Braus-Elze 1960 u. a. die Arterien immer doppelt innerviert (s. S. 154).

Wie die Abb. 1.35 (S. 67) zeigt, werden die Arterien sowohl

- von einem **direkten** Gefäßast aus einem sympathischen Ganglion als auch
- von einem **indirekten** Gefäßast aus einem Spinalnerven innerviert.

Das perivasale Netz um die Arterien besteht also aus

- sympathischen Fasern (Vasomotoren) und
- peripheren Nerven aus den Arm- und Beinplexus, die sich in horizontalen Ringen um die Arterie anlagern.

Die Vasomotoren für die obere Extremität stammen aus den Rückenmarkssegmenten Th2 bis Th7. Sie führen Impulse aus den Thoraxorganen und der Thoraxwand und teilweise auch Impulse aus den Oberbauchorganen (Th6·Th7·Th8) in die Grenzstrangganglien Th2 bis Th7 und werden über Synapsen im Grenzstrang kranialwärts zum *Ganglion stellatum* weitergeleitet.

- Die postganglionären Fasern des *Ganglion stellatum* gelangen **zum einen mit einem „direkten" Ast** in die Wand der *A. subclavia* und bilden hier einen Teil des perivasalen Geflechtes dieser Arterie. Die Erregungsimpulse von Thoraxorganen und Thoraxwand werden über dieses perivasale Geflecht bis in die *A. ulnaris* und die *A. radialis* weitergeleitet.

» Auf diese Weise können Impulse von Thoraxorganen und Thoraxwand, aber auch von Oberbauchorganen über das *Ganglion stellatum* bis an die gebräuchlichen Pulstaststellen der *A. radialis* am Handgelenk gelangen.

- Die Vasomotoren in den postganglionären Fasern des *Ganglion stellatum* gelangen **zum anderen mit einem „indirekten" Ast** in den *Plexus brachialis.*

» Aus dem *Plexus brachialis* gelangen periphere Nervenäste *(N. ulnaris, N. medianus, N. radialis)* in die Wand der Arterien des Arms (s. Abb. 4.2).

Die Erregungsimpulse von Th2 bis Th7 (Thoraxorgane,Thoraxwand und z. T. Oberbauchorgane) gelangen also vermischt und sozusagen „verdünnt" durch die zusätzlichen peripheren Nervenanteile C5 bis C8·Th1 des Armplexus ebenfalls zum peripheren Gefäßnervenstrang und beteiligen sich über diese **doppelte Innervation** am Tonus der Arterienwand.

Der Tonus der Arterienwand kann damit Auskunft geben über die aktuelle Situation des inneren Organs. Andererseits kann der Tonus der Arterienwand an der Pulstaststelle über den indirekten Ast Auskunft geben über eventuelle Verspannungen der vom Armplexus innervierten zervikalen Muskulatur, die ja über den Grenzstrang und das *Ganglion stellatum* mit den Thoraxorganen und der Thoraxwand in Beziehung steht.

Die Arterien erhalten somit einerseits in ihrer ganzen Länge Informationen aus jenen inneren Organen, die von den jeweiligen sympathischen Ganglien innerviert werden. Andererseits erfolgt aber aufgrund der ringförmigen horizontalen Anordnung der Versorgung durch die peripheren Nerven eine **Unterteilung** (s. Abb. 4.2).

Abbildung 4.2 >
Schematische Darstellung der Gefäßinnervation der Armarterien.
Die *A. radialis* erhält „indirekte" Äste aus dem *N. ulnaris*, dem *N. medianus* und dem *N. radialis*. Basis der Lokalisation der Pulstaststellen.
[Lazorthes 1949]

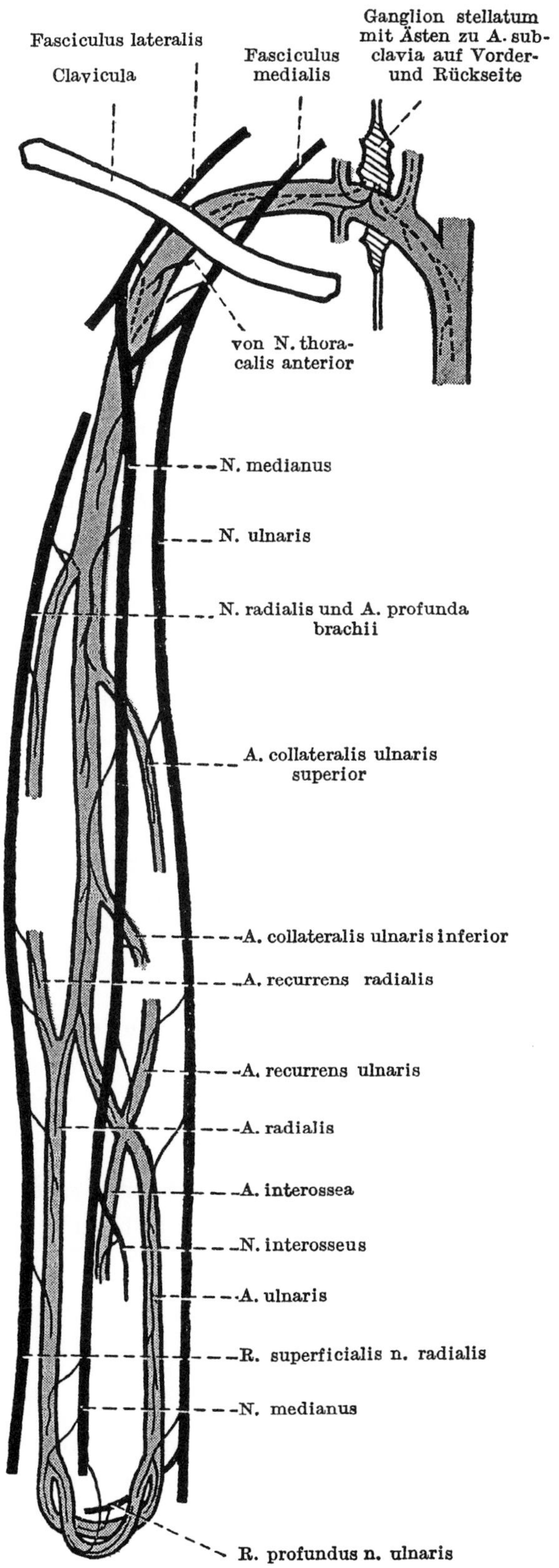

Tabelle 4.1 Nervenversorgung der Arterien der **oberen Extremität** und ihre Innervation durch den Armplexus (Lazorthes 1949).

A. subclavia	unmittelbare Äste des *Truncus sympathicus* und des *Ganglion stellatum*
A. axillaris	*Nn. thoracales anteriores*
A. brachialis	*N. musculocutaneus* *N. medianus*
A. cubitalis	*N. medianus*
A. radialis Anfangsstück mittlerer größter Teil distaler Abschnitt	 ***N. medianus*** ***N. radialis* mit 2 oder mehr Ästen** ***N. medianus***
A. ulnaris kurzes Anfangsstück bis zur Hand	 ***N. medianus*** ***N. ulnaris* (1 langer Ast)**
A. profunda brachii	*N. radialis*
Aa. collaterales radialis et media	*N. radialis*
A. collateralis ulnaris superior	*N. ulnaris*
A. collateralis ulnaris inferior	*N. medianus*
A. recurrens radialis	*N. radialis*
A. recurrens ulnaris	*N. ulnaris et medianus*
A. interossea volaris	*N. interosseus volaris (ex n. mediano)*
A. interossea dorsalis	*N. interosseus dorsalis (ex n. radiali)*
Arcus volaris superficialis **ulnares** Ursprungsstück	*N. medianus* *N. ulnaris*
Arcus volaris profundus **radiales** Ursprungsstück	*N. ulnaris* *N. medianus*

4

4.1.1 Die distale Pulsposition (chin. Bezeichnung *cun*)

Nach **TCM**-Theorie Projektion der Thoraxorgane Herz und Lunge

Die distale Pulsposition erhält Erregungsimpulse aus den inneren Organen Herz und Lunge (Enterotome Th2 bis Th7), die aus den Rückenmarkssegmenten Th2 bis Th7 via Grenzstrang zum *Ganglion stellatum* und zum *Ganglion cervicale superius* gelangen. Von hier werden die Erregungsimpulse über den direkten Ast einerseits zur *A. subclavia* und zu den *Aa. brachialis, radialis* und *ulnaris* geleitet, andererseits gelangen die Impulse über den indirekten Ast in den Armplexus und dessen peripheres Versorgungsgebiet, nämlich das des *N. ulnaris* und des *N. medianus*. Der *N. radialis* nimmt an der Versorgung der *A. radialis* im Bereich der distalen Pulstaststelle nicht teil (s. Abb. 4.2 und Tab. 4.1).

» Die distale Pulstaststelle der *A. radialis* am Handgelenk erhält also sowohl Informationen der Thoraxorgane Herz und Lunge als auch der vom Armplexus innervierten Oberflächensegmente C5·C6·C7·C8·Th1.

Da die Lunge ein Enterotom Th2 bis Th5 ist, das Herz ein Enterotom C8 bis Th6, können über die Grenzstrangverteilung Impulse von Lunge und Herz in die radialen Armsegmente C5·C6·C7 gelangen.

» Auf diese Weise können Impulse von Lunge und Herz in der distalen Pulsposition einen veränderten Tonus der Arterienwand bewirken.

Die Frage, warum an der distalen Position der *A. radialis* auf der rechten Seite die Lunge, auf der linken Seite das Herz lokalisiert ist, vermag ich nicht zu beantworten.

Anatomisch definiert ist die distale Pulstaststelle durch den *Ramus palmaris superficialis* aus dem *Arcus palmaris*, der hier in die *A. radialis* übergeht.

Der *Ramus palmaris superficialis* aus dem *Arcus palmaris* wird innerviert vom *N. ulnaris* (*Rami ventrales* der Spinalnerven C8·Th1·Th2) und dem *N. medianus* (*Rami ventrales* der Spinalnerven C5 bis C8).
(Siehe auch Tabelle 4.1).

Die **klinische Beobachtung** zeigt aber, dass eine Verspannung an der distalen Pulsposition nicht nur bei Störungen der Thoraxorgane Herz und Lunge und des *Plexus brachialis* auftritt, sondern auch bei einer schmerzhaften Bewegungseinschränkung an Hals und Nacken, also bei Störungen des *Plexus cervicalis.*

Eine Erklärung hierfür könnte sein, dass die Vasomotoren aus den Rückenmarkssegmenten Th2 bis Th7 in ihrem kranialen Bereich Th1·Th2·Th3 **aber auch** zum *Ganglion cervicale superius* gelangen und von hier in dessen postganglionäre Fasern C1·C2·C3·C4, also in den *Plexus cervicalis.* Vom *Plexus cervicalis* innervierte Muskulatur, wie der *M. trapezius* und der *M. sternocleidomastoideus* können demnach bei Verspannungen ebenfalls einen erhöhten Tonus an der distalen Pulstaststelle auslösen.

Zusammengefasst: Die distale Pulstaststelle signalisiert Störungen
- der Thoraxorgane Herz und Lunge
- der vom *Plexus brachialis* innervierten Muskulatur an Schultergürtel und Arm,
- der vom *Plexus cervicalis* innervierten Muskulatur wie z. B. *Mm. trapezius* und *sternocleidomastoideus.*

4

4.1.2 Die mittlere Pulsposition (chin. Bezeichnung *guan*)

Nach **TCM**-Theorie Projektion der Oberbauchorgane Milz und Leber

Die mittlere Pulsposition erhält Erregungsimpulse aus den inneren Organen Milz und Leber (Enterotome Th6·Th7·Th8), die aus den Rückenmarkssegmenten Th6·Th7·(Th8) ebenfalls via Grenzstrang zum *Ganglion stellatum* gelangen. Von hier werden die Erregungsimpulse in gleicher Weise über den direkten Ast der Gefäßinnervation einerseits zur *A. subclavia* und weiter zur *A. radialis* geleitet, andererseits gelangen die Impulse über den indirekten Ast in den Armplexus und damit in den *N. medianus.*

» Die mittlere Pulstaststelle der *A. radialis* am Handgelenk erhält also sowohl Informationen aus den Oberbauchorganen Milz und Leber als auch aus den vom Armplexus innervierten Oberflächensegmenten C5 bis C8.

Da Milz und Leber Enterotome Th6·Th7·Th8 sind, können über die Grenzstrangverteilung Impulse von Milz und Leber auch in die Armsegmente C5·C6·C7 gelangen.

» Auf diese Weise können Impulse von Milz und Leber in der mittleren Pulsposition einen veränderten Tonus bewirken.

Die Frage, warum an der mittleren Pulstaststelle der *A. radialis* auf der rechten Seite Milz (und Magen), auf der linken Seite Leber (und Gallenblase) lokalisiert sind, vermag ich auch hier nicht zu beantworten.

Anatomisch definiert ist die mittlere Pulstaststelle vor allem durch den *N. medianus,* der in diesem Bereich als indirekter Ast der Gefäßinnervation ringförmig die Wand der *A. radialis* innerviert (s. Abb. 4.2 und Tabelle 4.1).

» Für alle Pulstaststellen gilt darüber hinaus, dass das *Ganglion stellatum* eine enge Beziehung zum *N. phrenicus* hat und daher Impulse aller zwerchfellnahen Organe den Tonus der Wand der *A. radialis* beeinflussen können.

Bezüglich der Projektion von Störungen der entsprechenden vom Armplexus innervierten Oberflächensegmente gelten die gleichen Reflexwege, wie sie bei der distalen Pulstaststelle beschrieben wurden.

Zusammengefasst: Die mittlere Pulstaststelle signalisiert also Störungen

- der Oberbauchorgane Milz (Magen) und Leber (Gallenblase),
- der vom Armplexus innervierten Muskulatur im Schulter-Arm-Bereich,
- der auf den Rumpf zurückgewanderten Muskulatur, die vom Armplexus innerviert wird.

4.1.3 Die proximale Pulsposition (chin. Bezeichnung *chi*)

Nach **TCM**-Theorie Projektion der Niere und der Beckenorgane

Die proximale Pulstaststelle ist vor allem dadurch charakterisiert, dass sich das Segment C5, vertreten insbesondere durch das Dermatom C5, bis hierher erstreckt (s. auch S. 35). Damit hat das Segment C5 auf die proximale Pulstaststelle insofern einen besonderen Einfluss, als Impulse aus der *Pars lumbalis* des Diaphragma, einem Myotom C5, bis hierhin gelangen können.

Zur Erinnerung: Da die *Pars lumbalis* (C5) die Spinalnerven Th12·L1·L2 bedeckt, können über die *Pars lumbalis* Impulse der Beckenorgane (Th12·L1·L2) und damit nach der **TCM** deren Organsymbol Niere nach C5 am Arm gelangen und hier eine Tonusveränderung der Wand der *A. radialis* bewirken.

Damit kann auch der Einfluss der *Gg. mesentericum superius* und *inferius* (Th11·Th12·L1·L2) an der proximalen Pulstaststelle wirksam werden.

Eine weitere Besonderheit der proximalen Pulstaststelle besteht darin, dass die rechte *Pars lumbalis* des Zwerchfells weiter nach distal reicht als links und bei Frauen Kontakt zu den Adnexen hat.

» Auf diesem Weg können Impulse der Adnexe über die rechte *Pars lumbalis* (C5) das Segment C5 am rechten Arm mehr beeinflussen als links.

Dies ist vermutlich ein Grund dafür, dass der Puls bei Frauen auf der rechten Seite generell kräftiger ist als links. Nach **TCM**-Angaben zeigt sich dies auch in der Schwangerschaft, indem weibliche Embryonen den mütterlichen Puls der *A. radialis* auf der rechten Seite noch kräftiger erscheinen lassen.

Zusammengefasst: Die proximale Pulstaststelle signalisiert Störungen

- der Beckenorgane
- der Beinmuskulatur
- der auf das Becken zurückgewanderten Muskulatur, die vom Beinplexus innerviert wird.

4.2 Die Somatotopien aus segmentaler Sicht

Von den Somatotopien werden im Folgenden nur die in der Praxis am häufigsten angewandten Formen besprochen.

Die Gesichtsakupunktur wurde bereits im Kapitel Lähr-Sölder-Linien angesprochen (s. S. 328).

Zur Schädelakupunktur nach YAMAMOTO wird hier nicht Stellung genommen.

4.2.1 Die chinesische Ohr- und Gesichtssomatotopie aus segmentaler Sicht

Die Projektion des spinalen Trigeminus-Kerns an die Körperoberfläche ist die Basis für eine wissenschaftlich plausible Erklärung der Somatotopie der Ohr- und Gesichtsakupunktur.

Im spinalen Trigeminus-Trakt und -Kern kommt es zu einer Verzahnung von Trigeminusfasern, Vagusfasern und C2·(C3)-Fasern (Neuhuber persönliche Mitteilung 2015).

Darüber hinaus hat C2 schon im Rückenmark über Hinterstrangfasern eine Wechselbeziehung zu den unteren zervikalen und den lumbalen Segmenten, also zu Arm und Bein.

Abbildung 4.3 zeigt die Somatotopie des Ohrs nach chinesischen Angaben.

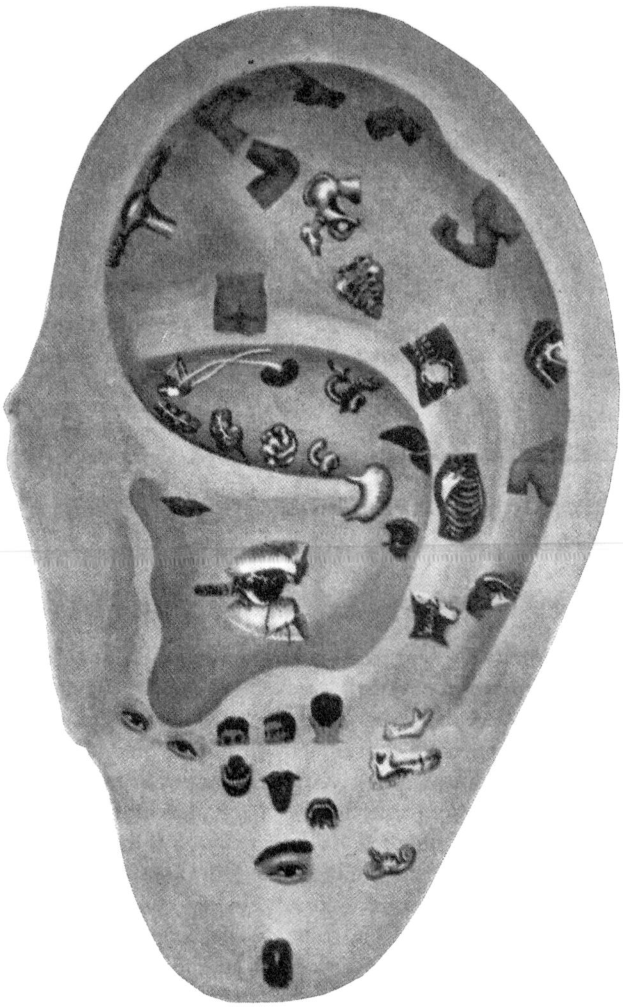

Abbildung 4.3
Die Projektion des menschlichen Körpers im Einzelnen in der Ohrmuschel.
[Nach Angaben des Akupunktur-Forschungs-Zentrums der Universität Nanjing]

Wie Abbildung 4.4 zeigt, liegt das Ohr an der Grenze von trigeminal und zervikal innerviertem Hautbereich, der sogenannten **Scheitel-Ohr-Kinn-Linie** (s. a. Abb. 1.5, S. 7), und hat in seinem Zentrum Beziehung zum Hautast des *N. vagus*, dem *Ramus auricularis*.

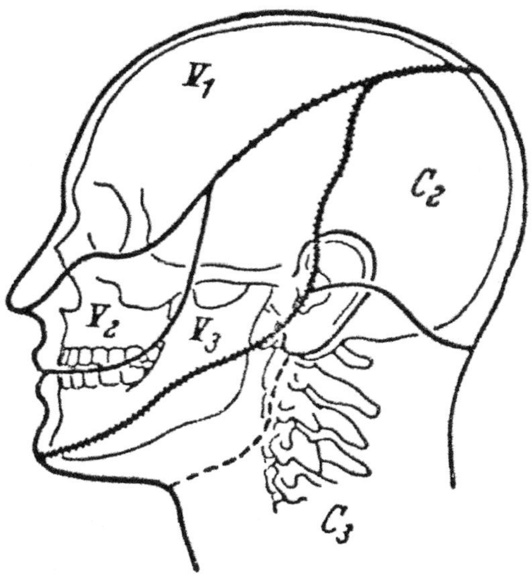

Abbildung 4.4
Die Lage der Ohrmuschel an der Scheitel-Ohr-Kinn-Linie.
[Nach Hansen-Schliack 1962]

Die Innervationsgebiete von Trigeminus- und C2-Arealen des Ohrs werden von den verschiedenen Autoren unterschiedlich angegeben:

- Wie die Abbildung 4.5 b zeigt, geben chinesische Anatomen nur einen schmalen, gesichtsseitig gelegenen, trigeminus-innervierten Streifen, dafür aber ein sehr großes, zervikal innerviertes Gebiet der Ohrmuschel an.
- Nach Angaben von P. Nogier 1978 beschreiben die französischen Anatomen hingegen ein ausgedehnteres Trigeminus-innerviertes Gebiet und dafür ein sehr schmales zervikales Innervationsgebiet (Abb. 4.5 b).
- Die meisten Autoren geben jedoch an, dass der größte Teil der Vorderseite der freibeweglichen Ohrmuschel sowohl vom Trigeminus als auch zervikal innerviert wird. An der Rückseite hingegen werden der kraniale Teil von C2, der kaudale Teil und der Lobulus von C3 innerviert, nicht aber vom Trigeminus.
- Hingegen beschreiben die Embryologen Langmann 1972 u. a. sowie auch Braus-Elze 1960, dass der gesamte gesichtsseitige vordere Teil der Ohrmuschel vom 3. Trigeminusast, dem *N. mandibularis,* der gesamte rückseitige Teil der Ohrmuschel aus dem *Plexus cervicalis* von C2 und C3 innerviert wird.

Nach König 1984 kommt es bei Trigeminusneuralgien so gut wie nie zu Schmerzen in der Ohrmuschel, so dass offensichtlich die chinesischen Autoren mit der Annahme eines nur schmalen, vom Trigeminus innervierten Ohrbereichs Recht haben.

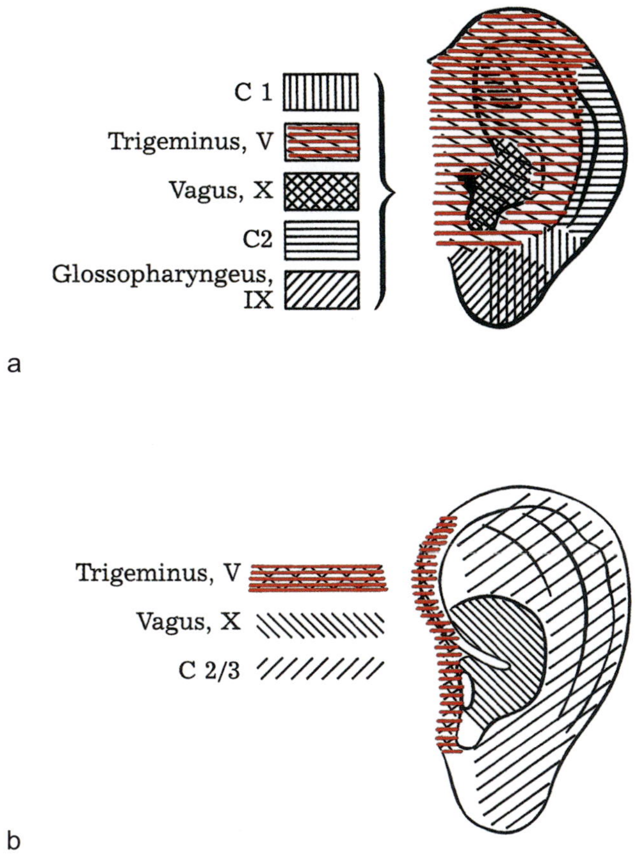

Abbildung 4.5
Innervation der Ohrmuschel.
[Nach *Nogier* 1978 (a) und nach Angaben der Universität Nanjing (b)]

4

Frage: Wie kann nach dieser Annahme der *Plexus cervicalis* mit C2· C3 auch an die Vorderseite der Ohrmuschel in den Bereich von Helix und Helixrinne gelangen?

Dazu muss man sich an phylogenetische und ontogenetische Fakten erinnern.

Bei den höheren Wirbeltieren ist die **Spitze des Ohrs** zu einem großen dreieckigen Areal „zugespitzt". So „spitzen" auch wir heute noch umgangssprachlich unsere Ohren.

Im Verlauf von Phylogenese und Ontogenese wird die Ohrspitze „eingerollt" (nach Hansen-Schliack 1962), sodass die vom *Plexus cervicalis* innervierte Rückseite der Ohrmuschel an die Vorderseite der Ohrmuschel gelangt, und zwar in den gesichtsseitigen Anteil. Dies erklärt, warum Helix und Helixrinne mit dem vom *Plexus cervicalis* innervierten Teil der Ohrmuschel, also mit Schulter und Arm, in Wechselbeziehung stehen.

Die Tatsache, dass C2 schon im Rückenmark über Hinterstrangfasern eine Beziehung zu den unteren zervikalen und den lumbalen Segmenten hat, also zu Arm und Bein, könnte nach meiner Analyse der Grund dafür sein, dass sich **Arme und Beine in den C2-innervierten kranialen Teil der Ohrmuschel projizieren** (s. Abb. 4.4).

Die Beziehung von C2 zu Armen und Beinen ist auch in der Kartografie der Gesichtsakupunktur zu erkennen: Hier liegen Arme und Beine an der Scheitel-Ohr-Kinn-Linie, also an der Grenze von C2- und Trigeminus-innerviertem Bereich (s. Abb. 4.4).

» Nur die Kenntnis dieser Tatsache kann erklären, warum Arme und Beine bei den Somatotopien des Kopfes immer auch in Beziehung zum Segment C2 stehen.

Die tiefliegende **Concha** und der größere Teil des **Gehörgangs** werden vom Hautast des *N. vagus,* dem *Ramus auricularis,* innerviert. Dies könnte der Grund dafür sein, dass sich die vagusinnervierten Organe in die Concha und in den Gehörgang projizieren.

Zur Erinnerung: Alle Hirnnerven haben ursprünglich einen *Ramus dorsalis* als Hautast und einen *Ramus visceralis* für die inneren Organe (Clara 1941 u. a.).

Bei allen Hirnnerven bildet sich im Lauf der frühen Embryonalentwicklung der *Ramus dorsalis* zurück, nur beim *N. vagus* bleibt er als *Ramus auricularis* erhalten.

Umgekehrt heißt dies, dass ein Hautreiz im Bereich von Concha und Gehörgang einen Vagusreflex auslösen kann. Klinisch bekannt ist dieses z. B. als Auslösung eines Hustenreizes bei Reinigung des Gehörganges.

» Für die Praxis ist es wichtig, dass man bei Patienten mit erheblichen kardialen Problemen oder mit schwerem Asthma bronchiale den Bereich der Concha nicht reizen sollte.

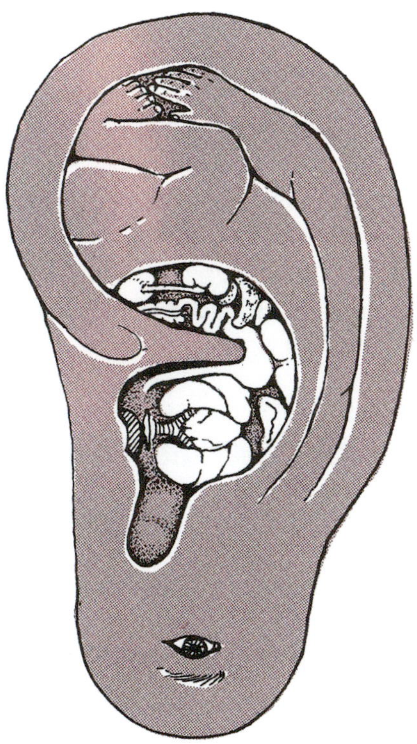

Abbildung 4.6
Die Projektion des menschlichen Körpers in der Ohrmuschel.
Diese Abbildung zeigt ganz deutlich, dass die Projektion von Armen und Beinen in den C2-innervierten Bereich der Ohrmuschel eine Projektion der schon im Rückenmark bestehenden und nachgewiesenen Verbindung von C2 mit den unteren zervikalen und den lumbalen Segmenten ist.
[Nach Angaben des Ohr-Akupunktur-Forschungszentrums der Universität Nanjing]

4

Frage: Warum projiziert sich der Homunculus in der Somatotopie des Ohrs „im Kopfstand" (Abb. 4.6)?

Nach meiner Analyse könnte eine Erklärung darin bestehen, dass die Wurzel des ersten Trigeminusastes (V1) weit nach kaudal reicht, nämlich bis C3, und die dort liegenden Phrenikuskerne erreicht (Sobotta 2010, Braus-Elze 1960 u.a.).

Daher kann sich das Innervationsgebiet des ersten Trigeminusastes, bestehend aus Nasenrücken, Stirn, Scheitelhöhe und Auge, im C3-innervierten, kaudalen Bereich des Ohrs widerspiegeln (s. Abb. 4.3):

- Die Nase am Tragus,
- Stirn- und Scheitelhöhe am Antitragus,
- das Auge am Lobulus.

» Somit präsentiert sich nach meiner Analyse das Innervationsgebiet des ersten Trigeminusastes (V1) von der Nasenspitze bis zur Scheitelhöhe quasi vom kranialen Teil des Gesichts in den kaudalen Teil des Ohrs verschoben und stellt auf diese Weise den Homunculus auf den Kopf.

Umgekehrt kann diese Tatsache aber auch erklären, warum die Thoraxorgane Herz und Lunge im kaudalen, von C3- **und** vom Vagus (X) innervierten Bereich des Ohrs liegen, da ja die Thoraxorgane auch zu den C3-Fasern im *N. phrenicus* in Beziehung stehen.

An dieser Stelle sei daran erinnert, dass die *Pars sternalis* des Zwerchfells ein reines C3-Myotom ist (s. Abb. 1.9, S. 12).

Frage: Warum projizieren sich die sakral-innervierten Segmente, nämlich der Urogenitaltrakt mit Blase und Rektum, S1·S2 *(Nn. pelvici),* sowie die Rückseite der Beine, die Ferse und die Fußsohle, S1·S2·S3, in den gesichtsseitigen, oberen Teil der Ohrmuschel?

Die Head-Zonen für den sakral-innervierten Urogenitaltrakt mit Blase und Rektum liegen am Rücken im Bereich der Hiatus-Linie L2/S2.

Wie an früherer Stelle ausführlich beschrieben, gelangen Impulse aus diesem Bereich über intersegmentale Verbindungen aller *Rami dorsales* über den Hinterkopf bis zur Scheitelhöhe, also in das Gebiet von C2, von HEAD als **Kopfzonen für die Beckenorgane** beschrieben (s. Abb. 3.19, S. 75; Tab. 3.4, S. 298).

» Es ist denkbar, dass Erregungsimpulse aus den *Rami dorsales* von C2 zu den *Rami ventrales* gelangen, also in den *Plexus cervicalis.* Damit wäre eine mögliche Erklärung für die Projektion von Urogenitalorganen, Rektum und Blase in den kranialen, gesichtsseitigen Bereich der Ohrmuschel gegeben.

Es ist aber auch denkbar, dass über den Innervationsbereich des *N. auriculotemporalis* (Trigeminus V3) und dessen Beziehung zu C5 (Lähr-Sölder) die zu C5-assoziierten Beckenorgane sich in diesen Bereich des Ohrs projizieren.

4

Frage: Wie gelangen Impulse aus Urogenitaltrakt, Blase, Rektum und Adnexen, also aus den Beckenorganen, in das Perioralfeld und in den gesichtsseitigen Ansatz sowie das obere Drittel der Vorderseite der Ohrmuschel?

Wie bekannt, werden die Beckenorgane (Urogenitaltrakt, Blase, Rektum) über das *Ganglion mesentericum inferius* sympathisch und über die *Nn. pelvici* parasympathisch versorgt.

Da die präganglionären Fasern zum *Ganglion mesentericum inferius* aus den Rückenmarkssegmenten Th12·L1·L2 stammen, spielen diese Segmente für die Weiterleitung von Impulsen der Beckenorgane in das Gesicht und ins Ohr eine große Rolle.

» Der Reflexweg von kaudal nach kranial erfolgt, wie so oft, auch über den *N. phrenicus* (C2·C3·C4·C5·C6) und nicht nur, wie oben erwähnt, über die *Nn. pelvici* und die *Rami dorsales* der Spinalnerven.

Da sich der kaudale Anteil des Diaphragma, nämlich die *Pars lumbalis,* Myotom C5·C6, über die Wirbelkörper und Spinalnerven Th12·L1·L2 legt, können über die C5·C6-Myotome Impulse der Beckenorgane in die kaudalen Fasern des *N. phrenicus* und von hier auch dessen kraniale Ursprungszellen in C2·C3 gelangen.

» Damit können also Impulse der Beckenorgane über den Phrenikus auch in die Segmente C2·C3 gelangen und nicht nur nach C5.

Die Segmente C2·C3 sind ihrerseits an der Bildung der **Scheitel-Ohr-Kinn-Linie** beteiligt (Abb. 1.2).

Im Bereich der Scheitel-Ohr-Kinn-Linie liegt der gesichtsseitige Anteil der Ohrmuschel, in dessen kranialem Anteil sich die traditionelle Projektion der Beckenorgane befindet.

» Mit dem beschriebenen Reflexweg wäre eine plausible Erklärung für die Projektion von Impulsen der Beckenorgane in den kranialen gesichtsseitigen Anteil der Ohrmuschel mit den hier postulierten Punkten der Beckenorgane gegeben.

Die Scheitel-Ohr-Kinn-Linie verläuft vom Ohr weiter über den Unterkiefer (Dermatom C2·C3) zum Kinn (ebenso Dermatom C2·C3).

Sie bedeckt dabei den *M. masseter,* der vom 3. Trigeminusast innerviert wird und an der Bildung der perioralen Muskulatur beteiligt ist. Auf diesem Weg können also, wie zuvor schon erwähnt, Impulse der Beckenorgane auch in das **Perioralgebiet** gelangen.

Wie zuvor beschrieben, kann aber über den 3. Trigeminus-Ast und dessen Beziehung zu C4 und C5 auch eine Weiterleitung von Impulsen aus Beckenorganen über die *Pars lumbalis* des Diaphragma in den 3. Trigeminus-Ast und vor allem ins Perioralfeld gelangen (s. Abb. 1.57 a, S. 129).

Bemerkenswert ist, dass in der chinesischen **Gesichtssomatotopie** nur die vom Vagus (X) innervierten Thorax- und Abdominalorgane berücksichtigt und in den Gesichtsbereich bis zur Oberlippe verortet sind. Dies entspräche in der Neuroanatomie dem spinalen Trigeminus-Trakt und -Kern (V), in dem ja auch nur von einer Verzahnung von Vagusfasern, Trigeminusfasern und C2·C3-Fasern die Rede ist.

Das Perioralfeld ist von der chinesischen Gesichtssomatotopie völlig ausgespart.

Demgegenüber stehen aber die Aussage von Dermatologen und die klinische Erfahrung, dass sich die Beckenorgane sehr wohl auch in das Gesicht, nämlich in das Perioralfeld projizieren. Beispiel dafür sind, wie schon erwähnt, der Herpes simplex menstruationis und das Auftreten maskuliner Bartbehaarung nach Eintreten des weiblichen Klimakteriums sowie auch andere Hautveränderungen.

» Diese Projektion ist nur über den beschriebenen Reflexweg von den Beckenorganen über die parasympathischen Fasern im Phrenikus in das Perioralfeld erklärbar

4

Frage: Warum liegt das wichtige Hormongebiet, der Ohrpunkt 58 (Uterus), in der *Fossa triangularis*, also im Innervationsgebiet des 3. Astes des Trigeminus, das auch mit C5 in Beziehung steht (Lähr-Sölder)?

Zur Klärung dieser Frage muss auf eine anatomische Besonderheit der *Pars lumbalis* (C5) des Diaphragma hingewiesen werden: Auf der rechten Seite reicht die *Pars lumbalis* deutlich weiter nach kaudal als auf der linken Seite, und zwar bis zu den Adnexen. Damit können Impulse der Adnexe über C5·C6 auch in die Phrenikuskerne gelangen und damit die vom 3. Trigeminus-Ast versorgten Anteile des Ohrs beeinflussen.

» Auf diesem Weg gelangen also Impulse aus den Adnexen in den aufsteigenden Helixast und in die *Fossa triangularis.*

Für die Tatsache, dass das Hormongebiet, repräsentiert durch den Ohrpunkt 58, auch auf der linken Seite vorzufinden ist, habe ich keine Erklärung.

Ebenso nicht für die Tatsache, dass der Punkt 58 in gleicher Weise bei Männern und Frauen zur Therapie empfohlen wird.

Ergänzend dazu muss wiederholt werden, dass nach meiner Analyse die beschriebene anatomische Besonderheit der rechten *Pars lumbalis* des Zwerchfells mit ihrer Beziehung zu den Adnexen die **„Rechtslastigkeit" des Pulses bei Frauen** erklären kann, da der Einfluss der Adnexe auf C5·C6 an der Pulstaststelle am rechten Handgelenk zum Tragen kommt und daher Frauen auf der rechten Seite einen kräftigeren Puls aufweisen (s. auch Abb. 1.57 b, S. 129).

4.2.2 Basiswissen für die Therapie mit Ohrakupunktur

In der chinesischen Ohrakupunktur wird empfohlen, als **Hauptpunkt** für jede Therapie über das Ohr den Punkt 55 *(shen men)* zu verwenden.

Die Wirksamkeit dieses Punkts begründet sich offensichtlich in der Tatsache, dass dieses Gebiet von zervikalen, trigeminalen und vagalen Fasern gleichermaßen innerviert wird und dass dieser Punkt darüber hinaus an der Durchtrittsstelle eines Astes der *A. carotis externa* liegt.

Durch einen Nadelreiz an diesem Punkt kann über das perivasale sympathische Geflecht auch ein **Reiz am *Ganglion cervicale superius*** ausgelöst werden (s. a. Innervationsmodus der Arterien S. 156).

In einer persönlichen Mitteilung hat P. Nogier diese Annahme einer Beziehung von Punkt 55 über das perivasale sympathische Geflecht dieses Astes der *A. carotis externa* zum *Ganglion cervicale superius* mit uns (König-Wancura) geteilt.

Für die Therapie im Einzelnen ist die Kenntnis der Lage der Ohrpunkte für die verschiedenen Körperbereiche erforderlich.

So wird in der chinesischen Ohrakupunktur angegeben (Abb. 4.3, S. 362), dass

- die mit dem **Kopf- und Gesichtsbereich** korrespondierenden Punkte am **Lobulus** liegen,
- die mit der **oberen Extremität** korrespondierenden Punkte in der **Helixrinne** liegen,
- die mit dem **Rumpf** und den **unteren Extremitäten** korrespondierenden Punkte auf der **Anthelix** und am **oberen und unteren Crus anthelicis** liegen,
- die mit den **inneren Organen** korrespondierenden Punkte in der **Concha superior und inferior** liegen.

Eine **Basiskombination** in der Ohrakupunktur wäre demnach, den Hauptpunkt 55 mit Punkten in den beschriebenen, jeweiligen postganglionären Zielgebieten des *Ganglion cervicale superius* gleichzeitig einzusetzen.

Frage: Wodurch unterscheiden sich unter anderem die Projektionszonen am Körper (Head-Zonen) von den Projektionszonen an Ohr und Gesicht?

Bei den Projektionszonen am Körper (Head-Zonen) handelt es sich vor allem um sympathikotone Veränderungen der Haut (Vasokonstriktion, Piloarrektion, erhöhte Schweißsekretion).

Im Gegensatz dazu spielen bei den Projektionsphänomenen an Ohr und Gesicht auch parasympathische Impulse eine Rolle, die zu umschriebener, punktförmiger Vasodilatation führen und Hintergrund für die Rötung von Ohrakupunkturpunkten bei Erkrankung oder Störung der jeweils repräsentierten Areale oder Organe sind.

4.2.3 Die chinesische Handakupunktur aus segmentaler Sicht

» Die chinesische Handakupunktur entspricht nach meiner Analyse aus segmentaler Sicht in auffälliger Weise der peripheren Projektion des *Ganglion cervicale superius* und des *Ganglion stellatum.*

Wie bekannt, stammen die **präganglionären Fasern zum *Ganglion cervicale superius* aus den Rückenmarkssegmenten** C8·Th1·Th2 und stehen damit in Beziehung zu den C8·Th1·Th2-Dermatomen, -Myotomen, -Sklerotomen der Hand.

Die C5·C6-Segmentanteile spielen vor allem bei der Somatotopie der Handinnenfläche eine Rolle.

Die **Segmente** C8·Th1·Th2 definieren die **Lage des Homunculus** an Handrücken und Fingerrücken.

Die **verzerrte Form des Homunculus** an Handrücken und Fingerrücken (übergroßer Kopf, kleine Arme, kleine Beine, s. Abb. 4.6) wird bestimmt durch die **postganglionären Fasern des *Ganglion cervicale superius*,** bestehend u. a. aus den Segmenten C1·C2·C3·C4 (Hinterkopf, Hals, Nacken, oberer Rücken) sowie bestehend auch aus Fazialis- und Trigeminusfasern (Gesicht).

Die kleinen Arme des Homunculus entsprechen den C8·Th1·Th2-Segmenten der oberen Extremität, die kleinen Beine entsprechen der Wechselbeziehung von C8 im *M. latissimus dorsi* mit den L5·S1·S2-Segmenten der unteren Extremität.

Der Homunculus an Hand- und Fingerrücken definiert demnach die Therapieoption von Punkten in diesem Bereich, nämlich **ausschließlich Störungen der Körperoberfläche zu beinflussen**.

4

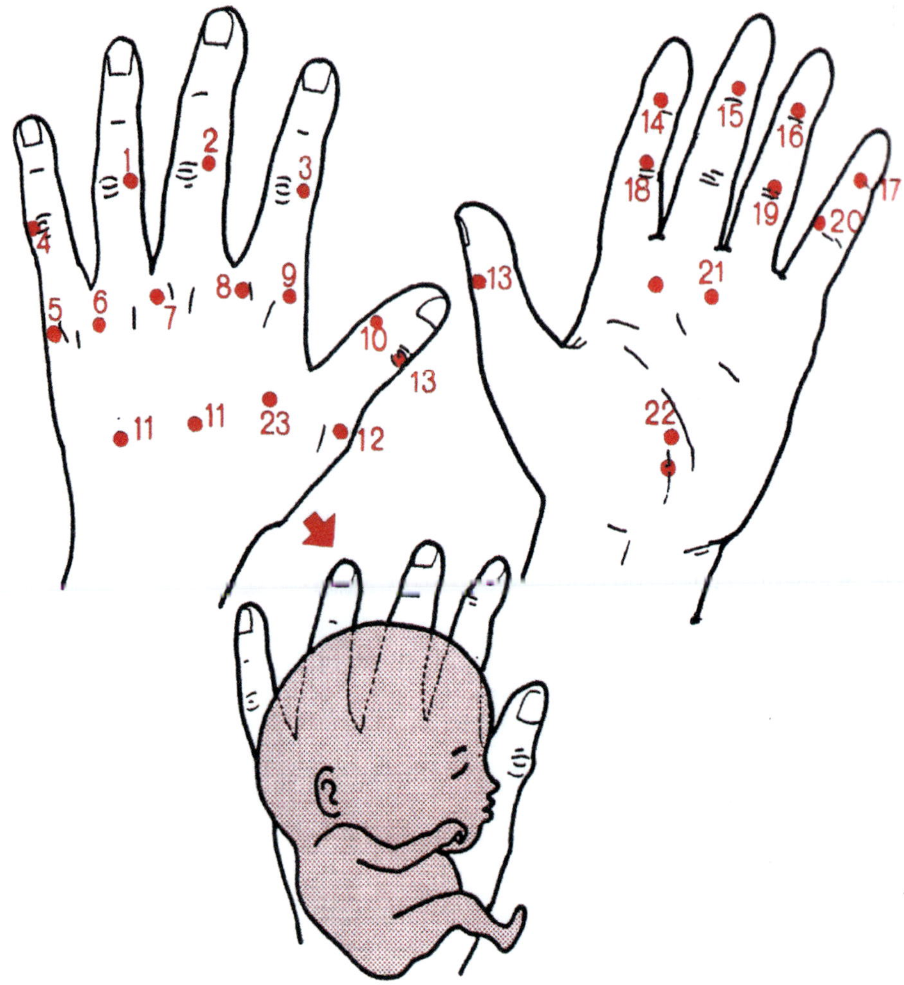

Abbildung 4.6
Projektion des menschlichen Körpers am Handrücken, Basis der chinesischen Handakupunktur.
[Nach Angaben des Akupunktur-Forschungs-Zentrums der Universität Nanjing, zitiert in Wancura 1986]

In der **Handinnenfläche** präsentieren sich die **inneren Organe.**

Die Anordnung der Projektionszonen der inneren Organe in der Handinnenfläche folgt ganz offensichtlich einer bestimmten Systematik:

- Die **kranialeren Organe** (Herz, Lunge) liegen am weitesten **distal, also an den Fingern.**
- Die **kaudaleren Organe** (Magen, Milz, Leber) liegen **weiter proximal in Handflächenmitte.**
- Die **kaudalsten Organe** (Niere, Urogenitaltrakt) liegen **am weitesten proximal im Bereich von Daumenballen und Kleinfingerballen.**

Da die Handfläche (Dermatom und Myotom C8·Th1) ebenso wie die Fußsohle (Dermatom und Myotom S1·S2) von Vasomotoren besonders reichlich versorgte Gebiete sind, liegt die Erklärung nahe, dass ihre Kartografie den Gesetzen der Gefäßinnervation folgt (sog. „doppelte Innervation" der Gefäße aus sympathischen Ganglien **und** Spinalnerven, s. Abb. 1.35, S. 67).

Für die Handakupunktur bedeutet dieses: Die Vasomotoren für die *A. subclavia* und folglich auch für deren Äste, *A. radialis* und *A. ulnaris,* stammen aus den Rückenmarkssegmenten Th2 bis Th7 (Lazorthes 1949).

A. radialis und *A. ulnaris* ihrerseits bilden die beiden *Arcus palmaris superficialis* und *profundus*, die für die arterielle Versorgung vor allem der Handinnenfläche zuständig sind (s. Abb. 2.1, S. 156).

Auf diesem Weg erhält die Handinnenfläche Erregungsimpulse aus den Rückenmarkssegmenten Th2 bis Th7:

- Mit den **kranialeren** Segmenten Th2 bis Th5 gelangen Impulse von Thoraxorganen und Thoraxwand in die Handinnenfläche,
- mit den **kaudaleren** Segmenten Th6 bis Th8 gelangen Impulse der oberen Abdominalorgane in die Handinnenfläche.

Übermittelt werden die gerade beschriebenen Erregungsimpulse aus den Rückenmarkssegmenten Th2 bis Th7 in den vasomotorischen Fasern, die zunächst zum *Ganglion stellatum* ziehen und von dort einerseits in das perivasale Geflecht der *A. subclavia,* andererseits in den Armplexus gelangen.

Über den Armplexus erhält auch das *Ganglion cervicale superius* Impulse von Thoraxorganen und Thoraxwand.

Anhang

Literatur

Abegg L.: Ostasien denkt anders. Atlantis Verl., Zürich 1949

Arnstein A.: Herpes zoster als einziges manifestes Symptom von im Übrigen latent verlaufenden Erkrankungen innerer Organe. Wien. klin. Wschr. 34 (1921) 13

Atzenhofer K. u. Schnetz H.: Über funktionelle Zusammenhänge zwischen Erkrankungen der Wirbelsäule im Zervikothorakalbereich und Herzrhythmusstörungen, Angina pectoris sowie Oberbaucherkrankungen und deren therapeutische Beeinflußbarkeit. Wien, med. Wschr. 121 (1971) 286

Auberger H.: Regionale Schmerztherapie. G. Thieme, Stuttgart 1971

Auerswald W. u. König G.: Ist Akupunktur Naturwissenschaft? Bd. I u. II. Maudrich, Wien – München – Bern 1986

Bäcker M.: Akupunktur in der Schmerztherapie: ein integrativer Ansatz. Elsevier Urban & Fischer, München 2005

Barop H.: Lehrbuch und Atlas Neuraltherapie nach Huneke. Hippokrates, Stuttgart 1996

Becke H. u.a.: Taschenatlas Naturheilkundliche Untersuchungstechniken. Hippokrates, Stuttgart 2000

Benninghoff A. u. Görttler K.: Lehrbuch der Anatomie des Menschen. Bd. I-III. Urban & Schwarzenberg, München – Wien – Baltimore 1977

Berg G.: Der Kopfschmerz aus der Sicht des Internisten. Dtsch. med. J. 9 (1957) 485

Bergsmann O. u. Bergsmann R.: Projektionssymptome. 4. Aufl., Facultas, Wien 1997

Beveridge Tyler S. u.a.: Anatomy of the nerves and ganglia of the aortic plexus in males. J. Anat. 226 (2015) 93–103

Blaschko A.: Die Nervenverteilung in der Haut in ihrer Beziehung zu den Erkrankungen der Haut. Deutsche Dermatologische Gesellschaft VII. Congress, 1901

Blechschmidt E.: Anatomie und Ontogenese des Menschen. Kiener, München 2012

Blechschmidt E.: Die Entwicklungsbewegungen der Somiten und ihre Bedeutung für die Gliederung der Wirbelsäule. Z. Anat. Entw. gesch. 120 (1957) 150

Bodechtel G.: Neuraltherapie, Betrachtungen eines Schulmediziners. Münch. med. Wschr. 101 (1955)

Bodechtel G.: Kopfschmerzen, in W. Hadorn: Vom Symptom zur Diagnose. S. Karger, Basel – New York 1960

Bohnstedt R. M.: Krankheitssymptome an der Haut, in Beziehung zu Störungen anderer Organe. G. Thieme, Stuttgart 1965

Bolk L.: Beiträge zur Affenanatomie. III. Der Plexus cervico-brachialis der Primaten. Petrus Camper, Bd. I, 1902

Bolk L.: Segmentaldifferenzierung des menschlichen Rumpfes und seiner Extremitäten. Beiträge zur Anatomie und Morphogenese des menschlichen Körpers, I, II, III und IV. Morphol. Jahrb., Bd. 25, 26, 27 und 28, 1898

Brandt Th., Hohlfeld R., Noth J., Reichmann H.: Das autonome Nervensystem. Grundlagen, Organsysteme und Kranheitsbilder. Carl-Albrecht Haensch u. Wolfgang Jost (Hrsg.), 1. Aufl. Kohlhammer, Stuttgart 2009

Braus H. u. Elze C.: Anatomie des Menschen. Bd. I, II und III. 2. Aufl., Springer, Berlin 1960

Brügger A.: Die Erkrankungen des Bewegungsapparates und seines Nervensystems. G. Fischer Verl., Stuttgart – New York 1977

Bues E.: Dermatome C 2 und C 3. Dtsch. Zschr. f. Nervenheilkunde, Bd. 171 (1953), 37–46

Buytendijk F. J.: Allgemeine Theorie der menschlichen Haltung und Bewegung als Verbindung und Gegenüberstellung von physiologischer und psychologischer Betrachtungsweise. Springer, Berlin 1956

Catel W.: Medizin und Intuition, G. Thieme, Stuttgart – New York 1979

Christ B. u. Grimm M.: Lage der HWS-Insertionspunkte. Zeitschrift Manuelle Medizin

Chusid J.: Correlative neuroanatomy – functional neurology. Lange Medical Publications. Los Altos, Cal. 1970

Clara M.: Das Nervensystem des Menschen. Johann Ambrosius Barth, Leipzig 1942

Clara M.: Die Anatomie der Sensibilität unter besonderer Berücksichtigung der vegetativen Leitungsbahnen. Acta neuroveget. VII (1953) 4

Clara M.: Entwicklungsgeschichte des Menschen. G. Thieme, Leipzig 1966

Coster M. u. Pollaris A.: Viszerale Osteopathie. Hippokrates, Stuttgart 1997

Derbolowsky U.: Kränkung, Krankheit und Heilung in leiblicher, seelischer und geistiger Sicht. Haug, Heidelberg 1976

Dick W.: Die Hautreizquaddel als Diagnostikum bei akuten abdominellen Erkrankungen. Dtsch. med. Wschr. (1952) 637

Dittmar F.: Die Segmentdiagnostik als Maßnahme zur Objektivierung von Wirbelsäulenschäden. Die Wirbelsäule i. Forschg. u. Praxis Bd. IX, 76–80. Hippokrates, Stuttgart 1959

Dittmar F. u. Dobner E.: Die neurotopische Diagnose und Therapie innerer Krankheiten. Haug, Ulm 1961

Dosch P.: Lehrbuch der Neuraltherapie nach Huneke. 9. Aufl., Haug, Heidelberg 1980

Dvorak J. u. a.: Manuelle Medizin. 3. Aufl., G. Thieme, Stuttgart – New York 1977

Eder M. u. Tilscher H.: Chirotherapie. Hippokrates, Stuttgart 1988

Eder M. u. Tilscher H.: Schmerzsyndrome der Wirbelsäule, Grundlagen, Diagnostik, Therapie. 4. Aufl., Hippokrates, Stuttgart 1988

Eibl-Eibesfeldt I.: Liebe und Haß. Zur Naturgeschichte elementarer Verhaltensweisen. Piper, München – Zürich 1989

Eibl-Eibesfeldt I.: Grundriß der vergleichenden Verhaltensforschung. Piper, München – Zürich 1989

Elze C., siehe Braus H. und Elze C.

Fanghänel J. u.a.: Waldeyer – Anatomie des Menschen. 17. Aufl., Walter de Gruyter, Berlin – New York 2002

Fegeler R. u. Kautzky R.: Systematisierte Hautveränderungen, Metamerie und Innervation. Arch. Dermat. Syph. 194 (1952) 614

Feyerabend P.: Wider den Methodenzwang. Suhrkamp, Frankfurt a.M. 1986

Fischer L. u. Peuker E.: Lehrbuch Integrative Schmerztherapie. Karl F. Haug Verlag, Stuttgart 2011

Foerster O. u. Bumke O.: Handbuch der Neurologie Bd. V, Springer, Berlin 1936

Foerster O. u. Bumke O.: Die Symptomatologie der Schußverletzungen der peripheren Nerven. Bd. II/2, zu Handb. d. Neurol., Hrsg. von Lewandowsky. Springer, Berlin 1929

Foerster O., Altenburger H. u. Kroll F. W.: Über die Beziehungen des vegetativen Nervensystems zur Sensibilität. Z. f. d. g. Neur. u. Psych. 121 (1929) 139

Foerster O.: Reizungen einer hinteren Wurzel. Dtsch. Zschr. f. Nervenkr. 107 (1920) 41

Foerster O.: Über die Vasodilatatoren in den peripheren Nerven und hinteren Rückenmarkswurzeln beim Menschen. Breslau 1929

Foreign Language Press: Essentials of Chinese Acupuncture, Bejing 1980

Franck D.: Verhaltensbiologie. 3. Aufl., G. Thieme, Stuttgart – New York 1997

Franke H.: Die Bedeutung und der Nachweis reflektorischer Krankheitszeichen in der inneren Medizin. Wien. klin. Wschr. (1943) 735

Frey S.: Die Macht des Bildes. Der Einfluß der nonverbalen Kommunikation auf Kultur und Politik. Hans Huber, Bern – Göttingen – Toronto – Seattle 1999

Gagel O.: Entstehung und Auswirkung der Schmerzempfindung. Regensb. J. ärztl. Fortb. 4 (1955) 13

Ganong W. u. Auerswald W.: Lehrbuch der Medizinischen Physiologie. Springer, Berlin – Heidelberg – New York 1974

Gleditsch J.: Reflexzonen und Somatotopien als Schlüssel zu einer Gesamtschau des Menschen. WBV Biologisch-Medizinische Verlagsgesellschaft mbH & CO KG, Uelzen 1983

Gleditsch J.: MAPS. Hippokrates, Stuttgart 2002

Gleissner O.: Über die kutiviszerale Beeinflussung der Harnsäure- und Chlorausscheidung. Medizinische Wochenschr. (1954) 757

Goethe J. W.: Schriften zur Biologie. Langen-Müller, München – Wien 1982

Granet, M.: Das chinesische Denken – Inhalt, Form, Charakter. Piper, München 1971

Gross D.: Die vasale (arterielle) Ordnung der Körperoberfläche und was sie bedeutet. Acta neuroveget. III (1952) 171

Grosser O. u. Fröhlich A.: Beiträge zur Kenntnis der Dermatome der menschlichen Rumpfhaut. Morphol. Jahrbuch, 1902 zitiert bei Braus-Elze

Gunn C. C.: Die Behandlung chronischer Schmerzen nach Gunn. Medizinische Verlagsgesellschaft mbH, Uelzen 1999

Gutzeit K.: Wirbelsäule und innere Krankheiten. Münch. med. Wochenschr. 100 (1953) 1, 47

Günter U.: Die gemeinsamen Grundlagen von Akupunktur und Neuraltherapie. Die Naturheilkunde 5 (2015)

Hadorn E. und Wehner R.: Allgemeine Zoologie. G. Thieme, Stuttgart 1978

Hadorn W.: Vom Symptom zur Diagnose. 6. Aufl., S. Karger, Basel – New York 1969

Haensch C.H.: Das autonome Nervensystem – Grundlagen, Organsysteme und Krankheitsbilder. Kohlhammer, Stuttgart 2009

Hansen K. u. Schliack H.: Segmentale Innervation. Ihre Bedeutung für Klinik und Praxis. (Zugl. 2. Aufl. von „Reflektorische und algetische Krankheitszeichen der inneren Organe“ von K. Hansen und H. v. Staa), G. Thieme, Stuttgart 1962

Harrer G.: Affekt und Muskelspannung in Psyche u. Rheuma. Psychosomat. Schmerzsyndrome d. Bewegungsapparates 58–67. Schwabe / Eular Publ. Basel 1975

Hauser W.: Die Bedeutung segmentaler Innervation für die Pathogenese von Krankheiten an der Haut. Fortschr. Med. 85 Nr. 14 (1967)

Hauser W.: Die Lokalisation von Hautkrankheiten im Gesicht. Fortschr. Med. 92 (1974) 877–881

Hauser W.: Periorale Dermatitis: Affektion im kleinen Becken. Med. Tribune, Kongreßbericht 6 (1974)

Hauser W.: Viscero-cutane Reflexe in der Pathogenese von Dermatosen. Therapiewoche 20, 21, 925 (1970)

Head H.: Die Sensibilitätsstörungen der Haut bei Visceralerkrankungen. Übersetzt von W. Seiffer. A. Hirschwald, Berlin 1898

Hegglin R.: Differentialdiagnose innerer Krankheiten. 10. Aufl., G. Thieme, Stuttgart 1966

Heine H.: Anatomische Struktur der Akupunkturpunkte. DZA (1988) 26–30

Herringham W. P.: Zitiert bei van Rynberk. 1910

Hess W. R.: Die funktionelle Organisation des vegetativen Nerven-Systems. B. Schwabe, Basel 1948

Heyck H.: Der Kopfschmerz. 4. Aufl., G. Thieme, Stuttgart 1975

Heymann in Man. Med. 1979

Higier H.: Der Schmerz als sympathische Erscheinung und seine Stellung zum animalen und vegetativen Nervensystem im Allgemeinen. Dtsch. Zschr. Nervenkrankheiten 89 (1926) 196

Huijing Peter A.: Epimuscular myofascial force transmission: A historical review and implications for new research. International society of biomechanics Muybridge award lecture, Taipei, 2007, in Journal of Biomechanics

Huneke F.: Neuraltherapie, Betrachtungen eines Schulmediziners. Hippokrates 26 (1955) 633 und 671

Iatridis, J. C. u.a.: Subcutaneous Tissue Mechanical Behavior is Linear and Viscoelastic Under Uniaxial Tension. Connective Tissue Research, 44 (2003) 208–217

Iliev E.: Behandlung psoriatischer Arthritis mit Akupunktur. DZA (2004)

Irnich D. (Hrsg.): Leitfaden Triggerpunkte. Elsevier Urban & Fischer, München 2009

Jänig W.: Physiologie des autonomen Nervensystems. In: Haensch C.H., Das autonome Nervensystem. Kohlhammer, Stuttgart 2009

Janzen R. u.a.: Schmerz. G. Thieme, Stuttgart 1972

Janzen R.: Neurologische Diagnostik – Therapie – Prognostik. Ferdinand Enke, Stuttgart 1975

Janzen R.: Schmerzanalyse. G. Thieme, Stuttgart 1966

Jenkner F. L.: Nervenblockaden auf pharmakologischem und auf elektrischem Weg. 3. Aufl., Springer, Wien – New York 1980

Jonas D. F. u. Jonas A. D.: Signale der Urzeit. Hippokrates, Stuttgart 1977

Jonas D.: Das erste Wort. Wie die Menschen sprechen lernten. Hoffmann u. Campe, Hamburg 1979

Jores A.: Symptom und Organbefund. Schattauer, Stuttgart 1964

Junghanns H.: Wirbelsäule/ Schmerz – Trauma – Begutachtung. Hippokrates, Stuttgart 1959

Kahle W., Leonhardt H. u. Platzer W.: Taschenatlas der Anatomie. Bd. I Bewegungsapparat. 3. Aufl., G. Thieme, Stuttgart 1979

Kalchschmidt G.: Eine Headsche Zone als diagnostisches Hilfsmittel bei der Fremdkörpererkrankung des Rindes. Wien. tierärztl. Mschr. 41 (1954) 531

Kampik B. u. G.: Propädeutisches Kompendium der Akupunktur. Hippokrates, Stuttgart 2005

Kandirian A.: Die Akupunktur und die Dermatomlehre – Die Dermatomlehre als neurologisches Erklärungsmodell der Akupunkturwirkung. Diplomarbeit 2011, Institut/Klinik für Anästhesiologie und Intensivmedizin der Medizinischen Universität Graz

Kautzky R.: Kritische Betrachtungen über den Begriff der sogenannten peripheren und segmentalen Innervationsfelder im Bereiche des Kopfes. Dtsch. Zschr. f. Nervenheilkunde, (1953) 171, 148–160

Keagan in Blaschko A.: Die Nervenverteilung in der Haut in ihrer Beziehung zu den Erkrankungen der Haut. Deutsche Dermatologische Gesellschaft VII. Congress, 1901

Keidel W. D.: Kurzgefaßtes Lehrbuch der Physiologie. G. Thieme, Stuttgart 1973

Kennerknecht-Hirth M. M.: Anatomie in China. 1. Aufl., Akademische Verlagsgemeinschaft, München 2009

Kibler M.: Das Störungsfeld bei Gelenkerkrankungen und inneren Krankheiten. 3. Aufl., Hippokrates, Stuttgart 1958

Kitzinger E.: Der Akupunktur-Punkt – Topographie und Chinesische Stichtechnik. Maudrich, Wien – München – Bern 1989

Kohlrausch W.: Die reflektorischen Wechselbeziehungen zwischen Inneren Organen und Skelettmuskeln und ihre therapeutische Ausnützbarkeit. Z. Nervenhk. 144 (1937) 205

Kohlrausch W.: Reflexzonenmassage in Muskulatur und Bindegewebe. Hippokrates, Stuttgart 1955

Kokemohr: „Segmentschema“. Manuelle Medizin, 3 (1997)

König G. u. Wancura I.: Die Grundlagen der Akupunktur und ihre Erklärungsmöglichkeiten. Vortr. Gesell. d. Ärzte Wien (15.03.1974), Ref. Wi. Klin. Wsch. (1974) 259–260

König G. u. Wancura I.: Einführung in die chin. Ohr-Akupunktur. 9. Aufl., Haug, Heidelberg 1989

König G. u. Wancura I.: Neue chinesische Akupunktur. 6. Aufl. Maudrich, Wien – München – Bern 1989

König G. u. Wancura I.: Ohr-Akupunktur in China. Akupunktur Theorie und Praxis 1 (1978) 27–40

König G. u. Wancura I.: Praxis und Theorie der Neuen chinesischen Akupunktur. Bd. I, II und III. 3. Aufl. Maudrich, Wien – München – Bern 1994

König G. u. Wancura I.: Punkte und Regeln der Neuen chinesischen Akupunktur. 6. Aufl., Maudrich, Wien 1994

König G. u. Wancura I.: 100 Jahre in Gesundheit leben. Maudrich, Wien – München – Bern 1989

Kretschmer E.: Körperbau und Charakter. Springer, Berlin – Heidelberg – New York 1977

Kubiena G.: Akupunktur bei Asthma, allergischen und dermatologischen Erkrankungen. Haug, Heidelberg 1989

Kunert W.: Wirbelsäule und Innere Medizin. 2. Aufl., F. Enke, Stuttgart 1975

Langevin H. M. u.a.: Relationship of Acupuncutre Points and Meridians to Connective Tissue Planes. The anatomical record (New anat.) 269 (2002) 257–265

Langevin H. M.: Acupuncture: Does it work and, if so, how? Sem Clin Neuropsychiatry, Vol. 4, No. 3 (July 1999) 167–175

Langley J. N.: Das autonome Nervensystem. Springer, Berlin 1922

Langley J. N.: Das sympathische und verwandte nervöse System der Wirbeltiere (autonomes nervöses System). Zeitschrift in: Ergebnisse der Physiologie (1903) 818–877

Langman J.: Medizinische Embryologie. G. Thieme, Stuttgart 1972

Lanz T. von u. Wachsmuth W.: Praktische Anatomie. Springer, Berlin – Heidelberg – New York 1959

Laubenthal F. u. Schliack H.: Leitfaden der Neurologie. G. Thieme, Stuttgart 1967

Lazorthes G.: Le système neurovasculaire. Masson, Paris 1949

Lee M. W. L. u. a.: An Evidence-Based Approach to Human Dermatomes. Clinical Anatomy 21 (2008) 363–373

Leonhardt H. et al.: Innere Organe, G. Thieme, Stuttgart 1976

Lériche R.: Chirurgie des Schmerzes. Johann Ambrosius Barth, Leipzig 1958.

Lériche R.: Grundlagen einer physiologischen Chirurgie. Hippokrates, Stuttgart 1958

Lewit K. u.a.: Manuelle Medizin. 4. Aufl. Urban & Schwarzenberg, München – Wien – Baltimore 1984

Lie F. u. Skopek H.: Chinesische Heilmassage – Tuina-Therapie – Akupressur. Maudrich, Wien 1988

Lorenz K.: Das sogenannte Böse. G. Borotha, Wien 1971

Lorenz K.: Der Abbau des Menschlichen. R. Piper & Co., München – Zürich 1983

Lorenz K.: Die Rückseite des Spiegels. Deutscher Taschenbuch Verlag, München 1980

Mackenzie J.: Krankheitszeichen und ihre Auslegung. 3. Aufl. Übersetzt von J. Müller. Kabitzsch, Würzburg 1917

Maciocia Giovanni: Diagnostik in der chinesischen Medizin. Urban & Fischer, München 2015

Malisch C., Putz R.: Topografische Anatomie des Blasenmeridians beim Menschen. Medizinische Dissertation. LMU München 2004

Masuhr K. F. u. Neumann M.: Neurologie. 2. Aufl., Hippokrates, Stuttgart 1992

Mayor D. F.: Electroacupuncture – A practical manual and resource. Churchill Livingstone, Elsevier, Edinburgh 2007

Melzack R.: Das Rätsel des Schmerzes. Hippokrates, Stuttgart 1978

Monnier M.: Physiologie und Pathophysiologie des vegetativen Nervensystems. Bd. I und II, Hippokrates 1963
Moser H.: Untersuchungen über das Wesen der Head'schen Zonen. Ärztl. M.hefte berufl. Fortb. 10 (1949/52) 817
Müller W.: Dermadrome – Begleitsymptome der Haut bei Erkrankungen innerer Organe. Brüder Hartmann, Berlin 1970
Mumenthaler M. u. Mattle H.: Neurologie. 11. Aufl., G. Thieme, Stuttgart – New York 2002
Mumenthaler M. u. Schliack H.: Läsionen peripherer Nerven – Diagnostik und Therapie. 2. Aufl., G. Thieme, Stuttgart 1973
Myers T. W.: Anatomy Trains, Myofasziale Meridiane, Urban & Fischer, München 2004
Needham J.: La science chinoise et l'occident. Ed. du Seuil, Paris 1973
Netter F. H. u.a.: Nervensystem I – Neuroanatomie und Physiologie. G. Thieme, Stuttgart – New York 1987
Netter F. H.: Farbatlanten der Medizin. Bewegungsapparat I. G. Thieme, Stuttgart – New York 1992
Netter F. H.: Farbatlanten der Medizin. Nervensystem II – Klinische Neurologie. G. Thieme, Stuttgart – New York 1989
Netter H. F.: Netter's Neurologie. G. Thieme, Stuttgart – New York 2001
Neuhuber W.: Anatomie des autonomen Nervensystems. In: Haensch C.H., Das autonome Nervensystem. Kohlhammer, Stuttgart 2009
Neuhuber W.: Anatomie und funktionelle Neuroanatomie der oberen Halswirbelsäule. Manuelle Medizin 4 (2007) 227–231
Neuhuber W.: Innerer Aufbau des Hirnstamms. In: Drenckhahn D., Zenker W. (Hrsg.) Benninghoff, Anatomie, Bd 2, 15. Aufl. Urban & Schwarzenberg, München 1994, 471–519
Neuhuber W.: Autonomes (viszerales, vegetatives) Nervensystem. In: Drenckhahn D., Zenker W. (Hrsg.) Benninghoff, Anatomie, Bd 2, 15. Aufl. Urban & Schwarzenberg, München 1994, 628–647
Neuhuber W.: Die obere Halswirbelsäule. In: Hülse M., Neuhuber W., Wolff H.-D. (Hrsg.) Springer Verlag, Berlin – Heidelberg 2005
Neumann A.: Zur Frage der Sensibilität der inneren Organe. Zbl. Physiol. 25 (1911) 53
Nogier P.: Praktische Einführung in die Aurikulotherapie. Maisonneuve, Sainte-Ruffine 1978
Ots T.: Lumbago – das Konzept Niere. DZA 2004
Ots T.: Kongressbericht Peking. Dermatomstudie, 2014
Pach D. u. Brinkhaus B. u. Witt C.: Standardized versus Individualized Acupuncture for Chronic Low Back Pain: A Randomized Controlled Trial. In: Evidence-Based Complementary and Alternative Medicine 2013
Perschke O.: Akupunktur und manuelle Medizin in Praxis und Theorie. Maudrich, Wien – München – Bern 1996
Pietschmann H.: Das Ende des naturwissenschaftlichen Zeitalters. Ullstein Sachbuch 1983
Platzer W. et al.: Taschenatlas der Anatomie. G. Thieme, Stuttgart – New York 1975
Plügge H.: Über Head'sche Zonen. Dtsch. Z. Nervenhk. 146 (1983) 78
Poetzschner R.: Typen der sympathischen Antwort auf Nadelreize. Deutscher Akupunkturkongress 2007
Pollmann A.: Fünf Wandlungsphasen in fünf Streichen. Haug, Heidelberg 1991
Porkert M.: Die theoretischen Grundlagen der chinesischen Medizin. (Entsprechungssystem). F. Steiner, Wiesbaden 1973
Portman A.: Biologie und Geist. Suhrkamp, Frankfurt a. M. 1982
Portman A.: Das Tier als soziales Wesen. Suhrkamp, Frankfurt a. M. 1978
Portman A.: Manipulation des Menschen als Schicksal und Bedrohung. Arche, Zürich 1969
Portman A.: Um das Menschenbild. Reclam, Stuttgart 1974
Portman A.: Vom Lebendigen. Versuche zu einer Wissenschaft vom Menschen, Suhrkamp, Frankfurt a.M. 1979
Portman A.: Zoologie und das neue Bild des Menschen. Rowohlt Verl., Hamburg 1956
Puttkammer J. v.: Therapeutische Beeinflussung innerer Organe durch Reflexwirkung von den Head'schen Zonen aus. Dtsch. Z. Homöop. 1 (1942) 10
Ranke O. u.a.: Lehrbuch der Physiologie (Gehör, Stimme und Sprache). Springer, Berlin – Heidelberg 1953
Rauber – Kopsch: Anatomie des Menschen Bd. I, II, III. G. Thieme, Stuttgart 1998
Rein H. und Schneider M.: Physiologie des Menschen. Springer, Berlin 1971
Ricker G. u. Speransky A. D.: Allgemeine Pathophysiologie als Beitrag für eine Grundlage der Theorie der Medizin von A. D. Speransky. Hippokrates, Stuttgart 1948
Ricker G.: Betrachtung über die allgemeine Physiologie und Pathologie der Gegenwart: 1. Das Nervensystem und das Innervierte. Allg. Patholog. Schriftenreihe H 1. Hippokrates, Stuttgart 1941
Riedl R. J. u. Kreuzer F.: Evolution und Menschenbild. Hoffmann u. Campe, 1983
Riese J.: Gesundheit – Krankheit – Heilung. G. Ricker's Stufengesetz in Theorie und Praxis der modernen Medizin. Hollinek, Wien 1953
Risak E.: Der klinische Blick. 6. Aufl., Springer, Wien 1942
Rohen J. W. u. Lütjen-Drecoll E.: Funktionelle Anatomie des Menschen. 10. Aufl., Schattauer, Stuttgart 2001
Rynberk s. van Rynberk
Schadé J. P.: Anatomischer Atlas des Menschen. Gustav Fischer, Stuttgart 1991
Schandry R.: Lehrbuch Psychophysiologie. 3. Aufl., Beltz Psychologie Verlags Union, Weinheim 1996
Schettler G.: Innere Medizin. Bd. I. 4. Aufl., G. Thieme, Stuttgart 1976
Schlesinger H.: Die Metamerie der Haut. Centralblatt f. d. Gr. d. Med. u. Chir. VII. Gustav Fischer, Jena 1903
Schliack H.: Grundriß einer klinischen Segmentalpathologie, 33/741. Hippokrates, Stuttgart 1962
Schmid J.: Neuraltherapie. Springer, Wien – New York 1987
Schmidt R. F., Lang F., Heckmann M.: Physiologie des Menschen mit Pathophysiologie. 31. Aufl., Springer, Heidelberg – Berlin, 2010
Schueler M., Messlinger K. u. a.: Extracranial projections of meningeal afferents and their impact on meningeal nociception and headache. PAIN 154 (2013) 1622–1631

Schueler M., MD; Neuhuber Winfried L., MD; Roberto De Col, MD; Karl Messlinger, MD: Innervation of Rat and Human Dura Mater and Pericranial Tissues in the Parieto - Temporal Region by Meningeal Afferents. Headache 2014 American Headache Society

Schünke M. u. a.: Prometheus Lernatlas der Anatomie, G. Thieme, Stuttgart - New York 2006

Schumacher S.: Zur Kenntnis der segmentalen (insbesondere motorischen) Innervation der oberen Extremitäten. Sitzung der mathem.-naturwissen. Kl. Band CXVII, alt. III, 1908

Saha F. J. u. Wander R.: Das Störfeld als neuromodulativer Trigger auf allen Ebenen in Deutsche Zeitschrift für Akupunktur 57, 2/2014

Scott B.: Techniken der Regionalanästhesie. 3. Aufl., G. Thieme, Stuttgart - New York 1998

Seem M.: Akupunktur und myofasziale Lösung. Medizinisch Literarische Verlagsgesellschaft mbH, Uelzen 1993

Seiffert. In: van Rynberk G.: Versuch einer Segmentalanatomie. Bergmann, Wiesbaden 1910

Sell K.: Mein Weg zur Chirotherapie. Manuelle Med 17:6 (1979)

Serge Paoletti: Faszien. 2. Aufl., Urban & Fischer, München 2011

Simons D. G. u. Travell J. G.: Handbuch der Muskel-Triggerpunkte, Band I und II, Urban & Fischer, München 2002

Sobotta: Atlas der Anatomie I - III. Elsevier, München 2010

Sölder F.: Der segmentale Begrenzungstypus bei Hautanästhesien am Kopfe, insbesondere in Fällen von Syringomyelie. Aus d. II. psychiatr. Klinik (Hofrath v. Krafft-Ebing) in Wien, 1896

Stacher G. u. Wancura I.: Die Wirkung von Akupunktur-Analgesie auf Schwelle u. Toleranz gegen experimentellen Hautschmerz. Akup. Theorie u. Praxis 2 (1985) 81–83

Sturm A.: Das Metamerieproblem in der inneren Medizin. Acta neuroveget. III (1951) 132

Tilscher H. u. Eder M.: Lehrbuch der Reflextherapie. Hippokrates, Stuttgart 1986

Tischendorf F. W.: Der diagnostische Blick. 5. Aufl., Schattauer, Stuttgart 1993

Tittel K.: Beschreibende und funktionelle Anatomie. Kiener, München 2012

Toldt-Hochstetter: Anatomischer Atlas (3 Bde.). 18. Aufl., Urban & Schwarzenberg, Berlin - Wien, 1940

Travell J. G. u. Simons D. G.: Handbuch der Muskel-Triggerpunkte. 2. Aufl., Urban & Fischer, München 1992

Trepel M.: Neuroanatomie - Struktur und Form. Urban Fischer, München 2004

Unschuld Paul U.: Traditionelle chinesische Medizin. C. H. Beck, München 2013

Unschuld Paul U.: Was ist Medizin? Westliche und östliche Wege der Heilkunst. C. H. Beck, München 2012

van Cranenburgh B.: Segmentale Phänomene. Kiener, München 2011

van Rynberk G.: La metameria somatica, nervosa, cutanea e muscolare: Reale Accademia die Lincei 1906. Dtsch. Übersetzung von K. A. Scholl

van Rynberk G.: Versuch einer Segmentalanatomie. J. F. Bergmann, Wiesbaden 1910

Veit O.: Grundsätzliches zum Bau des Nervensystems der Wirbeltiere. Z. wiss. Zoologie 132 (1928) 187.

Villinger E.: Die periphere Innervation. Monographie. Engelmann Verl., Leipzig 1933

Voegt H.: Reflektorische Krankheitszeichen und Segmenttherapie. Klin. d. Gegenw. Bd. 9, 341–355. Urban & Schwarzenberg, München 1960

Voigt Ch. A.: Abhandlung über die Richtung der Haare am menschlichen Körper. Ibid., Bd. - XIII, zitiert bei Blaschko

Voigt Ch. A.: Beiträge zur Demato-Neurologie nebst der Beschreibung eines Systems neu entdeckter Linien an der Oberfläche des menschlichen Körpers. Ibid., Bd. XXII

Voigt Ch. A.: Über ein System neu entdeckter Linien an der Oberfläche des menschlichen Körpers und über die Hauptverästelungs-Gebiete der Hautnerven, nebst der Art der Verteilung der Hautnerven in denselben. Sitzb. d. mathem.-naturw. CI. XXII. Bd. I Hft. 1851

Vojta, Peters: Das Vojta-Prinzip. Muskelspiele in Reflexfortbewegung und motorischer Ontogenese. 3. Aufl., Springer, Berlin - Heidelberg 2007

Waal F.: Der Affe in uns. Warum wir sind, wie wir sind. Carl Hanser, München 2006

Wagner R. u. Poetzschner R.: Lasergestützte Visualisierung der Akupunktur- Leitbahnen. DGfAN, Jena 2008

Waldeyer A.: Anatomie des Menschen (Hrsg.: Anderhuber F., Pera F., Streicher J.). 17. Auflage. De Gruyter, Berlin 2002

Wancura-Kampik I.: Segment-Anatomie. Der Schlüssel zu Akupunktur, Neuraltherapie und Manualtherpie. 3. Aufl., Elsevier Urban & Fischer, München 2017, englische Übersetzung 2012

Wancura I. u. König G.: Die „inneren Organe“ in trad. chin. Sicht. Akup. Theorie und Praxis 4 (1977) 178–182

Wancura I. u. König G.: On the neurophysiological Explanation of Acup. Analg. Am. J. chin. Med. 2/2/ (1974) 193–195

Wancura I. u. König G.: Standortbestimmung der Akupunktur am Modell vertebragener Beschwerden. Der praktische Arzt, Kongreßband Akademie für Allgemeine Medizin 1977

Wancura I. u. König G.: Zur neurophysiolog. Erklärung der Akupunkturanalgesie. Wien med. Wschr. 124, 5 (1974) 62–65

Wander R.: Neuraltherapie bei Kniegelenkserkrankungen. DZA (2004)

Wander R.: Schwindel. DZA (2007)

Wander R.: Neuraltherapie bei Erkrankungen des Hüftgelenks. EHK 64 (2015) 33–37

Wander R.: Kiefergelenkproblematik aus regulationsmedizinischer Sicht. Stomatologie DOI 10.1007/s00715-015-0047-4. Elsevier, München 2004

Weinschenk S. (Hrsg): Handbuch der Neuraltherapie. Elsevier, München 2010

Weintraub A. u.a.: Psychosomatische Schmerzsyndrome des Bewegungsapparates. Schwabe & Co, Basel - Stuttgart, 1975

Wernoe O.: Viscero-cutane Reflexe, Pflügers Arch. Physiol. 210, 1 (1925)

Wilson E. O.: Biologie als Schicksal. Ullstein, Frankfurt/Main – Berlin – Wien 1980

Wolff H. D.: Neurophysiologische Aspekte der manuellen Medizin. Springer, Berlin – Heidelberg – New York – Tokyo 1983

Wolff H. D.: Die Sonderstellung des Kopfgelenkbereichs. Springer, Berlin – Heidelberg – New York – London – Paris – Tokyo 1988

Wünsche G.: Über segmentale Schwellung der Haut und des Unterhautgewebes bei inneren Erkrankungen. Dtsch. med. Wschr. (1949) 578

Ziegler A. J.: Krankheits-Bilder. Elemente einer archetypischen Medizin. Fischer Taschenbuch, Frankfurt a.M. 1989

Abbildungsnachweis

Die im Folgenden aufgeführten Abbildungen basieren auf Material der großen europäischen Segment-Anatomen und sind unverändert übernommen bzw. den Aussagen in diesem Buch gerecht werdend grafisch überarbeitet worden. Nicht aufgeführt sind Grafiken, die neu angefertigt wurden. Genauere Angaben zu den genannten Autoren finden sich in der jeweiligen Legende und in der Literatur (S. 381ff).

1.1 Lazorthes 1949
1.2 Clara 1941, zit. b. Kautzky 1953
1.3 Head 1898
1.4 Voigt 1851
1.5 Hansen-Schliack (1962), Bolk (1890)
1.6 Brügger 1977
1.7 Christ und Grimm
1.8 Benninghoff 1977
1.9 Platzer 1975
1.11 Foerster 1936
1.13 Kokemohr 1997
1.14 Benninghoff 1977, Braus-Elze 1960
1.15 Kunert 1975
1.16 Platzer 1975
1.17 Netter 1987
1.18 Bolk um 1890
1.20b Foerster 1936 u.a.
1.22 Benninghoff 1977
1.24 Bolk um 1890
1.25 FIF Fachmagazin
1.26 FIF Fachmagazin
1.27 Hansen-Schliack 1962
1.28 Braus-Elze 19
1.29 Seiffert, zitiert bei Rynberk 1910
1.30 Lazorthes 1949
1.31 Kunert 1975
1.32 FIF Fachmagazin
1.34 Wancura-Kampik 2017, modifiziert nach Hansen-Schliack 1962
1.35 Lazorthes 1949
1.27 Rynberk 1910
1.37 Hansen-Schliack 1962
1.38 Villinger 1933
1.39 Wancura-Kampik 2017, modifiziert nach Voigt 1851
1.40 Wancura-Kampik 2017, nach Hansen-Schliack 1962
1.41a Benninghoff 1977 und Braus-Elze 1960
1.41b Benninghoff 1977 und Braus-Elze 1960
1.42 Clara 1941
1.43a Blaschko 1901
1.43b Blaschko 1901
1.44 König-Wancura 1975, modifiziert nach Waldeyer 2002
1.45 Hansen-Schliack 1962
1.46 Kunert 1975
1.47 Hansen-Schliack (1962) und Kunert (1975)
1.48 Clara 1941
1.49 Platzer 1975
1.50 Clara 1941
1.51 Hansen-Schliack 1962
1.52 FIF Fachmagazin
1.53 Bolk 1898 und Rauber-Kopsch 1998
1.54 Clara 1941
1.55 Clara 1941
1.56 Foerster 1936
1.57a Platzer 1975
1.57b Toldt-Hochstetter 1940
1.58 Tittel 2012
1.59 Platzer 1975
1.60 Hansen-Schliack 1962
1.61 Clara 1941
1.62 Bolk 1898
1.63a Schmid 1987
1.63b Hansen-Schliack 1962
2.2 Lazorthes 1949
2.3 Lazorthes 1949
2.4 Lazorthes 1949
2.5 Lazorthes 1949
2.6 Hansen-Schliack 1962
2.7 Head 1898
2.8 Clara 1941
2.9 Blaschko 1901
2.10 Braus-Elze 1960
2.11 Clara 1941
2.12 Benninghoff und Braus-Elze 1977 und 1960
2.13 Benninghoff und Braus-Elze 1977 und 1960
2.14 Kitzinger 1989
2.15 Hansen-Schliack 1962
2.17 Tittel 2012
2.18 Kunert 1975
2.19 Bolk 1890
2.20 Hansen-Schliack 1962
2.21 Bolk 1890
2.22 Voigt 1851
2.23 Hansen-Schliack 1962
2.24 Braus-Elze 1960
2.25a Schmid, 1987
2.25b Schmid, 1987
3.1 Platzer 1975 und chinesische Akupunkturtafeln
3.2 Wancura 2017, modifiziert nach Bolk, Clara und Netter
3.3 Tittel 2012
3.4 Hansen-Schliack 1962
3.5 Werbesendung Fa. Janssen-Cilag
3.6 Braus-Elze, Clara u.a.
3.7 Clara 1941
3.8 König-Wancura 1975 und Waldeyer 2002
3.9 König-Wancura 1987
3.10 Lazorthes 1949
3.11 Braus-Elze 1960 und Benninghoff 1970
3.12 König-Wancura 1987
3.13 König-Wancura 1987
3.14 Lazorthes 1949
3.15 Lazorthes 1949
3.16 König-Wancura 1987
3.17 König-Wancura 1975
3.18a Monnier 1963
3.18b Waldeyer 2002
3.19 König-Wancura 1987
3.20 Trepel 2004
3.21 Hansen-Schliack 1962
3.22 König-Wancura 1987
3.24 König-Wancura 1987
3.25 König-Wancura 1987
3.26 König-Wancura 1987
3.27 König-Wancura 1987
3.28 König-Wancura 1987
3.29 Hansen-Schliack 1962
3.30 König-Wancura 1987
3.31 Nach chinesischen Angaben aus König-Wancura, Ohrakupunktur
3.32 Platzer 1975
3.33 Voigt 1851
3.34 König-Wancura 1987
3.35 König-Wancura 1987
3.36 König-Wancura 1987
3.38 Nach chinesischen Angaben aus König-Wancura, Ohrakupunktur
3.39 Keagan (1947) und Blaschko (1901)
3.40 Foerster 1936

3.41 Hauser 1974
3.42 Hauser 1974
4.1 Nach chinesischen Angaben
4.2 Lazorthes 1949
4.3 Angaben des Akupunktur-Forschungszentrums der Universität Nanjing
4.4 Hansen-Schliack 1962
4.5 Nogier 1978 und Angaben der Universität Nanjing
4.6 Angaben des Ohr-Akupunktur-Forschungszentrums der Universität Nanjing, zitiert in Wancura 1986

Index

I

J

K

L

M

T

Im Buch erwähnte Akupunkturpunkte

(kein Anspruch auf Vollständigkeit)